Medicina Fetal

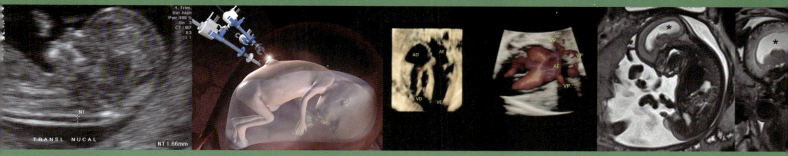

COLEÇÃO FEBRASGO

Medicina Fetal

2ª Edição

Eduardo Borges da Fonseca

Professor Adjunto da Universidade Federal da Paraíba. Livre-docente pela Faculdade de Medicina da Universidade de São Paulo (FMUSP). Especialista em Ginecologia, Obstetrícia pela FEBRASGO. Título de Habilitação em Medicina Fetal pela FEBRASGO. Research Fellow Harris Birthright Centre – King's College Hospital NHS Foundation Trust. Diploma Internacional em Fetal Medicine pelo Executive Board of the International Educational Committee in Fetal Medicine, Fetal Medicine Foundation (FMF), Londres.

Renato Augusto Moreira de Sá

Professor Associado de Obstetrícia da Universidade Federal Fluminense. Pesquisador em Medicina Fetal – Instituto Fernandes Figueira/FIOCRUZ. Presidente da Comissão Especializada em Medicina Fetal da FEBRASGO. Coordenador de Assistência Obstétrica do Grupo Perinatal. Pós-Doutorado em Medicina Fetal na Universidade de Paris V.

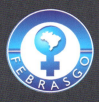

© 2018, Elsevier Editora Ltda.

Todos os direitos reservados e protegidos pela Lei nº 9.610, de 19/02/1998.

Nenhuma parte deste livro, sem autorização prévia por escrito da editora, poderá ser reproduzida ou transmitida sejam quais forem os meios empregados: eletrônicos, mecânicos, fotográficos, gravação ou quaisquer outros.

Copidesque: Silvia Mariângela Spada
Revisão: Augusto Coutinho
Editoração Eletrônica: Estúdio Castellani

Elsevier Editora Ltda.
Conhecimento sem Fronteiras
Edifício City Tower
Rua da Assembleia, 100 – 6º andar – Sala 601
CEP: 20011-904 – Centro – Rio de Janeiro – RJ – Brasil

Rua Quintana, 753 – 8º andar
04569-011 – Brooklin – São Paulo – SP – Brasil

Serviço de Atendimento ao Cliente
0800-0265340
atendimento1@elsevier.com

ISBN 978-85-352-7842-2
ISBN (versão digital): 978-85-352-8909-1

Nota: Muito zelo e técnica foram empregados na edição desta obra. No entanto, podem ocorrer erros de digitação, impressão ou dúvida conceitual. Em qualquer das hipóteses, solicitamos a comunicação ao nosso Serviço de Atendimento ao Cliente, para que possamos esclarecer ou encaminhar a questão.

Nem a editora nem o autor assumem qualquer responsabilidade por eventuais danos ou perdas a pessoas ou bens, originados do uso desta publicação.

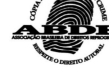

CIP-Brasil. Catalogação na Publicação
Sindicato Nacional dos Editores de Livros, RJ

F743m
2. ed.

Fonseca, Eduardo
  Medicina fetal / Eduardo Fonseca, Renato Sá. – 2. ed.
– Rio de Janeiro : Elsevier, 2018.
  :il.

  Inclui bibliografia e índice
  ISBN 978-85-352-7842-2

  1. Perinatalogia. 2. Feto. 3. Diagnóstico pré-natal. 4. Feto
– Desenvolvimento. 5. Feto – Doenças – Diagnóstico. 6. Feto
– Anomalias. I. Sá, Renato. II. Título.

17-44716

CDD: 618.24
CDU:618.2

DEDICATÓRIA

Dedicamos este livro a Alice e a Isadora,
as sementes da nossa maturidade que nos ensinam a necessidade de melhorar.

AGRADECIMENTOS

A Deus que se manifesta através das pessoas e nos estimula constantemente a prosseguir; a Cesar Eduardo Fernandes, que com dedicação e bom senso, investe seu tempo na construção de uma Febrasgo mais forte; e ao Marco Felipe, que está sempre pronto a apoiar as boas ideias.

Apresentação da Série

Uma sociedade médica de especialidade tem enormes possibilidades de atuação em prol dos seus associados e dos beneficiários finais do trabalho médico, que são os seus pacientes. No nosso caso, a FEBRASGO, em seus quase 60 anos de existência, vem cumprindo com eficiência este seu mister.

Cumpre registrar que o potencial da FEBRASGO e a sua capacidade de produzir material científico, de atualização e educativo é incomensurável. Para levar adiante esta sua indelegável atribuição, precisamos ter pessoas certas nos lugares certos. Colegas competentes e comprometidos como os objetivos traçados.

É o caso desta obra, Medicina Fetal, produzida pelas Comissões Nacionais Especializadas (CNE) em Perinatologia, presidida pelo Doutor Eduardo Sérgio Valério Borges da Fonseca e, em Medicina Fetal, presidida pelo Doutor Renato Augusto Moreira de Sá. Com o entusiasmo e a competência desses valorosos colaboradores da FEBRASGO, chegamos à excelência desta obra que cuidada com extremo zelo, possui um temário abrangente que envolve as diferentes técnicas diagnósticas das diferentes afecções que comprometem o bem-estar fetal, em especial suas malformações, chegando às fronteiras do conhecimento atual. Ao mesmo tempo, oferece as linhas de tratamento atuais neste importante campo da ciência obstétrica.

Foram inúmeros os colaboradores convidados para a redação dos seus vários capítulos. Em cada um deles se pode ver reconhecido e irrefutável conhecimento e valor científico. O conjunto desses diversos colaboradores torna esta obra plural, lhe empresta ponderação e torna-a respeitável.

Só nos resta, como atuais gestores da FEBRASGO, parabenizar, nas figuras dos editores deste compêndio, todos os demais colaboradores que de alguma maneira contribuíram para que tivéssemos entre nós uma reedição de Medicina Fetal com tamanha qualificação. Quem ganha com isso somos cada um de nós, obstetras e ginecologistas, e a mulher brasileira que por nós é assistida.

Tenham o nosso maior respeito.

CÉSAR EDUARDO FERNANDES
Presidente da FEBRASGO

Apresentação do Livro

Com muita satisfação apresentamos aos obstetras e neonatologistas do Brasil a 2ª Edição de *Medicina Fetal*, brilhantemente conduzida pelos Professores Eduardo Borges da Fonseca e Renato Sá, dentro da série Coleção Febrasgo. À simples apreciação do sumário do livro já se pode perceber a qualidade dos temas e dos autores dos capítulos, escolhidos dentre os maiores estudiosos do Brasil. O livro é uma resposta à demanda dos nossos associados e obstetras por literatura médica de qualidade, produzida por autores nacionais e, neste caso, com temas de relevantes inovações que trouxeram um espetacular avanço no atendimento à gestante e em especial ao feto nos últimos anos.

A diretoria da FEBRASGO tem procurado atuar nos seus programas de educação continuada através das suas Comissões Nacionais Especializadas (CNE), seja na ministração das aulas presenciais ou a distância e, principalmente, na edição de textos científicos com alta qualidade. Este livro é um dos exemplos de como o trabalho das CNEs pode ser extremamente frutífero.

Capitaneando as CNEs de Perinatologia e de Medicina Fetal, os Professores Eduardo Fonseca e Renato Sá, respectivamente, trazem aos nossos associados o estado da arte em Medicina Fetal. O conteúdo envolve uma série de informações baseadas nos novos conhecimentos de biologia molecular e nas modernas técnicas de exames por imagem que levaram a especialidade Medicina Fetal a um patamar muito acima do que era há apenas uma década.

Muito ainda se precisa fazer para reduzir as taxas de mortalidade perinatal no Brasil. Além de medidas essenciais na atenção básica à saúde das gestantes que podem reduzir significativamente essas taxas, o acesso ao ambiente fetal e o estudo das suas malformações, graças à sofisticação dos métodos diagnósticos, são procedimentos necessários para complementar as medidas da atenção básica. Somente desta forma atingiremos a meta de nos igualarmos aos países desenvolvidos no que diz respeito aos indicadores obstétricos. Este livro traz uma importante contribuição para este aprendizado.

Nossos cumprimentos aos autores dos capítulos e, sobretudo, aos editores, pela qualidade do material apresentado. Temos certeza de que os leitores farão desta edição um livro permanente de consulta.

MARCOS FELIPE SILVA DE SÁ
Diretor Científico da FEBRASGO

Prefácio

This book covers all the important aspects of fetal medicine and constitutes essential reading for all doctors and other health care professionals caring for pregnant women and their babies. The editor of the book and all the chapters are written by leading experts in the field and I am very proud that many of the authors are my students and friends.

In the early 1980's fetal medicine was essentially confined to ultrasound examination for diagnosis of fetal abnormalities. However, over the years the role of ultrasound has expanded to become an essential component of all aspects of obstetrics. Ultrasound has a central role in the diagnosis and management of fetal abnormalities, fetal surgery, detection and monitoring fetal growth problems, prediction and prevention of preeclampsia, preterm birth and stillbirth, prediction of the onset and monitoring of the progress of labor.

I hope you learn a lot from your study of the book and you put your knowledge to good use for the benefit of your patients.

KYPROS H. NICOLAIDES
Professor de Medicina Fetal da Escola
de Medicina do King's College London

Colaboradores

Adriano Pienaro Chrisostomo
Médico-Especialista em Ginecologia e Obstetrícia com Área de Atuação em Ultrassonografia e Medicina Fetal pela Febrasgo/AMB. Aperfeiçoamento em Medicina Fetal no Centro de Estudos Fetus – São Paulo. Observador na Unidade de Medicina Fetal da Maternité Port Royal – França. Observador na Unidade de Explorações Cardiológicas do Institute de Puericulture de Paris – França. Observador no Harris Birthright Centre for Fetal Medicine – King's College Hospital NHS Foundation Trust.

Alexandra Matias
Professora Associada da Faculdade de Medicina da Universidade do Porto. Doutor em Medicina pela Faculdade de Medicina da Universidade do Porto. Diploma Internacional em "Fetal Medicine" pelo "Executive Board of the International Educational Commitee in Fetal Medicine", Fetal Medicine Foundation (FMF), Londres. (https://fetalmedicine.org/lists/map/certified/diploma)

Ana Elisa Baião
Especialista em Ginecologia e Obstetrícia pela Associação Médica Brasileira. Mestrado na área de Saúde da Criança e da Mulher, pelo Instituto Fernandes figueira – FIOCRUZ. Médica do Departamento de Obstetrícia do Instituto Fernandes Figueira – FIOCRUZ.

Ana Lúcia Letti Müller
Doutora em Ciências Médicas – Universidade Federal do Rio Grande do Sul.

André Hadyme Miyague
Professor Adjunto no Departamento de Tocoginecologia da UFPR. Mestrado e Doutorado pela FMRP-USP. Research Fellow na Unidade de Terapia Fetal do University Hospitals Leuven, Bélgica.

Anselmo Verlangieri Carmo
Professor Adjunto da Universidade Federal do Mato Grosso. Doutor pela Faculdade de Medicina da Universidade de São Paulo Especialista em Ginecologia, Obstetrícia pela FEBRASGO Título de Habilitação em Medicina Fetal pela FEBRASGO Research Fellow Harris Birthright Centre – King's College Hospital NHS Foundation Trust.

Antonio Fernandes Moron
Professor Titular do Departamento de Obstetrícia da Universidade Federal de São Paulo (UNIFESP).

Carlos A. C. Pedra
Diretor do Laboratório de Cateterismo Intervencionista em Cardiopatias Congênitas do Instituto Dante Pazzanese de Cardiologia. Coordenador da Cardiologia Intervencionista Pediátrica do HCor – Hospital do Coração da Associação Sanatório Sírio. Doutor em Ciências pela USP.

Carlos Antônio Barbosa Montenegro
Professor Titular da Faculdade de Medicina da UFRJ. Membro Emérito da Academia Nacional de Medicina.

Cláudio Corrêa Gomes
Especialista em Ginecologia e Obstetrícia pela FEBRASGO. Certificação de Área de Atuação em Ultrassonografia em Ginecologia-Obstetrícia e Medicina Fetal pela FEBRASGO. Research Fellow Harris Birthright Centre for Fetal Medicine – King's College Hospital NHS Foundation Trust.

Cleisson Fábio Andrioli Peralta
Chefe da Medicina e Cirurgia Fetal do HCor – Hospital do Coração da Associação Sanatório Sírio. Doutor pela Faculdade de Medicina da Universidade de São Paulo. Especialista em Ginecologia, Obstetrícia pela FEBRASGO. Título de Habilitação em Ultrassonografia pelo Colégio Brasileiro de Radiologia. Título de Habilitação em Medicina Fetal pela FEBRASGO. Research Fellow Harris Birthright Centre for Fetal Medicine – King's College Hospital NHS Foundation Trust.
Diploma Internacional em "Fetal Medicine" pelo "Executive Board of the International Educational Commitee in Fetal Medicine", Fetal Medicine Foundation (FMF), Londres. (https://fetalmedicine.org/lists/map/certified/diploma)

Danielle Bittencourt Sodré Barmpas
Especialista em Ginecologia, Obstetrícia pela FEBRASGO. Pós-graduação em Medicina Fetal: Harris Birthright Research Centre, Kings College Hospital e University College London Hospital. Treinamento em procedimentos invasivos de Medicina Fetal: Hospital Clínico San Cecílio, Universidade de Granada, Espanha. Diploma em Medicina Fetal: Fetal Medicine Foundation. Mestrado em Ciências Médicas da Universidade Estadual do Rio de Janeiro (UERJ – 2016). Professora da Escola de Ultrassonografia Rio de Janeiro.

Denise Araújo Lapa Pedreira
Mestre e Doutor pela Faculdade de Medicina da Universidade de São Paulo FMUSP). Diploma Internacional em "Fetal Medicine" pelo "Executive Board of the International Educational Commitee in Fetal Medicine", Fetal Medicine Foundation (FMF), Londres. (https://fetalmedicine.org/lists/map/certified/diploma). Coordenadora da Rede Fetal Brasileira. Programa de Terapia Fetal Hospital Albert Einstein.

Edson Tetsuya Nakatani
Especialista em Ginecologia e Obstetrícia pela FEBRASGO. Certificação de Área de Atuação em Ultrassonografia em Ginecologia-Obstetrícia e Medicina Fetal pela FEBRASGO.

Euardo Gratacos
Diretor do Centro de Referência Nacional e Internacional BCNatal em Medicina Materno-Fetal. Professor de obstetrícia e ginecologia. Membro do Conselho de Administração e Presidente Científico da Sociedade Internacional de Ultrassom em Obstetrícia e Ginecologia. Membro da Eurofoetus.

Evaldo Trajano
Especialista em Ginecologia, Obstetrícia pela FEBRASGO Habilitação em Ultrassonografia em Ginecologia e Obstetrícia pelo Colégio Brasileiro de Radiologia Habilitação em Medicina Fetal pela FEBRASGO.

Everardo de Macedo Guanabara
Especialista em Ginecologia e Obstetrícia pela FEBRASGO. Mestre em Tocoginecologia pela Universidade Federal do Ceará (UFC). Habilitação em Ultrassonografia em Ginecologia e Obstetrícia pelo Colégio Brasileiro de Radiologia Habilitação em Medicina Fetal pela FEBRASGO.

Fernando Maia Peixoto Filho
Mestre e Doutor em Ciências Médicas pela Universidade Federal Fluminense. Chefe de Setor de Medicina Fetal do Instituto Fernandes Figueira – Fiocruz. Coordenador da pós-graduação *latu sensu* em Medicina Fetal do Instituto Fernandes Figueira – Fiocruz.

Fernando Marum Mauad
Residência Médica em Radiologia e Diagnóstico por Imagem pela Faculdade de Medicina de São José do Rio Preto. Título de Especialista em Radiologia e Diagnóstico por Imagem pelo Colégio Brasileiro de Radiologia e Diagnóstico por Imagem. Mestrado em Ciências Médicas pela Faculdade de Medicina de Ribeirão Preto – USP. Doutorado em Ciências Médicas pela Faculdade de Medicina de Ribeirão Preto – USP.

Flávia Cunha dos Santos
Professora Assistente de Obstetrícia da Faculdade de Ciências Médicas da UERJ. Médica Obstetra da Maternidade Escola da UFRJ.

Francesc Figueras
Médico Consultor em Medicina Materno-Fetal, chefe da Seção de Obstetrícia de Alto Risco do Hospital Clínico e Coordenador de Patologia Materna e Obstétrica de BCNatal (que integra serviços de Medicina Materno-Condicional do Hospital Clínic e Sant Joan de Déu). Responsável pela Unidade de Crescimento Fetal e Pre-eclampsia em ambos os centros. Investigador principal da linha de Doença Placentária do grupo de pesquisa de Medicina Fetal e Perinatal do "Institut d'Investigacions Biomèdiques Agustí Pi i Sunyer" (IDIBAPS).

Francisco Edson de Lucena Feitosa
Doutorado em Obstetrícia pela Universidade Estadual de Campinas (UNICAMP). Professor Adjunto do Departamento de Saúde Materno Infantil – Universidade Federal do Ceará. Título de Especialista em Ginecologia e Obstetrícia e em Medicina Fetal – FEBRASGO. Habilitação em Ultrassonografia em Ginecologia e Obstetrícia – FEBRASGO.

Francisco Herlânio Costa Carvalho
Título de Especialista em Ginecologia e Obstetrícia e em Medicina Fetal – FEBRASGO. Habilitação em Ultrassonografia em Ginecologia e Obstetrícia – Colégio Brasileiro de Radiologia. Mestrado e Doutorado em Obstetrícia (Medicina Fetal) pela Universidade Federal de São Paulo (Escola Paulista de Medicina). Fellow em Medicina Materno-Fetal – Universidade de Barcelona (Serviço do Prof Eduard Gratacós). Professor Adjunto do Departamento de Saúde Materno Infantil – Universidade Federal do Ceará. Coordenador do Setor de Medicina Fetal – Maternidade-Escola Assis Chateaubriand-UFC.

Francisco Nicanor A. Macedo
Residência Médica em Cirurgia Geral no Hospital Naval Marcílio Dias – Rio de Janeiro. Pós graduação em Cirurgia Pediátrica pelo Instituto de Pós-Graduação Médica Carlos Chagas – Rio de Janeiro.

Residência Médica em Cirurgia Pediátrica no Hospital da Lagoa – Ministério da Saúde – Rio de Janeiro. Mestre em Saúde da Criança pela FIOCRUZ – Instituto Fernandes Figueira – Rio de Janeiro. Visiting Professor in the Division of Pediatric Urology – Montreal Childrens Hospital – McGill University -Montreal Canada. Título de Especialista em Cirurgia Pediátrica pela Sociedade Brasileira de Cirurgia Pediátrica. Chefe do Serviço de Cirurgia Pediátrica Geral e Urologia Pediátrica do Hospital Estadual da Criança – Rio de Janeiro – RJ. Membro do Colégio Brasileiro de Cirurgiões (CBC), na especialidade de Cirurgia Pediátrica. Membro titular da Sociedade Brasileira de Videocirurgia.

Franscisco Mauad Filho
Mestrado em Medicina (Obstetrícia e Ginecologia) pela Universidade de São Paulo, Doutorado em Medicina (Obstetrícia e Ginecologia) pela Universidade de São Paulo. Livre-docência pela Universidade de São Paulo. Professor sênior da pós-graduação da Universidade de São Paulo. Diretor Geral da FATESA/EURP Faculdade de Tecnologia em Saúde de Ribeirão Preto.

Gláucia Rosana Guerra Benute
Psicóloga, Doutora em Ciências pela Faculdade de Medicina da Universidade de São Paulo Diretora Técnica de Serviço de Saúde da Divisão de Psicologia do Instituto Central do Hospital das Clínicas da Faculdade de Medicina da Universidade de São Paulo.

Gregório Lorenzo Acácio
Assistente Doutor do Disciplina de Ginecologia e Obstetrícia da Universidade de Taubaté, Chefe do Serviço de Ginecologia e Obstetrícia da Universidade de Taubaté/HUT. Mestre e Doutor em Tocoginecologia pela UNICAMP.

Helvécio Neves Feitosa
Professor do Departamento de Saúde Materno Infantil – Universidade Federal do Ceará Professor do Curso de Medicina da UNIFOR -Universidade de Fortaleza Doutor em Obstetrícia pela UNIFESP – Universidade Federal de São Paulo Especialista em Ginecologia e Obstetrícia pela FEBRASGO Habilitação em Ultrassonografia em Ginecologia e Obstetrícia pela FEBRASGO Habilitação em Medicina Fetal pela FEBRASGO.

Heron Werner Júnior
Especialista em Ginecologia, Obstetrícia, Ultrassonografia e Medicina Fetal Mestrado em Obstetrícia – Universidade Federal do Rio de Janeiro (UFRJ) Doutorando em Radiologia pela Universidade Federal do Rio de Janeiro (UFRJ) Assistente Estrangeiro pela "Université René Descartes – Paris V"

Jader de Jesus Cruz
Especialista em Ginecologia, Obstetrícia pela FEBRASGO Mestrado em Medicina, Universidade Nova de Lisboa, Portugal Research Fellow Harris Birthright Centre – King's College Hospital NHS Foundation Trust. Diploma Internacional em "Fetal Medicine" pelo "Executive Board of the International Educational Commitee in Fetal Medicine", Fetal Medicine Foundation (FMF), Londres. (https://fetalmedicine.org/lists/map/certified/diploma)

Javier Miguelez
Doutor em Obstetrícia pela Faculdade de Medicina da Universidade de São Paulo. Research Fellowship em medicina fetal – King's College – Londres.

Joelma Queiroz Andrade
Médica Assistente da Clínica Obstétrica do Hospital das Clínicas da Faculdade de Medicina da Universidade e São Paulo Doutor em Medicina pela Faculdade de Medicina da Universidade de São Paulo

Jorge Alberto Bianchi Telles
Residência Médica em Ginecologia e Obstetrícia no HSL-PUCRS. Médico fetal e ultrassonografista na Clínica Ecomoinhos de Porto Alegre. Preceptor do Programa de Residência Médica em Ginecologia e Obstetrícia e Medicina Fetal. do Serviço de Gestação de Alto-Risco e Medicina Fetal do HMIPV (HOSPITAL MATERNO INFANTIL PRESIDENTE VARGAS).

Jorge de Rezende Filho
Professor titular da Faculdade de Medicina da UFRJ. Professor titular da Faculdade Souza Marques.

José Antônio de Azevedo Magalhães
Professor Doutor, Chefe do Departamento de Ginecologia e Obstetrícia da Faculdade de Medicina da Universidade Federal do Rio Grande do Sul e do Grupo de Medicina Fetal do Serviço de Ginecologia e Obstetrícia do Hospital de Clínicas de Porto Alegre.

Juliana Silva Esteves
Especialista em Ginecologia e Obstetrícia pela FEBRASGO. Especialista em Ultrassonografia em Obstetrícia e Ginecologia pela SBR. Pós-graduada em Medicina Fetal. Mestre em Ciências Médicas pela Universidade Federal Fluminense.

Kypros H. Nicolaides
Professor de Medicina Fetal da Escola de Medicina do King's College London.

Lami Yeo
Perinatology Research Branch, NICHD/NIH/DHHS, Bethesda, Maryland, and Detroit, Michigan, Estados Unidos Departmento de Obstetrícia e Ginecologia, Wayne State University/Hutzel Hospital, Detroit, Michigan, Estados Unidos

Lilian Maria Lopes
Diretora médica da Clínica Ecokid de São Paulo. Coordenadora do curso de pós-graduação em ecocardiografia fetal e pediátrica do Instituto Lilian Lopes de Assistência, Unidade Filantrópica da Clínica Ecokid de São Paulo. Doutora em Medicina pela Faculdade de Medicina da Universidade de São Paulo-FMUSP. Research Fellow no laboratório de Ecocardiografia Pediátrica e Fetal da Universidade da Califórnia, San Francisco, USA. Estágio especializado no Departamento de Cardiologia Pediátrica, The Children's Hospital da Harvard Medical School, Boston, USA. Título de Especialista em Cardiologia, Cardiologia Pediátrica e Ecocardiografia conferido pela Sociedade Brasileira de Cardiologia.

Liliane de Araújo Saraiva Câmara
Especialista em Ginecologia, Obstetrícia pela FEBRASGO. Residência Médica em Medicina Fetal – HMIB, SES-DF.

Lisandra Stein Bernardes
Médica Assistente da Clínica Obstétrica da Faculdade de Medicina da Universidade de São Paulo Mestre pela Faculdade de Medicina da Universidade de São Paulo Especialista em Ginecologia, Obstetrícia pela FEBRASGO. Especialização em Medicina Fetal e Ultrassonografia no Hospital Necker-Enfants Malades (Paris).

Ludmila Barcelos Porto
Especialização em Ginecologia e Obstetrícia pela FEBRASGO. Mestrado em Saúde da Mulher pela Universidade Federal de Minas Gerais. Pós-graduação em Medicina Fetal pela Clínica Perinatal / Universidade Estácio de Sá.

Luthgard Gomes Medeiros
Médica Assistente da Maternidade do Hospital Universitário Lauro Wanderley da Universidade Federal da Paraíba.

Manoel Martins Neto
Preceptor da Residência Médica de Ginecologia e Obstetrícia do Hospital Geral e Maternidade Cesar Calas – Secretaria de Saúde do Ceará Mestre em Tocoginecologia – Universidade Federal do Ceará Doutorado em Saúde Coletiva – Universidade Federal do Ceará Especialista em Ginecologia e Obstetrícia pela FEBRASGO Habilitação em Ultrassonografia em Ginecologia e Obstetrícia pelo Colégio Brasileiro de Radiologia Habilitação em Medicina Fetal pela FEBRASGO.

Marcelo Zugaib
Professor Titular de Obstetrícia do Departamento de Obstetrícia e Ginecologia da Faculdade de Medicina da Universidade de São Paulo.

Marcos José Burle de Aguiar
Professor Titular do Departamento de Pediatria da Faculdade de Medicina da UFMG. Mestrado (Faculdade de Medicina da UFRJ) e Doutorado em Pediatria (Faculdade de Medicina UFMG). Título de Especialista em Pediatria e Genética Médica.

Marcos Nakamura Pereira
Médico do Departamento de Obstetrícia do Instituto Nacional de saúde da mulher, da criança e do adolescente Fernandes Figueira (IFF/FIOCRUZ). Mestre em Saúde da criança e da mulher (IFF/FIOCRUZ).

Maria Amélia de Rolim Rangel
Professora Titular do Departamento de Obstetrícia e Ginecologia da Universidade Federal da Paraíba. Especialista em Ginecologia, Obstetrícia pela FEBRASGO Título de Habilitação em Medicina Fetal pela FEBRASGO Doutora em Medicina pela Universidade de São Paulo.

Maria de Lourdes Brizot
Livre-docente em Obstetrícia, Professor Associado do Departamento de Obstetrícia e Ginecologia da Faculdade de Medicina da Universidade de São Paulo.

Mariana Biancardi
Residência médica em Ginecologia e Obstetrícia pelo Hospital dos Servidores do Estado do Rio de Janeiro – HSE, Pós-graduação em Medicina Fetal pelo Instituto Fernandes Figueira – IFF, Título de Especialista em Medicina Fetal pela Federação Brasileira das Associações de Ginecologia e Obstetrícia – FEBRASGO.

Mariana Suassuna Rezende
Especialista em Ginecologia, Obstetrícia pela FEBRASGO Habilitação em Ultrassonografia em Ginecologia e Obstetrícia pelo Colégio Brasileiro de Radiologia Habilitação em Medicina Fetal pela FEBRASGO.

Mariana Venturini
Especialista em Ginecologia, Obstetrícia pela FEBRASGO. Residência Médica em Medicina Fetal – HMIPV, Porto Alegre – RS.

Mariana Yumi Miyadahira
Residência médica em Ginecologia e Obstetrícia pelo Hospital das Clínicas da Faculdade de Medicina da USP.

Mário Henrique Burlacchini de Carvalho
Mestrado e doutorado em Medicina (Obstetrícia e Ginecologia) pela Universidade de São Paulo. Título de Especialista em Ginecologia e Obstetrícia, Título de Habilitação em Ultra-sonografia em Ginecologia, Obstetrícia e Mama, Título de

Especialista em Medicina Fetal, conferidos pela Federação Brasileira das Sociedades de Ginecologia e Obstetrícia – FEBRASGO e Associação Médica Brasileira – AMB. Professor Associado Livre-docente da Disciplina de Obstetrícia do Departamento de Obstetrícia e Ginecologia da Faculdade de Medicina da USP.

Nicole Bevilaqua
Médica formada na Faculdade de Medicina da USP.

Nuno Montenegro
Professor Catedrático Convidado da Faculdade de Medicina Universidade do Porto. Chefe de Serviço e Diretor do Serviço de Ginecologia e Obstetrícia do Centro Hospitalar de S. João, EPE.

Paulo Roberto Nassar de Carvalho
Mestre e doutor em Saúde da Criança e da Mulher pelo Instituto Fernandes Figueira/FIOCRUZ. Pós-doutor em Medicina Fetal pela University of Southern California, EUA. Coordenador da Pós-graduação Lato Sensu em Medicina Fetal da Clínica Perinatal / Universidade Estácio de Sá. Coordenador de Obstetrícia da Clínica Perinatal Barra. Membro da Comissão de Perinatologia da FEBRASGO. Diretor da Sociedade de Ginecologia e Obstetrícia do Rio de Janeiro.

Pedro Daltro
Radiologista Pediátrico do Instituto Fernandes Figueira (FIOCRUZ) e da Clínica de Diagnóstico por Imagem (CDPI). Doutorado em Radiologia – Universidade Federal do Rio de Janeiro (UFRJ). Ex-presidente da Sociedade Brasileira de Radiologia e Ex-presidente da Sociedade Latino Americana de Radiologia Pediátrica.

Rafael Frederico Bruns
Professor Adjunto do Departamento de Tocoginecologia da Universidade Federal do Paraná.

Regina Amélia Lopes Pessoa de Aguiar
Professora associada do Departamento de Ginecologia e Obstetrícia da Universidade Federal de Minas Gerais. Especialista em Ginecologia e Obstetrícia pelo Hospital das Clínicas da Universidade Federal de Minas Gerais. Mestrado em Medicina (Obstetrícia e Ginecologia) pela Universidade Federal de Minas Gerais e Doutorado em Perinatologia pela Universidade Federal de Minas Gerais. Especialista em Genética Médica pela Associação Médica Brasileira e pela Sociedade Brasileira de Genética Médica.

Renata Lopes Ribeiro
Médica Assistente do Setor de Vitalidade Fetal da Clínica Obstétrica do Hospital das Clínicas da Faculdade de Medicina da Universidade e São Paulo Mestre em Ciências pela Faculdade de Medicina da Universidade de São Paulo.

Rievani de Sousa Damião
Mestrado em Ginecologia, Obstetrícia, Neonatologia e Perinatologia pelo Instituto de Assistência Médica ao Servidor Público Estadual. Research Fellow Harris Birthright Centre – King's College Hospital NHS Foundation Trust

Roberto Romero
Chefe do Departamento de Pesquisas de Perinatologia e Diretor do Programa de Pesquisa Perinatal e Obstetrícia na Divisão de Pesquisa do NICHD/NIH.

Rossana Pulcinelli Vieira Francisco
Professora Associada da Disciplina de Obstetrícia da Faculdade de Medicina da Universidade de São Paulo. Mestrado em Medicina (Obstetrícia e Ginecologia) pela Universidade de São Paulo. Doutorado em Medicina (Obstetrícia e Ginecologia) pela Universidade de São Paulo. Livre-docência na Disciplina de Obstetrícia da Faculdade de Medicina da USP.

Seizo Miyadahira
Chefe do Setor de Avaliação da Vitalidade Fetal na Disciplina de Obstetrícia do Departamento de Obstetrícia e Ginecologia da Universidade de São Paulo. Livre-docência pela Faculdade de Medicina da Universidade de São Paulo.

Simone R. F. Fontes Pedra
Coordenadora da área de Ecocardiografia Pediátrica e Fetal do Instituto Dante Pazzanese de Cardiologia. Coordenadora da Unidade Fetal do HCor – Hospital do Coração da Associação Sanatório Sírio. Doutora em Ciências pela USP.

Sonia Hassan
Perinatology Research Branch, NICHD/NIH/DHHS, Bethesda, Maryland, and Detroit, Michigan, Estados Unidos Departmento de Obstetrícia e Ginecologia, Wayne State University/Hutzel Hospital, Detroit, Michigan, Estados Unidos.

Taísa Davaus Gasparetto
Radiologista Pediátrica da Clínica de Diagnóstico por Imagem (CDPI) Mestrado em Radiologia pela Universidade Federal do Rio de Janeiro (UFRJ) Doutoranda em Radiologia pela Universidade Federal do Rio de Janeiro (UFRJ).

Victor Paranaiba Campos
Residência Médica em Ginecologia e Obstetrícia pela Universidade Federal do Triângulo Mineiro. Especialização em Ultrassonografia pela Faculdade de Tecnologia em Saúde (FATESA/EURP). Professor Assistente e membro do Departamento Científico da Faculdade de Tecnologia em Saúde (FATESA/EURP). Título de Especialista em Ginecologia e Obstetrícia (TEGO) e Título de Especialista Ultrassonografia (TUSGO). Research Fellow Harris Birthright Centre – King's College Hospital NHS Foundation Trust.

Sumário

Apresentação da Série	vii
Apresentação do Livro	ix
Prefácio	xi
Colaboradores	xiii

1 Padronização da Ultrassonografia Morfológica do Primeiro Trimestre 1
Rafael Frederico Bruns
Antonio Fernandes Moron

2 Diagnóstico de Cromossomopatia no Primeiro Trimestre de Gestação 7
Ana Elisa Baião

3 Translucência Nucal Alterada: Aspectos Importantes no Aconselhamento 21
Liliane de Araújo Saraiva Câmara
Mariana Suassuna Rezende
Rievani de Sousa Damião
Eduardo Borges da Fonseca

4 DNA Fetal no Sangue Materno: Padrão-ouro no Rastreamento de Cromossomopatias 29
Kypros H. Nicolaides
Eduardo Borges da Fonseca
Jader de Jesus Cruz

5 Gestação Gemelar: Avaliação Ultrassonográfica no Primeiro Trimestre 35
Mariana Yumi Miyadahira
Mário Henrique Burlacchini de Carvalho
Maria de Lourdes Brizot

6 Padronização da Ultrassonografia Morfológica do Segundo Trimestre 39
Francisco Mauad Filho
Victor Paranaiba Campos
Fernando Marum Mauad

7 Características Ultrassonográficas das Principais Alterações Cromossômicas no Segundo Trimestre 47
Kypros H. Nicolaides
Jader de Jesus Cruz

8 Rastreamento Ecográfico das Alterações Cromossômicas no Segundo Trimestre 53
Kypros H. Nicolaides
Jader de Jesus Cruz

9 Infecção Congênita 59

9.1 Toxoplasmose e Rubéola na Gestação 61
Joelma Queiroz Andrade
Rossana Pulcinelli Vieira Francisco
Marcelo Zugaib

9.2 Chikungunya 65
Paulo Roberto Nassar de Carvalho
Helder Dotta da Gama

9.3 Citomegalovirose 67
Paulo Roberto Nassar de Carvalho
Ludmila Barcelos Porto

9.4 Dengue e Febre Amarela 71
Paulo Roberto Nassar de Carvalho
Helder Dotta da Gama

9.5 Parvovirose 73
Paulo Roberto Nassar de Carvalho
Ludmila Barcelos Porto

9.6 Sífilis 75
Paulo Roberto Nassar de Carvalho
Helder Dotta da Gama

9.7 Zika 77
Paulo Roberto Nassar de Carvalho
Helder Dotta da Gama

10 Anormalidades do Sistema Nervoso Central 79
Cláudio Corrêa Gomes
Edson Tetsuya Nakatani
André Hadyme Miyague

11 Anormalidades da Face 91
Danielle Bittencourt Sodré Barmpas

12 Malformações Torácicas Não Cardíacas 103
Lisandra Stein Bernardes
Rossana Pulcinelli Vieira Francisco
Marcelo Zugaib

13 Anormalidades da Parede Abdominal — 109
Mariana Suassuna Rezende
Liliane de Araújo Saraiva Câmara
Eduardo Borges da Fonseca

14 Anormalidades Gastrintestinais e do Trato Biliar — 117
José Antônio de Azevedo Magalhães
Ana Lúcia Letti Müller

15 Anormalidades Geniturinárias — 125
Cleisson Fábio Andrioli Peralta
Everardo de Macedo Guanabara

16 Anormalidades das Extremidades Fetais — 135
Javier Miguelez

17 Anormalidades do Sistema Esquelético — 141
Javier Miguelez

18 Tumores Fetais — 151
Jorge de Rezende Filho
Flávia Cunha dos Santos
Marcos Nakamura Pereira
Carlos Antônio Barbosa Montenegro

19 Crescimento e Bem-estar Fetais — 159
Francisco Edson de Lucena Feitosa
Francisco Herlânio Costa Carvalho

20 Vitalidade Fetal — 163
Rossana Pulcineli Vieira Francisco
Renata Lopes Ribeiro
Marcelo Zugaib

21 Anormalidades do Líquido Amniótico — 175
Jorge Alberto Bianchi Telles
Mariana Venturini

22 Anomalias da Placenta, Cordão Umbilical e Membranas — 179
Francisco Herlânio Costa Carvalho
Manoel Martins Neto
Helvécio Neves Feitosa

23 Abordagem Integral à Restrição de Crescimento Fetal — 187
Francesc Figueras
Eduardo Gratacos
Evaldo Trajano
Mariana Biancardi

24 Anemia Fetal: Diagnóstico e Conduta — 197
Anselmo Verlangieri Carmo
Fernando Maia Peixoto Filho
Eduardo Borges da Fonseca

25 Síndrome de Transfusão Feto-fetal — 205
Denise Araújo Lapa Pedreira
Renato Augusto Moreira de Sá
Juliana Silva Esteves

26 Derrame Pleural — 215
Gregório Lorenzo Acácio

27 Obstrução Congênita do Trato Urinário — 221
Adriano Pienaro Chrisostomo

28 Hérnia Diafragmática: Diagnóstico e Conduta — 229
Renato Augusto Moreira de Sá
Francisco Nicanor A. Macedo

29 Conduta nos Tumores Fetais — 235
Luciana de Barros Duarte
Cleisson Fábio Andrioli Peralta
Eduardo Borges da Fonseca

30 Cirurgia Fetal na Mielomeningocele — 243
Denise Araújo Lapa Pedreira
Nicole Bevilaqua

31 Aspectos Éticos da Terapêutica Fetal — 251
Seizo Miyadahira
Rossana Pulcinelli Vieira Francisco
Marcelo Zugaib

32 Ecocardiografia Fetal — 257
Lilian M. Lopes

33 Arritmias Fetais: Diagnóstico e Conduta — 269
Lilian M. Lopes

34 Malformação Cardíaca e Cirurgia Fetal — 277
Simone R. F. Fontes Pedra
C. Fábio A. Peralta
Carlos A. C. Pedra

35 Aconselhamento Genético — 283
Regina Amélia Lopes Pessoa de Aguiar
Marcos José Burle de Aguiar

36 Procedimentos Invasivos em Medicina Fetal — 291
Juliana Silva Esteves

37 Drogas na Gravidez — 299
Maria Amélia de Rolim Rangel
Luthgard Gomes Medeiros

38 Repercussões Psicológicas em Face do Diagnóstico de Alterações Fetais — 307
Gláucia Rosana Guerra Benute

39 Invertendo a Pirâmide de Pré-natal, uma Visão Moderna da Assistência Materno-fetal — 309
Kypros H Nicolaides
Jader de Jesus Cruz

40 Ressonância Magnética Fetal 317
Heron Werner Júnior
Taísa Davaus Gasparetto
Pedro Daltro

41 Principais Complicações da Gestação Gemelar Monocoriônica 325
Miguel Macedo
Nuno Montenegro
Alexandra Matias

42 Aspectos Ultrassonográficos na Predição e Prevenção do Parto Pré-termo 333
Roberto Romero
Eduardo Borges da Fonseca
Lami Yeo
Sonia Hassan

Índice 339

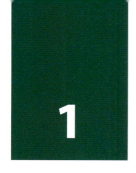

Padronização da Ultrassonografia Morfológica do Primeiro Trimestre

Rafael Frederico Bruns

Antonio Fernandes Moron

Por que precisamos de padronização?

A sobrevivência humana depende há milhares de anos da padronização. Originalmente não era necessário registrar os processos padronizados, pois as pessoas aprendiam observando e gravando na memória. Hoje é impossível imaginar como se viveria num mundo sem padronização, onde o instrumental cirúrgico não fosse padronizado e sempre que fôssemos operar em um hospital diferente o material fosse outro.

Coisas muito simples como *checklists* padronizados podem salvar vidas, como se observou inclusive em recente estudo publicado no *New England Journal of Medicine*, em que um *checklist* em cirurgias diminuiu a mortalidade do grupo que recebeu a intervenção.

Todo processo realizado de maneira padronizada conta com instruções que preveem as operações a serem realizadas, a sequência de cada uma delas, o tempo necessário para execução, os equipamentos e dispositivos necessários e também os parâmetros do processo (regulagem de equipamentos, máquinas etc.).

O problema encontrado em exames de ultrassonografia em gestantes é a padronização de condutas, que é explicitar o que constitui (como é feito) cada exame, quais estruturas devem ser analisadas e como devem ser analisadas. A necessidade de padronização vai de encontro aos conceitos relacionados à forma como o ser humano erra, e quais são os mecanismos passíveis de serem utilizados para evitar esses erros. Um deles é a criação de padrões e situações supostamente "à prova de erro", com o uso de protocolos. Os médicos são a classe, em termos de assistência em saúde, que mais promove a cultura da padronização. Basta ver a quantidade de *guidelines* (diretrizes) que são oficialmente elaboradas por sociedades de especialidades e grupos de estudo, para criar um padrão de conduta. Espera-se, com isso, aumentar, em larga escala, a chance de se usar um modo de conduta ou intervenção bem estudado.

Como assegurar ao paciente que o exame que ele está fazendo com um médico é semelhante ao exame com outro médico? Certamente isto é impossível, pois quando falamos de ultrassonografia estamos nos referindo a um exame que depende não só do examinador, mas também do equipamento utilizado, das condições maternas e fetais. Entretanto, existe uma maneira de tentar minimizar essas diferenças, que é pela padronização do exame. Dessa forma, reduzimos o seu componente "artístico" e incrementamos o seu nível técnico.

QUAL É A DIFERENÇA ENTRE UM EXAME MORFOLÓGICO E OS OUTROS EXAMES?

Atualmente, não é possível identificar na literatura o momento em que o termo "ultrassonografia morfológica" foi criado, nem mesmo precisar como ele difere do "exame obstétrico de rotina". Há na literatura nacional inclusive autores que afirmam não haver diferença entre um exame obstétrico e um exame morfológico.

Não existem limites com relação à quantidade de exames morfológicos que podem ser solicitados durante uma gestação, nem existem limites com relação à idade gestacional. É claro que quando se trata de exames de rotina, utilizados para rastreamento, a recomendação é a realização de três exames, um em cada trimestre da gestação. Mas quando nos defrontamos com situações que fogem ao padrão, como por exemplo um feto com suspeita de malformação, o exame morfológico poderá ser solicitado em qualquer idade gestacional e repetido quantas vezes forem necessárias.

Outra questão a ser abordada é a realização do exame obstétrico para avaliação de crescimento fetal, líquido amniótico e placenta. Este tipo de exame que não avalia o feto da maneira mais completa possível deveria ser abolido do rol de procedimentos médicos. Apesar de ser utilizado em países de primeiro mundo, como a Inglaterra e Estados Unidos, esse exame é realizado por técnicos e não por médicos. No Brasil, o atual código de ética médica, em seu artigo 32, reza que é vedado ao médico deixar de usar todos os meios disponíveis de diagnóstico e tratamento, cientificamente reconhecidos e a seu alcance, em favor do paciente. Portanto, o exame de ultrassom deve sempre primar por analisar a morfologia fetal, no maior nível de detalhamento possível, levando-se em consideração as limitações estabelecidas por idade gestacional, qualidade de imagem e posição fetal. Concluindo, uma vez que existe um exame mais simplificado (obstétrico) e outro exame mais detalhado e com maior capacidade diagnóstica (morfológico) não há mais espaço para solicitação ou execução do exame simplificado (chamado obstétrico) na medicina atual.

PADRONIZAÇÃO DO EXAME MORFOLÓGICO DE PRIMEIRO TRIMESTRE

O exame morfológico de primeiro trimestre deverá ser realizado quando o feto mede entre 45 e 85 mm de comprimento cabeça-nádegas (CCN), o que corresponde em idade gestacional de cerca de 11 semanas a 13 semanas e 6 dias. Na experiência dos autores, o momento mais recomendado é o fim da 12ª semana e o início da 13ª semana. Nesse momento, a imagem obtida tem melhor definição para análise das estruturas anatômicas (Tabela 1.1).

A via de realização do exame é a abdominal, mas poderá ser complementada com o estudo transvaginal, se o examinador achar necessário. Os objetivos desse exame são: (1) demonstrar a vitalidade fetal; (2) confirmar a idade gestacional por meio do comprimento cabeça-nádegas; (3) determinar o número de fetos e a corionicidade nas gestações múltiplas; (4) identificar algumas anomalias fetais e (5) realizar o rastreamento para aneuploidias:

- Procedimento
  - Medir o comprimento cabeça-nádegas, diâmetro biparietal, circunferência craniana, circunferência abdominal e comprimento do fêmur;
  - Registrar a frequência cardíaca;
  - Medir a translucência nucal;
  - Avaliar a presença de osso nasal;
  - Examinar a anatomia fetal;

- Em gestações múltiplas:
  - Determinar a corionicidade/amnionicidade;
  - Rastrear evidências de transfusão feto-fetal (discordância de tamanho fetal maior que 20%, translucência nucal ou líquido amniótico de volume discordante).

- Armazenamento de imagens (Tabela 1.2)
  - Corte sagital do feto para medida do comprimento cabeça-nádegas (Fig. 1.1).
  - Corte sagital da linha média fetal para avaliação da translucência nucal, osso nasal e tronco cerebral (Figs. 1.2 e 1.3).
  - Corte transversal do polo cefálico (Fig. 1.4).
  - Corte transversal do abdome.

Tabela 1.1. Sucesso na visualização/exame de estruturas entre 11 e 14 semanas

CCN*	Polo cefálico	Osso nasal ausente	Quatro câmaras cardíacas	Abdome	Estômago	Rins	Bexiga	Extremidades
45–54	100%	4,7%	67%	98%	95%	70%	97%	100%
55–64	100%	3,4%	86%	100%	99%	85%	99%	100%
65–74	100%	1,4%	93%	100%	99%	93%	99%	100%
75–84	100%	1,0%	97%	100%	100%	95%	100%	100%

Adaptada de Souka e Cicero. *CCN, Comprimento cabeça-nádegas.

Tabela 1.2. Critérios para obtenção das imagens e medidas

Corte sagital para medida do comprimento cabeça-nádegas	O feto deve estar em posição de repouso, sem fletir exageradamente ou estender o corpo. O corte sagital deve ser obtido na linha média do feto e a imagem do corpo fetal deve ocupar cerca de 90% da extensão da tela. Os calibradores devem ser posicionados sobre a imagem produzida pela pele da superfície do polo cefálico e da nádega fetal, no maior diâmetro possível. A medida deverá ser registrada em milímetros.
Corte para medida da translucência nucal	Somente a cabeça e o terço superior do tórax devem ser incluídos na imagem. A imagem deve ser ampliada o máximo possível, de forma que a cabeça fetal ocupe cerca de ¾ da tela. A posição entre a cabeça e o tórax deve ser neutra, evitando a hiperextensão ou flexão. O ganho deve ser diminuído para minimizar subestimações. Nesta imagem, deve-se tentar identificar as seguintes estruturas: 1) Translucência nucal; 2) Osso nasal; 3) Translucência intracraniana. A translucência nucal deve ser medida no local de maior extensão da mesma, com o centro do calibrador posicionado sobre as linhas que delimitam a translucência. A medida deve ser realizada em milímetros com precisão de uma casa decimal. Deve-se também observar a presença ou ausência do osso nasal e distorções na imagem da translucência intracraniana. Apesar de ser possível observar estas três estruturas em uma única imagem (corte sagital da linha média), por vezes são necessárias diferentes imagens para evidenciar uma ou outra estrutura.
Corte transversal do polo cefálico	O polo cefálico deve ocupar mais da metade da tela. Deve haver simetria entre os dois hemisférios cerebrais, os plexos coroides devem ter a forma de uma borboleta e a foice cerebral deve ser identificada. Neste plano, as principais malformações que devem ser afastadas são a holoprosencefalia e o complexo acrania/anencefalia.
Corte transversal do abdome fetal	O abdome deve ocupar mais da metade da tela. O plano deve ser simétrico (evitar cortes oblíquos) e a bolha gástrica preferencialmente deve ser identificada. Após a realização desta imagem o transdutor deve realizar uma báscula no sentido caudal do feto para observar o local de inserção do cordão umbilical. O exame do abdome fetal nesta fase deve ser dirigido para analisar a presença de defeitos da parede abdominal (gastrosquise, onfalocele e anomalia de *body-stalk*) e displasias renais. Por fim, a báscula deve continuar até a visualização da bexiga na pelve fetal.

Padronização da Ultrassonografia Morfológica do Primeiro Trimestre | 3

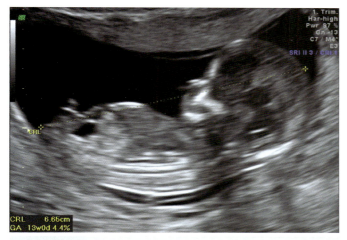
Figura 1.1. Medida do comprimento cabeça-nádegas.

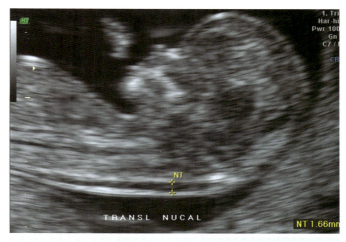
Figura 1.2. Osso nasal e translucência nucal.

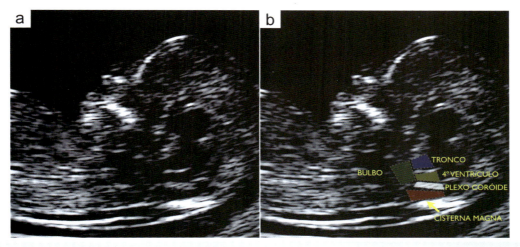
Figura 1.3. Translucência intracraniana.

O EXAME DO CORAÇÃO FETAL NO PRIMEIRO TRIMESTRE

O exame do coração fetal nesta fase é mais difícil devido às suas pequenas dimensões. O sucesso na visualização da imagem de quatro câmaras cardíacas varia na literatura entre 17 e 88% na 11ª semana, de 36 a 97% na 12ª semana e de 74 a 100% na 13ª semana. Durante o exame morfológico de primeiro trimestre, recomendamos que, se for possível, uma imagem das quatro câmaras cardíacas também deverá ser registrada.

De maneira semelhante, a visibilização das vias de saída varia de 0 a 75% durante a 11ª semana, de 40 a 93% durante a 12ª semana e de 38 a 100% na 13ª semana, e os estudos com maiores taxas de sucesso são mais recentes. Possivelmente isto ocorre devido à melhora progressiva observada nos aparelhos de ultrassom comercializados. A ultrassonografia transvaginal também é capaz de aumentar a capacidade de identificação das estruturas em cerca de 5%.

A DOPPLERVELOCIMETRIA DO DUCTO VENOSO E A ANÁLISE DO FLUXO TRICÚSPIDE ESTÃO INCLUÍDOS NO EXAME MORFOLÓGICO?

Considerando o sistema de saúde suplementar no Brasil, que por determinação da Agência Nacional de Saúde (ANS) deve utilizar a Terminologia Unificada da Saúde Suplementar (TUSS), não existe previsão para o uso do Doppler em exame morfológico. Caso exista interesse na avaliação do ducto venoso, o obstetra deverá solicitar o código 4.09.01.386 – Doppler colorido de órgão ou estrutura isolada.

O ducto venoso é um vaso que direciona o sangue bem oxigenado da veia umbilical para a circulação coronária e cerebral por meio de um fluxo preferencial do sangue através do forame oval para o átrio esquerdo. O fluxo sanguíneo no ducto tem a onda característica com alta velocidade durante a sístole ventricular (onda S) e a diástole (onda D), e fluxo anterógrado durante a contração atrial (onda A). Estudos envolvendo mais

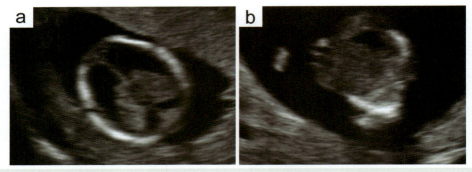

Figura 1.4. Corte transversal do polo cefálico (A) e abdome (B).

de 5.000 gestantes e incluindo cerca de 280 fetos com trissomia do cromossomo 21 demonstraram que, entre 11–13+6 semanas, existe fluxo anormal no ducto venoso (aumento do índice de pulsatilidade e/ou onda "a" reversa) em cerca de 80% dos fetos com essa cromossomopatia e em cerca de 5% dos fetos euploides. O aumento da translucência nucal e a alteração no ducto venoso ocorrem de maneira independente, portanto esses marcadores podem ser combinados para melhorar a eficácia do rastreamento precoce da trissomia do cromossomo 21 por meio de exame ultrassonográfico.

Para análise do ducto venoso, a imagem deverá atender os seguintes critérios (Fig. 1.5):

- Magnificação da imagem de maneira que o abdome e tórax fetal ocupam toda tela
- Corte sagital na linha média
- Amostra de 0,5 a 1 mm
- Ângulo de insonação menor que 30°
- Filtro baixo: 50 a 70 Hz
- Alta velocidade de varredura, de maneira que apenas 3 a 6 ondas apareçam na tela

Havendo interesse também na avaliação do fluxo na válvula tricúspide, deverá ser solicitada outra quantidade do mesmo código, uma vez que se trata de outra estrutura. É reconhecida uma estreita associação entre a regurgitação da valva tricúspide fetal e o aumento na prevalência de defeitos cromossômicos. A regurgitação da tricúspide está presente em 2 a 3% dos fetos cromossomicamente normais ao passo que em fetos trissômicos ela pode ser observada com prevalência de 60 a 70%. Sabe-se que a prevalência da regurgitação da tricúspide cresce com o aumento da espessura da translucência nucal e na presença de outros defeitos cardíacos, mas diminui com o avanço da gravidez.

Para a análise da regurgitação tricúspide, os seguintes critérios de obtenção de imagem devem ser observados (Fig. 1.6):

- Magnificação de imagem de maneira que o abdome e o tórax fetal ocupem toda a tela
- Visão apical do corte de 4 câmaras
- Amostra com volume de cerca de 3 mm localizada acima e abaixo da válvula tricúspide
- Ângulo de insonação próximo de zero
- Alta velocidade de varredura, de maneira que apenas 3 a 6 ondas apareçam na tela

Um benefício adicional em incorporar a avaliação da regurgitação da tricúspide no rastreio de rotina para anomalias cromossômicas, no primeiro trimestre, seria a otimização para o diagnóstico precoce das malformações cardíacas, visto que, para a correta realização do exame, é necessária a adequada visualização das quatro câmaras cardíacas.

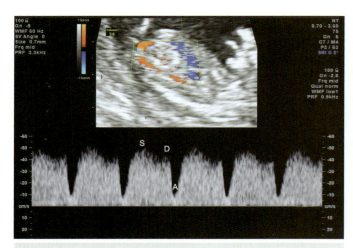

Figura 1.5. Imagem do ducto venoso.

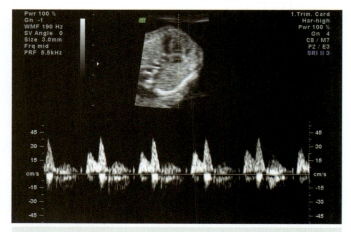

Figura 1.6. Imagem do fluxo tricúspide.

O CÁLCULO DE RISCO FETAL PARA ANEUPLOIDIAS ESTÁ INCLUÍDO NO EXAME MORFOLÓGICO DE PRIMEIRO TRIMESTRE?

Novamente considerando a TUSS o cálculo de risco fetal é um procedimento a parte com a seguinte codificação e nomenclatura: 4.05.02.058 – Determinação do risco fetal, com elaboração de laudo. Caso o obstetra deseje a realização do exame morfológico e o cálculo de risco fetal, deverá solicitar os dois procedimentos. Os marcadores que serão incluídos no cálculo de risco são aqueles solicitados no conjunto no exame.

DETERMINAÇÃO DO RISCO DE PRÉ-ECLÂMPSIA

A invasão trofoblástica incompleta é considerada um ponto-chave na fisiopatologia da pré-eclâmpsia. Nestes casos, ocorre a persistência de resistência elevada na artéria uterina, uma evidência indireta de placentação anormal. O padrão de resistência das artérias uterinas pode ser avaliado por meio de índices dopplerfluxométricos, como o índice de pulsatilidade. Um índice de pulsatilidade elevado na artéria uterina está significativamente relacionado ao desenvolvimento de pré-eclâmpsia e outros desfechos desfavoráveis nessa gestação.

A avaliação dopplerfluxométrica das artérias uterinas deverá ser realizada segundo os seguintes critérios (Fig. 1.7):

- Corte sagital da pelve materna
- Ângulo de insonação menor que 30°
- Velocidade de fluxo maior que 60 cm/s
- Amostra de 2 mm

Para determinação de risco será utilizado o índice de pulsatilidade médio das duas artérias uterinas.

COMO OBTER O PROGRAMA PARA CÁLCULO DE RISCO DE ANEUPLOIDIAS E PRÉ-ECLÂMPSIA?

A Fetal Medicine Foundation (FMF), uma instituição sem fins lucrativos no Reino Unido, estabeleceu o processo de treinamento e controle de qualidade para a introdução do rastreamento da trissomia do cromossomo 21 por meio da translucência nucal. O treinamento baseia-se em um curso teórico, instrução prática para obtenção de imagem adequada, para a medida correta da translucência nucal, e auditoria de imagens e medidas. Os médicos interessados em obter o programa deverão fazer o treinamento online e enviar suas imagens. Maiores informações estão disponíveis no *site* da FMF: http://www.fetalmedicine.org.

Bibliografia

Akolekar R, Syngelaki A, Sarquis R, Zvanca M, Nicolaides KH. Prediction of early, intermediate and late pre-eclampsia from maternal factors, biophysical and biochemical markers at 11-13 weeks. Prenat Diagn. 2011;31(1):66–74.

Chaoui R, Benoit B, Mitkowska-Wozniak H, Heling KS, Nicolaides KH. Assessment of intracranial translucency (IT) in the detection of spina bifida at the 11-13-week scan. Ultrasound Obstet Gynecol. 2009;34(3):249-252. doi:10.1002/uog.7329.

Cicero S, Rembouskos G, Vandecruys H, Hogg M, Nicolaides KH. Likelihood ratio for trisomy 21 in fetuses with absent nasal bone at the 11-14-week scan. Ultrasound Obstet Gynecol. 2004;23(3):218-223. doi:10.1002/uog.992.

D'Amelio R, Giorlandino C, Masala L, et al. Fetal echocardiography using transvaginal and transabdominal probes during the first period of pregnancy: a comparative study. Prenat Diagn. 1991;11(2):69-75.

Dolkart LA, Reimers FT. Transvaginal fetal echocardiography in early pregnancy: normative data. Am J Obstet Gynecol. 1991;165(3):688-691.

Figueras F, Gratacós E. Update on the diagnosis and classification of fetal growth restriction and proposal of a stage-based management protocol. Fetal Diagn Ther. 2014;36(2):86-98. doi:10.1159/000357592.

Gembruch U, Shi C, Smrcek JM. Biometry of the fetal heart between 10 and 17 weeks of gestation. Fetal Diagn Ther. 15(1):20-31. doi:20970.

Haak MC, Twisk JWR, Van Vugt JMG. How successful is fetal echocardiographic examination in the first trimester of pregnancy? Ultrasound Obstet Gynecol. 2002;20(1):9–13. doi:10.1046/j.1469-0705.2002.00735.x.

Haynes AB, Weiser TG, Berry WR, et al. A surgical safety checklist to reduce morbidity and mortality in a global population. N Engl J Med. 2009;360(5):491-499. doi:10.1056/NEJMsa0810119.

Johnson P, Sharland G, Maxwell D, Allan L. The role of transvaginal sonography in the early detection of congenital heart disease. Ultrasound Obstet Gynecol. 1992;2(4):248-251. doi:10.1046/j.1469-0705.1992.02040248.x.

Kagan KO, Valencia C, Livanos P, Wright D, Nicolaides KH. Tricuspid regurgitation in screening for trisomies 21, 18 and 13 and Turner syndrome at 11+0 to 13+6 weeks of gestation. Ultrasound Obstet Gynecol. 2009;33(1):18-22. doi:10.1002/uog.6264.

Nicolaides K. Nuchal translucency and other first-trimester sonographic markers of chromosomal abnormalities. Am J Obstet Gynecol. 2004;191(1):45–67. doi:10.1016/j.ajog.2004.03.090.

Nicolaides KH, Duarte L de B, Marcolim AC, Duarte G. Rastreio para anomalias cromossômicas no primeiro trimestre da gestação. Rev Bras Ginecol e Obs. 2007;29(12). doi:10.1590/S0100-72032007001200008.

Nicolaides KH. Screening for fetal aneuploidies at 11 to 13 weeks. Prenat Diagn. 2011;31(1):7-15. doi:10.1002/pd.2637.

Pastore A. Ultra-sonografia em ginecologia e obstetrícia. In: Ultrassonografia. São Paulo: Revinter; 2003.

Pereira S, Ganapathy R, Syngelaki A, Maiz N, Nicolaides KH. Contribution of fetal tricuspid regurgitation in first-trimester screening for major cardiac defects. Obstet Gynecol. 2011;117(6):1384-1391. doi:10.1097/AOG.0b013e31821aa720.

Souka AP, Pilalis A, Kavalakis Y, Kosmas Y, Antsaklis P, Antsaklis A. Assessment of fetal anatomy at the 11-14-week ultrasound examination. Ultrasound Obstet Gynecol. 2004;24(7):730-734. doi:10.1002/uog.1775.

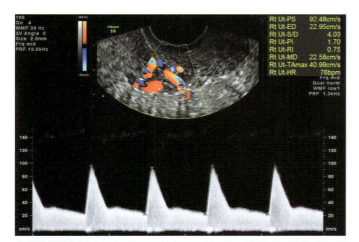

Figura 1.7. Avaliação dopplerfluxométrica das artérias uterinas.

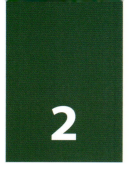

2 Diagnóstico de Cromossomopatia no Primeiro Trimestre de Gestação

Ana Elisa Baião

Introdução

Em 1866, Langdon Down descreveu uma série de indivíduos com deficiência cognitiva em que a pele parecia excessiva para o corpo, o nariz era pequeno e o rosto, achatado. A condição tornou-se conhecida como síndrome de Down e tem sua origem na trissomia do cromossomo 21. Ao longo das duas últimas décadas, tornou-se possível observar essas características durante o exame ultrassonográfico do primeiro trimestre da gestação, em especial o acúmulo excessivo de fluido na nuca do feto, conhecido como translucência nucal (TN), e a ausência do osso nasal do feto. Isso proporcionou um avanço enorme no diagnóstico pré-natal da síndrome de Down e outras anomalias cromossômicas, com melhor desempenho no rastreio em comparação aos testes de segundo trimestre, pois aproximadamente 75% dos fetos portadores da trissomia do cromossomo 21 têm a medida da TN aumentada e, em 60 a 70%, o osso nasal está ausente. Além disso, garantiu, ao trazer o diagnóstico para o primeiro trimestre da gravidez, através da biópsia de vilo corial, maior autonomia e discrição para os casais nas decisões relativas à gestação.

Neste capítulo, serão abordados os métodos de rastreio e diagnóstico de cromossomopatias no primeiro trimestre da gestação. Os principais marcadores bioquímicos e biofísicos atuais serão discutidos, assim como as perspectivas para o futuro. O enfoque é prático e visa auxiliar o clínico em seu exercício diário, em especial na sua forma de aconselhar casais durante a ultrassonografia de primeiro trimestre.

Diagnóstico de alterações cromossômicas

A diferença entre os métodos de diagnóstico e rastreamento (rastreio) de cromossomopatias muitas vezes provoca erro na interpretação de seus resultados. Não raro, os pacientes, ou até mesmo os médicos, consideram o resultado de um teste de rastreamento como o diagnóstico final de uma doença.

O teste de rastreio tem como objetivo selecionar, em uma população, indivíduos que estão em maior risco de acometimento de uma determinada doença. Já o teste de diagnóstico determina a presença ou não de uma dada doença em um indivíduo.

TESTES DIAGNÓSTICOS

Os testes diagnósticos para cromossomopatia podem ser invasivos ou não invasivos.

Métodos invasivos – Biópsia de vilo corial (BVC) e amniocentese

São realizados por meio de coleta e análise citogenética do vilo corial (BVC) ou do líquido amniótico (amniocentese).

A BVC consiste na punção e aspiração de fragmentos das vilosidades coriônicas por meio da inserção de uma agulha na placenta. Deve ser realizada entre 11 e 15 semanas, pois, quando realizada antes da 11ª semana de gestação pode causar malformação, como amputação transversa dos membros, e, após a 15ª semana, há redução da celularidade placentária, o que dificulta a análise citogenética.

Na amniocentese, insere-se uma agulha na cavidade amniótica e aspira-se uma amostra de líquido amniótico para análise. Pode ser realizada a partir da 16ª semana, quando oferece menor risco de malformação congênita (pé torto) e rotura prematura da membrana.

Em ambos os testes invasivos, quando realizados nos períodos anteriormente definidos, o risco de perda gestacional é de cerca de 1%.

Métodos não invasivos – pesquisa de ácido desoxirribonucleico (DNA) fetal no sangue materno

O estudo do DNA fetal no sangue periférico materno representa atualmente a melhor expectativa de diagnóstico de cromossomopatias fetais sem o risco de perda gestacional. No entanto, as técnicas já utilizadas na prática clínica ainda possuem limitações que não aconselham seu uso como teste diagnóstico definitivo, sendo recomendadas como rastreio isoladamente ou em combinação com os outros testes já utilizados.

RASTREAMENTO DE ALTERAÇÕES CROMOSSÔMICAS – TESTES DE RASTREAMENTO

O rastreamento pode ser definido como a seleção de um grupo, na população em geral, que esteja em risco suficiente para uma determinada condição, justificando investigações ou procedimentos diagnósticos subsequentes geralmente mais complicados e com custo muito elevado.

Os métodos de rastreamento são introduzidos com o objetivo de beneficiar preferencialmente grande parte da população em geral e, neste aspecto, oferecer informação individual. O rastreamento pode ser realizado de maneira simples, por meio de perguntas, como, por exemplo, a idade materna (no rastreamento para trissomias), a história obstétrica, ou por meio de testes especiais, como a avaliação de proteínas no soro materno (no rastreamento bioquímico).

Um teste de rastreamento identifica indivíduos em maior risco para uma determinada doença, e sua eficácia se dá por sua taxa de detecção (definida como *sensibilidade* do teste) para uma taxa de falso-positivo para dada doença (que, no caso das cromossomopatias, será, de maneira prática, o número de indivíduos com indicação formal para realização de testes diagnósticos).

Os testes de rastreio podem ser utilizados isoladamente, porém a associação de vários testes melhora de maneira significativa a taxa de detecção (*maior sensibilidade*) com uma taxa menor de falso-positivo (TFP), ou seja, de indivíduos com indicação formal de realização de procedimentos invasivos para um diagnóstico definitivo. Todavia, os testes devem ser independentes entre si, caso contrário, haverá necessidade de utilizar tratamento estatístico específico para corrigir os vieses gerados pela inter-relação entre eles. Ao final, teremos um fator de correção pelo qual o risco basal (história clínica da paciente ou fator de risco) é multiplicado, fornecendo um risco específico para aquela gestante.

Toda mulher corre risco de ter um filho com anomalia cromossômica. Para se calcular esse risco individualmente, é necessário levar em consideração o *risco basal* ou *risco a priori*. Tal risco é oriundo da história clínica da paciente e comumente causa riscos gerais. Em relação às cromossomopatias, o *risco basal* é determinado basicamente pela idade materna, história pregressa de cromossomopatias e idade gestacional. Por exemplo, o risco de uma primigesta de 35 anos ter um filho com síndrome de Down (trissomia do cromossomo 21), síndrome de Edwards (trissomia do cromossomo 18) e síndrome de Patau (trissomia do cromossomo 13) é de 1 em 356 (0,28%), 1 em 4.202 (0,02%) e 1 em 9.876 (0,01%), respectivamente.

IDADE MATERNA

Desde 1909, quando Shuttleworth observou que um terço das crianças com síndrome de Down nasciam de gestantes próximas ao climatério, a idade materna foi considerada um importante método de identificação de risco (*fator de risco*) para a síndrome de Down. Assim, quanto mais avançada a idade materna, maior o risco de cromossomopatia, ou seja, uma mãe de 20 anos está em risco menor do que uma de 40 anos (Tabela 2.1). No entanto, a idade materna isolada apresenta baixa taxa de detecção, ou seja, se considerarmos as gestações que ocorrem em mulheres com idade igual ou superior a 35 anos, identificaremos aproximadamente 30% (*taxa de detecção ou sensibilidade*) dos fetos com trissomia do cromossomo 21 para uma TFP de cerca de 15%. Concluímos que a maioria desses fetos nasce de mães com menos de 35 anos.

A exemplo do que ocorre na síndrome de Down, o risco da maioria das alterações cromossômicas aumenta com o avançar da idade materna (Fig. 2.1). Por outro lado, a idade materna parece não interferir no risco de triploidia, de síndrome de Turner (45,X0) e de outras alterações dos cromossomos sexuais (47,XXX, 47,XXXY e 47,XYY).

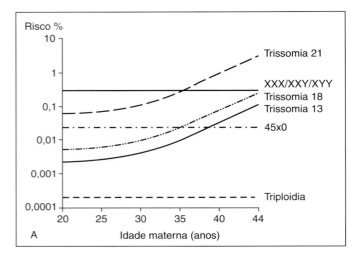

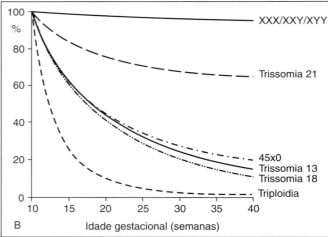

FIGURA 2.1. Risco de alterações cromossômicas relacionado à idade materna (*A*) e à idade gestacional (*B*). Em *B*, as linhas representam o risco relativo, de acordo com o risco na 10ª semana de gestação.

IDADE GESTACIONAL (IG)

A taxa de óbito fetal espontâneo aumenta com o avançar da idade gestacional (IG) em fetos com alterações cromossômicas (Fig. 2.1). A chance de um feto com síndrome de Down morrer entre a 12ª e a 40ª semana de gestação é de 30%, e dos fetos com síndrome de Edwards e Patau é de 80%. Assim, o risco de uma primigesta de

35 anos ter um filho com síndrome de Down na 12ª semana de gestação é de 1 em 249 (0,4%) e, na 40ª semana, é de 1 em 356 (0,28%); o risco da mesma primigesta ter um filho com síndrome de Patau na 12ª semana de gestação é de 1 em 1.826 (0,05%) e, na 40ª semana, é de 1 em 9.876 (0,01%) (Tabela 2.1).

A prevalência da síndrome de Turner é de aproximadamente 1 em 1.500 (0,06%) na 12ª semana de gestação, 1 em 3.000 na 20ª semana (0,03%) e 1 em 4.000 na 40ª semana (0,025%).

Para as outras alterações dos cromossomos sexuais (47,XXX, 47,XXXY e 47,XYY), a taxa de óbito fetal espontâneo não é maior do que em fetos normais, assim, a prevalência total é de, aproximadamente, 1 em 500 casos (0,20%) e não diminui com a idade gestacional.

A poliploidia afeta aproximadamente 2% das concepções diagnosticadas, mas é altamente letal e, sendo assim, muito raramente é observada em nascidos vivos, ou seja, a taxa de óbito fetal espontâneo (letalidade) é de, aproximadamente, 100%.

A prevalência dessa alteração na 12ª e na 20ª semana de gravidez é de, aproximadamente, 1 em 2.000 (0,05%) e 1 em 250.000 (0,0004), respectivamente.

HISTÓRIA OBSTÉTRICA

Mães que já conceberam um feto com uma trissomia têm chance de recorrência de aproximadamente, 0,75%. O risco é trissomia-específico, isto é, o risco é maior para a mesma trissomia. Por exemplo, o risco de recorrência de síndrome de Down em uma secundigesta com 35 anos é de 1 em 97 (1,03%, *risco basal* considerando a idade materna = 0,28% + risco de recorrência de 0,75%), o risco de recorrência de síndrome de Edwards em uma secundigesta com 35 anos é de 1 em 130 (0,77%, *risco basal* considerando a idade materna = 0,02% + risco de recorrência de 0,75%) e o risco de recorrência de síndrome de Patau em uma secundigesta com 35 anos é de 1 em 133 (0,76%, *risco basal* considerando a idade materna = 0,01% + risco de recorrência de 0,75%).

O mecanismo possivelmente responsável pelo aumento do risco nas pacientes com história anterior de cromossomopatia é o fato de que, em uma pequena proporção (menos de 5%) dos casais que tiveram uma gravidez previamente acometida, existe mosaicismo de um dos genitores ou um defeito genético que interfere no processo normal de disjunção. Todavia, não há necessidade de realizar o cariótipo de um casal que tenha apresentado um feto acometido por cromossomopatia, exceto na pesquisa de casais com diagnóstico de abortamento precoce habitual (três ou mais perdas fetais de primeiro trimestre).

MARCADORES BIOFÍSICOS

Algumas alterações comuns aos fetos com cromossomopatias podem ser identificadas por meio do exame ultrassonográfico do primeiro trimestre e são, atualmente, utilizadas na identificação das gestantes com risco para cromossomopatias.

TABELA 2.1. Risco estimado para trissomia dos cromossomos 21, 18 e 13 (estimada em 1/número apresentado na tabela) em relação à idade materna e à idade gestacional

Idade materna (anos)	Trissomia 21 idade gestacional (semanas)				Trissomia 18 idade gestacional (semanas)				Trissomia 13 idade gestacional (semanas)			
	12	16	20	40	12	16	20	40	12	16	20	40
20	1.068	1.200	1.295	1.527	2.484	3.590	4.897	18013	7.826	11.042	14.656	42.423
25	946	1.062	1.147	1.352	2.200	3.179	4.336	15951	6.930	9.778	12.978	37.567
30	626	703	759	895	1.456	2.103	2.869	10.554	4.585	6.470	8.587	24.856
31	543	610	658	776	1.263	1.825	2.490	9.160	3.980	5.615	7.453	21.573
32	461	518	559	659	1072	1.549	2.114	7.775	3378	4.766	6.326	18.311
33	383	430	464	547	891	1.287	1.755	6.458	2.806	3.959	5.254	15.209
34	312	350	378	446	725	1.047	1.429	5.256	2.284	3.222	4.277	12.380
35	249	280	302	356	580	837	1.142	4.202	1.826	2.576	3.419	9.876
36	196	220	238	280	456	659	899	3.307	1.437	2.027	2.691	7.788
37	152	171	185	218	354	512	698	2.569	1.116	1.575	2.090	6.050
38	117	131	142	167	272	393	537	1.974	858	1.210	1.606	4.650
39	89	100	108	128	208	300	409	1.505	654	922	1.224	3.544
40	68	76	82	97	157	227	310	1.139	495	698	927	2.683
41	51	57	62	73	118	171	233	858	373	526	698	2020
42	38	43	46	55	89	128	175	644	280	395	524	1.516

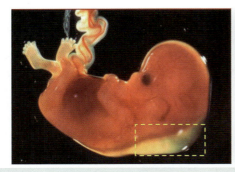 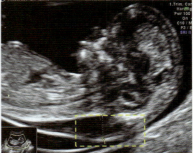

FIGURA 2.2. Feto de 12 semanas, retângulo evidencia o acúmulo de líquido na região nucal. *Figura superior*, aspecto real da translucência nucal (TN). *Figura inferior*, imagem ultrassonográfica demonstrando TN aumentada.

Translucência nucal

A translucência nucal (TN) é a imagem ultrassonográfica do acúmulo de líquido que se forma na região da nuca fetal durante o primeiro trimestre da gestação (Fig. 2.2).

O acúmulo de fluido nucal no primeiro trimestre foi primeiramente descrito por Szabó e Gellen, em 1990, que observaram em 105 fetos um acúmulo superior a 3 mm em todos os fetos com trissomia do cromossomo 21 (sete casos) e em apenas um feto com cariótipo normal. Em 1992, o grupo do professor Nicolaides publicou estudo com 827 gestantes, com idade superior a 35 anos, que foram avaliadas no primeiro trimestre e optaram por realizar pesquisa do cariótipo fetal. Nesse estudo preliminar, foram diagnosticados 18 casos de síndrome de Down em um grupo de 51 fetos (35,2%) com TN maior ou igual a 3 mm e 10 casos em um grupo de 776 fetos (1,3%) com TN inferior a 3 mm. Esses estudos pioneiros foram seguidos por outros que determinaram diferentes pontos de corte para a anormalidade da TN. Em virtude desses estudos iniciais, surgiu um conceito hoje abandonado de que a TN estaria aumentada, caso a espessura fosse maior ou igual a 2,5 mm.

Em estudo organizado pela Fetal Medicine Foundation (FMF), no qual 100 mil gestações foram avaliadas no primeiro trimestre, demonstrou-se que, em fetos normais, a medida da TN aumenta com o CCN, o que possibilitou a confecção de uma curva de normalidade (Tabela 2.2). Os programas de rastreamento (*softwares*) adotados atualmente utilizam essa curva para cálculo do risco corrigido.

A TN aumentada está associada a trissomia do cromossomo 21, síndrome de Turner, a outras anomalias cromossômicas, cardiopatia congênita, malformações estruturais, infecções congênitas e também a síndromes genéticas. Quanto maior a medida da TN, maior o risco de anomalias cromossômicas (Tabela 2.3, Fig. 2.3).

A incidência dessas anomalias está relacionada à espessura da TN, e não à sua aparência. Assim, no primeiro trimestre de gestação, o termo TN é genérico, sendo utilizado independentemente de haver septações, e pode restringir-se ao pescoço ou englobar todo o feto. A TN não deve ser utilizada como sinônimo de edema nucal ou higroma cístico, pois essas designações descrevem acúmulo excessivo de fluido na região cervical posterior do feto no segundo e terceiro trimestres de gestação.

Durante o segundo trimestre, a TN tende a desaparecer, porém, em alguns casos, evolui para edema nucal (espessamento da região cervical) ou higromas císticos (linfangioma, malformação linfática caracterizada por lesão cística septada encontrada mais frequentemente na região cervical) com ou sem hidropisia fetal. Em cerca de 75% dos fetos com higromas císticos, há uma anomalia cromossômica, e em 95% deles a anomalia é a síndrome de Turner.

O edema nucal tem etiologia variada. Em um terço dos casos, anomalias cromossômicas são encontradas, 75% destes têm trissomia dos cromossomos 21 ou 18. O edema também está associado a defeitos cardiovasculares e pulmonares, displasias esqueléticas, infecções e distúrbios metabólicos e hematológicos. Portanto, o prognóstico de fetos cromossomicamente normais com edema nucal geralmente é ruim.

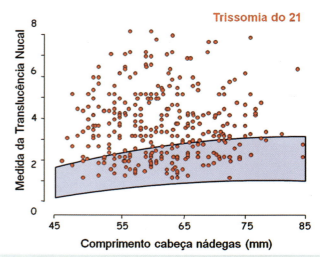

FIGURA 2.3. Medida da transluscência nucal (TN) em 326 fetos com T21, projetada no gráfico de distribuição normal para o comprimento cabeça-nádegas (CCN; percentis 5 e 95). Cortesia do Prof. Kypros H. Nicolaides, King's College Hospital, Reino Unido.

TABELA 2.2. Distribuição normal da espessura da translucência nucal (TN) em fetos com comprimento cabeça nádegas (CCN) de 45 a 85 mm

CCN (mm)	Percentil 50	Percentil 75	Percentil 95	CCN (mm)	Percentil 50	Percentil 75	Percentil 95
45	1,26	1,56	2,10	65	1,61	1,91	2,30
46	1,27	1,57	2,10	66	1,63	1,94	2,50
47	1,29	1,58	2,10	67	1,64	1,95	2,50
48	1,30	1,60	2,10	68	1,65	1,95	2,50
49	1,31	1,61	2,10	69	1,66	1,96	2,50
50	1,33	1,62	2,10	70	1,67	1,98	2,50
51	1,34	1,63	2,10	71	1,68	1,99	2,50
52	1,36	1,64	2,10	72	1,69	2,00	2,50
53	1,37	1,66	2,20	73	1,69	2,00	2,50
54	1,39	1,69	2,20	74	1,70	2,00	2,50
55	1,41	1,70	2,20	75	1,71	2,00	2,60
56	1,43	1,72	2,20	76	1,72	2,00	2,60
57	1,46	1,75	2,20	77	1,72	2,00	2,60
58	1,48	1,77	2,30	78	1,71	2,00	2,60
59	1,50	1,79	2,30	79	1,71	2,00	2,60
60	1,52	1,81	2,30	80	1,71	2,00	2,60
61	1,54	1,83	2,30	81	1,72	2,00	2,60
62	1,57	1,86	2,30	82	1,72	2,00	2,60
63	1,58	1,88	2,40	83	1,72	2,00	2,60
64	1,59	1,89	2,40	84	1,90	2,10	2,70

CCN, comprimento cabeça-nádegas.

TABELA 2.3. Estudo multicêntrico coordenado pela Fetal Medicine Foundation (FMF). Número de gestantes (N) com transluscência nucal (TN) acima do percentil 95 e risco estimado para trissomia do cromossomo 21 de 1 em 300 ou mais, baseado na idade materna, na TN e no comprimento cabeça-nádegas (CCN)

Cariótipo fetal	N	TN >percentil 95	Risco > 1 em 300
Normal	95,476	4,209 (4,4%)	7,907 (8,3%)
Trissomia 21	326	234 (71,2%)	268 (82,2%)
Trissomia 18	119	89 (74,8%)	97 (81,5%)
Trissomia 13	46	33 (71,7%)	37 (80,4%)
Síndrome de Turner	54	47 (87,0%)	48 (88,9%)
Triploidia	32	19 (59,4%)	20 (62,5%)
Outros*	64	41 (64,1%)	51 (79,7%)
Total	96,127	4,767 (5,0%)	8,428 (8,8%)

*Deleções, trissomias parciais, translocações não balanceadas, aneuploidias dos cromossomos sexuais.

Com o objetivo de avaliar o risco individual de alterações cromossômicas, a medida da TN deve seguir o padrão descrito a seguir (Figs. 2.4 a 2.6):

- A medida do CCN deve estar entre 45 e 84 mm.
- A medida deve ser realizada em corte sagital de um feto em posição neutra, isto é, sem hiperflexão ou hiperextensão da cabeça.
- A imagem deve ser ampliada de maneira que apenas a cabeça e a parte superior do tórax sejam vistas, de modo que um movimento mínimo do calibrador cause uma modificação de apenas 0,1 mm na medida.
- A TN é um espaço anecoico localizado entre a pele e o tecido subcutâneo que recobre a coluna cervical, e deve ser medida em sua maior espessura (máxima lucência).
- Para maior nitidez das linhas, recomenda-se reduzir o ganho e não utilizar harmônica.
- A medida da TN deve ser realizada posicionando-se os calibradores de medida sobre as linhas.

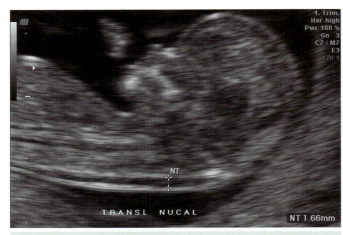

FIGURA 2.4. Corte sagital para avaliação da translucência nucal (TN).

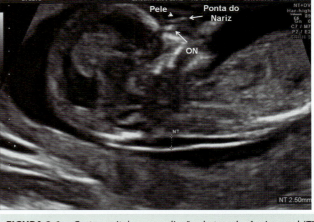

FIGURA 2.6. Corte sagital para avaliação da translucência nucal (TN) indicando o osso nasal.

- Devem ser realizadas várias medidas da TN durante o exame e utilizar a maior delas.

É de suma importância que a medida da TN seja feita dentro dos padrões estabelecidos para que as taxas de detecção (sensibilidade) e a TFP descritas nos estudos sejam reprodutíveis a prática clínica.

Frequência cardíaca fetal

Em gestações normais, a frequência cardíaca fetal (FCF) aumenta de aproximadamente 100 batimentos por minuto (bpm), na quinta semana de gestação, para 170 bpm, na 10ª semana, para então diminuir para 155 bpm na 14ª semana.

Entre a 11ª e a 13ª semana, a trissomia do cromossomo 13 e a síndrome de Turner estão associadas à FCF acima do percentil 95 para a idade gestacional e a trissomia do cromossomo 18 e as triploidias estão associados à FCF abaixo do percentil 5. Em fetos com síndrome de Down, existe discreto aumento da FCF, e não há contribuição significativa deste fator para o cálculo de risco. O contrário acontece na trissomia do 13, e a FCF aumentada incrementa consideravelmente o risco para esta síndrome.

Osso nasal (ON)

Estudos antropométricos em pacientes com síndrome de Down relataram que a raiz nasal era anormalmente curta em 50% dos casos. De forma semelhante, estudos radiológicos *post mortem* em fetos com essa cromossomopatia revelaram ausência de ossificação ou hipoplasia do osso nasal em aproximadamente 50% dos casos. Estudos ultrassonográficos em gestantes com idade gestacional entre 15 e 24 semanas indicaram que cerca de 65% dos fetos com síndrome de Down apresentavam o osso nasal ausente ou curto.

Assim como a TN, o ON também pode ser identificado à ultrassonografia (USG) quando o CCN estiver

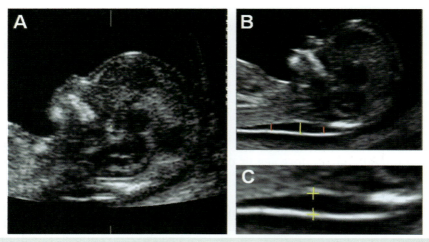

FIGURA 2.5. Corte sagital do polo cefálico e do tórax fetal demonstrando a técnica padrão para aferição da translusucência nucal. Em *A*, corte sagital, com feto em posição neutra e magnificação de 75%. Identificação da máxima lucência (*B*). Colocação adequada dos *calipers* (*C*).

entre 45 e 84 mm. Os mesmos parâmetros de magnificação, corte sagital e correção de ganho, obrigatórios para a avaliação da TN, devem ser mantidos. Uma vez obtida essa imagem, três estruturas precisam ser observadas: a ponta do nariz em um nível superior, a pele e, logo abaixo, uma linha mais ecogênica e mais espessa que a pele, que corresponde ao ON (Figs. 2.5 e 2.6). Ao contrário do que ocorre no segundo trimestre, no primeiro trimestre não há necessidade de medir o osso nasal, avaliamos apenas sua presença ou ausência.

Vários estudos têm demonstrado alta associação entre a ausência do ON no primeiro trimestre (11ª e 13ª semanas) e a síndrome de Down e outras anomalias cromossômicas. Nos dados combinados desses estudos, com um total de 15.822 fetos, o perfil fetal foi examinado com sucesso em 97,4% dos casos, estando o ON ausente em 1,4% dos fetos cromossomicamente normais e em 69% dos fetos com trissomia do cromossomo 21.

Esses estudos revelaram que a prevalência de ausência do osso nasal diminui proporcionalmente com o aumento do CCN, aumenta proporcionalmente com o aumento da espessura da TN e demonstra que sua prevalência é maior na população afro-caribenha do que na caucasiana. Assim, no cálculo de risco (*likelihood ratio*) para o rastreamento de cromossomopatia, ajustes estatísticos devem ser feitos levando-se em consideração esses fatores para que o resultado seja acurado.

Ducto venoso (DV)

O ducto venoso (DV) é uma intercomunicação da circulação fetal que liga a veia umbilical à veia cava inferior. Com isso, promove uma via rápida de sangue oxigenado para o coração fetal e, por meio de um fluxo preferencial deste sangue através do forame oval para o átrio esquerdo, o direciona a circulação coronária e cerebral.

O DV mede aproximadamente um terço da espessura da veia umbilical e pode ser identificado em toda a sua extensão através de um corte sagital do tronco fetal. Pode também ser visualizado por meio de corte transversal, discretamente oblíquo, do abdome fetal, a partir da altura da inserção do cordão umbilical. A porção intra-abdominal da veia umbilical é visualizada com o mapeamento colorido de fluxo, e a origem do DV é identificada pelo aumento de velocidade do fluxo em sua porção inicial, causada por um estreitamento relativo, o que provoca um efeito de mistura de cores (*aliasing*). Nesse local, é possível obter o sonograma característico desse vaso (Fig. 2.7).

O fluxo normal do DV caracteriza-se por uma onda de alta velocidade durante a sístole ventricular (onda S), a diástole (onda D) e o fluxo positivo durante a contração atrial (onda a). O fluxo anormal, isto é, a onda "a" reversa, no DV, entre 11 e 13 semanas e 6 dias (CCN entre 45 e 84 mm), associa-se a anomalias cromossômicas, cardiopatias congênitas e óbito fetal. Com o aumento do número de gestações estudadas ao longo do tempo, desenvolveu-se também uma curva de normalidade para o índice de pulsatilidade venosa (IPV) do DV. Isso permitiu o refinamento do cálculo de risco, sendo este o parâmetro usado atualmente pelo *software* da FMF.

Para obter o sonograma do fluxo normal do DV, é preciso estabelecer as seguintes condições:

- O feto deve estar imóvel.
- A magnificação da imagem deve ocorrer de forma que o tórax e abdome fetais ocupem toda a tela, obtendo-se um corte parassagital direito do tronco fetal.
- A identificação da veia umbilical, do DV e do coração fetal deve ser realizada por meio do mapeamento com Doppler colorido.
- O tamanho do volume de amostra deve estar entre 0,5 e 1,0 mm e colocado sobre a área do *aliasing*.
- O filtro de parede deve ser ajustado em baixa frequência (50 a 70 Hz).
- A velocidade de varredura deve ser alta (2 a 3 cm/s), de modo que sejam visualizados 3 a 6 ciclos completos na tela.

Segundo esses critérios, espera-se encontrar cerca de 3% de fetos euploides (cromossomicamente

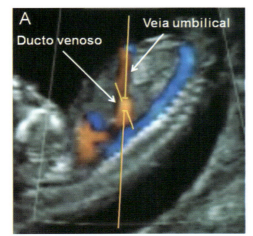
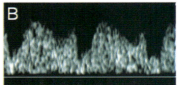
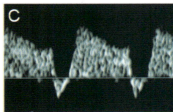

FIGURA 2.7. Corte parassagital do abdome e tórax fetal para avaliação do ducto venoso (*A*). Colocação da amostra de volume no ponto de turbilhonamento (*aliasing*). Fluxo normal caracterizado pela onda a positiva (*B*) e fluxo anormal caracterizado pela onda "a" negativa (*C*).

normais) com fluxo anormal no DV (onda "a" reversa). Observa-se alteração do fluxo nesse vaso em 65% dos fetos com síndrome de Down, em 55% dos portadores de trissomia do cromossomo 18 e em 55% daqueles com trissomia do cromossomo 13.

Os fatores que elevam a probabilidade de que o fluxo se mostre alterado são os mesmos do ON, isto é, IG mais baixa, TN aumentada e raça negra.

Regurgitação da tricúspide (RT)

O fluxo anormal na valva tricúspide no primeiro trimestre (entre 11 e 13 semanas) associa-se a anomalias cromossômicas e cardiopatias congênitas. Considera-se RT quando o pico do fluxo reverso (oposto ao fluxo atrioventricular normal) atinge uma velocidade maior que 60 cm/s e permanece por aproximadamente metade da duração da sístole (Fig. 2.8).

Os seguintes critérios são necessários para a avaliação da valva tricúspide:

- O feto deve estar imóvel e o CCN deve estar entre 45 e 84 mm.
- A magnificação da imagem deve ocorrer de forma que o tórax fetal ocupe toda a tela, obtendo-se um corte de quatro câmaras apical.
- Deve-se utilizar *preset* de ecocardiografia fetal, e não Doppler colorido.
- O tamanho do volume de amostra deve estar entre 2 e 3 mm e ser posicionado de maneira a abranger toda a valva tricúspide.
- O ângulo entre a amostra e o septo interventricular deve ter menos de 30 graus.
- Devem-se fazer três avaliações, alterando discretamente o local amostrado para se obter informações dos três folhetos.

Seguindo esses critérios, espera-se encontrar RT em aproximadamente 1% de fetos euploides, em 55% dos fetos com síndrome de Down e em 30% dos portadores de trissomia dos cromossomos 18 ou 13.

A TN aumentada e a IG mais precoce são fatores que elevam a probabilidade de haver RT. É importante ressaltar que tanto o DV quanto a avaliação da RT são de difícil execução e necessitam de operadores treinados e experientes.

Marcadores bioquímicos

Os marcadores bioquímicos são produtos fetoplacentários encontrados no plasma materno. A fração beta livre da gonadotrofina coriônica humana (β-hCG) e a proteína plasmática A específica da gestação (PAPP-A) são os marcadores com melhor desempenho para o rastreio de aneuploidias no primeiro trimestre de gestação.

O equipamento e os reagentes utilizados, a IG, o peso materno, a etnia materna, o tabagismo, o número de fetos e o fato de ser a gestação fruto de fertilização *in vitro* ou não são fatores que influenciam os níveis dos marcadores bioquímicos e precisam ser levados em consideração quando se utiliza esse método para o rastreio de anomalias cromossômicas.

O nível sérico de β-hCG em gestações normais diminui com a IG, enquanto a titulação da PAPP-A aumenta. As aneuploidias mais comuns seguem um padrão característico de concentração dessas substâncias no soro materno (Tabela 2.4).

O desempenho da PAPP-A é melhor entre a 9ª e a 10ª semana do que na 13ª semana porque a diferença na titulagem entre fetos trissômicos e normais é maior. Essa diferença tem o comportamento inverso em relação à dosagem do β-hCG, uma vez que ela aumenta com a idade gestacional. No entanto, a magnitude dessa variação é menor que a da PAPP-A.

RASTREAMENTO COMBINADO

Testes de rastreio podem ser associados com a finalidade de aumentar a taxa de detecção e reduzir TFP para uma dada doença. Existem várias estratégias

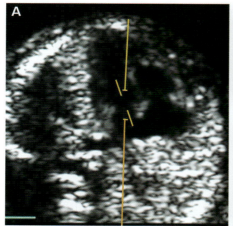
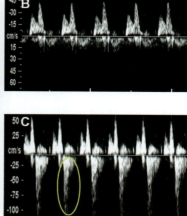

FIGURA 2.8. Corte axial apical do tórax fetal identificando o coração na posição de quatro câmaras (A), posicionando a amostra de volume sobre a valva tricúspide. Fluxo normal (B) e fluxo anormal caracterizado pela regurgitação da tricúspide (C).

TABELA 2.4. Desvio padrão (estimado em múltiplos da mediana – MoM) da concentração sérica de β-hCG e PAPP-A em fetos euploides e em portadores de aneuploidias entre 11 e 13 semanas e 6 dias

Cariótipo	β-hCG (MoM)	PAPP-A (MoM)
Euploides	1,0	1,0
Trissomia 21	2,0	0,5
Trissomia 18	0,2	0,2
Trissomia 13	0,4	0,3
Síndrome de Turner	1,2	0,5
Triploidia		
Digínica	0,2	0,1
Diândrica	9,0	0,7

β-hCG, fração betalivre da gonadotrofina coriônica humana; PAPP-A, proteína plasmática A específica da gestação.

para a realização desses testes. A Tabela 2.5 compara o resultado dos testes e comprova a melhoria da *performance* quando utilizados em conjunto.

Rastreio combinado com marcadores bioquímicos

A utilização da idade materna, da IG, da FCF, da TN e dos marcadores bioquímicos β-hCG e PAPP-A, ou teste combinado, é suficiente para o rastreio em fetos com risco menor que 1 para 1.000, pois cria uma taxa de detecção em torno de 90% com TFP de 5%. Essa eficácia é obtida quando a avaliação bioquímica é realizada com 12 semanas.

Outra opção é realizar o rastreio com os marcadores bioquímicos entre 9 e 10 semanas e associá-lo ao exame ultrassonográfico na 12ª semana. Dessa forma, haverá aumento na taxa de detecção para 93 a 94%.

Uma terceira alternativa seria a dosagem de PAPP-A com 9 a 10 semanas, avaliação ultrassonográfica com 12 semanas e dosagem de β-hCG na 12ª semana ou depois, para uma taxa de detecção de 95%.

Essas duas últimas estratégias visam otimizar a taxa de detecção, já com bons resultados, porém aumentam custos e causam inconvenientes que diminuem a adesão das gestantes.

Em fetos cujo risco corrigido após o teste combinado estiver entre 1 para 51 e 1 para 1.000, outros marcadores biofísicos (ON ou DV ou RT) devem ser utilizados para melhorar a taxa de detecção e reduzir a TFP (96% e 2,5%, respectivamente). Para conceptos com o risco corrigido maior que 1 para 50, devem ser oferecidos métodos invasivos para diagnóstico.

O desempenho da TN isoladamente para detecção das trissomias do 18 e do 13 é menor do que para a trissomia do 21. Na trissomia do 18 especialmente, os marcadores bioquímicos aumentam significativamente a sensibilidade. No teste combinado, o uso de algoritmos específicos para trissomia do 18 e trissomia do 13, acrescentados no algoritmo para trissomia do 21, melhora a detecção das trissomias do 18 e do 13 de 75% para 95% com um aumento mínimo da taxa de falso-positivo de 3% para 3,1%.

Rastreio combinado sem marcadores bioquímicos

Diante da indisponibilidade do estudo bioquímico para o rastreio, devem ser utilizadas a idade materna, a IG, a FCF e a TN associadas a outros marcadores biofísicos adicionais, como ON, DV ou RT, pois aumentam as taxas de detecção e reduzem a TFP. Embora a TN seja o marcador com melhor desempenho no primeiro trimestre, seu uso isolado de outros marcadores não é recomendado, por ter sensibilidade de apenas 75% com TFP de cerca de 10%, considerada inaceitável. Da mesma forma, cabe reforçar que a utilização de um algoritmo para correção do risco basal é preferível ao uso de pontos de corte para a TN, que deve ser definitivamente abandonado. O programa de rastreamento de

TABELA 2.5. Comparação da taxa de detecção (sensibilidade) e da taxa de falsos-positivos dos diferentes métodos de rastreamento da trissomia do cromossomo 21

Método de rastreio	Taxa de detecção (%)	Taxa de falso-positivo (%)
Idade materna (IM)	30	15
IM + TN	75 – 80	5
IM + TN + ON	83	2,9
IM + TN + DV	85	2,7
IM + TN + RT	85	2,7
IM + β-hCG + PAPP-A	60 – 70	5
IM + TN + β-hCG + PAPP-A (teste combinado)	85 – 95	5
Teste combinado + ON ou RT ou DV	93 – 96	2,5

TN, translucência nucal; β-hCG, fração β-livre da gonadotrofina coriônica humana; PAPP-A, proteína plasmástica A específica da gestação; ON, osso nasal; RT, regurgitação da tricúspide; DV, ducto venoso.

cromossomopatias no primeiro trimestre da FMF, o mais utilizado mundialmente, é disponibilizado gratuitamente no *site* da entidade.

ESTUDO DO DNA FETAL LIVRE – TESTE NÃO INVASIVO DE ANEUPLOIDIAS

Nos últimos anos, a descoberta de que há quantidade suficiente de DNA fetal livre no plasma materno para detecção da síndrome de Down levou ao rápido surgimento de testes para rastreio desta e de outras cromossomopatias. É chamado genericamente de teste pré-natal não invasivo ou NIPT (do inglês, *non-invasive prenatal test*), mas preferencialmente de pesquisa de DNA fetal livre ou cfDNA (do inglês, *cell-free DNA*).

A maioria deles baseia-se em quantificar fragmentos de DNA fetal livre e identificar a que cromossomos pertencem, para então identificar a proporção relativa ao cromossomo 21. O resultado é expresso em *Z-score* sobre a proporção esperada na gestação de um feto euploide.

Outros métodos usam amplificação de milhares de SNP (do inglês, *single nucleotide polimorphisms* – polimorfismos de nucleotídeos únicos) que são sequenciados e avaliados quanto à probabilidade de dissomia ou trissomia do 21.

No laudo, esses resultados são traduzidos como baixa probabilidade (<1:10.000) ou como alta probabilidade (> 99:100). Muitos estudos foram publicados com os resultados de testes realizados antes do procedimento invasivo para cariótipo fetal, e uma metanálise publicada recentemente teve como resultado uma taxa de detecção de 99,3%, com TFP de 0,11%. Atualmente, esse resultado é tido como referência uma vez que não há evidências de que esses resultados sejam diferentes nas populações de alto e baixo risco.

Duas abordagens podem ser propostas para o uso clínico de cfDNA:

- Primária – rastreamento universal com cfDNA;
- Secundária – testagem contingente – para aqueles em que o teste combinado foi positivo, com oferecimento do teste invasivo caso seja NIPT-positivo.

O protocolo de abordagem primária tem a vantagem de detectar a quase totalidade das gestações afetadas, com valor preditivo positivo de 55%. Todavia, há três problemas que devem ser considerados: falha do teste, taxa acumulada de falsos-positivos e custo. Uma quantidade considerável de testes não fornece resultado válido por amostra insuficiente ou avaliação inconclusiva, em geral por baixa proporção de DNA fetal livre no DNA total ou porque o resultado está muito próximo do ponto de corte do laboratório. As taxas de falha de quatro grandes laboratórios americanos variam de 1,9 a 6,4% e, quando uma segunda amostra é analisada, as taxas de falha são ainda maiores, de 4,5 a 39%. O tempo para realização do NIPT é de no mínimo uma semana e o tempo de repetição do teste pode ser inaceitável em alguns contextos. Sabendo-se que a probabilidade de falha é maior nas gestações afetadas, que tendem a ter massa placentária menor e, portanto, menor fração de DNA livre, há tendência a optar pelo teste invasivo ao invés da repetição do NIPT, o que aumentaria a TFP. Alternativamente, caso a opção fosse não fazer qualquer outro teste, haveria impacto negativo na taxa de detecção.

O protocolo de abordagem secundária – testagem contingente – oferece o cfDNA contingente com os resultados do rastreamento do primeiro trimestre por outros métodos, preferencialmente pelo teste combinado. O ponto de corte exato que definiria os grupos de alto risco e risco intermediário dependerá do custo do cfDNA e da proporção da população que se deseja investigar.

O modelo contingente habitualmente aceito pela maioria dos autores, considerando o teste combinado como de primeira linha, dividiria a população em três faixas: alto risco (≥1:10), risco intermediário (1:11–1:2.500) e baixo risco (<1:2.500). Na população de alto risco, os testes invasivos devem ser oferecidos para todas as gestantes. Para o grupo de risco intermediário, o cfDNA deverá ser oferecido para redirecionar a gestante para o alto ou baixo risco. As de baixo risco interromperiam o rastreamento somente com o teste combinado. As gestantes de risco intermediário, em que houver falha do método por baixa fração fetal, seriam reconsideradas a partir de um ponto de corte de 1:100 para o alto risco.

O cfDNA que inclui as síndromes de Down, Edwards, Patau e Turner terá uma taxa acumulada de falsos-positivos de 0,63%, pela soma das taxas de cada síndrome isoladamente. A inclusão de outras síndromes de microdeleções aumentaria ainda mais a TFP.

Finalmente, com o custo atual, o uso universal do rastreio com cfDNA ainda é inacessível. E mesmo num contexto em que 100% das gestações fossem rastreadas com 100% de adesão ao teste invasivo e à interrupção das gestações afetadas, seu custo-benefício seria pior em comparação com o teste combinado do primeiro trimestre. Assim, a aplicação contingente do cfDNA – para a população com risco intermediário, faria mais sentido na prática. Nessa proposta, seriam selecionadas para procedimento invasivo gestantes de risco muito alto pelo teste combinado, em que o valor preditivo positivo seria muito alto. Aquelas com risco intermediário, seriam selecionadas para o NIPT, ainda que tivessem falha no resultado teriam uma avaliação suficientemente confiável pelo teste combinado para decidir o próximo passo.

Assim como nos testes convencionais, a *performance* do cfDNA para as gestações gemelares é pior do que nas gestações únicas, uma vez que o aumento quantitativo no DNA do cromossomo 21 em uma gestação discordante seria compensado pela fração do feto normal e, portanto, com menor poder de discriminação. Além disso, o feto afetado poderia contribuir com uma fração menor do DNA fetal livre total, levando a resultado falso-positivo. Um modo de contornar este problema seria determinar a fração livre relativa a cada feto, pelo método de SNP. Em uma metanálise de estudos publicados sobre o uso do cfDNA em gestações gemelares, a taxa de detecção para gêmeos discordantes foi de 95% sem falsos-positivos. Esse resultado é muito melhor do que no teste combinado e argumenta-se que nas gestações gemelares dicoriônicas o cfDNA poderia ser melhor opção do que o teste convencional. Além disso, os riscos associados aos procedimentos invasivos são maiores nas gestações gemelares, o que é agravado pelo fato de que muitas delas são fruto de reprodução assistida.

Outra população que se beneficiaria com a adoção do cfDNA é a de gestantes portadoras do vírus da imunodeficiência humana (HIV) e hepatite B ou C crônicas, pela otimização da indicação de procedimentos invasivos.

Decisão informada

Os avanços tecnológicos que permitiram o diagnóstico de anomalias cromossômicas fetais na gestação aumentaram significativamente a autonomia dos casais e recomenda-se que o rastreio seja universal, ou seja, oferecido para a totalidade das gestantes. No entanto, não deve ser considerado compulsório na rotina pré-natal. É de extrema importância indagar à gestante e seu parceiro sobre sua compreensão e sentimentos em relação a esse tipo de investigação fetal antes de solicitar os testes. A decisão de realizá-los deve-se seguir à discussão dos seguintes pontos:

- Para quais anomalias serão avaliados os riscos;
- Qual a sensibilidade e TFP dos testes propostos;
- Quais são os resultados possíveis (informar claramente que os resultados se referem a risco e não diagnóstico);
- Quais procedimentos podem ser indicados para diagnóstico, caso o resultado seja de risco alto e as complicações associadas aos mesmos;
- Quais os benefícios do diagnóstico pré-natal das cromossomopatias.

No Brasil, faz-se necessário destacar que a interrupção da gestação de feto com síndrome de Down ou outras aneuploidias só é permitida legalmente mediante autorização judicial.

A decisão de submeter-se aos testes de rastreamento, e de prosseguir com o teste diagnóstico se indicado, cabe exclusivamente ao casal e não deve interferir no oferecimento de outros testes de avaliação fetal ou materna da rotina pré-natal.

Características ultrassonográficas das principais alterações cromossômicas no primeiro trimestre

No primeiro trimestre, como descrito anteriormente, todas as alterações cromossômicas graves estão associadas à TN aumentada, o que faz da TN o principal marcador para todas as alterações cromossômicas graves.

Além de aumento da TN e demais marcadores ultrassonográficos, cada alteração cromossômica tem um padrão de anomalias detectáveis. Na trissomia do cromossomo 21, 60 a 70% dos fetos não têm o osso nasal visível, 25% têm o maxilar superior curto e 80% apresentam fluxo anormal no ducto venoso observado ao Doppler. Na trissomia do cromossomo 18 existe restrição de crescimento intrauterino de início precoce, tendência a bradicardia, onfalocele em 30% dos casos, ON não visível em 55% dos casos e artéria umbilical única em 75% dos casos. Na trissomia do cromossomo 13, há taquicardia em mais de 65% dos casos, restrição de crescimento intrauterino, megabexiga, holoprosencefalia ou onfalocele em cerca de 40% dos casos. Na síndrome de Turner, existe taquicardia em cerca de 50% dos casos com restrição de crescimento intrauterino de início precoce. Na triploidia, existe restrição de crescimento intrauterino assimétrico e precoce, bradicardia em 30% dos casos, holoprosencefalia, onfalocele em cerca de 40% dos casos e alterações da placenta em cerca de 30% dos casos.

RESTRIÇÃO DE CRESCIMENTO INTRAUTERINO

A trissomia do cromossomo 18 e a triploidia estão associadas à restrição de crescimento intrauterino moderada a intensa, enquanto a trissomia do cromossomo 13 e a síndrome de Turner estão relacionadas a uma leve restrição de crescimento; na trissomia do cromossomo 21, o crescimento é normal. Assim, sugerimos que a redatação da provável data do parto seja feita de maneira criteriosa após avaliação consistente da data da última menstruação, das características dos ciclos menstruais e dos prováveis medicamentos utilizados pela gestante que poderiam alterar o fluxo menstrual (indutores de ovulação e parada recente de anticoncepcional hormonal). Caso haja USG do primeiro trimestre anterior à do rastreamento, a IG deve ser baseada na mesma.

ONFALOCELE

No primeiro trimestre, a incidência de onfalocele (Fig. 2.9) é de cerca de 1 em 1.000, quatro vezes maior do que em recém-nascidos. A incidência de alterações cromossômicas em fetos com onfalocele, principalmente da trissomia do cromossomo 18, é de aproximadamente 60% no primeiro trimestre, comparada a aproximadamente 30% na metade da gestação e 15% em neonatos.

O risco de trissomia do cromossomo 18 aumenta com a idade materna, mas, pelo fato de essa cromossomopatia estar associada à alta mortalidade intrauterina, sua prevalência diminui com a IG. Por outro lado, a taxa de óbito em fetos cromossomicamente normais com onfalocele não é mais alta do que em fetos sem essa anomalia estrutural. Consequentemente, a prevalência de onfalocele e o risco associado de alterações cromossômicas aumentam com a idade materna e diminuem com a IG.

Em fetos com onfalocele, a TN aumentada é observada em aproximadamente 85% daqueles com aberrações cromossômicas e em 40% dos cromossomicamente normais.

ARTÉRIA UMBILICAL ÚNICA

A artéria umbilical única, encontrada em aproximadamente 1% dos recém-nascidos, está associada a malformações de todos os principais órgãos e a alterações cromossômicas graves.

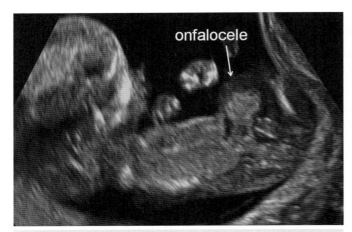

FIGURA 2.9. Corte sagital do abdome e tórax fetal evidenciando onfalocele.

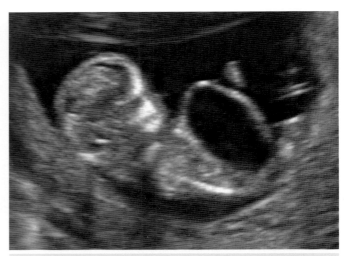

FIGURA 2.10. Corte sagital do abdome e tórax fetal evidenciando megabexiga.

No primeiro trimestre de gravidez, as artérias podem ser visualizadas, por meio do mapeamento com Doppler colorido, em corte transverso oblíquo do abdome inferior do feto. Nessa época, a artéria umbilical única é encontrada em aproximadamente 3% dos fetos cromossomicamente normais e em 80% dos fetos com trissomia do cromossomo 18.

Em fetos com artéria umbilical única, o número observado de indivíduos com trissomia do cromossomo 21 não é significativamente diferente do número estimado com base na IM e na medida da TN. Em contrapartida, a artéria umbilical única está associada a um aumento de sete vezes no risco de trissomia do cromossomo 18. No entanto, grande parte dos fetos com trissomia do cromossomo 18 tem outras anomalias graves que podem ser detectadas entre 16 e 20 semanas de gestação.

Portanto, é pouco provável que o achado de artéria umbilical única seja, por si só, um fator de risco importante que possa justificar indicação para cariótipo fetal.

Megabexiga

A bexiga do feto pode ser visualizada por meio da USG em cerca de 80% dos fetos na 11ª semana de gestação e, em todos os casos, na 13ª semana. Nessa idade gestacional, o comprimento da bexiga fetal é inferior a 6 mm.

No primeiro trimestre, definimos megabexiga fetal como um diâmetro longitudinal maior ou igual a 7 mm, sendo encontrada em cerca de 1 a cada 1.500 gestações (Fig. 2.10).

Quando o diâmetro longitudinal da bexiga está entre 7 e 15 mm, a incidência de alterações cromossômicas, principalmente a trissomia dos cromossomos 13 e 18, é de cerca de 20%, mas, no grupo cromossomicamente normal, existe resolução espontânea em cerca de 90% dos casos.

Quando a megabexiga tem diâmetro acima de 15 mm, a incidência de alterações cromossômicas é de aproximadamente 10%, mas no grupo cromossomicamente normal essa condição está invariavelmente associada a uropatia obstrutiva baixa.

A megabexiga está associada ao aumento da TN, que foi observado em cerca de 75% dos fetos com anomalias cromossômicas e em cerca de 30% dos fetos com cariótipo normal. Levando-se em consideração a idade materna e a medida da TN, a presença de megabexiga aumentou a probabilidade de trissomia dos cromossomos 13 e 18 por um fator de 6,7.

HOLOPROSENCEFALIA

A holoprosencefalia ocorre em 1 a cada 10.000 nascidos vivos. Apesar de haver situações em que a anomalia é de origem cromossômica ou genética, na maioria delas a sua etiologia é desconhecida.

A prevalência total de holoprosencefalia em alterações cromossômicas é de 30%, sendo as mais comuns as trissomias dos cromossomos 13 e 18. A holoprosencefalia está comumente associada a anomalias da linha média da face, mas a incidência de cromossomopatias só está aumentada em fetos com holoprosencefalia e malformações não faciais, não naqueles em que a holoprosencefalia está isolada, ou é acompanhada somente por defeitos faciais.

CISTOS DE PLEXO COROIDE, PIELECTASIA E FOCO ECOGÊNICO CARDÍACO

Entre 11 e 13+6 semanas de gestação, a prevalência de cistos de plexo coroide, pielectasia (hidronefrose) e foco ecogênico cardíaco foi de 2,2, 0,9 e 0,6. Resultados preliminares sugerem que, da mesma maneira que no segundo trimestre, a prevalência desses marcadores no primeiro trimestre talvez seja mais elevada em fetos com alterações cromossômicas do que em fetos normais. No entanto, o cálculo dos riscos relativos requer o estudo de um número muito maior de fetos com aberrações cromossômicas para se poder determinar a incidência desses marcadores nesse período da gravidez.

VOLUME PLACENTÁRIO

O volume placentário, determinado por meio da USG tridimensional entre 11 e 13+6 semanas de gravidez, aumenta com o CCN. Em fetos com trissomia do cromossomo 21, o volume placentário não é significativamente diferente do normal, mas, em gestações acometidas pela trissomia do cromossomo 18, o volume está substancialmente diminuído.

Considerando que grande parte dos fetos com trissomia do cromossomo 18 tem outras anomalias graves que podem ser detectadas, é pouco provável que a avaliação do volume placentário por meio de USG tridimensional seja um fator a ser considerado na avaliação de primeiro trimestre.

DOPPLERVELOCIMETRIA EM OUTROS VASOS

Artérias uterinas

Estudos com Doppler entre 11 e 13+6 semanas de gestação não registraram diferença significativa entre os índices de pulsatilidade em fetos cromossomicamente normais e em anormais. Consequentemente, é pouco provável que a alta taxa de óbito intrauterino e a restrição de crescimento fetal, observados nas alterações cromossômicas, ocorram devido à placentação deficiente no primeiro trimestre da gestação. O Doppler da artéria uterina não é útil como teste de rastreamento para as alterações cromossômicas.

Artéria umbilical

O Doppler da artéria umbilical não é útil para o rastreamento da trissomia do cromossomo 21. No entanto, na trissomia do cromossomo 18, a impedância ao fluxo está aumentada e, em cerca de 20% dos casos, existe diástole persistentemente reversa.

Veia umbilical

O fluxo pulsátil na veia umbilical, em fetos de segundo e terceiro trimestre de gestação, é um sinal tardio e grave de comprometimento fetal. Entre 11 e 13+6 semanas de gestação, existe fluxo pulsátil na veia umbilical em aproximadamente 25% dos fetos cromossomicamente normais e em 90% dos fetos com trissomia dos cromossomos 18 ou 13. Entretanto, em fetos com trissomia do cromossomo 21, a incidência do fluxo venoso pulsátil não é significativamente diferente da encontrada em fetos cromossomicamente normais.

Considerações finais

Em paralelo ao desenvolvimento do cfDNA e sua inclusão paulatina na prática clínica, cresce a discussão entre os especialistas sobre a possível necessidade de redefinição do papel da USG do primeiro trimestre.

Em artigo recente, alguns autores proeminentes do campo da medicina fetal posicionaram-se a favor do oferecimento da USG de primeiro trimestre para avaliação da anatomia fetal, independentemente do modo de rastreio de escolha da gestante. Seu argumento principal foi de que a USG possibilitaria a detecção precoce de defeitos maiores (anencefalia, onfalocele, anomalia de *body stalk*, entre outras) não associadas às aneuploidias endereçadas pelo NIPT. Outra publicação recente comparou, em estudo retrospectivo, a taxa de detecção de anomalias fetais, incluindo aneuploidias e malformações, entre o cfDNA e a USG do primeiro trimestre e demonstrou-se que o cfDNA não detectaria 95% das anormalidades fetais detectadas pela USG.

Não há, no entanto, perspectiva de substituição do rastreio de anomalias do segundo trimestre, a USG morfológica, pelo rastreio apenas no primeiro trimestre, uma vez que este detecta pouco mais de 40% das malformações. A maioria das gestantes será aconselhada a repetir a USG no segundo trimestre para confirmação diagnóstica e não há uma estimativa confiável do número de falsos-positivos no primeiro trimestre, pela falta de estudos anatomopatológicos nesse contexto. Além disso, a inclusão deste exame somado à cfDNA e à USG do segundo trimestre representaria um aumento considerável do custo. Seria necessário também rediscutir amplamente a TN, por exemplo no que se refere ao ponto de corte, para indicar procedimentos invasivos, e à mudança de foco do treinamento para a avaliação anatômica detalhada.

Dessa forma, a adoção da estratégia de oferecer o cfDNA apenas para a população de alto risco, seja pelo rastreio combinado, pela idade materna ou por história prévia, associada à USG de primeiro trimestre parece o caminho mais prudente na realidade atual.

Bibliografia

Alfirevic Z, Bilardo C, Salomon LJ, Tabor Ann. Women who choose cfDNA testing should not be denied 1st trimester anatomy scan. BJOG, In press. doi: 10.1111/1471-0528.14604.

Bindra R, Heath V, Liao A, et al. One stop clinic for assessment of risk for trisomy 21 at 11–14 weeks: a prospective study of 15,030 pregnancies. Ultrasound Obstet Gynecol. 2002; 20:219-225.

Chen EZ, Chiu RW, Sun H, Akolekar R, et al. Non-invasive prenatal assessment of trisomy 21 by multiplexed maternal plasma DNA sequencing: large scale validity study. BMJ. 2011;342:c7401.

Cicero S, Avgidou K, Rembouskos G, et al. Nasal bone in first-trimester screening for trisomy 21. Am J Obstet Gynecol. 2006;195:109-114.

Cuckle H, Maymon R. Development of prenatal screening – A historical overview. Semin Perinatol. 2016 Feb;40(1):12-22.

Down LJ. Observations on an ethnic classification of idiots. Clin Lectures and Reports, London Hospital. 1866;3:259-62.

Farkas LG, Katic MJ, Forrest CR, Litsas L. Surface anatomy of the face in Down's syndrome: linear and angular measurements in the craniofacial regions. J Craniofac Surg. 2001;12(4):373-9.

Gil MM, Akolekar R, Quezada MS, Bregant B, Nicolaides KH. Analysis of cell-free DNA in maternal blood in screening for aneuploidies: meta-analysis. Fetal Diagn Ther. 2014;35: 156-173.

Kagan KO, Cicero S, Staboulidou I, Wright D, Nicolaides KH. Fetal nasal bone in screening for trisomies 21, 18 and 13 and Turner syndrome at 11–13 weeks of gestation. Ultrasound Obstet Gynecol. 2009;33:259-264.

Kagan KO, Staboulidou I, Cruz J, et al. Two-stage first-trimester screening for trisomy 21 by ultrasound assessment and biochemical testing.Ultrasound Obstet Gynecol. 2010;36:542-7.

Kagan KO, Valencia C, Livanos P, et al. Tricuspid regurgitation in screening for trisomies 21, 18 and 13 and Turner syndrome at 11 + 0–13 + 6 weeks of gestation. Ultrasound Obstet Gynecol. 2009;33:18-22.

Kagan KO, Wright D, Valencia C, et al. Screening for trisomies 21, 18 and 13 by maternal age, fetal nuchal translucency, fetal heart rate, free β-hCG and pregnancy-associated plasma protein-A. Hum Reprod. 2008;23:1968-1975.

Liao AW, Sebire NJ, Geerts L, Cicero S, Nicolaides KH. Megacystis at 10-14 weeks of gestation: chromosomal defects and outcome according to bladder length. Ultrasound Obstet Gynecol. 2003;21:338-41.

Maiz N, Valencia C, Kagan KO, et al. Ductus venosus Doppler in screening for trisomies 21, 18 and 13 and Turner syndrome at 11–13 weeks of gestation. Ultrasound Obstet Gynecol. 2009;33:512-517.

Nicolaides KH, Azar G, Byrne D, et al. Fetal nuchal translucency: ultrasound screening for chromosomal defects in first trimester of pregnancy. BMJ 1992;304:867-869.

Nicolaides KH, Azar G, Byrne D, Mansur C, Marks K. Fetal nuchal translucency: ultrasound screening for chromosomal defects in first trimester of pregnancy. BMJ. 1992; 304(6831):867-869.

Nicolaides KH. Nuchal translucency and other first-trimester sonographic markers of chromosomal abnormalities. Am J Obstet Gynecol. 2004;191:45.

Nicolaides KH. Screening for fetal aneuploidies at 11 to 13 weeks. Prenat Diagn. 2011;31 (1):7-15.

Palomaki GE, Deciu C, Kloza EM, et al. DNA sequencing of maternal plasma reliably identifies trisomy 18 and trisomy 13 as well as Down syndrome: an international collaborative study. Genet Med. 2012;14(3):296-305.

Rao RR, Valderramos SG, Silverman NS, Han CS, Platt LD. The value of the first trimester ultrasound in the era of cell free DNA screening. Prenat Diagn. 2016;36(13):1192-1198.

Rembouskos G, Cicero S, Longo D, Sacchini C, Nicolaides KH. Single Umbilical Artery at 11–14 weeks: relation to chromosomal defects. Ultrasound Obstet Gynecol. 2003;22:567-70.

Rosalinde Snijders, Kypros Nicolaides. Diagnóstico de anomalias cromossômicas no primeiro trimestre da gravidez. In: Nicolaides KH, De Figueiredo DBD (eds). O exame ultrassonográfico entre 11-13+6 semanas. Londres: Fetal Medicine Foundation, Londres; 2004. p. 7-44.

Spencer K, Liao A, Skentou H, et al. Screening for triploidy by fetal nuchal translucency and maternal serum free β-hCG and PAPP-A at 10–14 weeks of gestation. Prenat Diagn. 2000;20:495-499.

Spencer K, Ong C, Skentou H, et al. Screening for trisomy 13 by fetal nuchal translucency and maternal serum free beta hCG and PAPP-A at 10–14 weeks of gestation. Prenat Diagn. 2000;20:411-416.

Spencer K, Tul N, Nicolaides KH. Maternal serum free beta hCG and PAPP-A in fetal sex chromosome defects in the first trimester. Prenat Diagn. 2000;20:390-394.

Szabó J, Gellén J. Nuchal fluid accumulation in trisomy-21 detected by vaginosonography in first trimester. Lancet. 1990 Nov 3;336(8723):1133.

Tabor A, Philip J, Madsen M, et al. Randomised controlled trial of genetic amniocentesis in 4,606 low-risk women. Lancet. 1986;1:1287-93.

Verweij EJ, van den Oever JM, de Boer MA, et al. Diagnostic accuracy of noninvasive detection of fetal trisomy 21 in maternal blood: a systematic review. Fetal Diagn Ther. 2012;31(2):81-86.

von Kaisenberg CS, Krenn V, Ludwig M, Nicolaides KH, Brand-Saberi B. Morphological classification of nuchal skin in fetuses with trisomy 21, 18 and 13 at 12–18 weeks and in a trisomy 16 mouse. Anat Embryol. 1998;197:105-24.

Whitlow BJ, Lazanakis ML, Kadir RA, Chatzipapas I, Economides DL. The significance of choroid plexus cysts, echogenic heart foci and renal pyelectasis in the first trimester. Ultrasound Obstet Gynecol. 1998;12: 385-90.

Wright D, Kagan KO, Molina FS, Gazzoni A, Nicolaides KH. A mixture model of nuchal translucency thickness in screening for chromosomal defects. Ultrasound Obstet Gynecol. 2008; 31:376-383.

Wright D, Spencer K, Kagan KO, et al. First-trimester combined screening for trisomy 21 at 7–14 weeks gestation. Ultrasound Obstet Gynecol. 2010;36: 404-411.

Zvanca M, Gielchinsky Y, Abdeljawad F, et al. Hepatic artery doppler in trisomy 21 and euploid fetuses at 11-13 weeks. Prenat Diagn. 2011;31(1):22-7.

3 Translucência Nucal Alterada: Aspectos Importantes no Aconselhamento

Liliane de Araújo Saraiva Câmara

Mariana Suassuna Rezende

Rievani de Sousa Damião

Eduardo Borges da Fonseca

Introdução

A translucência nucal (TN) é o espaço hipoecoico entre a pele e o tecido subcutâneo que reveste a coluna fetal. O aumento da TN foi descrito inicialmente, em 1992 por Nicolaides et al., associada a fetos portadores da trissomia do cromossomo 21. Estudos posteriores confirmaram esta associação, sendo atualmente a TN aumentada considerada o marcador isolado com maior sensibilidade no rastreamento da síndrome de Down (sensibilidade de 75% para uma taxa de falso-positivo de 5%).

A detecção da TN aumentada está relacionada não somente ao rastreamento da trissomia do cromossomo 21, mas também ao aumento do risco para outras aneuploidias, como trissomias dos cromossomos 18 e 13, anomalias estruturais (particularmente defeitos cardíacos), síndromes genéticas, óbito fetal e, em gêmeos monocoriônicos, síndrome de transfusão feto-fetal. Esse risco aumenta progressivamente com o aumento da TN.

A medida da TN deve ser avaliada com uma curva de normalidade. A TN é considerada aumentada quando se encontra acima do percentil 95. A medida da TN aumenta com o comprimento cabeça-nádegas (CCN) do feto. O percentil 95, para o CCN de 45 mm, é de 2,1 mm e, para o CCN de 84 mm, é de 2,7mm. O percentil 99 não se altera significativamente com o CCN, sendo de 3,5 mm.

Mecanismos fisiopatológicos

A TN espessada é consequência de um edema mesenquimal e a heterogeneidade das condições associadas a esse aumento sugere que pode não haver um único mecanismo envolvido nessa maior concentração de fluido na região cervical do feto. Os possíveis mecanismos envolvidos na gênese do aumento da espessura da TN incluem: (1) composição alterada da matriz extracelular, (2) drenagem linfática deficiente, (3) disfunção cardíaca, (4) congestão venosa na cabeça e região cervical do feto, (5) anemia fetal, (6) hipoproteinemia fetal e (7) infecção fetal. Essa, por poder ocasionar anemia fetal ou insuficiência cardíaca.

Achados associados à translucência nucal aumentada

ANOMALIAS CROMOSSÔMICAS

O risco para aneuploidias aumenta com o aumento da TN, variando de 0,3% quando esta se encontra abaixo de 3,5 mm (percentil 99), aumentando para 64% quando se encontra acima de 6,5 mm (Tabela 3.1).

TABELA 3.1. Incidência de defeitos cromossômicos de acordo com espessura da translucência nucal em estudo envolvendo 96.127 gestações únicas

Translucência nucal (mm)	Total (n)	Defeitos cromossômicos (n, %)
< 3,4	95.086	315 (0,33%)
3,5 – 4,4	568	120 (21,12%)
4,5 – 5,4	207	69 (33,33%)
5,5 – 6,4	97	49 (50,51%)
>6,5	166	67 (64,45%)

AR, herança autossômica recessiva; AD, autossômica dominante.

A trissomia do cromossomo 21 (síndrome de Down) é a aneuploidia mais frequente associada ao aumento da TN (50%), mas outras aneuploidias também estão associadas: trissomia do cromossomo 18 (síndrome de Edwards), trissomia do cromossomo 13 (síndrome de Patau), monossomia do cromossomo X (síndrome de Turner), triploidias, entre outras.

Em estudo realizado por Kagan et al. envolvendo 11.315 gestações com TN aumentada, a frequência de cromossomopatias foi de 19%. A maioria dos fetos com trissomia do cromossomo 21 tinha uma espessura

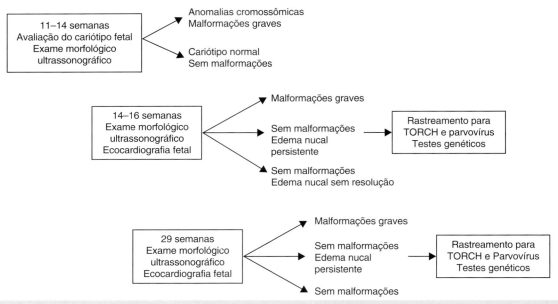

FIGURA 3.1. Conduta em gestações com transluscência nucal (TN) aumentada (algoritmo da Fetal Medicine Foundation – FMF). TORCH: toxoplasmose, rubéola, citomegalovírus, herpes simples.

nucal menor que 4,5 mm, a maioria dos fetos com trissomia do 13 ou 18 apresentavam TN entre 4,5 e 8,4 mm e com síndrome de Turner, maior que 8,5 mm. Todavia, a espessura da TN não deve ser com um indicativo direto de qual alteração cromossômica estaria associada (Fig. 3.1).

ÓBITO FETAL

Nos fetos cujo cariótipo é normal, a prevalência de óbito também aumenta com a espessura da TN, sendo a prevalência de 1,3%, naqueles com TN entre o percentil 95 e o 99 e de aproximadamente 20% naqueles com medida de TN maior ou igual a 6,5. A evolução para óbito fetal, geralmente, ocorre até a 20ª semana de gestação.

MALFORMAÇÕES CARDÍACAS

Os defeitos cardíacos são as anomalias mais frequentes encontradas em fetos cromossomicamente normais com TN aumentada, com uma frequência que varia de 2 a 6%, comparada a 0,6% na população geral. Entre as cardiopatias, os defeitos septais são os mais frequentes. Nos fetos com cromossomopatias, as cardiopatias são encontradas em mais de 90% dos fetos com trissomias do cromossomo 18 ou 13 e em 40% dos fetos com trissomia do cromossomo 21 ou síndrome de Turner.

Nos fetos cromossomicamente normais, existe relação direta da espessura da TN com a presença de doença cardíaca, sendo, portanto, a TN aumentada considerada como método de rastreamento para cardiopatia. Em metanálise publicada por Makrydimas et al., a taxa de detecção (sensibilidade) estimada da TN aumentada no rastreamento de cardiopatia foi de 37%.

A TN aumentada configura indicação importante de ecocardiografia fetal, a ser realizada por especialista. Esta pode ser realizada precocemente a partir de 13 semanas.

ANOMALIA DE *BODY STALK*

Em geral, não há associação com alterações cromossômicas. Sua etiologia é desconhecida, mas geralmente está relacionada a um comprometimento vascular embrionário, levando à ruptura precoce do âmnio e persistência do celoma extraembrionário, induzindo a defeito da porção inferior do corpo (defeito de fechamento da parede abdominal, cifoescoliose e cordão umbilical curto). A TN encontra-se aumentada em 85% dos casos.

ONFALOCELE

Alterações cromossômicas, principalmente a trissomia do cromossomo 18, são encontradas em cerca de 60% dos casos no primeiro trimestre, comparadas a 30% na metade da gestação e em 15% dos neonatos. A prevalência de anomalias cromossômicas é quatro vezes mais frequente quando apenas o intestino se encontra no saco herniário, em vez da presença do fígado também. Geralmente encontra-se associada a outras malformações, sendo as cardíacas as mais frequentes. A TN encontra-se aumentada em 85% dos fetos com onfalocele e alterações cromossômicas.

HÉRNIA DIAFRAGMÁTICA

Alterações cromossômicas estão associadas em 20% dos casos (trissomia 21 e 18 são as mais frequentes). A TN encontra-se aumentada em cerca de 40% dos fetos.

A compressão mediastinal pelas estruturas herniadas ocasionando congestão venosa provavelmente é o mecanismo relacionado ao aumento da TN e possível evolução para hidropisia fetal.

MEGABEXIGA

Definida no primeiro trimestre como bexiga com diâmetro longitudinal maior que 6 mm. Está associada ao aumento da TN e foi observada em 75% dos fetos com anomalias cromossômicas, principalmente trissomia do cromossomo 13, e em cerca de 30% dos fetos com cariótipo normal.

SÍNDROMES GENÉTICAS

A prevalência de alterações genéticas com TN acima do percentil 99 e cariótipo normal varia de 0,5 a 6,6 % em diferentes estudos. Mais de 100 condições genéticas têm sido descritas associadas à TN aumentada (Tabela 3.2). As mais frequentes são: hiperplasia adrenal congênita, síndrome de Di George (microdeleção de 22q11.2), síndrome de Noonan, atrofia muscular espinhal tipo 1, síndrome de Smith-Lemli-Opitz, sequência de acinesia fetal, síndrome de pterígio múltiplo, pancitopenia de Fanconi, displasia campomélica e associação VACTERL (anomalias vertebrais, atresia anal, malformações cardíacas, fístula traqueoesofágica com atresia esofágica, anomalias renais e do rádio).

ATRASO NO DESENVOLVIMENTO NEUROPSIQUICOMOTOR

O seguimento a longo prazo de indivíduos anatômica e cromossomicamente normais, que tiveram TN aumentada, demonstra que a prevalência de atraso no desenvolvimento neuropsicomotor (DNPM) é de 2 a 4%. Todavia, torna-se difícil avaliar o real significado desses achados, pois são muitas as variáveis envolvidas no DNPM. Estudos sugerem que, quando a TN é maior que 3,5 mm e o feto é cromossomicamente normal, a prevalência de alterações no DNPM é de, aproximadamente, 1%, enquanto nas TN inferiores a 3,5 mm é de 0,3%.

TABELA 3.2. Síndromes genéticas relatadas em fetos com a TN aumentada

Síndrome genética	Tipo de herança	Prevalência ao nascimento	Prognóstico e achados ultrassonográficos comuns
Acondrogênese	AR	1 em 40.000	Displasia esquelética letal
			Encurtamento grave de membros, tórax estreito, hipomineralização de corpos vertebrais. Mineralização do crânio normal no tipo II e pobre no tipo I.
Acondroplasia*	AD	1 em 26.000	Inteligência e expectativa de vida normais. Membros encurtados, macrocefalia, ponte nasal deprimida, lordose lombar e encurtamento de membros, geralmente observado após 22 semanas.
Hiperplasia adrenal	AR	1 em 5.000	Deficiência de uma das enzimas da biossíntese do cortisol, resultando em congênita* superprodução de precursores do cortisol e andrógenos. TN aumentada, genitália ambígua em fetos femininos.
Distrofia torácica asfixiante	AR	1 em 70.000	Prognóstico variável desde óbito neonatal até sobrevivência normal. Tórax estreito e encurtamento rizomélico dos membros, que pode não se tornar aparente até após as 22 semanas.
Síndrome de Beckwith-Wiedemann	Esporádica	1 em 14.000	Em alguns casos, existe deficiência mental, que parece ser secundária à hipoglicemia não tratada adequadamente. Cerca de 5% desenvolvem tumores durante a infância, mais comumente o nefroblastoma e hepatoblastoma. Características ultrassonográficas pré-natais incluem macrossomia e onfalocele.
Anemia de Blackfan-Diamond	AD, AR	1 em 200.000	Anemia hipoplástica congênita necessitando de tratamento com esteroides e transfusões sanguíneas repetidas. O risco de carcinoma hematológico, principalmente leucemia aguda, está aumentado. Defeitos do primeiro quirodáctilo, hipertelorismo, anomalias cardíacas e urogenitais.
Osteocondrodisplasia de Blomstrand	AR	Rara	Displasia esquelética letal. Encurtamento grave de membros, tórax estreito, densidade óssea aumentada.
Síndrome de Brachmann-Cornelia de Lange	AD	1 em 160.000	Deficiência mental. Restrição de crescimento fetal, encurtamento de membros, malformações cardíacas, hérnia diafragmática.
Displasia campomélica	AR	1 em 200.000	Displasia esquelética letal. Membros inferiores encurtados e curvos com tórax estreito.
Associação CHARGE	Esporádica	Rara	Acrônimo para coloboma ocular, malformação cardíaca (*heart*), atresia de coana, restrição de crescimento intrauterino e retardo mental, hipoplasia gonadal e malformação de orelhas (*ears*) e/ou surdez. Pode ou não haver achados ultrassonográficos pré-natais.
Displasia cleidocraniana	AD	Rara	Expectativa de vida normal. Clavículas e osso nasal hipoplásicos.

continua

TABELA 3.2. Síndromes genéticas relatadas em fetos com a TN aumentada (*continuação*)

Síndrome genética	Tipo de herança	Prevalência ao nascimento	Prognóstico e achados ultrassonográficos comuns
Síndrome de Di George	Esporádica	1 em 4.000	Resulta da deleção *de novo* do 22q11 em 90% dos casos. Caracterizada por hipocalcemia neonatal, devido à hipoplasia das glândulas paratireoides, e suscetibilidade à infecção devido a hipoplasia ou aplasia do timo. Uma variedade de malformações cardíacas é observada, incluindo a tetralogia de Fallot, interrupção do arco aórtico, tronco arterioso, arco aórtico à direita e artéria subclávia direita aberrante. Baixa estatura e dificuldade de aprendizado leve a moderada são comuns.
Anemia diseritropoiética	AD, AR	Rara	Anemia congênita, geralmente leve. Em alguns casos, existe anemia grave e hidropisia fetal.
Síndrome da displasia ectrodactilia-ectodérmica-fenda palatina	AD	Rara	Grande variedade de expressão fenotípica. Ectrodactilia de mão e pé, fenda labial e/ou palatina.
Porfiria eritropoiética (doença de Gunther)	AR	Rara	Geralmente, apresenta-se na infância como fotossensibilidade grave com lesões bolhosas, levando a infecção, reabsorção óssea, deformidade cutânea e anemia hemolítica crônica. Em casos graves, há hidropisia fetal.
Anemia de Fanconi	AR	1 em 22.000	Anemia aplástica congênita caracterizada por pancitopenia e instabilidade cromossômica. O fenótipo e idade de início são variáveis. Pode não haver anomalias detectáveis ultras-sonograficamente no período pré-natal.
Sequência da acinesia fetal	AR	Rara	Grupo heterogêneo de condições resultando em contraturas articulares esporádicas múltiplas, frequentemente associadas a miopatia, neuropatia ou a anomalia subjacente do tecido conectivo. Nos casos graves, observam-se artrogripose e a TN aumentada no primeiro trimestre.
Síndrome de Fowler	AR	Rara	Vasculopatia proliferativa do sistema nervoso central levando a distúrbio, desorganização e necrose hemorrágica do cérebro em desenvolvimento. Características pré-natais incluem hidranencefalia e artrogripose.
Síndrome de Fryn	AR	1 em 15.000	Geralmente letal. Hérnia diafragmática, malformações digitais, pescoço curto e alado.
Gangliosidose-GM1*	AR	Rara	Deterioração neurológica progressiva, resultando em retardo severo do desenvolvimento motor e mental. O óbito ocorre nos 10 primeiros anos de vida devido a infecções respiratórias. Achados ultrassonográficos pré-natais incluem visceromegalia e edema generalizado.
Síndrome hidroletal	AR	1 em 20.000	Condição letal caracterizada por hidrocefalia, ausência do corpo caloso, fenda facial, micrognatia, polidactilia, pé torto congênito e malformações do septo cardíaco.
Hipocondroplasia	AD	1 em 26.000	Assemelha-se à acondroplasia e é caracterizada por nanismo com encurtamento de membros manifestando-se durante a infância. No período pré-natal, pode haver encurtamento de membros e macrocefalia.
Hipofosfatasia	AR	1 em 100.000	Subdivide-se nos tipos perinatal, infantil, juvenil e adulto, de acordo com a idade de início dos sintomas. No tipo perinatal, existe hipomineralização do crânio e coluna vertebral, encurtamento de membros e tórax estreito.
Rins policísticos	AR	1 em 10.000	Subdivide-se nos tipos perinatal, neonatal, infantil e juvenil, de acordo com o tipo infantil, gravidade da doença e idade de início dos sintomas. Características ultrassonográficas pré-natais incluem rins grandes e ecogênicos e oligoidrâmnio.
Síndrome de Jarcho-Levin	AR	1 em 500.000	Condição heterogênea caracterizada por escoliose e desorganização da coluna vertebral. Existem dois tipos. Na displasia espondilotorácica, o tórax é estreito e há insuficiência respiratória na infância. A displasia espondilocostal está associada à sobrevivência até a vida adulta, mas com certo grau de deficiência física.
Síndrome de Joubert	AR	Rara	Profundo retardo mental e atraso do desenvolvimento. O óbito geralmente ocorre nos cinco primeiros anos de vida. Ausência parcial ou completa do vérmice cerebelar.
Deficiência da cadeia longa da 3-hidroxiacilcoenzima-A desidrogenase*	AR	Rara	Doença letal. Hipotonia muscular, cardiomiopatia, hidropisia.
Linfedema	AD	Rara	Vasos linfáticos hipo/aplásicos, geralmente afetando os membros inferiores. Três subtipos clínicos, congênito (doença de Milroy, presente ao nascimento), *praecox* (início na puberdade) *and tarda* (início na meia idade), sendo a forma congênita a mais rara e grave das três. Pode não haver achados ultrassonográficos pré-natais.
Síndrome de Meckel-Gruber	AR	1 em 10.000	Letal. Características típicas são encefalocele, rins policísticos bilaterais, polidactilia.

continua

TABELA 3.2. Síndromes genéticas relatadas em fetos com a TN aumentada (*continuação*)

Síndrome genética	Tipo de herança	Prevalência ao nascimento	Prognóstico e achados ultrassonográficos comuns
Mucopolissacaridose tipo VII*	AR	Rara	Retardo mental, baixa estatura, macrocefalia, perda auditiva, opacidades corneanas e infecção respiratória baixa recorrente.
Distrofia miotônica*	AD	1 em 25.000	O defeito genético é a amplificação de uma sequência de repetição de trinucleotídeos em um gene da proteína cinase no cromossomo 19. A idade de início e gravidade da doença variam com o número de repetições. A mutação pode piorar progressivamente em gerações sucessivas e a forma grave congênita ocorre quase exclusivamente nos filhos de mulheres afetadas. Os achados ultrassonográficos pré-natais podem ser a diminuição dos movimentos fetais e polidrâmnio no terceiro trimestre.
Síndrome de Nance-Sweeney	AR	Rara	A inteligência e expectativa de vida são normais. Encurtamento de membros e anomalias vertebrais.
Síndrome nefrítica*	AR	1 em 8.000	Insuficiência renal necessitando transplante dentro dos quatro primeiros anos de vida. No período pré-natal, pode apresentar hidropisia transitória.
Síndrome de Noonan	AD	1 em 2.000	A expectativa de vida é provavelmente normal na ausência de doença cardíaca grave. Retardo mental leve está presente em cerca de 1/3 dos casos. A maioria dos casos é diagnosticada no período pós-natal. Achados ultrassonográficos incluem edema de pele, hidrotórax, polidrâmnio e malformações cardíacas, como estenose da valva pulmonar e cardiomiopatia hipertrófica, mas essas malformações podem tornar-se aparentes somente no terceiro trimestre.
Osteogênese imperfeita tipo II*	AR	1 em 60.000	Displasia esquelética letal. Membros e costelas curtas com fraturas múltiplas, hipomineralização da calota craniana.
Síndrome de Perlman	AR	Rara	Semelhante à síndrome de Beckwith-Wiedemann. A mortalidade fetal e neonatal é superior a 60% e, em sobreviventes, há alta incidência de atraso do desenvolvimento neurológico. As características ultrassonográficas incluem macrossomia progressiva e rins aumentados.
Síndrome de Roberts	AR	Rara	Está associada a achado citogenético de separação precoce do centrômero e *puffing*. Caracteriza-se por defeito simétrico dos membros de gravidade variável (tetrafocomelia), fenda facial, microcefalia e retardo de crescimento.
Síndrome de Robinow	AR	Rara	Malformação esquelética com antebraços curtos, fronte proeminente, hipertelorismo e anomalias vertebrais.
Síndrome da polidactilia-costela curta	AR	Rara	Displasia esquelética letal. Existem quatro tipos. Tipo I (Saldino-Noonan) apresenta metáfises estreitas; tipo II (Majewski) apresenta fenda facial e tíbia desproporcionalmente curta; tipo III (Naumoff) apresenta metáfises largas com esporão; tipo IV (Beemer-Langer) caracteriza-se por fenda labial mediana, costelas extremamente curtas e abdome protuberante com hérnia umbilical. Achados ao exame ultrassonográfico pré-natal incluem membros curtos, tórax estreito e polidactilia.
Síndrome de Smith-Lemli-Opitz*	AR	1 em 20.000	Alta mortalidade perinatal e infantil, e retardo mental grave. Características ao exame ultrassonográfico pré-natal incluem polidactilia, malformações cardíacas, genitália ambígua ou feminina em feto masculino.
Atrofia muscular-espinhal tipo 1*	AR	1 em 7.000	Fraqueza muscular progressiva levando ao óbito antes de dois anos de idade devido à insuficiência respiratória. Diminuição de movimentos fetais é comumente referida e os sintomas geralmente começam ao nascimento ou até seis meses de idade.
Síndrome de Stickler	AD	1 em 10.000	Miopia progressiva iniciando no começo da primeira década de vida, resultando em descolamento de retina e cegueira, perda auditiva neurossensorial, hábito marfanoide com altura normal, alterações degenerativas precoces em várias juntas. Pode não haver nenhum achado ultrassonográfico, mas, em alguns casos, existe fenda facial ou micrognatia.
α-Talassemia*	AR	Comum em populações mediterrâneas e asiáticas	O lócus alfa determina uma cadeia polipeptídica, a cadeia ±, que está presente na hemoglobina adulta (a2/b2), na hemoglobina fetal (a2/c2) e na embrionária (a2/e2). Normalmente, existem quatro cópias do gene alfa. A ausência de todos os quatro genes ± resulta na forma homozigótica da ±-talassemia, apresentando hidropisia fetal, normalmente no segundo trimestre.
Displasia tanatofórica*	Esporádica	1 em 10.000	Displasia esquelética letal. Encurtamento severo de membros, tórax estreito, cabeça aumentada e fronte proeminente.
Síndrome de Treacher Collins	AD	1 em 50.000	Expectativa de vida normal. Micrognatia, deformidades das orelhas.

continua

TABELA 3.2. Síndromes genéticas relatadas em fetos com a TN aumentada (*continuação*)

Síndrome genética	Tipo de herança	Prevalência ao nascimento	Prognóstico e achados ultrassonográficos comuns
Síndrome da trigonocefalia "C"	AR	1 em 15.000	Cerca de metade dos indivíduos afetados morrem na primeira infância e os sobreviventes são portadores de deficiência mental grave com microcefalia progressiva, trigonocefalia, nariz curto e maxilar superior proeminente.
Associação VACTERL	Esporádica AR	1 em 6.000	Acrônimo para anomalias vertebrais, atresia anal, malformações cardíacas, fístula traqueoesofágica com atresia esofágica, anomalias renais e do rádio. O prognóstico depende particularmente da combinação de anomalias presentes e da gravidade das mesmas. A função mental é geralmente normal.
Raquitismo resistente à vitamina D	AR	Rara	Nenhum
Síndrome de Zellweger*	AR	1 em 25.000	O óbito ocorre nos dois primeiros anos de vida, geralmente devido a infecções respiratórias e insuficiência hepática. Características pré-natais incluem hipertelorismo, malformações cardíacas e cerebrais, hepatomegalia, restrição do crescimento intrauterino.

Orientações a serem consideradas com a translucência nucal aumentada

A TN pode normalizar rapidamente mesmo em fetos anormais. Portanto, quando uma medida anormal é obtida, esta deve ser considerada para o aconselhamento, mesmo que em avaliações posteriores seja obtida uma medida normal.

Apesar da TN aumentada estar relacionada a alterações cromossômicas e anomalias fetais, estudos demonstram que a maioria dos fetos com TN alterada são normais, principalmente a depender da magnitude do aumento da TN (Tabela 3.3). Em fetos com TN acima de 3,5 mm (acima do percentil 99) o risco de cromossomopatias aumenta significativamente com o aumento da TN, variando de 20% com TN de 4 mm para 65% com TN de 6,5 mm ou mais.

TN AUMENTADA

Diante de uma TN aumentada, procedemos à seguinte investigação:

- Oferecer estudo do cariótipo fetal através da biópsia de vilo corial (BVC) (realizada após 11 semanas) ou amniocentese (realizada após 16 semanas) para diagnóstico de cromossomopatias e possibilidade de seguimento de investigação para testes genéticos adicionais.

Para pacientes que não desejam teste invasivo a princípio, pode-se optar pela pesquisa de DNA (ácido desoxirribonucleico) fetal livre como teste de rastreamento secundário, por ser um método de rastreio de maior sensibilidade e especificidade, mas lembrando que não é um teste diagnóstico e sim de rastreio, e as pacientes consideradas de alto risco por esse método só poderão ter um diagnóstico de certeza para cromossomopatias realizando o cariótipo fetal. É imperativo lembrar, que nos casos de TN igual ou maior que 3,5 mm, a realização da pesquisa de DNA fetal livre não agrega grande benefício, e o exame invasivo deve ser encorajado.

- Exame ultrassonográfico detalhado entre 11 e 14 semanas, 14 e 16 semanas e na 22ª semana para a pesquisa de malformações.
- Ecocardiografia fetal por especialista. Esta pode ser realizada após 13 semanas por profissional experiente. Sugere-se repetir após 20 semanas para confirmação diagnóstica ou nova investigação em fetos considerados normais na primeira abordagem.

FETOS CROMOSSOMICAMENTE NORMAIS

O feto sendo cromossomicamente normal e nenhuma outra anomalia sendo detectada nos exames, com a TN regredindo, pode-se orientar que é maior a probabilidade de que ele seja saudável.

TABELA 3.3. Relação entre transluscência nucal (TN) alterada e presença de alterações no feto

Translucência nucal	Anomalias cromossômicas	Óbito fetal	Malformações fetais graves	Vivo e sem malformações
< percentil 95	0,2%	1,3%	1,6%	97%
percentil 95 – 99	3,7%	1,3%	2,5%	93%
3,5 – 4,4 mm	21,1%	2,7%	10,0%	70%
4,5 – 5,4 mm	33,3%	3,4%	18,5%	50%
5,5 – 6,4 mm	50,5%	10,1%	24,2%	30%
≥ 6,5 mm	64,5%	19,0%	46,2%	15%

Se a TN persistir aumentada (edema nucal) ou evoluir para hidropisia fetal, mesmo que não tendo sido detectadas outras anomalias, existe um risco maior para infecção fetal e síndromes genéticas. Deve-se proceder à seguinte investigação:

- Pesquisa de infecção (toxoplasmose, citomegalovirose e parvovirose B19);
- Considerar pesquisa genética para as síndromes relacionadas.

A mesma amostra obtida pela BVC pode ser utilizada para pesquisa genética depois de excluídas as aneuploidias, caso haja solicitação ao laboratório para armazenar o DNA fetal. Pode-se prosseguir a investigação com o *microarray* que é capaz de detectar anormalidades cromossômicas estruturais (deleções, duplicações, translocações), mas não detecta translocações balanceadas e inversões.

Microarray produz informações adicionais sobre a cariotipagem convencional com banda G em 4% dos fetos com TN aumentada somente e em 7% dos fetos com TN aumentada e anomalias estruturais.

Em fetos sem aneuploidias, também pode-se realizar a pesquisa para doenças genéticas específicas que o casal possua em história familiar e que sejam passíveis de diagnóstico pré-natal.

Bibliografia

American College of Obstetrics and Gynecologsits Committee opinion n. 581: the use of chromosomal microarray analysis in prenatal diagnosis. Obstet Gynecol. 2013;122(6):1374-7.

Grande M, Jansen FAR, Blumenfeld Y, Fisher JA, Odibo AO, Haak MC, Borrel A. Genomic microarray in fetuses with increased nuchal translucency and normal karyotype: a systematic review and meta-analysis. Ultrasound Obstet Gynecol. 2015;46:650-658.

Kagan KO, Avgidan K, Moline FS, Gajewska K, Nicolaides KH. Relation between increased fetal nuchal translucency thickness and chromossomal defects. Obstet Gynecol. 2006;107(1):6.

Liao AW, Sebire NJ, Geerts L, Cicero S, Nicolaides KH. Megacystis at 10–14 weeks of gestation: chromosomal defects and outcome according to bladder lenght. Ultrasound Obstet Gynecol. 2003;21:338-341.

Makrydimas G, Sotiriadis A, Ioannidis JP. Screening performance of first-trimester nuchal translucency for major cardiac defects: a meta-analysis. Am J Obstet Gynecol. 2003;189:1330-35.

Nicolaides KH, Azar G, Byrne D, Mansur C, Marks K. Fetal nuchal translucency: ultrasound screening for chromosomal defects in the first trimester of pregnancy. BMJ. 1992; 304:867-89.

Nicolaides KH. Nuchal translucency and other first-trimester sonographic markers of chromosomal abnormalities. Am J Obstet Gynecol. 2004;191:45.

Snijders RJM, Noble P, Sebire N, Souka A, Nicolaides KH. UK multicentre project on assessment of risk of trisomy 21 by maternal age and fetal nuchal translucency thickness at 10–14 weeks of gestation. Lancet. 1998;351:343-6.

Sotiriadis A, Papatheodorou S, Eleftheriades M, Makrydimas G. Nuchal translucency and major congenital heart defects in fetuses with normal karyotype: a meta-analysis. Ultrasound Obstetric Gynecol. 2013;42:383-389.

Souka AP, Krampl EK, Bakalis S, Heath V, Nicolaides KH. Outcome of pregnancy in chromosomally normal fetuses with increased nuchal translucency in the first trimester. Ultrasound Obstet Gynecol. 2001;18:9-17.

Souka AP, von Kaisenberg CS, Hyett JÁ, Sonek JD, Nicolaides KH. Increased nuchal translucency with normal karyotype. Am J Obstet Gynecol. 2005;92:1005-21.

Wou K, Lewy B, Wapner RJ. Chromosomal microarrays for the prenatal detection of microdeletion and microduplications. Clin Lab Med. 2016;36:261-276.

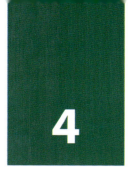

4 DNA Fetal no Sangue Materno: Padrão-ouro no Rastreamento de Cromossomopatias

Kypros H. Nicolaides

Eduardo Borges da Fonseca

Jader de Jesus Cruz

Introdução

O diagnóstico pré-natal de aneuploidias requer um teste invasivo, seja ele a biópsia de vilo corial (BVC) realizada entre 11 e 15 semanas ou amniocentese, realizada após as 16 semanas. Entretanto, tanto a amniocentese como a BVC acarretam risco de aborto que é de cerca de 1%. Por esta razão, esses testes devem ser reservados às situações de alto risco identificadas por um teste de rastreamento. Na gravidez, os testes de rastreamento para as trissomias mais comuns são aplicados universalmente. Tais testes necessitam, a princípio, de taxas de detecção (TD) altas e baixas taxas de falsos-positivos (TFP).

O rastreamento das trissomias do 21, 18 e 13 por idade materna, translucência nucal (TN), frequência cardíaca fetal (FCF), fração beta livre da gonadotrofina coriônica humana (β-hCG) e proteína plasmática A específica da gestação (PAPP-A) detecta cerca de 90% dos casos de trissomia do 21 e 95% dos casos de trissomias do 18 e 13 para um falso-positivo de 5%. A *performance* do rastreio pode ser ainda melhorada com a adição de outros marcadores ecográficos como osso nasal (ON), medida do índice de pulsatilidade do ducto venoso (IPDV) e presença de regurgitação tricúspide (TR) (Tabela 4.1).

Nos últimos anos, surgiu um novo método de rastreamento. Este método baseia-se em testes que pesquisam no sangue materno o DNA fetal livre (do inglês, cfDNA, – *cell free DNA*). Podem ser realizados a partir da 10ª semana de gestação e os resultados geralmente são disponibilizados em cerca de 1 semana. Estudos sugerem que os testes de cfDNA podem detectar cerca de 99% dos casos de trissomia do 21, 96% dos casos de trissomias do 18 e 91% dos casos de trissomia do 13, com taxas de falso-positivo de cerca de 0,09%; 0,13% e 0,13% respectivamente.

A análise direta das células fetais na circulação materna há algumas décadas tem sido um grande desafio. Todavia, devido à escassez de células fetais no sangue da mãe (1:10.000 – 1:1.000.000), as pesquisas começaram a se concentrar em técnicas que possibilitam identificar e analisar o DNA fetal livre, cuja concentração é quase 25 vezes maior do que aquela encontrada em células nucleadas extraídas do mesmo volume de sangue materno.

O plasma de gestantes contém DNA livre (fragmentos de DNA), incluindo uma pequena porção de origem fetal, provavelmente proveniente da placenta. O DNA livre de origem fetal está presente na circulação materna a partir da quarta semana e, após a décima semana de gestação, representa mais de 4% de todo o DNA livre. É indetectável dentro de duas horas após o parto, portanto, um teste pré-natal pesquisando DNA fetal livre não é influenciado por resquícios de DNA fetal de gestações anteriores.

Existem diferentes métodos aplicados na identificação de DNA fetal no sangue materno desenvolvido após avanços em biologia molecular e sequenciamento alcançados nos últimos anos, porém o objetivo deste capítulo não é discorrer sobre as técnicas de laboratório utilizadas para a realização desses testes, nem discutir as vantagens e desvantagens de cada técnica. Nosso objetivo é mostrar as estratégias que podem ser utilizadas para incorporar esse teste à prática clínica.

LIMITAÇÕES DO TESTE DE DNA NO SANGUE MATERNO

A principal limitação do teste que analisa o DNA fetal livre no sangue materno é a possibilidade de que não dê um resultado em virtude da quantidade insuficiente de DNA fetal livre encontrado no sangue materno (fração

TABELA 4.1. Comparativo entre métodos de rastreamento de trissomia do 21

	Taxa de detecção (%)	Taxa de falsos--positivos (%)
Idade materna (IM)	30	5
IM + translucência nucal (TN)*	75	5
IM + TN + β-hCG e PAPP-A*	90	5
IM + TN + MEA** + e β-hCG e PAPP-A	93 – 96	2,5
IM + bioquímica (2º trimestre)	60 – 70	5
Rastreio ecográfico no 2º trimestre	75	10 – 15
cfDNA	99	0,1

*PAPP-A: proteína plasmática A especica da gestação
**MEA: marcadores ecográficos associados (osso nasal; regurgitação tricúspide)

fetal). Este fato pode ocorrer em 1 a 5% das gestações únicas. A falha na coleta e/ou no transporte do material para o laboratório ou problemas técnicos na realização do teste também podem ser causas de falha do teste. Nas situações em que o teste não tem resultado, é possível tentar uma segunda coleta. Após uma segunda amostra de sangue materno, o resultado é obtido satisfatoriamente em cerca de 99%.

A concentração de cfDNA será mais baixa quanto maior for o índice de massa corporal da gestante, quanto maior for a idade materna e quanto mais baixo forem os valores de PAPP-A. Será mais baixa nas gestações por fertilização assistida, e variará de acordo com a etnia, sendo mais baixa nas gestantes sul-asiáticas. A fração fetal tem um impacto significativo na *performance* do teste, por isso é importante que os teste de DNA fetal no sangue materno tenham a medida da fração fetal para que se corrija a *performance* pela fração fetal. Um teste em que a fração fetal seja de 4% tem uma taxa de detecção, a princípio, inferior a um teste que tenha uma fração fetal de 5 ou 6%.

É importante reafirmar aqui que os testes de cfDNA não substituem a necessidade da ultrassonografia no primeiro ou em qualquer outro trimestre. O papel da ecografia no primeiro trimestre da gravidez vai muito além do rastreamento da trissomia do 21. Como veremos em outros capítulos, a visita entre 11 e 13 semanas de gravidez permite o rastreamento e a detecção de uma série de condições materno-fetais como pré-eclâmpsia e anomalias fetais maiores que o cfDNA não permite.

RASTREAMENTO DAS TRISSOMIAS DO 21, 18 E 13

A taxa de detecção da análise de cfDNA no sangue materno para as trissomias do 21, 18 e 13 é superior à de todos os outros métodos já utilizados, tanto no primeiro como no segundo trimestre. Além disso, a utilização desse método de rastreamento está associada a uma redução substancial na taxa de falsos-positivos e, portanto, da necessidade de testes invasivos, além de levar à redução das taxas de aborto decorrentes dos procedimentos invasivos.

Em gestações únicas, estudos que combinados envolvem mais de 1.000 casos de trissomia do 21, indicam que a taxa de detecção para essa trissomia é de 99% e para um falso-positivo é de 0,09%. Existe um número muito menor de casos de trissomias do 18 e do 13 nesses estudos, contudo as taxas de detecção e de falsos-positivos para essas trissomias são de 96% e 0,13%, respectivamente, enquanto para trissomias do 18 e do 13 são de 91% e 0,13%, respectivamente.

RASTREAMENTO PARA ANOMALIAS DOS CROMOSSOMOS SEXUAIS

Estudos que avaliaram o desempenho do teste que detecta DNA fetal livre no sangue materno para rastreamento da monossomia X (síndrome de Turner) e outras aneuploidias dos cromossomos sexuais indicam uma taxa de detecção de 90 e 93%, respectivamente, para taxa de FP de aproximadamente 0,4%.

DETECÇÃO DE OUTRAS ANEUPLOIDIAS

É possível pela pesquisa de cfDNA, identificar outras trissomias e alterações estruturais (deleções e duplicações, por exemplo, 22q del). Todavia, a utilidade clínica dessa abordagem deve ser estudada e discutida melhor, pois implica em aumento substancial das taxas de falsos-positivos combinados do teste.

RASTREAMENTO EM GESTAÇÕES GEMELARES

Em gestações gemelares, o rastreio por cfDNA é possível, porém, estima-se que a *performance* do teste seja pior do que em gestações únicas. Gestações gemelares podem ser monozigóticas (geneticamente idênticos) ou dizigóticas (geneticamente diferentes). Nas gestações dizigóticas, cada feto contribui com quantidades diferentes de cfDNA para o sangue materno e a diferença da quantidade de cfDNA pode ser de até duas vezes. Em gestações dizigóticas, em que um dos fetos seja aneuploide, é possível que a fração fetal de DNA livre que pertença a esse feto seja inferior a 4% (limite para que o teste consiga dar um resultado). Isto poderia levar a um resultado erroneamente de baixo risco para aneuploidias, por causa da maior concentração de DNA fetal livre no sangue materno do feto geneticamente normal. Para evitar esse erro em potencial, foi proposto que, na análise de cfDNA no sangue materno em gestações gemelares, a fração fetal livre menor entre os dois fetos é a que deve ser utilizada na análise. A consequência inevitável de tal atitude é a maior frequência de testes com amostra insuficiente nessas gestações.

COMO UTILIZAR O CFDNA NA PRÁTICA CLÍNICA

Existem duas formas de utilizar o cfDNA na prática. A avaliação do DNA fetal livre no sangue materno poderá ser utilizada por todas as gestantes como rastreamento universal, como atualmente é preconizada com a NT e os marcadores bioquímicos, ou ser um teste de rastreamento de contingente com base nos resultados do rastreamento de primeira linha, realizado pelo teste combinado do primeiro trimestre (TN associada à PAPP-A e β-hCG). Na segunda opção, o teste de DNA fetal livre no sangue materno poderia ser oferecido para um grupo de risco intermediário, como um método para selecionar, de forma mais acurada, o subgrupo que poderia se beneficiar com a realização de testes invasivos.

RASTREIO UNIVERSAL (Fig. 4.1)

O teste de cfDNA como rastreio universal detectaria cerca de 99% dos fetos com trissomia do cromossomo 21 e 95% com trissomias do 13 e 18 com uma taxa de teste invasivo global inferior a 1%.

Para essa forma de aplicação do teste, a melhor estratégia seria coletar sangue materno na décima semana de gestação para cfDNA, PAPP-A e PlGF (fator de crescimento placentário) e eventualmente β-hCG. O resultado do teste de DNA fetal livre estaria potencialmente

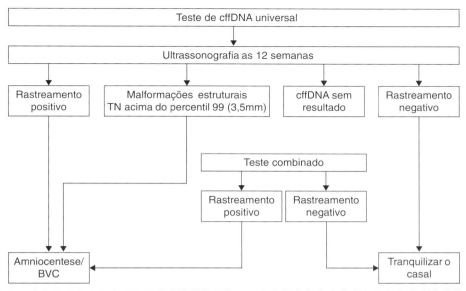

FIGURA 4.1. Rastreio universal. cfDNA, DNA fetal livre; BVC, biópsia de vilo corial.

disponível no momento do exame ultrassonográfico do primeiro trimestre, que é idealmente realizado na 12ª semana de gestação. Essa abordagem tem algumas vantagens:

- A primeira vantagem está no fato de poder realizar o diagnóstico das principais anomalias cromossômicas ainda no primeiro trimestre.
- A segunda vantagem estaria no fato de manter a ecografia do primeiro trimestre para rastreamento de grandes defeitos fetais, pré-eclâmpsia (utilizando PAPP-A e PlGF) e outras patologias materno-fetais.
- A terceira vantagem estaria em, nos casos em que o cfDNA não fornece um resultado, ainda seria possível o teste de rastreamento combinado (idade materna + ultrassonografia + bioquímica).

A maior desvantagem dessa abordagem está no custo do teste de cfDNA ainda hoje. É possível que nos próximos anos esse método de rastreio tenha custo mais baixo, tornando a utilização universal menos onerosa.

RASTREIO CONTINGENTE (Fig. 4.2)

Nesta abordagem, o teste combinado de primeiro trimestre é usado para dividir a população em três grupos: (1) o grupo de risco muito alto (≥1:10); (2) o grupo de risco intermediário (1:11–1:2.500) e (3) o grupo de baixo risco (<1:2.500).

Para o grupo de alto risco (≥1:10), estaria indicada a realização de biópsia de vilo corial ou amniocentese se a grávida assim o decidir. Para o grupo de baixo

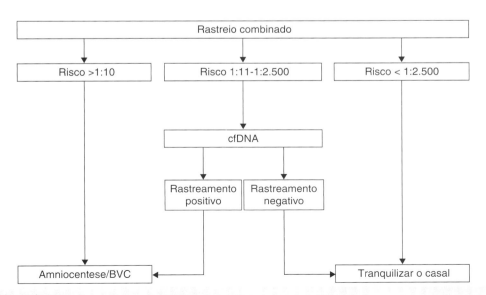

FIGURA 4.2. Rastreio contingente.

risco (<1:2.500) o aconselhamento pode ser voltado à tranquilização do casal em relação à baixa probabilidade de que o feto tenha uma das três principais anomalias cromossômicas. No grupo de risco intermediário (1:11–1:2.500) seria realizado o teste de cfDNA, e o teste invasivo seria indicado apenas para os casos em que o teste de DNA fetal tivesse um risco positivo. Tal estratégia identificaria cerca de 96%, 95% e 91% dos fetos com trissomias do 21, 18 e 13, respectivamente, com taxa global FP de 1%.

A realização de pesquisa do cfDNA como teste de contingência, após a avaliação ultrassonográfica em associação com o teste bioquímico, mantém as principais vantagens da análise de DNA fetal livre, ou seja, aumento considerável da taxa de detecção com diminuição do falsos-positivos, além de apresentar um custo significativamente menor. Também mantém as vantagens da ultrassonografia do primeiro trimestre com rastreamentos de grandes defeitos fetais, pré-eclâmpsia e outras patologias materno-fetais.

Ainda no grupo de risco intermediário, para os casos em que o cfDNA não fornece um resultado, a decisão final de fazer um teste diagnóstico invasivo pode ser feito com base no resultado do rastreio combinado realizado anteriormente.

Sabemos que o teste de DNA fetal tem uma taxa de detecção de 99% para trissomia do 21, 96% para trissomia do 18 e 91% para trissomia do 13, com taxas de falso-positivo de 0,09%, 0,13% e 0,13%, respectivamente. Com base nesses valores é possível calcular os valores de verossimilhança (VV) do cfDNA para essas alterações cromossômicas (Tabela 4.2). Para trissomia do 21, o VV positivo é de 1.102 e o VV negativo é de 125. Para trissomia do 18, o VV positivo é de 740 e o VV negativo é de 27. Para trissomia do 1,3 o VV positivo é de 700 e o VV negativo é de 11. Esses valores nos permitem utilizar o cfDNA em combinação com qualquer tipo de rastreio. Por exemplo, uma gestante com um risco para trissomia do 21 de 1 em 5.000 decide fazer um teste de DNA fetal. Se o resultado do teste for positivo, seu risco corrigido passa a ser 1 em 4 aproximadamente. Caso o resultado seja negativo, o risco passa a ser 1 em 625.000. O mesmo pode ser feito para as outras trissomias. Da mesma forma que é possível utilizar o VV de marcadores para corrigir o risco *a priori* de uma gestante, utiliza-se o VV do cfDNA para corrigir o risco inicial, seja ele derivado da idade materna, do rastreio combinado do primeiro trimestre, do rastreamento bioquímico do segundo trimestre ou após o estudo morfológico.

Finalmente, é importante ratificar qualquer que seja a estratégia utilizada para indicar o teste de DNA fetal livre no sangue materno (rastreamento universal ou teste de contingência), se houver um resultado positivo, um teste invasivo deve ser realizado para confirmar o diagnóstico.

Resumo

- Testes de cfDNA têm melhores *performances* do que qualquer outro método de rastreio para trissomias do 21, 18 e 13.
- A avaliação do primeiro trimestre evolui para além do rastreamento de aneuploidias, por isso, utilizar o teste de cfDNA não elimina a necessidade da avaliação ultrassonográfica entre 11 e 13 semanas e não elimina a necessidade da bioquímica (PAPP-A e PlGF) para o rastreamento de outras condições materno-fetais.
- O teste de cfDNA não é diagnóstico, sendo assim, um teste positivo, precisa ser confirmado por amniocentese ou BVC.
- É possível utilizar os valores de verossimilhança do cfDNA para corrigir o risco para trissomias do 21, 18 e 13 derivado de qualquer método de rastreio, seja ele a idade materna, o rastreio combinado do primeiro trimestre, o rastreamento bioquímico do segundo trimestre ou após o estudo morfológico.

Bibliografia

Ashoor G, Syngelaki A, Wagner M, Birdir C, Nicolaides KH. Chromosome-selective sequencing of maternal plasma cell–free DNA for first-trimester detection of trisomy 21 and trisomy 18. YMOB. 2012;206(4):322.e1-322.e5.

Bevilacqua E, Gil MM, Nicolaides KH, et al. Performance of screening for aneuploidies by cell-free DNA analysis of maternal blood in twin pregnancies. Ultrasound Obstet Gynecol. 2014;45(1):61-66.

Gil MM, S Quezada M, Bregant B, Ferraro M, Nicolaides KH. Implementation of maternal blood cell-free DNA testing in early screening for aneuploidies. Ultrasound Obstet Gynecol. 2013;42(1):n/a–n/a.

Gil MM, Giunta G, Macalli EA, Poon LC, Nicolaides KH. UK NHS pilot study on cell-free DNA testing in screening for fetal trisomies: factors affecting uptake. Ultrasound Obstet Gynecol. 2015;45(1):67-73.

Gil MM, Revello R, Poon LC, Akolekar R, Nicolaides KH. Clinical implementation of routine screening for fetal trisomies in the UKNHS: cell-free DNA test contingent on results from first-trimester combined test. Ultrasound Obstet Gynecol. 2015;47(1):45-52.

Gil MM, Akolekar R, Quezada MS, Bregant B, Nicolaides KH. Analysis of Cell-Free DNA in Maternal Blood in Screening for Aneuploidies: Meta-Analysis. Fetal Diagn Ther. 2014.

Gil MM, Quezada MS, Revello R, Akolekar R, Nicolaides KH. Analysis of cell-free DNA in maternal blood in screening for fetal aneuploidies: updated meta-analysis. Ultrasound Obstet Gynecol. 2015;45(3):249-266.

Khalil A, Mahmoodian N, Kulkarni A, et al. Estimation of Detection Rates of Aneuploidy in High-Risk Pregnancy Using an Approach Based on Nuchal Translucency and Non-Invasive Prenatal Testing: A Cohort Study. Fetal Diagn Ther. 2015;0(0).

Maiz N, Alzola I, Murua EJ, Rodríguez Santos J. Cell free dna testing after combined test: factors affecting the uptake. The Journal of Maternal-Fetal & Neonatal Medicine. December 2012:1-16.

Nicolaides KH, Syngelaki A, Ashoor G, Birdir C, Touzet G. Noninvasive prenatal testing for fetal trisomies in a routinely

TABELA 4.2. Valores verossimilhança (VV) para o teste DNA fetal livre

	VV positivo	VV negativo
Trissomia do 21	1.102	125
Trissomia do 18	740	27
Trissomia do 13	700	11

screened first-trimester population. American Journal of Obstetrics and Gynecology. 2012;207(5):374.e1-.e6.

Nicolaides KH, Syngelaki A, del Mar Gil M, Soledad Quezada M, Zinevich Y. Prenatal Detection of Fetal Triploidy from Cell-Free DNA Testing in Maternal Blood. Fetal Diagn Ther. 2013.

Nicolaides KH, Musci TJ, Struble CA, Syngelaki A, Gil MM. Assessment of Fetal Sex Chromosome Aneuploidy Using Directed Cell-Free DNA Analysis. Fetal Diagn Ther. December 2013.

Nicolaides KH, Musci TJ, Struble CA, Syngelaki A, Gil MM. Assessment of fetal sex chromosome aneuploidy using directed cell--free DNA analysis. Fetal Diagn Ther. 2014;35(1):1-6.

Nicolaides KH, Syngelaki A, Poon LC, Gil MM, Wright D. First-Trimester Contingent Screening for Trisomies 21, 18 and 13 by Biomarkers and Maternal Blood Cell-Free DNA Testing. Fetal Diagn Ther. 2014;35(3):185-192.

Poon LCY, Musci T, Song K, Syngelaki A, Nicolaides KH. Maternal plasma cell-free fetal and maternal DNA at 11-13 weeks' gestation: relation to fetal and maternal characteristics and pregnancy outcomes. Fetal Diagn Ther. 2013;33(4):215-223.

Quezada MS, Gil MM, Francisco C, Oròsz G, Nicolaides KH. Screening for trisomies 21, 18 and 13 by cell-free DNA analysis of maternal blood at 10-11 weeks' gestation and the combined test at 11-13 weeks. Ultrasound Obstet Gynecol. 2015;45(1):36-41.

Revello R, Sarno L, Ispas A, Akolekar R, Nicolaides KH. Screening for trisomies by cell-free DNA testing of maternal blood: consequences of a failed result. Ultrasound Obstet Gynecol. 2016;47(6):698-704.

Sarno L, Revello R, Hanson E, Akolekar R, Nicolaides KH. Prospective first-trimester screening for trisomies by cell-free DNA testing of maternal blood in twin pregnancy. Ultrasound Obstet Gynecol. 2016;47(6):705-711.

Struble CA, Syngelaki A, Oliphant A, Song K, Nicolaides KH. Fetal fraction estimate in twin pregnancies using directed cell-free DNA analysis. Fetal Diagn Ther. 2014;35(3):199-203.

Syngelaki A, Pergament E, Homfray T, Akolekar R, Nicolaides KH. Replacing the combined test by cell-free DNA testing in screening for trisomies 21, 18 and 13: impact on the diagnosis of other chromosomal abnormalities. Fetal Diagn Ther. 2014;35(3):174-184.

Wright D, Wright A, Nicolaides KH. A unified approach to risk assessment for fetal aneuploidies. Ultrasound Obstet Gynecol. 2015;45(1):48-54.

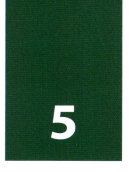

5 Gestação Gemelar: Avaliação Ultrassonográfica no Primeiro Trimestre

Mariana Yumi Miyadahira

Mário Henrique Burlacchini de Carvalho

Maria de Lourdes Brizot

Introdução

Na atualidade, a inserção da mulher no mercado de trabalho, levando ao adiamento da primeira gestação tem como consequência a elevação da idade materna, que em conjunto com o uso disseminado de técnicas de reprodução assistida aumentam notavelmente as taxas de gestações gemelares.

O maior acesso ao exame ultrassonográfico precoce tem resultado no diagnóstico dessas gestações em fases mais iniciais. O conhecimento das particularidades que a ultrassonografia em gestações gemelares alberga é primordial no aconselhamento dos pais e no seguimento clínico.

Determinação da idade gestacional

A idade gestacional norteia as condutas em face das diversas complicações que podem incidir sobre todas as gestações e sua determinação é de importância indiscutível em se tratando das gestações gemelares, nas quais a prematuridade é o principal fator de morbimortalidade.

Idealmente, a confirmação da idade gestacional nas gestações gemelares concebidas naturalmente deve ser feita através da medida do comprimento cabeça-nádegas (CCN). O período ideal é entre 11 semanas e 13 semanas e 6 dias, quando o CCN mede entre 45 e 84 mm. Utiliza-se o maior CCN para o cálculo da idade gestacional, evitando assim que se perca o diagnóstico de restrição de crescimento fetal quando ele deve ser feito.

Já nas gestações gemelares resultantes de técnicas de reprodução assistida, é possível calcular a idade gestacional de maneira assertiva, na maior parte dos casos, pela data da fecundação transferência dos embriões ou da data da coleta dos óvulos.

Determinação da corionicidade

A determinação da corionicidade é o pilar do manejo das gestações gemelares. Aproximadamente 20% das gestações gemelares e 70% das gestações monozigóticas são monocoriônicas (MC), contribuindo de maneira desproporcional para maiores taxas de morbimortalidade. A mortalidade perinatal é duas vezes maior que em gestações gemelares dicoriônicas (DC) e quatro vezes maior do que nas únicas. A morbidade neurológica, por sua vez, é 4 a 5 vezes maior que nas DC e 25 a 30 vezes maior que nas únicas. Isso se deve à existência de anastomoses vasculares placentárias entre as circulações dos fetos em quase todas as gestações MC, impondo risco de desequilíbrio hemodinâmico.

Desta forma, todos os esforços devem ser realizados no sentido de se determinar a corionicidade no primeiro trimestre da gestação, quando a acurácia chega a 100%. A partir da quinta semana de gestação, a visualização de dois sacos gestacionais com septo espesso entre eles caracteriza dicorionicidade. O "sinal do lambda – λ" consiste na interposição de camada de córion entre as membranas amnióticas na base de inserção placentária, podendo ser identificado a partir da nona semana, com alto grau de acurácia para se determinar dicorionicidade. No entanto, com o evoluir da gestação, a camada de córion pode regredir, parcial ou totalmente, sendo mais difícil ou impossível a identificação do "sinal do lambda" (Fig. 5.1).

Em contrapartida, nas gestações MC, a partir da sétima semana é possível identificar mais de um embrião no mesmo saco gestacional e a partir da nona semana o âmnio é visível. O "sinal do T" – apanágio da monocorionicidade – consiste na visualização de um septo delgado que se insere de maneira abrupta na placenta, resultante da fusão das membranas amnióticas adjacentes (Fig. 5.2).

No primeiro trimestre, se não for possível estabelecer a corionicidade por via abdominal, deve-se utilizar a via transvaginal. Caso haja dificuldade na determinação, deve-se encaminhar para centro especializado. Apesar dos esforços, se ainda houver incerteza, é prudente classificar a gestação como MC.

Nas gestações gemelares, em todo laudo de exame ultrassonográfico de primeiro trimestre deve constar a corionicidade e o registro iconográfico deve demonstrá-la.

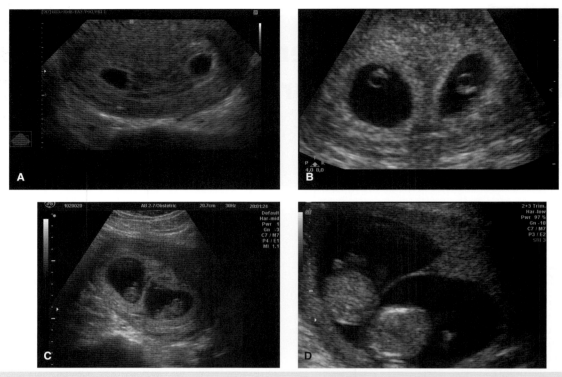

Figura 5.1. Imagens ultrassonográficas de gestação gemelar dicoriônica. A (superior esquerda): 5 semanas; B (superior direita): 6 semanas; C (inferior esquerda): 8 semanas; D (inferior direita): 12 semanas, demonstrando sinal do "lambda".

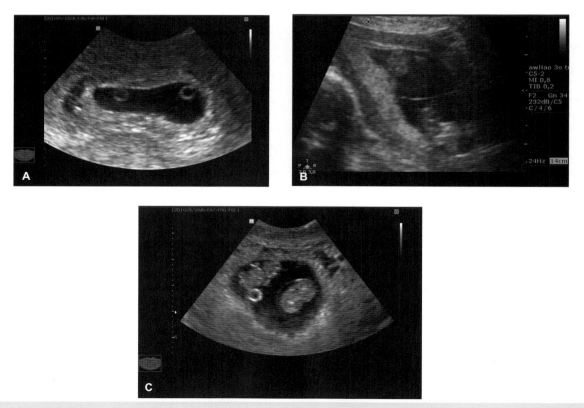

Figura 5.2. Em A (superior esquerda), 6 semanas; em B (inferior, centralizado), 8 semanas e em C (superior direita), 12 semanas, demonstrando sinal do "T".

Rastreamento de anomalias fetais

É preconizado que se realize um exame ultrassonográfico entre 11 semanas e 13 semanas e 6 dias com duas principais finalidades. Primeiramente, procede-se à avaliação minuciosa da morfologia dos fetos. O risco de malformação fetal é maior em gestações gemelares do que nas únicas. Em aproximadamente 1 em cada 25 gestações gemelares DC, 1 em cada 15 gestações MC diamnióticas, 1 em cada 6 gestações monoamnióticas existe anomalia congênita que afeta tipicamente um dos fetos. Em recente revisão sistemática, incluindo 1.064 gestações gemelares, D'Antonio et al. (2016) concluíram que a taxa de detecção de anomalias fetais em gestações gemelares no exame do primeiro trimestre não difere daquela constatada, de aproximadamente 50% dos defeitos estruturais, em únicos. A acurácia é maior para os defeitos de calota craniana, de linha média e de parede abdominal e menor para anormalidades renais e cardíacas.

A outra finalidade é o rastreamento de anomalias cromossômicas. Trata-se de assunto bastante delicado no acompanhamento das gestações gemelares, visto que de maneira geral a idade materna é mais avançada, aumentando o risco de aneuploidias, e grande proporção dos casais submeteu-se a procedimentos de reprodução assistida, que implicam em carga emocional considerável. Esses aspectos reforçam a importância de aconselhamento pré e pós-testes, abordando as opções de métodos de rastreamento e diagnóstico invasivo existentes, com seus respectivos riscos e vantagens, bem como as consequências dos seus resultados.

Assim como nas gestações únicas, a medida da translucência nucal (TN) em combinação com a idade materna podem ser utilizadas como rastreamento de aneuploidias nas gestações gemelares. O conhecimento da corionicidade tem papel fundamental no cálculo de risco. Nas DC, o risco é calculado "por feto", já que em 90% delas os fetos têm cariótipos diferentes e o risco de aneuploidias na gestação como um todo é dado pela soma dos riscos dos fetos; enquanto nas MC ele é calculado "por gestação", com base na média das medidas das TNs dos fetos, já que os fetos carregam o mesmo cariótipo. O rastreamento combinado, adicionando os marcadores bioquímicos no sangue materno (fração beta livre da gonadotrofina coriônica humana – β-hCG e proteína A plasmática específica da gravidez – PAPP-A) aos marcadores ultrassonográficos parece aumentar a taxa de detecção e diminuir a de falsos-positivos, com *performance* similar à das gestações únicas. Além dos fatores que são considerados no cálculo do risco combinado em gestações únicas, como peso materno, tabagismo, origem étnica, paridade, diabetes, nas gestações gemelares é importante entrar com os dados de tipo de concepção, se foi realizada indução da ovulação e/ou fertilização in vitro.

A análise do DNA (ácido desoxirribonucleico) fetal livre no sangue materno (do inglês, cfDNA – *cell free DNA*) para rastreamento de aneuploidias vem sendo amplamente utilizada na prática clínica. Destaca-se por ter melhores taxas de detecção e menores taxas de falsos-positivos do que o rastreamento combinado. Embora o número de fetos trissômicos provenientes de gestações gemelares incluídos nos estudos seja ainda relativamente pequeno para análise da *performance* do teste, aparentemente ele pode ter acurácia semelhante à dos únicos. Em recente estudo prospectivo, incluindo 417 gestações gemelares, submetidas a rastreamento de trissomias por cfDNA entre 10 semanas e 13 semanas e 6 dias, Sarno et al. (2016) obtiveram taxa de detecção de 100% para trissomia do 21 e 60% para trissomia do 18 ou 13, com falso-positivo de 0,25%. Constataram, no entanto, que em comparação com as gestações únicas, nas gemelares, a média da fração de DNA livre no sangue materno é menor e a falha de obtenção de resultado na primeira coleta é mais frequente, principalmente naquelas provenientes de fertilização *in vitro*.

Complicações exclusivas das gestações monocoriônicas

Aproximadamente 10 a 15% das gestações MC são acometidas pela síndrome de transfusão feto-fetal (STFF). Sua fisiopatologia envolve desequilíbrio hemodinâmico, devido a anastomoses vasculares placentárias entre as circulações dos fetos, com desbalanço de líquido amniótico. Está associada a óbito fetal em até 90% dos casos, se não tratada, e a taxas de morbidade de 50% nos sobreviventes. Se submetidos à fetoscopia a *laser* das anastomoses placentárias (casos graves), a sobrevivência dupla é de 65% e de 88% de pelo menos um dos fetos. Apesar do baixo valor preditivo, a discordância das medidas das TNs dos fetos maior ou igual a 20% pode estar associada ao desenvolvimento de STFF grave. Ao se identificar monocorionicidade no primeiro trimestre, essas gestações devem ser seguidas quinzenalmente para o rastreamento e tratamento dessa complicação grave, caso se instale.

A amnionicidade deve ser estabelecida e documentada ao mesmo tempo que a corionicidade. As gestações monoamnióticas constituem 5% das MC e apresentam taxas de perdas tão altas quanto 50% em até 16 semanas. Ademais, estão sujeitas a maior risco de óbito fetal inesperado, portanto, a fim de se realizar o aconselhamento adequado e guiar o manejo dessas gestações, o diagnóstico deve ser feito o mais precocemente possível. A membrana entre os fetos é mais bem visualizada pela via transvaginal. No entanto, quando não se identifica a membrana, um sinal inconfundível da monoamnionicidade é o enovelamento dos cordões umbilicais, praticamente universal nesses casos.

A sequência de perfusão arterial reversa (feto acárdico) é de ocorrência rara – 1% das gestações MC – o diagnóstico, que pode ser realizado no primeiro trimestre, é de extrema importância, em face das potenciais consequências nefastas ao feto-bomba, se não for sujeito a monitoramento seriado. No tratamento conservador, o risco de óbito deste feto é de até 30% às 18 semanas. Atualmente, existem opções de técnicas minimamente invasivas que, quando realizadas, para evitar o óbito do feto-bomba, resultam em aproximadamente 80% de sobrevivência. No primeiro trimestre, quando se observa placenta única e um dos fetos sem vitalidade/fluxo, é imprescindível fazer o diagnóstico diferencial entre gestação com feto acárdico ou aborto, lembrando-se de verificar o aparecimento de fluxo no feto sem vitalidade em todos os exames subsequentes, pois nos casos de perfusão arterial reversa, pode surgir fluxo no feto acárdico. Além disso, o diagnóstico diferencial deve ser feito entre feto acárdico e anencéfalo, que podem ser bastante semelhantes morfologicamente.

Da mesma forma, o diagnóstico da gemelaridade imperfeita (gêmeos unidos), condição que acomete 1% das gestações MC, é realizado idealmente no primeiro trimestre, ao se visualizar aposição fixa dos fetos, com fusão de pele em alguma região do corpo. A precocidade do diagnóstico é fundamental para a avaliação do prognóstico e discussão de aspectos como pedido de interrupção judicial (quando não há possibilidade de sobrevida extrauterina ou de separação cirúrgica pós-natal); e possibilidade de separação cirúrgica, quando se avalia que seja factível.

Bibliografia

Akkermans J, Peeters SHP, Klumper FJ, et al. Twenty-five years of fetoscopic laser coagulation in twin-twin transfusion syndrome: a systematic review. Fetal Diagn Ther. 2015;38:241-253.

Analysis of cell-free DNA in maternal blood in screening

Assunção RA, Liao AW, Brizot ML, et al. Perinatal outcome of twin pregnancies delivered in a teaching hospital. Rev Assoc Med Bras. 2010;56:447-51.

Brizot M de L, Liaw AW, Lopes LM, et al. Conjoined twins: prenatal diagnosis, delivery and postnatal outcome. Rev Bras Ginecol Obstet. 2011 May;33:211-8.

Brizot ML, Liao AW, Lopes LM, et al. Conjoined twin pregnancies: experience with 36 cases from a single center. Prenat Diagn. 2011;31:1120-5.

Carvalho MH, Brizot ML, Lopes LM, et al. Detection of fetal structural abnormalities at the 11-14 week ultrasound scan. Prenat Diagn. 2002;22-1-4.

D'Antonio F, Familiari A, Thilaganathan B, et al. Sensitivity of fist-trimester ultrasound in the detection of congenital anomalies in twin pregnancies: population study and systematic review. Acta Obstet Gynecol Scand. 2016;95:1359-1367.

Dias T, Arcangeli T, Bhide A, et al. First-trimester ultrasound determination of chorionicity in twin pregnancy. Ultrasound Obstet Gynecol. 2011;38:530-2. doi: 10.1002/uog.8956.

Gil MM, Quezada MS, Revello R, et al. Analysis of cell-free DNA in maternal blood in screening for fetal aneuploidies: updated meta-analysis. Ultrasound Obstet Gynecol 2015;45:249-266.

Gratacós E, Ortiz JU, Martinez JM. A systematic approach to the differential diagnosis and management of the complications of monochorionic twin pregnancies. Fetal Diagn Ther. 2012;32(3):145-155.

Hack K, Derks J, Elias S, Franx A, et al. Increased perinatal mortality and morbidity in monochorionic versus dichorionic twin pregnancies: clinical implications of a large Dutch cohort study. BJOG. 2008;115:58-67.

Khalil A, Rodgers M, Baschat A, et al. ISUOG Practice Guidelines: role of ultrasound in twin pregnancy. Ultrasound Obstet Gynecol. 2016;47:247-263.

ltrasound Obstet Gynecol 2015; 45: 249–266

M. M. GIL*, M. S. QUEZADA*, R. REVELLO*, R. AKOLEKAR*† and K. H. NICOLAIDES

Machado RC, Brizot ML, Liao AW, et al. Prenatal sonographic prediction of twin growth discordance. Twin Res Hum Genet. 2007;10:198-201.

Maruotti GM, Saccone G, Morlando M, et al. First-trimester ultrasound determination of chorionicity in twin gestations using the lambda sign: a systematic review and meta-analysis. Eur J Obstet Gynecol Reprod Biol. 2016 Jul;202:66-70.

Prats P, Rodriguez I, Comas C, et al. Systematic review of screening for trisomy 21 in twin pregnancy in first trimester combining nuchal translucency and biochemical markers: a meta-analysis. Prenat Diagn. 2014;34:1077-1083.

Prefumo F, Fichera A, Pagani G, et al. The natural history of monoamniotic twin pregnancies: a case series and systematic review of the literature. Prenat Diagn. 2015;35:274-280.

Published online 1 February 2015 in Wiley Online Library (wileyonlinelibrary.com). DOI: 10.1002/uog.14791

Ruano R, Brizot ML, Liao AW, et al. Selective fetoscopic laser photocoagulation of superficial placental anastomoses for the treatment of severe twin-twin transfusion syndrome. Clinics (São Paulo). 2009;64:91-6.

Sarno L, Revello R, Hanson E, et al. Prospective first- trimester screening for trisomies by cell-free DNA testing of maternal blood in twin pregnancy. Ultrasound Obstet Gynecol. 2016;47:705-711.

Sebire NJ, Snidjers RJ, Hughes K, et al. Screening for trisomy 21 in twin pregnancies by maternal age and fetal nuchal translucency thickness at 10-14 weeks of gestation. Br J Obstet Gynaecol. 1996 Oct;103(10):999-1003.

Zugaib M, Franscisco R P V, Liao AW. Gestação Múltipla. In: Zugaib M. Zugaib Obstetrícia – 3.ed. São Paulo: Manole; 2008. Cap. 38, p. 724-745.

6 Padronização da Ultrassonografia Morfológica do Segundo Trimestre

Francisco Mauad Filho

Victor Paranaiba Campos

Fernando Marum Mauad

Introdução

Por ser notório o fato de haver diferenças entre os exames obstétricos convencional e morfológico, é preciso discutir a possibilidade de se padronizar um exame ultrassonográfico no segundo trimestre, na tentativa de melhorar a qualidade do rastreamento de malformações fetais. Visando a padronização e consequente melhoria na aquisição dos quadros, a sistematização e o passo a passo na busca pela imagem ultrassonográfica foram utilizados primeiramente no controle de qualidade de imagens para medir a translucência nucal (TN), no primeiro trimestre. Tal sistematização permitiu que a técnica fosse gradativamente mais reprodutível, proporcionando um padrão ao método de rastreamento. Programas de treinamento, certificação e educação continuada demonstram e aumentam a reprodutibilidade do método, sendo, portanto, necessários e recomendados.

O controle de qualidade de imagens também poderia ser utilizado no segundo trimestre, tanto para análise da biometria quanto da anatomia fetal, incluindo o exame do coração. Além disso, a realização de programas de auditoria após o estabelecimento de critérios demonstra melhora progressiva na qualidade das imagens obtidas, portanto, permite a melhora nas taxas de detecção. Estima-se que o Brasil conte atualmente com mais de 55.000 ultrassonografistas, havendo uma demanda crescente por orientação a esses profissionais sobre como sistematizar o exame e a necessidade dos já mencionados programas de auditoria.

Objetivos do exame morfológico de segundo trimestre

A detecção de anomalias estruturais no feto é importante não apenas para a condução do caso em si, mas também para o casal afetado, a família e toda a sociedade. Sabe-se que a maioria dos casos ocorre em população sem antecedentes óbvios, o que dificulta a identificação de grupos de risco, e conclui-se, portanto, que o rastreamento de malformações fetais deve ser extensivo a todas as gestantes, com o intuito de se identificar o caso suspeito e proporcionar o diagnóstico e correto manejo do mesmo.

A denominação do exame morfológico de exame "morfológico de rastreamento" deve-se ao fato de que as alterações serão inicialmente identificadas pelo médico não especialista em Medicina Fetal, dada a distribuição dos achados na população geral. Uma vez separado o exame alterado daqueles considerados normais, ou de aspecto habitual dentro do conjunto de imagens catalogadas, o diagnóstico poderá ser elucidado melhor em um centro que disponha de médicos com habilitação em Medicina Fetal, ou até mesmo em conjunto com áreas afins, como Genética Médica, Cirurgia Pediátrica e Cardiologia Fetal, por exemplo. Rastrear pressupõe oferecer algum benefício ao indivíduo afetado (binômio materno-fetal) quando este é identificado, havendo, portanto, uma necessidade crescente de desenvolvimento de equipes multidisciplinares para a adequada assistência às demandas cada vez maiores pela visão moderna do feto como paciente. Nesse contexto, os estudos morfológicos de primeiro e segundo trimestres exercem papel importante no que se refere ao diagnóstico pré-natal.

O presente capítulo aborda uma sistematização do exame de segundo trimestre, com especial atenção aos aspectos de normalidade. Não se pode, porém, deixar de destacar que a paciente ou o casal devem ser informados com clareza dos objetivos desse exame, de sua eficácia e suas limitações, que podem impossibilitar a análise de determinado segmento anatômico devido, por exemplo, à posição fetal durante o procedimento. Sugerimos a utilização do termo de consentimento antes de realizar o rastreamento.

Padronização do exame morfológico de segundo trimestre

REQUISITOS DO EQUIPAMENTO A SER UTILIZADO

Recomenda-se que o exame seja realizado com ultrassonografia de tempo real com uma sonda de cerca de 3 a 5 MHz, em aparelho dotado de *calipers* eletrônicos, e que tenha capacidade de congelar e armazenar imagens. Os recursos de obtenção de quadros anteriores (*cine loop*) e armazenamento de vídeos são especialmente importantes para o estudo do coração fetal. A manutenção periódica dos aparelhos é recomendada, não havendo predileção específica sobre o modelo ou a marca, e não há indicação da necessidade de recursos de dopplervelocimetria e avaliação tridimensional.

QUANDO REALIZAR O EXAME?

Pequenas variações em relação à idade gestacional ideal para a realização do exame morfológico de segundo trimestre podem ser encontradas, a depender das características específicas de cada serviço e suas localizações. Considera-se o período compreendido entre a vigésima e a vigésima quarta semana de uma gestação bem datada o período oportuno para o rastreamento. Algumas instituições optam por realizar o exame em uma cronologia um pouco mais precoce, podendo ser realizada a partir da décima oitava semana. É importante salientar que algumas anomalias são transitórias ou evolutivas, podendo se apresentar somente em etapas posteriores da gestação, ou serem resultado de infecções congênitas ou patologias hipóxico-isquêmicas.

GUIA PARA REALIZAÇÃO DO EXAME

Biometria (Fig. 6.1)

- Diâmetro biparietal (DBP);
- Circunferência cefálica (CC), podendo ser obtida após a aquisição do diâmetro occipitofrontal (DOF), e calculada através da fórmula (DBP + DOF) ×1,62;
- Circunferência abdominal (CA), podendo ser calculada através dos diâmetros anteroposterior (DAP) e transverso do abdome (DTA), utilizando-se a fórmula (DAP + DTA) × 1,57;
- Comprimento do fêmur (CF). O fêmur anterior deve ser medido, não havendo necessidade de medir o contralateral, exceto em situações específicas, como na suspeita de displasia esquelética ou diante de fêmur curto, situações nas quais recomenda-se a medida de todos os demais ossos longos.

Se não houver exame de primeiro trimestre, deve-se estabelecer a idade gestacional baseada no DBP e no CF (referenciar no relatório a tabela utilizada).

Os demais exames não devem alterar a idade gestacional e/ou a data provável do parto.

Anatomia

POLO CEFÁLICO (FIG. 6.2)

Recomenda-se a avaliação rotineira dos seguintes parâmetros:

Forma. Habitualmente de formato oval, o crânio não tem saliências ou defeitos focais e só é interrompido por suturas ecolucentes estreitas. As alterações de forma (p. ex., limão, morango, trevo) devem ser documentadas e investigadas.

Integridade. Nenhum defeito ósseo deve estar presente. Cefaloceles podem se manifestar através da saída de tecido cerebral por defeitos do osso frontal ou occipital, embora possam ocorrer também em outros locais.

Densidade. Ossos cranianos são normalmente hiperecogênicos, somente interrompidos por suturas cranianas em locais anatômicos específicos. A ausência da hiperecogenicidade, ou uma visibilidade exagerada do cérebro fetal deve levantar a suspeita de problemas de mineralização (p. ex., osteogênese imperfeita,

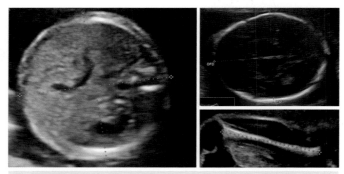

FIGURA 6.1. Seleção de imagens necessárias para o cálculo da biometria fetal. À esquerda, corte transversal do abdome, *acima à direita*, polo cefálico com a medida do diâmetro biparietal (DBP) na borda interna do parietal posterior, abaixo, o fêmur (Faculdade de Tecnologia em Saúde – FATESA, 2017).

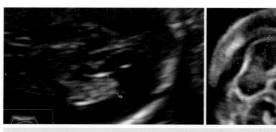

FIGURA 6.2. Imagens ampliadas do sistema nervoso central. Medidas do ventrículo lateral (à *esquerda*) e fossa posterior (à direita), medidas do diâmetro transverso do cerebelo, cisterna magna e prega nucal (Faculdade de Tecnologia em Saúde – FATESA, 2017).

hipofosfatasia). Mineralização pobre também pode ser suspeitada quando o crânio se deforma facilmente devido à pressão do transdutor contra a parede abdominal materna. Artefatos normalmente obscurecem o hemisfério mais próximo do transdutor.

Planos analisados e documentados. Três planos axiais permitem a visualização das estruturas cerebrais, são eles: o transtalâmico, o transventricular e o transcerebelar. As seguintes estruturas cerebrais devem ser avaliadas: ventrículos laterais (incluindo plexos coroides), *cavum* do septo pelúcido, foice do cérebro, tálamo, cerebelo, cisterna magna e prega nucal.

1. Plano transtalâmico

- Critérios anatômicos para obtenção da imagem:
  - Corte axial do polo cefálico fetal no nível dos tálamos.
  - Ângulo de insonação de aproximadamente 90° com a foice do cérebro.
  - Aspecto simétrico dos dois hemisférios cerebrais.
  - Linha média contínua, interrompida apenas pelos tálamos e pelo *cavum* do septo pelúcido.
  - Cerebelo não visualizado.
  - Ventrículos laterais não visualizados.
  - A imagem do polo cefálico deve ocupar pelo menos 50% da tela para uma adequada documentação.
- Medidas

A mensuração do diâmetro biparietal deve seguir a padronização da tabela utilizada pelo aparelho ou pelo sistema do relatório, uma vez que diversas maneiras de medir o diâmetro biparietal estão descritas. Napolitano et al.[1], em recente publicação, concluíram não haver diferença estatisticamente significativa entre o posicionamento do *caliper* no parietal posterior (limite ósseo interno ou externo), não havendo método "padrão-ouro" para a comparação. A medida do diâmetro occipitofrontal é recomendada, permitindo o cálculo da circunferência cefálica e do índice cefálico, e a consequente identificação de dolicocefalia ou braquicefalia.

2. Plano transventricular

- Critérios anatômicos para obtenção da imagem:
    - Corte axial do polo cefálico fetal acima do nível do tálamo.
    - Ângulo de insonação de aproximadamente 90º com a foice cerebral.
    - Aspecto simétrico dos dois hemisférios cerebrais.
    - Linha média contínua, interrompida apenas pelo *cavum* do septo pelúcido.
    - Cerebelo não visualizado.
    - Tálamo não visualizado.
    - Imagem do polo cefálico ocupando pelo menos 50% da tela.
- Medidas

A medida do atrioventricular é recomendada, por ser o método mais eficaz para avaliar a integridade do sistema ventricular. Devido à reverberação, que interfere na imagem obtida do hemisfério cerebral anterior, utiliza-se a medida do ventrículo lateral pertencente ao hemisfério posterior. Posicionam-se os *calipers* na porção interna das paredes do ventrículo, com a medida realizada ao nível do *glomus* do plexo coroide, perpendicular à cavidade do ventrículo. Os valores são estáveis no segundo trimestre, com média em torno de 6 a 8 mm, sendo considerados normais abaixo de 10 mm.

3. Plano transcerebelar

- Critérios anatômicos para obtenção da imagem:
    - Corte oblíquo do polo cefálico obtido a partir do plano transtalâmico com leve inclinação da parte posterior do transdutor no sentido caudal do feto.
    - Ângulo de insonação de aproximadamente 90º com a foice cerebral.
    - Aspecto simétrico dos dois hemisférios cerebrais.
    - Linha média contínua, interrompida apenas pelos tálamos e *cavum* do septo pelúcido.
    - Cerebelo visualizado.
    - Cisterna magna visualizada.
    - Tálamos visualizados.
    - Porção posterior dos ventrículos laterais não visualizada.
    - Imagem do polo cefálico ocupando pelo menos 50% da tela.
- Medidas

O diâmetro transverso do cerebelo deve ser obtido medindo-se o maior eixo transversal do mesmo, com os *calipers* posicionados na linha externa do cerebelo. A medida do diâmetro transverso do cerebelo corresponde a aproximadamente 1 mm por semana de idade gestacional entre 14 e 21 semanas. A cisterna magna deve ser medida posicionando-se o *caliper* entre o vermis cerebelar e a face interna do osso occipital. A profundidade da cisterna magna geralmente varia entre 2 e 10 mm. A prega nucal, quando subjetivamente aumentada, deverá ser mensurada neste plano. A medida é realizada da tábua externa do occipital à superfície externa da pele, sendo considerados aumentados valores maiores que 6 mm.

FACE FETAL

A avaliação mínima da face fetal deve incluir a tentativa de visualizar o lábio superior para afastar a possibilidade de lábio leporino, através da obtenção do plano coronal da face, onde também podem ser identificados o nariz e as narinas. Recomenda-se que o plano das órbitas seja subjetivamente analisado, levando-se em conta a proporção entre as órbitas e o espaço entre ambas. A integridade do palato e o perfil médio facial, quando tecnicamente viável, também devem ser analisados. Atenção à presença do osso nasal e ao aspecto do osso frontal, nem aplanado, nem proeminente.

- Critérios anatômicos para obtenção da imagem:
    - Corte coronal da face
        - Lábio superior visível.
        - Narinas visíveis.
        - Ângulos da boca visíveis.
        - Lábios ocupando mais de 50% da área da imagem.
    - Plano das órbitas
        - Ambas as órbitas visíveis e intactas.
        - Proporção entre as órbitas e o espaço interorbitário.
        - Cristalinos visíveis.

PESCOÇO FETAL

O pescoço fetal normalmente é visualizado como uma estrutura cilíndrica entre o polo cefálico e o tórax. Massas na região cervical, como higromas ou teratomas, devem ser documentadas.

TÓRAX

A forma deve ser regular com uma transição suave para o abdome. As costelas devem ter curvatura normal, sem deformidades. Ambos os pulmões devem aparecer homogêneos e sem evidência de desvio de mediastino ou massas, e devem ocupar cerca de dois terços da área do tórax. A interface diafragmática pode ser identificada como uma linha divisória hipoecoica entre o conteúdo torácico e abdominal (separando o fígado e estômago do pulmão).

CORAÇÃO

O rastreamento da doença cardíaca congênita é um exame designado para maximizar a identificação no segundo trimestre. Alguns aspectos relacionados aos princípios físicos devem ser considerados, como utilizar zona focal acústica única, campo de visão estreito e resoluções que melhoram o contraste, como a faixa dinâmica. O recurso de resgate de imagens prévias (*cine loop*) e até gravação de vídeos de curta duração devem ser utilizados, pois o movimento dos folhetos valvares pode ser mais bem avaliado sob essas condições. As imagens devem ser ampliadas até que o coração preencha entre um terço e metade da tela.

Exame cardíaco básico. O exame básico é realizado a partir da visualização do plano de quatro câmaras do coração fetal. Em relação aos ventrículos, existe um feixe muscular que cruza o ventrículo direito, e aparece como uma imagem ecogênica, que é a banda moderada. Sua presença identifica o ventrículo direito. A ponta do coração é formada pelo vértice do ventrículo esquerdo e, assim como ocorre com os átrios, os ventrículos mantêm relativa proporção entre si, podendo haver certa assimetria no terceiro trimestre. O septo ventricular deve ser avaliado com o feixe acústico incidindo de forma perpendicular a ele, pois artefatos podem dar a falsa sensação de comunicação interventricular quando em posição apical. A porção mais delgada do septo, ou membranosa, pode não ser vista devido à sombra acústica do *septo secundum* e centro fibroso do coração, gerando o diagnóstico incorreto. Em relação ao centro do coração, ou imagem da cruz cardíaca, cuidados devem ser tomados ao serem avaliadas as valvas atrioventriculares, pois é esperado que haja assimetria entre a posição das mesmas, sendo a tricúspide ligeiramente mais próxima do ápice cardíaco que a mitral. A simples retificação dessas estruturas pode conduzir ao diagnóstico de defeito do septo atrioventricular.

O intervalo de ritmo regular normal é de 120 a 160 batimentos por minuto, embora frequências basais em torno de 110 possam ser observadas em fetos próximos ao termo. Bradicardia transitória, em geral com duração inferior a 2 minutos, pode ser observada em fetos prematuros, no segundo trimestre. O coração deve estar localizado do lado esquerdo do tórax (do mesmo lado que o estômago fetal). Um coração normal geralmente não é maior do que um terço da área do tórax e não deve ser identificada efusão pericárdica. O coração é normalmente rodado em cerca de 45 ± 20° (2 SD) para o lado esquerdo do feto.

QUATRO CÂMARAS CARDÍACAS

- Critérios anatômicos para obtenção da imagem:
  - Corte axial do tórax na altura do coração.
  - Quatro câmaras cardíacas visualizadas.
  - Ápice do coração visualizado.
  - *Crux cordis* assimétrica visualizada.
  - Veias pulmonares visualizadas (ao menos duas).
  - Aorta descendente sendo o único vaso atrás do coração, entre o átrio esquerdo e a coluna.
  - Coração ocupando cerca de um terço da tela.
  - Imagem observada de dois ângulos diferentes: o primeiro com cerca de 90° entre o feixe sonoro e o septo interventricular para avaliação do septo; posteriormente gira-se o transdutor colocando-se o septo em zero grau com o feixe sonoro para a avaliação das válvulas mitral e tricúspide.

Exame cardíaco básico estendido. A identificação dos planos de saída dos ventrículos contribuiu para o aumento na taxa de detecção de malformações cardíacas. Publicações demonstram que, em mais de 90% das vezes, é possível se obter os planos de saída após a aquisição do corte quatro câmaras. Uma avaliação cardiológica básica estendida, que inclui os planos de saída da aorta e pulmonar, é mais propensa a identificar anomalias conotruncais como tetralogia de Fallot, transposição das grandes artérias, dupla via de saída do ventrículo direito e *truncus arteriosus*. Os grandes vasos normais são aproximadamente iguais em tamanho (com a artéria pulmonar ligeiramente mais calibrosa) e devem apresentar cruzamento entre si assim que saem das suas respectivas câmaras ventriculares. Ainda é possível avaliar o "plano de três vasos e traqueia", que é útil para avaliar a artéria pulmonar, aorta ascendente e veia cava superior à direita, em termos de seus tamanhos relativos e relações anatômicas.

VIA DE SAÍDA DO VENTRÍCULO ESQUERDO

- Critérios anatômicos para obtenção da imagem:
  - Corte axial do tórax na altura do coração.
  - Ângulo de insonação de aproximadamente 90 graus com o septo interventricular.
  - Rotação do transdutor de 20 a 30 graus em direção ao polo cefálico fetal após a visualização das quatro câmaras cardíacas.
  - Átrio esquerdo visualizado.
  - Ventrículo esquerdo visualizado.
  - Ventrículo direito visualizado.
  - Válvula aórtica não posicionada sobre o septo interventricular.
  - Via de saída do ventrículo esquerdo (aorta ascendente) direcionada para o ombro fetal direito, em contiguidade com o septo interventricular.
  - Coração ocupando cerca de um terço da tela.

VIA DE SAÍDA DO VENTRÍCULO DIREITO

- Critérios anatômicos para obtenção da imagem:
  - Corte axial do tórax na altura do coração.
  - Ângulo de insonação de aproximadamente 90° o com o septo interventricular.
  - Transdutor levemente movido em direção ao polo cefálico após a visualização da via de saída do ventrículo esquerdo.
  - Ventrículo esquerdo visualizado.
  - Ventrículo direito visualizado.
  - Válvula pulmonar sobre o ventrículo direito
  - Via de saída do ventrículo direito (artéria pulmonar) direcionada para o ombro fetal esquerdo, cruzando sobre a via de saída do ventrículo esquerdo.
  - Coração ocupando cerca de um terço da tela.

TRÊS VASOS E TRAQUEIA (3VT)

- Critérios anatômicos para obtenção da imagem:
  - Corte axial do tórax acima do coração.
  - Transdutor movido no sentido do polo cefálico fetal, sem angular, após a visualização do corte de quatro câmaras.
  - Artéria pulmonar visualizada em corte oblíquo, portanto com aspecto cilíndrico.
  - Aorta ascendente visualizada como círculo (corte axial).
  - Veia cava superior visualizada como círculo (corte axial).

- Artéria pulmonar, aorta ascendente e veia cava superior formando linha reta no sentido esquerda-anterior para direita-posterior e com diâmetros discretamente decrescentes.
- Aorta à esquerda da traqueia.
- Área de interesse ocupando cerca de um terço da tela.

ABDOME

A posição dos órgãos abdominais deve ser determinada. O estômago fetal deve ser identificado em sua posição normal do lado esquerdo. O intestino deve estar contido dentro do abdome e o cordão umbilical deve estar inserido em uma parede abdominal íntegra. Coleções anormais do intestino (p. ex., cistos entéricos, dilatação aparente do intestino) devem ser documentadas. Além do estômago do lado esquerdo, uma vesícula fetal pode ser vista no quadrante superior direito ao lado do fígado, embora este último achado não seja requisito mínimo do exame básico. Quaisquer outras estruturas císticas visualizadas no abdome devem ser imediatamente referidas para um exame mais detalhado. O local de inserção do cordão umbilical fetal deve ser examinado para indício de defeito de parede ventral, como onfalocele ou gastrosquise. Vasos do cordão também podem ser identificados através de imagens em escala de cinza como componente opcional do estudo anatômico de rotina. A bexiga fetal e ambos os rins devem ser identificados. Se tanto a bexiga quanto as pelves renais aparecem dilatadas, as medidas devem ser documentadas. A persistência da incapacidade em visualizar a bexiga deve ser imediatamente referida para uma avaliação mais detalhada.

- Critérios anatômicos para obtenção da imagem:
  - Corte axial do abdome fetal.
  - Estômago visualizado.
  - Seio portal visualizado.
  - Rins não visualizados.
  - Imagem do abdome ocupando pelo menos 50% da tela.
- Medidas

A medida da circunferência abdominal deve ser realizada colocando-se os *calipers* na linha externa da pele fetal.

O plano axial poderá ser usado para a obtenção das demais imagens do abdome fetal, adotando-se uma sequência desde a inserção do cordão umbilical na parede ventral até a bexiga, passando pela imagem dos rins, que são ligeiramente menos ecogênicos que as outras estruturas abdominais e podem ser adicionalmente avaliados pelos planos coronal e longitudinal.

COLUNA

Um exame satisfatório da coluna vertebral fetal requer perícia e varredura minuciosa, e os resultados são fortemente dependentes de posição fetal. Os planos transversal e sagital são geralmente informativos, e o plano coronal pode ajudar a identificar outras malformações, incluindo anormalidades vertebrais e agenesia sacral. A alteração mais frequente da coluna vertebral, espinha bífida aberta, é geralmente associada à anatomia intracraniana anormal, como uma deformidade cerebelar característica (sinal de banana) e cisterna magna obliterada, além de dilatação dos ventrículos laterais.

MEMBROS E EXTREMIDADES

A presença ou ausência de membros superiores/mãos e membros inferiores/pés deve ser sistematicamente observada. A contagem de dedos não deve fazer parte do exame, sendo a postura das extremidades, como a sobreposição de dedos ou a mão em garra, mais importantes no rastreamento. O fêmur deve ser avaliado quantitativamente para cálculo da estimativa de peso fetal e idade gestacional.

Fêmur

- Critérios anatômicos para obtenção da imagem:
  - Corte longitudinal da coxa fetal anterior.
  - Ambas as extremidades do fêmur identificadas, e medir apenas o comprimento da diáfise (é conveniente reduzir o ganho, para não superestimar a medida).
  - Ângulo do fêmur a aproximadamente 90 graus em relação ao feixe sonoro.
  - Imagem do fêmur ocupando pelo menos 50% da tela.
- Medidas

O *caliper* deve ser posicionado no maior eixo longitudinal do fêmur. Caso a medida do fêmur não seja compatível com a idade gestacional, a análise quantitativa deve ser realizada também em todos os outros segmentos dos membros inferiores e superiores.

Genitália

A avaliação da genitália externa não é considerada mandatória no exame de segundo trimestre. Entretanto, muitas vezes é desejo dos pais conhecer o sexo fetal, e a sua avaliação permite identificar casos de genitália ambígua (Fig. 6.3).

Placenta

A localização da placenta e sua relação com o orifício cervical interno devem ser descritas. Na maioria dos exames do segundo trimestre, a ultrassonografia transabdominal permite a definição clara da relação entre a placenta e o orifício cervical interno. Se a borda inferior da placenta atinge ou se sobrepõe ao orifício interno, é recomendado um exame de acompanhamento no terceiro trimestre, preferencialmente pela via transvaginal. Sua aparência também deve ser explorada, pois é possível identificar a presença de hemorragia, múltiplos cistos relacionados à triploidia e massas placentárias, como no corioangioma.

Pacientes com histórico de cirurgia uterina e placenta anterior baixa ou placenta prévia apresentam risco elevado de distúrbios de inserção da placenta. Nestes casos, a placenta deve ser examinada para achados de acretismo, a maioria dos quais são visíveis como múltiplas lacunas placentárias irregulares que mostram fluxo arterial ou misto. A aparência anormal da interface da parede do útero-parede da bexiga é bem específica para acretismo, mas é vista em poucos casos. A perda de espaço ecolucente entre uma placenta anterior e a parede uterina não é um marcador sensível nem específico para placenta acreta. Embora o acretismo possa

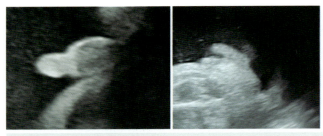

FIGURA 6.3. Genitálias externas de aspecto habitual, masculina, à esquerda, feminina à direita (Faculdade de Tecnologia em Saúde – FATESA, 2017).

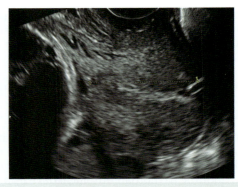

FIGURA 6.4. Magnificação da imagem na ultrassonografia transvaginal demonstrando o corte sagital mediano do colo uterino e sua medida para predição de trabalho de parto pré-termo (Faculdade de Tecnologia em Saúde – FATESA, 2017).

ser suspeitado durante um exame de segundo trimestre de rotina, uma avaliação mais detalhada é necessária para elucidar melhor essa condição.

Líquido amniótico

Uma maneira qualitativa ou semiquantitativa de avaliar o volume de líquido amniótico deve ser utilizada. Muitas vezes é preferível utilizar a avaliação qualitativa, pois os métodos semiquantitativos disponíveis podem apresentar grande variabilidade e baixa reprodutibilidade, sendo conveniente utilizá-los nos casos em que houver suspeita de aumento ou redução da quantidade fisiológica de líquido.

Avaliação do colo uterino pela via endovaginal

Considerando que recentes estudos demonstraram a possibilidade de redução da incidência de parto pré-termo e suas complicações neonatais pela avaliação do comprimento do colo uterino e da utilização da progesterona para pacientes com colo curto, embora essa avaliação não esteja incluída no exame morfológico de rotina, ela poderia ser solicitada pelo obstetra complementarmente por meio de ultrassonografia transvaginal. Consideram-se valores alterados quando inferiores a 25 mm.

- Critérios anatômicos para obtenção da imagem
  - A paciente deve esvaziar a bexiga e ficar em posição ginecológica.
  - O transdutor é introduzido na vagina e direcionado ao fórnice anterior. Deve-se cuidar para não exercer muita pressão, o que poderia, falsamente, alterar a medida
  - Um corte sagital do colo uterino deve ser obtido usando-se o eco glandular endocervical como guia para facilitar a identificação dos orifícios cervicais interno e externo
  - A imagem do colo deve ocupar pelo menos 75% da tela.
- Medidas

O *caliper* deve ser posicionado nos orifícios cervicais interno e externo, fazendo uma linha reta entre estes dois pontos (Fig. 6.4).

Exame de fetos malformados

Uma alteração estrutural fetal habitualmente acarreta ansiedade aos pais, tornando essa condição por vezes de difícil manejo. A busca por outras alterações deve sempre ser incentivada, pois não é incomum a ocorrência de demais achados, o que requer a avaliação do feto como um todo. Não é possível padronizar previamente esse tipo de exame, pois ele deve ser dirigido para a patologia apresentada pelo feto, e pode ser dificultado por situações que reduzem a qualidade da imagem, como a presença de oligoâmnio ou polidrâmnio. A biometria deve ser sempre realizada e este exame deve ser sempre solicitado como exame morfológico, independentemente da idade gestacional ou do número de avaliações já realizadas. A avaliação do feto malformado deverá incluir todas as medidas necessárias para a avaliação do caso em questão (p. ex., em hérnias diafragmáticas congênitas deve ser calculada a relação pulmão/cabeça; em displasias esqueléticas devem ser medidos todos os ossos longos e calculado o índice cardíaco etc.). É recomendado que seja feito o encaminhamento a uma unidade de assistência em nível terciário sempre que possível, para aumento da vigilância fetal e terapia quando indicada (Figs. 6.5 a 6.7).

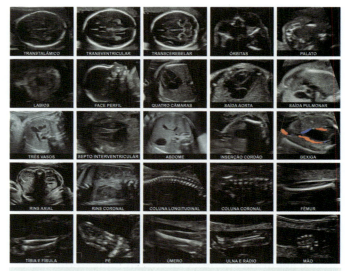

FIGURA 6.5. Imagens recomendadas para documentação mínima do exame morfológico de segundo trimestre (Faculdade de Tecnologia em Saúde – FATESA, 2017).

ULTRASSONOGRAFIA OBSTÉTRICA MORFOLÓGICA DE SEGUNDO TRIMESTRE
Exame realizado em modo : [ ] Bidimensional, [ ] Tridimensional, [ ] Outro:
Com equipamento Dinâmico   Marca: Modelo:
Varredura : [ ] Convexa, [ ] Outro:
Frequência: [ ] Única, [ ] Multifreq., [ ] Banda Larga de [ ] a [ ] Acesso: [ ] Abdominal, [ ] Endovaginal
Dados Clínicos: [ ] Solicitação médica, [ ] Controle de rotina, [ ] Outro:
Condições Técnicas: [ ] Boas, [ ] Limitadas por: [ ] Outro:
Gestações : [ ] Única, [ ] Múltipla, [ ], [ ] Corionicidade, [ ] Número de Fetos
DUM /   / IG (DUM):

FETO
Situação: [ ] Longitudinal. [ ] Oblíqua. [ ] Transversa. [ ] Indiferente. [ ] Outro:
Apresentação: [ ] Cefálica. [ ] Pélvica. [ ] Córmica. [ ] Indiferente. [ ] Outro:
Dorso: [ ] Anterior. [ ] Posterior. [ ] Superior. [ ] Inferior. [ ] Lateral Direito [ ] Lateral Esquerdo. [ ] Outro:

BIOMETRIA FETAL   **VALORES DE REFERÊNCIA**
DBP: –   cm.   DAP: cm.   Índice Cefálico: % (70 a 86   %)
DOF: cm.   DTA: cm.   Relação CF/DBP: % (71 a 87   %)
CC :   cm.   CA :   cm.   Relação CF/CA: % (20 a 24   %)
CF :   cm.   Relação CC/CA: % (a   %)
Peso esperado: [ ]   a [ ] Grs. Peso Fetal: [ ] (Shepard) Grs.,   [ ] (Hadlock) Grs.

PLACENTA
Inserção: [ ] Tópica. [ ] Heterotópica. [ ] Outro:
Posição: [ ] Anterior. [ ] Posterior. [ ] Inferior. [ ] Lateral Direita. [ ] Lateral Esquerda. [ ] Fundica. [ ] Outro
Textura: [ ] Homogênea. [ ] Heterogênea. [ ] Outro:
Cavidade Amniótica: [ ] Habitual. [ ] Oligoidramnia. [ ] Polidramnia. [ ] Não Visibilizada. [ ] Outro
Maior Bolsão   cm. Ref.:   a   cm.

CRÂNIO E SISTEMA NERVOSO CENTRAL:
Analisar Formato, Eogenicidade, Descontinuidades
[ ] Habitual, [ ] Não Habitual, [ ] Outro:
Analisar Parênquima, Plexo Coroide, Pedúnculos, Tálamos, Cavum, Foice e Corpo Caloso
[ ] Habitual, [ ] Não Habitual, [ ] Outro:
Ventrículo lateral (átrio):   mm. Cerebelo (diâmetro transverso):   mm
Cisterna Magna: mm. Prega Nucal: mm.

FACE:
Analisar Perfil, Narinas, Lábios, Maxilar, Palato, Mandíbula, Mento, Língua, Órbitas, Cristiano, Orelhas
[ ] Habitual, [ ] Não Habitual, [ ] Outro:

PESCOÇO:
Analisar presença de massas ou formações císticas
[ ] Habitual, [ ] Não Habitual, [ ] Outro:

TÓRAX:
Analisar Massas e tumorações, Parênquima pulmonar, espaço pleural e Diafragma
[ ] Habitual, [ ] Não Habitual, [ ] Outro:

CORAÇÃO:
Atividade Cardíaca: [ ] Habitual, [ ] Não Habitual, [ ]Outro: Freq. Cardíaca ____bpm.
Analisar Dimensões, Volume e relação com os diâmetros torácicos, Eixo Cardíaco, 4 Câmaras, dimensões e simetria, Integridade dos septos, Ápice cardíaco e topografia dos grandes vasos [ ] Habitual, [ ] Não Habitual, [ ], Outro:

ABDOME:
Estômago: [ ] Habitual, [ ] Não Habitual, [ ] Outro:
Intestino: [ ] Habitual, [ ] Não Habitual, [ ] Outro:
Rins: [ ] Habitual, [ ] Não Habitual, [ ] Outro:
Bexiga: [ ] Habitual, [ ] Não Habitual, [ ] Outro:
Inserção do cordão: [ ] Habitual,   [ ] Não Habitual,   [ ] Outro:
Vasos Umbilicais: [ ] Habitual, [ ] Não Habitual, [ ] Outro:

COLUNA:
Analisar Anormalidades, Curvatura, forma e número de vértebras nos planos sagital, coronal e transverso.
[ ] Habitual, [ ] Não Habitual, [ ] Outro:

MEMBROS:
Analisar integridade, proporções, simetrias e anormalidades de membros, pés e mãos
Braço Direito: [ ] Habitual, [ ] Não Habitual, [ ] Outro:
Braço Esquerdo: [ ] Habitual, [ ], Não Habitual, [ ] Outro:
Perna Direita: [ ] Habitual, [ ] Não Habitual, [ ] Outro:
Perna Esquerda: [ ] Habitual, [ ] Não Habitual, [ ] Outro:

OUTROS ACHADOS:
___

NÚMERO DE IMAGENS:
[ ] Impressas, [ ] Salvas
Idade Gestacional Ecográfica de   +/– 1 semana.
Idade Gestacional Segundo Exame Anterior

OPINIÃO DO RELATÓRIO
Crescimento fetal:
[ ] Habitual, [ ] Não Habitual, [ ] Na ausência de exames anteriores e/ou DUM, não foi possível avaliar
Morfologia fetal:
[ ] Habitual, [ ] Não Habitual, [ ] Não foi possível avaliar as seguintes estruturas

FIGURA 6.6.   Sugestão de descrição mínima para o relatório de exame morfológico de segundo trimestre.

Nome da paciente (ou responsável legal): _____
Documento de identificação:_____

Declaro para os devidos fins, e sob as penas legais, que fui identificada acima e firmei assinatura abaixo, tendo recebido de maneira clara e compreensível as explicações sobre os riscos inerentes ao procedimento, bem como seus objetivos e suas limitações. Fui devidamente orientada que o exame de Ultrassonografia, por se tratar de procedimento dinâmico, está sujeito a inúmeras variáveis, que podem dificultar ou mesmo impossibilitar a aquisição de imagens fundamentais para a precisão diagnóstica e a análise de determinado segmento anatômico, tais como a posição fetal durante o procedimento, a quantidade de líquido amniótico, características maternas, entre outras. Declaro, portanto, que entendo poder haver limitações ao diagnóstico, e que o exame será realizado com minha anuência.

Local,   ,_____ de _____.

FIGURA 6.7. Sugestão de termo de consentimento antes da realização do exame morfológico de segundo trimestre.

Referência bibliográfica

1. Napolitano R, Donadono V, Ohuma EO, Knight CL, Wanyonyi SZ, Kemp B, Norris T, Papageorghiou AT. Ultrasound Obstet Gynecol. 2016;48:80-85. Scientific basis for standardization of fetal head measurements by ultrasound: a reproducibility study.

Bibliografia

ACOG practice bulletin 58. Ultrasonography in pregnancy. Obstet Gynecol. 2004;104: 1449-1458.

Bronshtein M, Gover A, Zimmer EZ. Sonographic definition of the fetal situs. Obstet Gynecol. 2002;99:1129-1130.

Bruns RF, Araújo-Júnior E, Moron AF. In: Coleção Febrasgo – Medicina fetal, Melo BR, Fonseca EB. Elsevier; 2012.

Carvalho JS, Allan LD, Chaoui R, Copel JA, DeVore JR, Hecher K, Lee W, Muñoz H, Paladini D, Tutschek B, Yagel S. ISUOG practice guidelines (updated): sonographic screening examination of fetal heart. Ultrasound Obstet Gynecol. 2013;41:348-359.

Cardiac screening examination of the fetus: guidelines for performing the 'basic' and 'extended basic' cardiac scan. Ultrasound Obstet Gynecol 2006;27:107-113.

Chaoui R. The four-chamber view: four reasons why it seems fail in screening for cardiac abnormalities and suggestions to improve detection rate. Ultrasound Obstet Gynecol. 2003;22:3-10.

Figueras F, Grátacos E. update on the diagnosis and classification of fetal growth restriction and proposal of a stage-based management protocol. Fetal Diagn Ther. 2014;36:86-98.

Fonseca EB, Celik E, Parra M, Singh M, Nicolaides KH. Progesterone and the risk of preterm birth among women with a short cervix. N Engl J Med. 2007;357:462-469.

Finberg HJ, Williams JW. Placenta accreta: prospective sonographic diagnosis in patients with placenta previa and prior cesarean section. J Ultrasound Med. 1992;11:333-343.

Nicolaides KH, Pilu G, Ximenes R, Jeanty P. Diagnosis of fetal abnormalities – The 18-23 weeks scan. Ultrasound Obstet Gynecol and Fetal Medicine Foundation 2002.

Omstock CH, Love JJ Jr, Bronsteen RA, Lee W, Vettraino IM, Huang RR, Lorenz RP. Sonographic detection of placenta accreta in the second and third trimesters of pregnancy. Am J Obstet Gynecol. 2004;190:1135-1140.

Salomon LJ, Alfirevic Z, Berghella V, Bilardo C, Hernandez-Andrade E, Johnsen SL, Kalache K, Leung K-Y, Malinger G, Munoz H, Prefumo F, Toi A, Lee W on behalf of the ISUOG Clinical Standards Committee. Practice guidelines for performance of the routine mid-trimester fetal ultrasound scan. Ultrasound Obstet Gynecol. 2011;37:116-126.

Saltvedt S, Almstrom H, Kublickas M, Valentin L, Grunewald C. Detection of malformations in chromosomally normal fetuses by routine ultrasound at 12 or 18 weeks of gestation – a randomised controlled trial in 39,572 pregnancies. BJOG 2006;113:664-674.

Schwarzler P, Senat MV, Holden D, Bernard JP, Masroor T, Ville Y. Feasibility of the second-trimester fetal ultrasound examination in na unselected population at 18, 20 or 22 weeks of pregnancy: a randomized trial. Ultrasound Obstet Gynecol. 1999;14:92-97.

Sonographic examination of the fetal central nervous system: guidelines for performing the 'basic examination' and the 'fetal neurosonogram' Ultrasound Obstet Gynecol. 2007;29:109-116.

Tegnander E, Eik-Nes SH, Johansen OJ, Linker DT. Prenatal detection of heart defects at the routine fetal examination at 18 weeks in a non-select population. Ultrasound Obstet Gynecol. 1995;5:372-380.

To MS, Alfirevic Z, Heath VC, Cicero S, Cacho AM, Williamson PR, Nicolaides KH. Cervical cerclage for prevention of preterm delivery in women with short cervix: randomised controlled trial. Lancet 2004;363:1849-1853.

Yagel S, Arbel R, Anteby EY, Raveh D, Achiron R. The three vessels and trachea view (3VT) in fetal cardiac scanning. Ultrasound Obstet Gynecol. 2002;20:340-345.

Yoo SJ, Lee YH, Kim ES, Ryu HM, Kim MY, Choi HK, Cho KS, Kim, A. Three-vessel view of the fetal upper mediastinum: an aesy means of detecting abnormalities of the ventricular outflow tracts and great arteries during obstetric screening. Ultrasound Obstet Gynecol. 1997;9:173-182.

7 Características Ultrassonográficas das Principais Alterações Cromossômicas no Segundo Trimestre

Kypros H. Nicolaides

Jader de Jesus Cruz

Introdução

As anomalias cromossômicas são universalmente uma das principais causas de óbito perinatal e limitações na infância. O alto risco para doenças cromossômicas é o motivo que mais leva gestantes a se submeterem à realização de procedimentos invasivos de diagnóstico pré-natal como a biópsia de vilo corial e a amniocentese.

Nos anos 1970, o principal método de rastreamento para aneuploidias era a idade materna. Na década de 1980, o rastreamento era realizado por meio de bioquímica do soro materno e exame de ecografia detalhado no segundo trimestre. Nos anos 1990, a ênfase foi direcionada ao primeiro trimestre ao se perceber que a maioria dos fetos com trissomia 21 poderia ser detectada pela combinação da idade materna, medida da espessura da translucência nucal no feto (TN), dosagem no soro materno da fração beta livre da gonadotrofina coriônica humana (β-hCG livre) e da proteína plasmática A específica da gestação (PAPP-A). O rastreamento por este teste combinado pode identificar 90% dos fetos com trissomia do 21 para uma taxa de falsos-positivos de 5%. Com o acréscimo de novos marcadores ecográficos, como a avaliação do osso nasal, índice de pulsatilidade do ducto venoso e a pesquisa de regurgitação na válvula tricúspide é possível aumentar a taxa de detecção para 96% com um falso-positivo de 3%.

Características específicas na ultrassonografia

No primeiro trimestre, uma característica comum a muitas das anomalias cromossômicas é a espessura aumentada da translucência nucal. Mais tarde na gestação, no segundo trimestre, cada alteração cromossômica tem seu próprio padrão sindrômico (Tabela 7.1). As anomalias cromossômicas mais comuns são a trissomia dos cromossomos 21, 18 e 13; síndrome de Turner, anomalias dos cromossomos sexuais (47 XXX, 47 XXY, 47 XYY) e triploidia.

TRISSOMIA DO CROMOSSOMO 21 (SÍNDROME DE DOWN)

Dentre os casos de trissomia do cromossomo 21, 95% se devem à trissomia completa deste cromossomo, 3% das vezes se devem à translocação e 2% ao mosaicismo. A síndrome de Down está associada a alterações estruturais como braquicefalia, hipoplasia ou ausência do osso nasal (Fig. 7.1), ventriculomegalia moderada (Fig. 7.2), edema da prega nucal (Fig. 7.3), defeitos cardíacos, principalmente defeito do septo atrioventricular (Fig. 7.4), atresia duodenal (Fig. 7.5), intestino hiperecogênico, hidronefrose moderada (Fig. 7.6), fêmur e úmero curtos, espaçamento aumentado entre o primeiro e o segundo pododáctilo, conhecido como *sandal gap* (Fig. 7.7), clinodactilia (hipoplasia da falange média do quinto dedo da mão) (Fig. 7.8) e trajeto aberrante da artéria subclávia direita conhecido como *ARSA* (do inglês, *aberrant right subclavian artery*) (Fig. 7.9).

TRISSOMIA DO CROMOSSOMO 18 (SÍNDROME DE EDWARDS)

É a segunda anomalia cromossômica mais comum. A síndrome de Edwards está associada a malformações estruturais múltiplas, tais como crânio em formato de morango, cistos de plexo coroide (Fig. 7.10), ausência de corpo caloso (Fig. 7.11), cisterna magna aumentada,

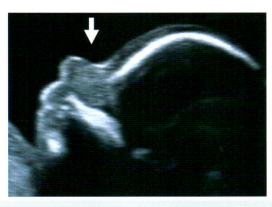

FIGURA 7.1. Perfil fetal no segundo trimestre, a *seta* indica a ausência do osso nasal.

TABELA 7.1. Anomalias estruturais e a relação com anomalias cromossômicas

	Tr 21	Tr 18	Tr 13	Triploidia	Turner
Cabeça em forma de morango		x			
Braquicefalia	x	x	x		x
Microcefalia			x		x
Ventriculomegalia	x	x		x	
Holoprosencefalia			x		
Cisto de plexo coroide	x	x			
Ausência de corpo caloso		x			
Cisto de fossa posterior	x	x	x		
Cisterna magna aumentada	x	x	x		
Fendas faciais		x	x		
Micrognatia		x		x	
Edema de prega nucal	x	x	x		x
Hérnia diafragmática		x	x		
Malformações cardíacas	x	x	x	x	x
Onfalocele		x	x		
Atresia duodenal	x				
Hidronefrose moderada	x	x	x		x
Hidropisia fetal	x				x
Fêmur curto	x	x		x	x
Clinodactilia	x			x	
Mãos em garra		x			
Polidactilia			x		
Sindactilia				x	
Pé torto		x	x	x	

Tr, Trissomias.

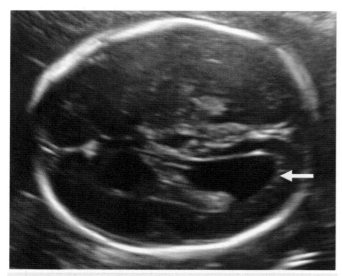

FIGURA 7.2. Corte transversal da cabeça fetal no segundo trimestre, a *seta* indica a ventriculomegalia.

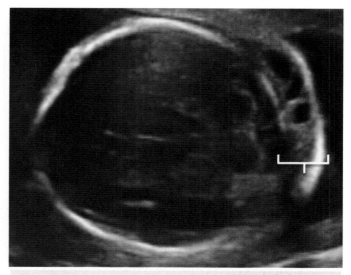

FIGURA 7.3. Corte transversal da cabeça fetal demonstrando o edema da nuca no segundo trimestre.

Características Ultrassonográficas das Principais Alterações Cromossômicas no Segundo Trimestre 49

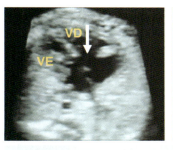
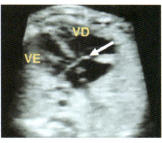

FIGURA 7.4. Coração fetal no plano das quatro câmaras, a seta indica o defeito do septo atrioventricular (A) válvula única aberta (B) válvula única fechada. VE, ventrículo esquerdo; VD, ventrículo direito.

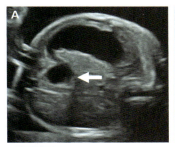
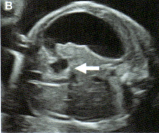

FIGURA 7.5. Corte transversal do abdome fetal no segundo trimestre, ambas as figuras demonstram o sinal da "dupla bolha" característica da atresia duodenal.

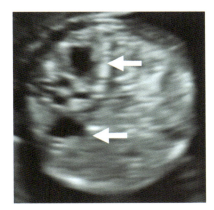

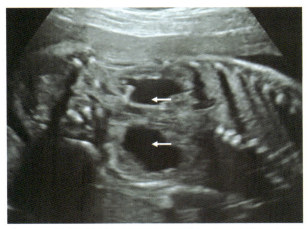

FIGURA 7.6. Corte transversal (A) e coronal (B) do abdome fetal demonstrando hidronefrose bilateral (setas).

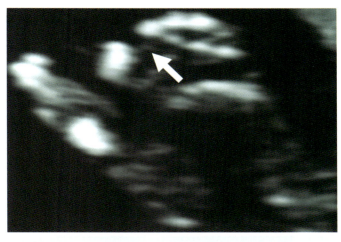

FIGURA 7.7. A seta indica o espaço aumentado entre o primeiro e o segundo pododáctilos (sandal gap).

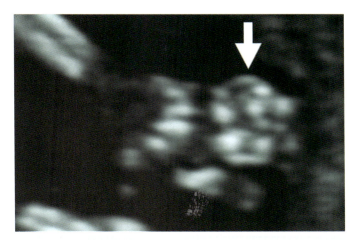

FIGURA 7.8. Clinodactilia.

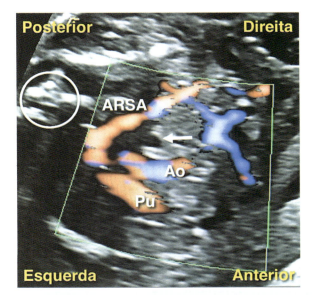

FIGURA 7.9. Artéria subclávia direita aberrante (ARSA). A seta indica a posição da traqueia enquanto o círculo indica a coluna. Ao, artéria aorta; Pu, artéria pulmonar.

fendas faciais (Fig. 7.12), micrognatia (Fig. 7.13), edema da prega nucal (Fig. 7.3), defeitos cardíacos, hérnia diafragmática (Fig. 7.14), atresia esofágica, onfalocele (principalmente as pequenas, que contêm somente intestino) (Fig.7.15), artéria umbilical única (Fig. 7.16), defeitos renais, intestino hiperecogênico, mielomeningocele (Fig. 7.17), restrição de crescimento, membros curtos, pé torto, mão em garra e pés do tipo *rocker bottom*.

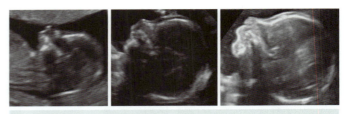

FIGURA 7.13. Corte sagital da face fetal demonstrando micrognatia.

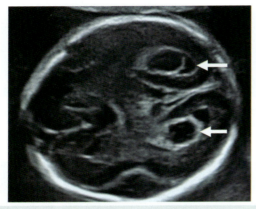

FIGURA 7.10. Corte transversal da cabeça fetal demonstrando cistos de plexo coroide bilateral no segundo trimestre.

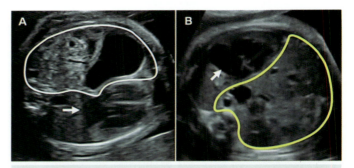

FIGURA 7.14. Corte transversal do tórax fetal demonstrando: (*A*) hérnia diafragmática com alças intestinais e estômago, porém sem fígado e (*B*) hérnia contendo o fígado. Note o desvio do coração apontado pelas *setas*.

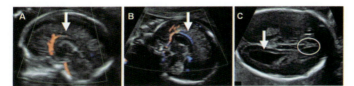

FIGURA 7.11. (*A*) Corte sagital da cabeça fetal no segundo trimestre com Doppler color a ausência parcial da artéria pericalosa. (*B*) Corte sagital da cabeça fetal demonstrando no segundo trimestre com Doppler color demonstrando a artéria pericalosa normal. (*C*) Corte transversal da cabeça fetal demonstrando a ausência do *cavum* do septo pelúcido (*círculo*) e o ventrículo lateral com o sinal da gota de lágrima (*seta*).

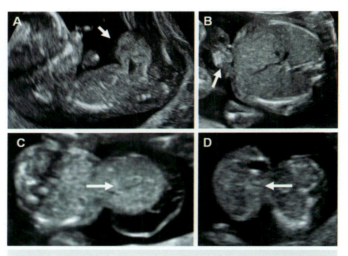

FIGURA 7.15. Imagens de onfalocele. (*A* e *D*) onfalocele grande contendo estômago e fígado, (*B*) onfalocele pequena contendo somente alças intestinais (*C*) onfalocele grande contendo fígado.

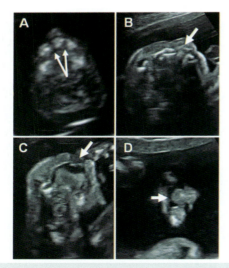

FIGURA 7.12. Imagens demonstram fendas faciais. (*A*) Fenda palatina bilateral às 12 semanas. (*B*) Fenda palatina central em feto às 22 semanas. (*C*) Fenda labial central em feto com 22 semanas e (*D*) fenda labial bilateral as 22 semanas.

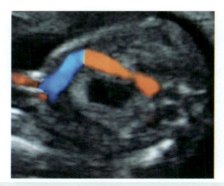

FIGURA 7.16. Artéria umbilical única.

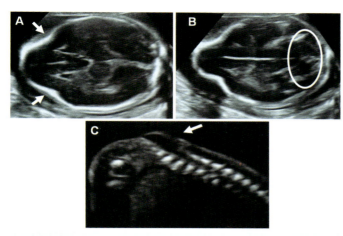

FIGURA 7.17. (A) sinal do limão, no corte transversal da cabeça fetal. (B) Sinal da banana, ao se avaliar o cerebelo no segundo trimestre. (C) Espinha bífida aberta.

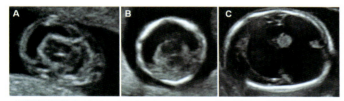

FIGURA 7.18. Holoprosencefalia alobar as 12 semanas (A) 14 semanas (B) e 22 semanas (C).

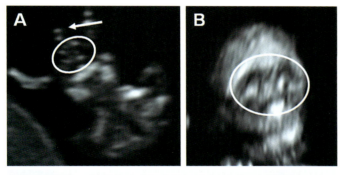

FIGURA 7.19. (A) Ciclopia (círculo) e probóscide (seta). (B) Corte coronal da face fetal demonstrando hipotelorismo severo.

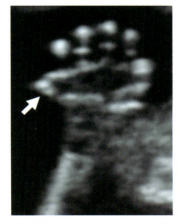

FIGURA 20. Polidactilia contra-axial no segundo trimestre (seta).

TRISSOMIA DO CROMOSSOMO 13 (SÍNDROME DE PATAU)

A síndrome de Patau está associada a múltiplas anomalias estruturais como holoprosencefalia (Fig. 7.18) e defeitos faciais associados a anomalias da linha média (Fig. 7.19), microcefalia, defeitos cardíacos e renais, onfalocele (Fig. 7.15) e polidactilia (principalmente em posição contra-axial) (Fig. 7.20).

TRIPLOIDIAS

As triploidias em que os cromossomos extras são de origem paterna estão associadas a placentas grandes e císticas (placenta molar) (Fig. 7.21). Quando o cromossomo extra é de origem materna, a placenta é fina e tem ecogenicidade habitual e o feto apresenta restrição de crescimento assimétrica grave e precoce (Fig. 7.22). As malformações estruturais apresentadas mais comuns são ventriculomegalia (Fig. 7.2), micrognatia (Fig. 7.13), malformações cardíacas, mielomeningocece (Fig. 7.17) e sindactilia.

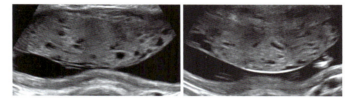

FIGURA 7.21. Imagens mostram placenta de volume aumentado e com cistos (molar).

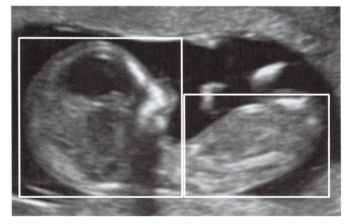

FIGURA 7.22. Corte sagital do feto no primeiro trimestre, demonstrando a restrição de crescimento assimétrica severa na triploidia. Note a desproporção importante entre a cabeça e o corpo.

TURNER

A síndrome de Turner pode se apresentar de duas formas. Uma forma é letal, e está associada a edemas muito importantes da prega da nuca, derrames pleurais, ascite e malformações cardíacas (Fig. 7.23). O tipo não letal pode não demonstrar nenhuma alteração ecográfica.

Estudos mostram que as anomalias cromossômicas são frequentemente associadas a múltiplas anormalidades anatômicas fetais. Na prática, o que isso quer dizer é que, uma vez identificado um defeito estrutural em exame ecográfico de rotina, é importante realizar cuidadosa e extensiva avaliação da anatomia fetal a fim de encontrar outros defeitos que possam estar associados, pois a presença de defeitos adicionais aumenta substancialmente o risco de anomalias cromossômicas.

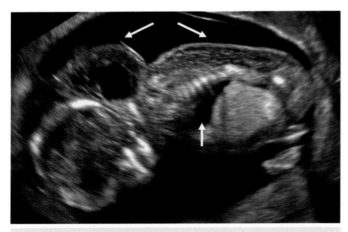

FIGURA 7.23. Imagem de feto com síndrome de Turner, as *setas* indicam o edema da nuca acentuado, o edema subcutâneo e o derrame pleural.

Bibliografia

Borenstein M, Minekawa R, Zidere, V, Nicolaides KH, Allan LD. Aberrant right subclavian artery at 16 to 23 + 6 weeks of gestation: a marker for chromosomal abnormality. Ultrasound in Obstetrics & Gynecology. 2010;36(5):548-552.

Maiz N, Wright D, Ferreira AFA, Syngelaki A, Nicolaides KH. A mixture model of ductus venosus pulsatility index in screening for aneuploidies at 11-13 weeks gestation. Fetal Diagnosis and Therapy. 2012;31(4):221-229.

Maiz N, Valencia C, Kagan KO, Wright D, Nicolaides KH. Ductus venosus Doppler in screening for trisomies 21, 18 and 13 and Turner syndrome at 11-13 weeks of gestation. Ultrasound in Obstetrics & Gynecology. 2009;33(5):512-517.

Molina F, Persico N, Borenstein M, Sonek J, Nicolaides KH. Frontomaxillary facial angle in trisomy 21 fetuses at 16–24 weeks of gestation. Ultrasound Obstet Gynecol. 2008;31:384-387.

Nicolaides KH, Azar G, Byrne D, Mansur C, Marks K. Fetal nuchal translucency: ultrasound screening for chromosomal defects in first trimester of pregnancy. BMJ. 1992;304:867-889.

Nicolaides KH. Screening for fetal chromosomal abnormalities: need to change the rules. Ultrasound Obst Gynecol. 1994;4:353-354.

Nicolaides KH. Turning the pyramid of prenatal care. Fetal Diagn Ther. 2011;29:183-196.

Nicolaides KH. A model for a new pyramid of prenatal care based on the 11-13 weeks assessment. Prenat Diagn. 2011;313-6.

Nicolaides KH. Screening for chromosomal defects. Ultrasound Obst Gynecol. 2003;23:131-321.

Nicolaides KH. Features of chromosomal defects. In: Diagnosis of fetal abnormalities, the 18-23 weeks scan. Parthenon Publishing: Carnforth, 1999:99-104.

Nyberg DA, Souter VL, El-Bastawissi A, Young S, Luthhardt F, Luthy DA. Isolated sonographic markers for detection of fetal Down syndrome in the second trimester of pregnancy. J Ultrasound Med. 2001;20:1053-1063.

Persico N, Molina F, Borenstein M, Azumendi G, Nicolaides KH. Nasal bone length in euploid fetuses at 16-24 weeks gestation by three dimensional ultrasound. Ultrasound Obst Gynecol. 2010;36:85-290.

Plasencia W, Dagklis T, Sotiriadis A, Borenstein M, Nicolaides KH. Frontomaxillary facial angle at 11+0 to 13+ 6 weeks' gestation – reproducibility of measurements. Ultrasound Obstet Gynecol. 2007;29:18-21.

Rembouskos G, Passamonti U, De Robertis V, Tempesta A, Campobasso G, Volpe G, et al. Aberrant right subclavian artery (ARSA) in unselected population at first and second trimester ultrasonography. Prenatal Diagnosis. 2012;32(10):968-975. http://doi.org/10.1002/pd.3942.

Snijders RJM, Nicolaides KH (eds). Assessment of risks. In: Ultrasound markers for fetal chromosomal defects. Carnforth Parthenon Publishing;1996. p. 63-120.

Sonek JD, Cicero S, Neiger R, Nicolaides KH. Nasal bone assessment in prenatal screening for trisomy 21. Am J Obstet Gynecol. 2006;195:1219-1230.

Staboulidou I, Pereira S, De Jesus Cruz J, Syngelaki A, Nicolaides KH. Prevalence and outcome of absence of ductus venosus at 11+0 to 13+6 weeks. Fetal Diagnosis and Therapy. 2011;30(1):35-40.

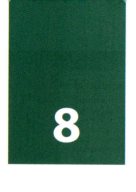

8 Rastreamento Ecográfico das Alterações Cromossômicas no Segundo Trimestre

Kypros H. Nicolaides

Jader de Jesus Cruz

Introdução

O primeiro método de rastreamento de anomalias cromossômicas foi baseado em observações feitas por Shuttleworth em 1909, as quais concluíam que a incidência de alterações cromossômicas, como a trissomia do 21, está associada ao avanço da idade materna. Apesar da idade materna ter ainda um papel importante na avaliação do risco para anomalias cromossômicas, não é correto oferecer a uma gestante um teste diagnóstico invasivo (amniocentese ou biópsia de vilo corial) com base somente nessa característica. Nos dias atuais, tornou-se imperativa a avaliação de risco paciente-específico de toda gestante que tenha vontade de saber o risco que seu filho tem de ter trissomia do 21, por exemplo. Essa avaliação de risco deve, idealmente, sempre passar por uma avaliação ultrassonográfica entre 11 e 13 semanas (ou 45–84 mm de comprimento craniocaudal) e 20 a 23 semanas. Os achados ecográficos podem ainda ser combinados com marcadores bioquímicos no primeiro trimestre como PAPP-A (proteína plasmática A específica da gestação), β-hCG livre (fração beta livre da gonadotrofina coriônica humana) e PlGF (fator de crescimento placentário). Atualmente, é possível incorporar os resultados da pesquisa de DNA (ácido desoxirribonucleico) fetal livre no sangue materno em qualquer altura da gravidez. O resultado final deste rastreamento é o que deve ser utilizado no aconselhamento e a decisão final entre realizar ou não um teste diagnóstico invasivo será sempre do casal ou da gestante.

Rastreamento no primeiro trimestre

Nos anos 1970, o principal método de rastreamento para aneuploidias era a idade materna. Nos anos 1980, o rastreamento era feito com base na bioquímica materna e a ecografia no segundo trimestre. Nos anos 1990, o enfoque do rastreamento passou a ser o primeiro trimestre quando se percebeu que a maioria dos fetos com trissomia do 21 podiam ser identificados pela associação da idade materna, transluscência nucal fetal, níveis séricos maternos da β-hCG livre e níveis séricos maternos da PAPP-A. O rastreamento realizado com essa combinação de marcadores consegue identificar cerca de 90% dos fetos com trissomia do 21, com uma taxa de falsos-positivos de 5%. Estudos mais recentes demonstraram que é possível melhorar a *performance* deste teste com a inclusão de outros marcadores ecográficos no primeiro trimestre, como o osso nasal, índice de pulsatilidade no ducto venoso e a presença de regurgitação pela válvula tricúspide (Tabela 8.1).

TABELA 8.1. Comparativo entre diferentes métodos de rastreamento

	Taxa de detecção (%)	Taxa de falsos-positivos (%)
Idade materna (IM)	30	5
IM + translucência nucal (TN)*	75	5
IM + TN + β-hCG e PAPP-A*	90	5
IM + TN + MEA** + β-hCG e PAPP-A*	93–96	2,5
IM + bioquímica (2º trimestre)	60–70	5
Rastreio ecográfico no 2º trimestre	75	10–15
cfDNA	99	0,1

*Entre 11-13+6d semanas. ** MEA, marcadores ecográficos adicionais no primeiro trimestre. β-hCG, fração beta livre de gonadotrofina coriônica humana; PAPP-A, proteína plasmática A específica da gestação.

Mais recentemente, a pesquisa no sangue materno da fração livre do DNA fetal (do inglês, cfDNA, *cell free DNA*, do inglês) permite um rastreio para trissomia do 21 com taxa de detecção em torno de 99% com falso-positivo de cerca de 0,1%. Este teste pode ser incorporado ao rastreamento de aneuploidias no primeiro e/ou segundo trimestre da gravidez.

Rastreamento no segundo trimestre

PRINCÍPIOS BÁSICOS DE RASTREAMENTO

Toda grávida tem uma chance, ou risco, de que seu bebê tenha uma anomalia cromossômica. Nossa responsabilidade é avaliar as chances de a gestação ser afetada utilizando o melhor método de rastreamento disponível no momento, e dar aos pais informações suficientes para que eles possam decidir entre realizar ou não um teste invasivo com a finalidade de diagnosticar uma eventual anomalia cromossômica.

Para cada gestante é possível calcular um risco específico. Para isso, deve-se levar em consideração o risco basal (o qual depende da idade materna e idade gestacional) e multiplicá-lo por uma série de fatores, que dependem dos achados ecográficos e resultados de testes bioquímicos no soro materno, realizados durante a gestação. Cada vez que um teste é realizado, o seu risco relativo é então multiplicado ao risco basal gerando um novo risco que passa a ser o risco basal para um novo teste.

IDADE MATERNA E IDADE GESTACIONAL

O risco para muitas anomalias cromossômicas aumenta com a idade materna, porém esse mesmo risco diminui, em algumas situações, com a idade gestacional, uma vez que fetos com anomalias cromossômicas estão mais propensos ao óbito *in utero* do que fetos euploides.

Na última década, com a introdução de testes bioquímicos e avaliação ecográfica para o rastreamento de anomalias cromossômicas, tornou-se necessário estabelecer os riscos para as principais anomalias cromossômicas nas diferentes idades gestacionais e em diferentes idades maternas. Cada um desses riscos foi estimado através da comparação da prevalência dos nascimentos de bebês com uma determinada trissomia, com a prevalência de fetos com essa mesma trissomia encontrados em mães que realizaram amniocentese no segundo trimestre ou biósia de vilo corial no primeiro trimestre. Desta forma, foi possível também determinar as taxas de óbito que para fetos com trissomia do 21, entre 12 semanas e o termo é de aproximadamente 30% e entre 16 semanas e o termo é de aproximadamente 20%. Os riscos para trissomias do 13 e 18 aumentam com a idade materna e diminuem com a idade gestacional. A taxa de óbito *in utero* das trissomias do 18 e 13 entre 12 e 40 semanas é de aproximadamente 80%. A síndrome de Turner, diferentemente das trissomias do 21, 18 e 13, não se relaciona com a idade materna mas com a idade gestacional. Sua prevalência é de cerca de 1 em 1.500 às 12 semanas, 1 em 3.000 às 20 semanas e 1 em 4.000 às 40 semanas. Nas anomalias ligadas aos cromossomos sexuais (47 XXX, 47 XXY e 47 XYY), a idade materna não tem influência na prevalência e, uma vez que a taxa de óbito *in utero* não é maior que as dos fetos euploides (cerca de 1 em 500), a prevalência não diminui com a idade gestacional. A poliploidia afeta cerca de 2% das gestações, porém é altamente letal e raramente observada em nascidos vivos. Sua prevalência é de 1 em 2.000 às 12 semanas e 1 em 250.000 às 20 semanas.

HISTÓRIA PRÉVIA DE GESTAÇÕES AFETADAS

O risco em mulheres com história prévia de fetos com trissomias é maior do que nas mulheres sem história prévia. Estudos demonstraram que o risco de uma mulher com história anterior de trissomia do 21 é 0,75% maior do que o risco pela idade materna e idade gestacional. Sendo assim, se uma gestante de 35 anos teve uma gestação anterior afetada por trissomia do 21, seu risco basal passa a ser de 1 em 87 ao invés de 1 em 249. O risco para trissomia do 18 também aumenta em torno de 0,75% para as gestantes com história prévia de fetos com trissomia do 18.

ECOGRAFIA NO SEGUNDO TRIMESTRE

No primeiro trimestre uma característica comum entre as muitas anomalias cromossômicas é a espessura aumentada da translucência nucal. No segundo trimestre, cada alteração cromossômica tem seu próprio padrão sindrômico. A trissomia do cromossomo 21 é associada a braquicefalia, ventriculomegalia moderada, hipoplasia do osso nasal, edema nucal, defeitos cardíacos (principalmente defeitos do septo atrioventricular), atresia duodenal, intestino hiperecogênico, hidronefrose, fêmur e úmero curtos, *sandal gap* (espaçamento aumentado entre o primeiro e o segundo pododáctilo), clinodactilia ou hipoplasia da falange média do quinto dedo da mão. A trissomia do cromossomo 18 é associada ao crânio em formato de morango, cistos de plexo coroide, anomalias do corpo caloso e da fossa posterior, fendas faciais (palato e/ou lábio), micrognatia, edema da nuca, defeitos cardíacos, hérnia diafragmática, atresia esofágica, onfalocele (principalmente as pequenas que contêm somente intestino), defeitos renais, intestino hiperecogênico, restrição de crescimento, membros curtos, pé torto, mão em garra e pés tipo *rocker bottom*. A trissomia do cromossomo 13 é associada a holoprosencefalia e defeitos faciais, microcefalia, defeitos cardíacos e renais, onfalocele e polidactilia (principalmente contra axial). As triploidias podem se apresentar de duas formas, dependendo de o cromossomo extra ser de origem paterna ou materna. As de origem paterna são associadas à placenta molar. Quando o cromossomo extra é de origem materna, a placenta é fina com ecogenicidade habitual e o feto apresenta restrição de crescimento assimétrica, severa e precoce. As características individuais das principais anomalias cromossômicas foram discutidas no Capítulo 7.

MARCADORES ULTRASSONOGRÁFICOS DO SEGUNDO TRIMESTRE

Vários estudos identificam uma série de alterações detectadas no exame ultrassonográfico do segundo trimestre como potenciais marcadores para trissomias, principalmente a trissomia do cromossomo 21. Entre todos, os mais exaustivamente avaliados são: prega nucal aumentada, intestino hiperecogênico, fêmur curto, foco ecogênico intracardíaco, osso nasal ausente ou hipoplásico, ventriculomegalia dos ventrículos laterais do cérebro fetal, artéria subclávia direita aberrante (do inglês, ARSA) e hidronefrose.

Prega nucal

O edema da prega nucal, no segundo trimestre, pode ser encontrado em cerca de 0,5% dos fetos e é definido pela medida que vai da linha externa do osso occipital à linha externa da pele. Está aumentado quando a medida ultrapassa 6 mm. Além de anomalias cromossômicas existem algumas síndromes genéticas que podem apresentar este marcador, entre elas a síndrome de Noonan. A presença isolada deste marcador na ecografia do segundo trimestre tem uma razão de verossimilhança de 3,12 (Tabela 8.2) para a trissomia do 21.

TABELA 8.2. Valores de verossimilhança (VV) positivos e negativos para cada marcador ecográfico no segundo trimestre

	VV positivos	VV negativos	VV isolado
Prega da nuca	19,18	0,80	3,12
Intestino hiperecogênico	11,44	0,90	1,65
Fêmur curto	3,72	0,80	0,61
Foco ecogênico intracardíaco	5,85	0,80	0,95
Ossos nasais	23,26	0,46	6,58
Ventriculomegalia	25,78	0,94	3,57
ARSA	21,48	0,71	3,94
Hidronefrose	7,77	0,92	1,10

ARSA, artéria subclávia direita aberrante.

Intestinos hiperecogênicos

O intestino hiperecogênico também é encontrado em cerca de 0,5% dos fetos. Além de um marcador para anomalias cromossômicas, também pode estar presente após sangramento intra-amniótico (causa mais comum) e fibrose cística. Se a ecogenicidade do intestino for igual ou superior ao do osso no feto, deve ser considerado como hiperecogênico. A presença isolada deste marcador na ecografia do segundo trimestre tem uma razão de verossimilhança de 1,65 (Tabela 8.2) para a trissomia do 21.

Fêmur curto

O fêmur curto pode ser utilizado como um marcador para anomalias cromossômicas, mas também pode estar presente nas acondroplasias ou outras formas de displasias esqueléticas. Nas displasias esqueléticas, o padrão de crescimento mostra redução da velocidade de crescimento ao longo das semanas. O fêmur pode ser considerado curto se a sua medida estiver abaixo do percentil 5 para a idade gestacional. A presença isolada desse marcador na ecografia do segundo trimestre tem uma razão de verossimilhança de 0,61 (Tabela 8.2) para a trissomia do 21.

Foco hiperecogênico intracardíaco

O foco hiperecogênico intracardíaco é encontrado em cerca de 4% das gestações e por si só não representa um problema cardíaco. A presença isolada desse marcador na ecografia do segundo trimestre tem uma razão de verossimilhança de 0,95 (Tabela 8.2) para a trissomia do 21.

Osso nasal

Uma característica comum aos indivíduos com trissomia do cromossomo do 21 é o nariz pequeno, já descrito por Langdon Down em 1866. Estudos demonstraram que o osso nasal está ausente em cerca de 1 a 3% dos fetos euploides e em 65% dos fetos com trissomia do 21 no primeiro trimestre entre 11 e 13^{+6d} semanas. No segundo trimestre, o osso nasal está ausente em cerca de 27 a 30% dos fetos com trissomia do 21.

O maior problema ao examinar o osso nasal no segundo trimestre é a grande diferença nos limites normais e curvas de crescimento relatados nos vários estudos já publicados sobre esse assunto. Por exemplo, o percentil 5 às 20 semanas varia entre 4,4 e 6,0 mm entre os diferentes artigos. Uma possível explicação para essa diferença é que as ecografias bidimensionais (2D), utilizando os pontos de referência que conhecemos para conseguir um corte sagital, não nos dá a certeza de que medimos o osso nasal no plano sagital médio exato. Estudos mostram que medidas parassagitais e oblíquas podem produzir erros, subestimar ou superestimar a medida do osso nasal, quando comparadas à medida realizada no plano sagital médio.

No primeiro trimestre, o plano sagital médio é definido pela visualização da ponta do nariz, o formato retangular do palato, a não visualização do processo frontal da maxila e a visualização da foice. Pequenos desvios deste plano causam a não visualização da ponta do nariz e a visualização do processo frontal da maxila como uma estrutura hiperecogênica entre o osso nasal acima e a face anterior da maxila abaixo (Fig. 8.1). No segundo trimestre, a não visualização do processo frontal da maxila não é útil para assegurar que o plano de corte seja mesmo o sagital médio, pois a maxila é mais larga e o processo frontal fica mais lateralizado em comparação ao primeiro trimestre. Da mesma forma, os pontos de referência comumente utilizados para examinar o perfil fetal e medir o osso nasal, no segundo trimestre, como o nariz, lábios superior e inferior, maxila e queixo, também são visíveis em cortes parassagitais e oblíquos do perfil fetal.

O osso vômer (Fig. 8.2) é visível ao corte sagital médio e permanece visível se o desvio no plano for de até 1 mm e/ou 10° de rotação em relação à linha média. Nos desvios de até 1 mm e/ou 10° de rotação, as diferenças nas medidas não são significativas, quando comparadas ao corte sagital médio exato. Com grandes desvios do plano sagital médio, deixa-se de ver o osso vômer e isto está associado a erros na medida do osso nasal. No segundo trimestre da gestação, a hipoplasia do osso nasal é um importante marcador para a trissomia do cromossomo 21 (Fig. 8.3), no entanto, um pré-requisito para a sua incorporação é a boa reprodutibilidade das medidas. A inclusão do osso vômer como um dos pontos de referência para encontrar o plano sagital médio exato pode reduzir a variação entre medidas a níveis

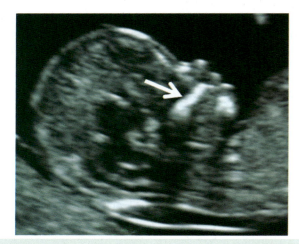

FIGURA 8.1. A *seta* demonstra o palato em corte sagital médio exato às 12 semanas.

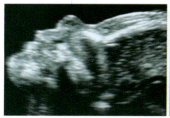 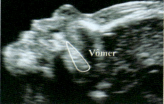

FIGURA 8.2. Osso vômer no perfil fetal ao corte sagital médio exato.

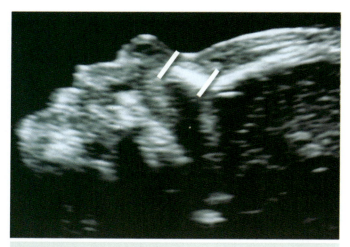

FIGURA 8.3. Medida do osso nasal.

aceitáveis. A presença isolada desse marcador na ecografia do segundo trimestre tem uma razão de verossimilhança de 6,58 (Tabela 8.2) para a trissomia do 21.

Ventriculomegalia

Define-se um ventrículo aumentado quando a medida do corno posterior do ventrículo lateral é maior que 10 mm. A ventriculomegalia pode ser utilizada, no segundo trimestre, como um dos marcadores para anomalias cromossômicas, porém é importante lembrar que esse não é um marcador exclusivo dessas anomalias. Pode estar alterado nas infecções fetais, anomalias estruturais cerebrais e eventualmente pode ser uma variação do normal. A presença isolada desse marcador na ecografia do segundo trimestre tem uma razão de verossimilhança de 3,57 (Tabela 8.2) para a trissomia do 21.

Artéria subclávia direita aberrante (do inglês, ARSA, *aberrant right subclavian artery*)

Anomalias do arco aórtico são malformações relativamente comuns, uma destas anomalias é a artéria subclávia direita com origem aberrante. Esta artéria tem origem, normalmente, como a primeira ramificação da artéria/tronco braquiocefálico, que é, por sua vez, o primeiro ramo do arco aórtico. Estudos derivados de autópsias mostram que em cerca de 1 a 2% da população normal a artéria subclávia direita pode ter origem como o quarto ramo do arco aórtico, já na porção sua descendente. Este trajeto aberrante mantém a orientação direita, porém passa atrás da traqueia (Fig. 8.4). É importante notar que essa anomalia é, em si, benigna e na maioria das vezes assintomática, apesar de poder estar associada a compressão esofágica e disfagia. ARSA é um marcador de difícil avaliação. A presença isolada desse marcador na ecografia do segundo trimestre tem uma razão de verossimilhança de 3,94 (Tabela 8.2) para a trissomia do 21.

Hidronefrose

Define-se hidronefrose, no segundo trimestre, como a medida do diâmetro anteroposterior da pelve renal acima de 4 mm. A hidronefrose pode ser utilizada na ecografia morfológica como um marcador para trissomia do 21, porém é importante lembrar que este

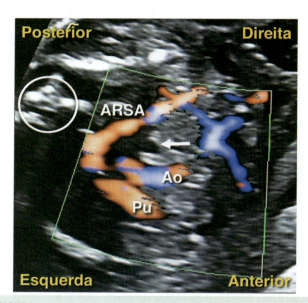

FIGURA 8.4. Artéria subclávia esquerda aberrante (ARSA). A *seta* indica traqueia, o círculo indica a coluna. Pu, artéria pulmonar, Ao, artéria aorta.

achado não é exclusivo desta trissomia. Esta alteração pode ser uma variação do normal ou ainda pode estar relacionada a anomalias do trato geniturinário. A presença isolada desse marcador na ecografia do segundo trimestre tem uma razão de verossimilhança de 1,10 (Tabela 8.2) para a trissomia do 21.

RISCO ESPECÍFICO BASEADO NOS ACHADOS ECOGRÁFICOS

Na Figura 8.5, o gráfico demonstra que o risco de se estar diante de um feto aneuploide aumenta quanto maior o número de anomalias estruturais identificadas. Na prática, o que isso quer dizer é que, uma vez identificado um defeito estrutural maior ou menor (marcadores) em exame ecográfico de rotina, é importante realizar uma cuidadosa e extensiva avaliação da anatomia fetal a fim de encontrar outras anomalias que possam estar associadas. A presença de malformações adicionais aumenta substancialmente o risco de anomalias cromossômicas, e a ausência de qualquer defeito maior ou menor, está associado à redução no risco de aneuploidias ou a outros problemas cromossômicos.

A amniocentese (ou biópsia das vilos coriais no primeiro trimestre) deve ser oferecida como parte da avaliação etiológica de malformações maiores mesmo nos casos de malformações incompatíveis com a vida. É ainda mais importante nas situações em que a anomalia identificada indique cirurgia intrauterina ou pós-natal, pois o cariótipo anormal (ou outros testes como o *array* CGH) altera o prognóstico.

Os defeitos menores, ou marcadores, são relativamente comuns e geralmente não trazem risco em relação a sequelas e deficiências a menos que estejam associados a anomalias cromossômicas ou síndromes genéticas. No caso das anomalias cromossômicas, cada um dos marcadores teve ser avaliado no contexto do seu risco de estar associado a elas. O risco pode ser estimado, multiplicando-se o risco basal (baseado na idade materna, idade gestacional, história prévia de aneuploidias ou o resultado do rastreamento do primeiro trimestre) pelo fator de verossimilhança de cada marcador. A incidência de um marcador nos fetos com trissomia do 21, por exemplo, pode ser dividida pela sua incidência nos fetos euploides, o resultado obtido é conhecido como valor de verossimilhança (VV), específico deste marcador. Uma vez conhecido o valor (ou razão) de verossimilhança, este pode ser multiplicado pelo risco basal para se obter um novo risco. Quando se usam múltiplos marcadores no segundo trimestre é importante combinar os valores de verossimilhança, estando o marcador presente (VV positivo) ou ausente (VV negativo). Se em um exame são avaliadas a presença ou ausência da prega nucal, do intestino hiperecogênico, do fêmur curto, do foco ecogênico intracardíaco, do osso nasal (ausente ou hipoplásico), da ventriculomegalia, e da ARSA; a correção do risco será dada pela combinação dos VV positivos e negativos desses marcadores. Por exemplo, uma gestante realiza a ecografia às 21 semanas e tem como risco basal 1 em 1.000 derivado do rastreamento do primeiro trimestre. Na ecografia, é encontrado um foco ecogênico intracardíaco, porém nenhum dos outros marcadores é positivos e não há nenhum defeito maior. Neste caso, a razão de verossimilhança combinada seria de 0,95 ou seja, seriam 5,85 (foco ecogênico intracardíaco positivo) × 0,8 (prega nucal normal) × 0,9 (sem intestino hiperecogênico) × 0,8 (fêmur normal) × 0,46 (ossos nasais normais) × 0,94 (sem ventriculomegalia) × 0,71 sem ARSA) × 0,92 (sem hidronefrose) e, consequentemente, seu risco permanece em aproximadamente 1 em 1.000 (ver VV na Tabela 8.2).

Resumo

- O rastreamento das anomalias cromossômicas no segundo trimestre não deve ser considerado como principal método de rastreamento e sim complementar a avaliação do primeiro trimestre. A exceção

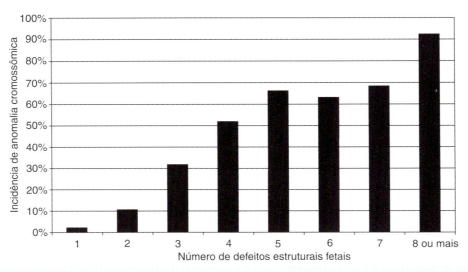

FIGURA 8.5. Incidência de anomalia cromossômica em relação ao número de defeitos estruturais encontrados na ecografia do segundo semestre.

fica para as situações em que não foi possível realizar a avaliação no primeiro trimestre.
- No primeiro trimestre, a translucência nucal aumentada é uma característica comum a muitas anomalias cromossômicas, já no segundo trimestre, cada defeito cromossômico tem seu próprio padrão sindrômico.
- No segundo trimestre, quanto maior o número de malformações encontradas num exame ecográfico, maior é a chance de se estar diante de uma anomalia cromossômica.
- É interessante oferecer a opção de cariótipo fetal quando uma malformação maior for encontrada, porém, malformações menores, ou marcadores devem ser avaliados num contexto geral.
- No segundo trimestre é possível estabelecer um risco específico para cada gestante multiplicando-se o risco basal dessa gestante pelos valores de verossimilhança negativos ou positivos de cada marcador avaliado durante a ecografia.

Bibliografia

Agathokleous M, Chaveeva P, Poon LCY, Kosinski P, Nicolaides KH. Meta-analysis of second-trimester markers for trisomy 21. Ultrasound Obstet Gynecol. 2013;41(3):247-261. doi:10.1002/uog.12364.

Borenstein M, Minekawa R, Zidere V, Nicolaides KH, Allan LD. Aberrant right subclavian artery at 16 to 23 + 6 weeks of gestation: a marker for chromosomal abnormality. Ultrasound Obstet Gynecol. 2010;36(5):548-552. doi:10.1002/uog.7683.

Bunduki V, Ruano J, Miguelez J, Yoshizaki C, Kahhale S, Zugaib M. Fetal bone length: reference range and clinical application in ultrasound screening for Trisomy 21. Ultrasound Obstet Gynecol. 2003;21:156-160.

Cicero S, Avgidou K, Rembouskos G, Kagan KO, Nicolaides KH. Nasal bone in first-trimester screening for trisomy 21. Am J Obstet Gynecol. 2006;195:109-114.

Down LJ. Observations on an ethnic classification of idiots. Clinical Lectures and Reports, London Hospital 1866;3:259-262.

Gil MM, Quezada MS, Revello R, Akolekar R, Nicolaides KH. Analysis of cell-free DNA in maternal blood in screening for fetal aneuploidies: updated meta-analysis. Ultrasound Obstet Gynecol. 2015;45(3):249-266. doi:10.1002/uog.14791.

Molina F, Persico N, Borenstein M, Sonek J, Nicolaides KH. Frontomaxillary facial angle in trisomy 21 fetuses at 16–24 weeks of gestation. Ultrasound Obstet Gynecol. 2008;31:384-387.

Nicolaides KH, Azar G, Byrne D, Mansur C, Marks K. Fetal nuchal translucency: ultrasound screening for chromosomal defects in first trimester of pregnancy. BMJ. 1992;304:867-889.

Nicolaides KH. A model for a new pyramid of prenatal care based on the 11–13 weeks assessment. Prenat Diagn. 2011;31:3-6.

Nicolaides KH. Features of chromosomal defects. In: Diagnosis of fetal abnormalities, the 18–23 weeks scan. Carnforth: Parthenon Publishing; 1999. p. 99-104.

Nicolaides KH. Screening for chromosomal defects. Ultrasound Obst Gynecol. 2003; 23:131-321.

Nicolaides KH. Screening for fetal aneuploidies at 11 to 13 weeks – Nicolaides – 2011 – Prenatal Diagnosis – Wiley Online Library. Chitty LS, Lau TK, eds. Prenat Diagn. 2011;31(1):7-15. doi:10.1002/pd.2637.

Nicolaides KH. Screening for fetal chromosomal abnormalities: need to change the rules. Ultrasound Obstet Gynecol. 1994;4:353-354.

Nicolaides KH. Screening for fetal chromosomal abnormalities: need to change the rules. Ultrasound Obst Gynecol. 1994;4:353-354.

Nicolaides KH. Some thoughts on the true value of ultrasound. Ultrasound Obst Gynecol. 2007;30:671-674.

Nicolaides KH. Turning the pyramid of prenatal care. Fetal Diagn Ther. 2011;29:183-196.

Nyberg DA, Souter VL, El-Bastawissi A, Young S, Luthhardt F, Luthy DA. Isolated sonographic markers for detection of fetal Down syndrome in the second trimester of pregnancy. J Ultrasound Med. 2001;20:1053-1063.

Persico N, Borenstein M, Molina F, Azumendi G, Nicolaides KH. Prenasal thickness in trisomy-21 fetuses at 16–24 weeks of gestation. Ultrasound Obstet Gynecol. 2008;32:751-754.

Persico N, Molina F, Borenstein M, Azumendi G, Nicolaides KH. Nasal bone length in euploid fetuses at 16-24 weeks' gestation by three-dimensional ultrasound. Ultrasound Obstet Gynecol. 2010;36:285-290.

Plasencia W, Dagklis T, Sotiriadis A, Borenstein M, Nicolaides KH. Frontomaxillary facial angle at 11+0 to 13+ 6 weeks' gestation – reproducibility of measurements. Ultra-sound Obstet Gynecol. 2007;29:18-21.

Snijders RJM, Nicolaides KH (eds). Assessment of risks. In: Ultrasound markers for fetal chromosomal defects. Carnforth: Parthenon Publishing; 1996. p. 63-120.

Snijders RJM, Noble P, Sebire N, Souka A, Nicolaides KH. UK multicentre project on assessment of risk of trisomy 21 by maternal age and fetal nuchal translucency thickness at 10–14 weeks of gestation. Lancet 1998;351:343-346.

Snijders RJM, Sebire NJ, Cuckle H, Nicolaides KH. Maternal age and gestational age-specific risks for chromosomal defects. Fetal Diagn Ther. 1995;10:356-367.

Snijders RJM, Sundberg K, Holzgreve W, Henry G, Nicolaides KH. Maternal age and gestation-specific risk for trisomy 21. Ultrasound Obstet Gynecol. 1999;13:167-170.

Sonek JD, Cicero S, Neiger R, Nicolaides KH. Nasal bone assessment in prenatal screening for trisomy 21. Am J Obstet Gynecol. 2006;195:1219-1230.

Sonek JD, McKenna D, Webb D Et al. Nasal bone length throughout gestation: normal ranges based on 3537 fetal ultrasound measurements. Ultrasound Obstet Gynecol. 2003;21:152-155.

Sonek JD, Milina F, Hiett A, McKenna D, Nicolaides KH. Prefrontal space ratio: comparison between trisomy 21 fetuses and euploid foetuses in the second trimester. Ultrasound Obst Gynecol. epub ahead of printing accessed on March 2012.

Wright D, Wright A, Nicolaides KH. A unified approach to risk assessment for fetal aneuploidies. Ultrasound Obstet Gynecol. 2015;45(1):48-54. doi:10.1002/uog.14694.

9 Infecção Congênita

Introdução

Durante o período gestacional, muitas infecções podem ser transmitidas verticalmente e comprometer a evolução do concepto assim como alterar o desenvolvimento do recém-nascido. Alguns agentes são francamente teratogênicos, e outros podem causar doença de gravidade variável. A transmissão vertical depende de vários fatores, incluindo a imunidade materna. Assim, a infecção primária na gestação é muito mais danosa do que as infecções secundárias ou a reativação. O fenótipo fetal depende da época em que a infecção tenha ocorrido. Geralmente, as infecções fetais no primeiro trimestre são mais graves e, consequentemente, apresentam maior risco de alterações estruturais.

Tendo em vista essas considerações, concluímos que a consulta pré-concepcional é instrumento importante na melhoria dos índices de morbidade e mortalidade materna e infantil e a investigação das principais infecções deve ser realizada nesse momento, pois possibilita o tratamento adequado e o planejamento para a gestação.

Nestes subcapítulos, abordaremos as principais infecções congênitas e suas repercussões sobre o produto conceptual.

9.1 Toxoplasmose e Rubéola na Gestação

Joelma Queiroz Andrade
Rossana Pulcinelli Vieira Francisco
Marcelo Zugaib

Toxoplasmose

EPIDEMIOLOGIA

Justifica-se o rastreamento universal desta infecção no pré-natal pela possibilidade de adoção de medidas profiláticas e terapêuticas, reduzindo a taxa de transmissão vertical e o acometimento fetal.

O agente etiológico é o *Toxoplasma gondii*, um protozoário que tem o gato como hospedeiro definitivo e os outros animais, incluindo o homem, como hospedeiros intermediários. A prevalência da infecção é variável e, em algumas regiões do Brasil, pode atingir 65% da população. Existe em três formas do parasita: os oocistos que estão presentes nas fezes dos gatos, os taquizoítas presentes na corrente sanguínea durante a fase aguda e os bradizoítas presentes nos cistos teciduais.

O período da gestação, a parasitemia e o genótipo do parasita interferem na gravidade do acometimento fetal. O genótipo tipo II e os atípicos parecem ser mais virulentos e responsáveis pelos casos mais graves. No Brasil, os genótipos mais encontrados são os atípicos.

Os hospedeiros intermediários eliminam milhões de oocistos pelas fezes, no período de 1 a 3 semanas, após a infecção por T. *gondii*. Esses oocistos se tornam infectantes no período de 1 a 5 dias no solo e, persistem infectantes por cerca de um ano, especialmente em locais quente e úmido.

A gestante adquire a infecção pela ingestão de cistos teciduais presentes em carnes malcozidas ou por oocistos que contaminam o solo, água e alimentos como frutas e verduras. A infecção materna é geralmente assintomática. Os sinais e sintomas são inespecíficos como: febre, mialgia, exantema, mal-estar e cefaleia.

DIAGNÓSTICO

O diagnóstico da infecção é pela sorologia. O diagnóstico mais fácil é o da soroconversão confirmada em duas amostras de soro colhidas com intervalo de duas semanas, em que a paciente que não era reagente às imunoglobulinas G e M (IgG e IgM) se torna reagente a ambas. Os anticorpos da classe IgG surgem após duas semanas do início da infecção, atingem o pico com 6 a 8 semanas e persistem por período indefinido. Por outro lado, os anticorpos da classe IgM podem ser detectados precocemente, com uma semana de infecção, geralmente desaparecendo em torno de 12 semanas.

A presença de IgM no soro materno não é diagnóstico definitivo de infecção aguda. Pode corresponder a um resultado falso-positivo de IgM, reação cruzada ou persistência desta após infecção passada. A avidez de IgG auxilia na diferenciação de uma infecção recente de outra adquirida há algum tempo, uma vez que a afinidade do anticorpo pelo antígeno tende a aumentar com o intervalo de tempo. Dessa forma, a presença de alta avidez permite definir que a infecção ocorreu há mais de 12 a 16 semanas, e a baixa avidez que a infecção ocorreu nos três meses anteriores.

GESTANTES SUSCETÍVEIS

As gestantes suscetíveis (IgG e IgM não reagentes) devem receber as orientações da equipe de saúde de como evitar a doença e repetir a sorologia bimensalmente até o final da gravidez.

As seguintes orientações devem ser fornecidas:

- Não ingerir carnes cruas ou malcozidas.
- Toda carne deve ser cozida até atingir temperatura superior a 67°.
- A água deve ser tratada ou fervida.
- Lavar frutas e verduras adequadamente.
- Usar luvas para manipular carnes cruas.
- Não utilizar a mesma faca para cortar carnes e outros vegetais ou frutas.
- Evitar contato com qualquer material que possa estar contaminado com fezes de gatos; como solo, gramados e caixas de areia.

Os gatos domésticos devem ser alimentados com carnes bem cozidas ou rações comerciais. As suas fezes devem ser desprezadas diariamente, com lavagem do recipiente com água fervente, pois com essa medida, o oocisto não se torna infectante, pois necessita de no mínimo 24 horas, em temperatura ambiente, para se atingir essa fase.

SUSPEITA DE INFECÇÃO AGUDA

Para as pacientes com suspeita de infecção aguda (IgG e IgM reagentes), recomenda-se o início imediato da profilaxia da transmissão vertical com espiramicina, na dose de 3 g ou 9.000.000 de unidades internacionais (UI) ao dia, até descartar o caso, e se isso não for possível deve-se mantê-la até o final da gravidez. Esta droga pode ser utilizada no primeiro trimestre da gravidez. Também nos casos suspeitos orienta-se nova sorologia com teste diferente do rastreamento inicial. O resultado de alta avidez de IgG, em amostra colhida no primeiro trimestre da gravidez, praticamente descarta um quadro agudo durante a gestação.

A taxa de transmissão vertical do toxoplasma é de 14% no primeiro trimestre, 29% no segundo e 59% no terceiro. No momento do parto, essa taxa pode ser de 80%. Porém, a gravidade do acometimento fetal é muito maior nos casos da doença na primeira metade da gravidez. No terceiro trimestre, a retinocoroidite ocorre, mas as calcificações cerebrais e hidrocefalia não são mais observadas (Tabela 9.1).

TABELA 9.1. Variação da transmissão vertical da toxoplasmose segundo a idade gestacional e o uso da espiramicina

Espiramicina	Usada	Não usada
Periconcepcional	–	1,2%
Primeiro trimestre	15%	4,5%
Segundo trimestre	30%	17,3%
Terceiro trimestre	60%	28,9%

DIAGNÓSTICO DA INFECÇÃO FETAL

Ultrassonografia

Os fetos infectados, geralmente não apresentam sinais ultrassonográficos e, esses, quando presentes são de aparecimento tardio. Os principais achados descritos são: calcificações intracranianas, hidrocefalia, hepatoesplenomegalia e espessamento da placenta. Segundo publicação, essas alterações foram observadas em aproximadamente 28% dos fetos infectados.

Procedimento invasivo

A importância da coleta do líquido amniótico está na possibilidade da detecção do parasita no líquido amniótico e na modificação do tratamento com a utilização de drogas que atravessam a barreira placentária e que sejam parasiticidas. A amniocentese está indicada nos casos de soroconversão diagnosticada na repetição da sorologia, na presença de quadro clínico materno com confirmação pela sorologia e nos casos com alterações ultrassonográficas sugestivas de toxoplasmose congênita.

Nos casos de doença aguda após 32 semanas de gestação não é recomendado o procedimento invasivo pela elevada taxa de transmissão vertical neste período, deve-se iniciar o tratamento com as três drogas, imediatamente.

TRATAMENTO DA INFECÇÃO FETAL

O tratamento da infecção fetal é pela administração de pirimetamina, sulfadiazina e do ácido folínico, até o final da gestação. As dosagens são:

- Sulfadiazina 3,0 g/dia (2 comprimidos de 500 mg de 8/8h);
- Pirimetamina 50 mg/dia (1 comprimido de 25 mg de 12/12h);
- Ácido folínico 15mg/dia (1 comprimido de 15 mg ao dia).

A pirimetamina e a sulfadiazina são antagonistas do ácido fólico, atuam sinergicamente no ataque aos taquizoítas e podem causar supressão da medula óssea. Entre os efeitos adversos estão anemia, leucopenia, plaquetopenia e insuficiência renal reversível. Devido à toxicidade dessas drogas, a sua prescrição é limitada aos casos comprovados de infecção fetal.

No controle do tratamento, o hemograma quinzenal tem de ser realizado e, na presença de alterações, as drogas devem ser suspensas e prescrita a espiramicina. Essas drogas são contraindicadas durante o primeiro trimestre da gestação, devendo ser iniciado a partir da 16ª semana e, no primeiro trimestre, utiliza-se a espiramicina.

Nos casos com o resultado da pesquisa do *Toxoplasma* no líquido amniótico negativo, mantém-se a espiramicina até o final da gestação.

Para as pacientes não gestantes, que adquirirem toxoplasmose aguda, recomenda-se intervalo de três meses entre o quadro clínico ou a confirmação sorológica e o início da futura gestação.

Rubéola

A rubéola é uma doença exantemática aguda, de distribuição universal, que ocorre predominantemente na infância e na adolescência e foi erradicada do Brasil nos últimos anos.

É transmitida, principalmente, por contato direto com indivíduos infectados, por meio de gotículas de secreções nasofaríngeas. Como a doença é assintomática na maioria dos casos, o seu diagnóstico é sorológico. As manifestações da síndrome da rubéola congênita incluem surdez, defeitos cardíacos como defeito de septo ventricular, persistência do canal arterial, estenose pulmonar e coartação de aorta, retinopatia e alterações do sistema nervoso central. Essas alterações são observadas em torno de 50% das crianças acometidas. Outras manifestações, como restrição de crescimento, encefalite, microcefalia e retardo mental, são encontradas em 10% a 20% dos casos.

O risco de infecção e acometimento fetal é muito alto no primeiro trimestre e, após a 17ª semana, teoricamente não há mais risco de doença fetal grave.

Na avaliação de casos suspeitos de infecção, exame ultrassonográfico auxilia, mas não é método sensível na detecção dos fetos acometidos. As seguintes alterações já foram descritas: restrição do crescimento fetal, microcefalia, microftalmia, malformações cardíacas (estenose pulmonar, coartação da aorta, defeitos septais), intestino ecogênico, hidropisia fetal, hidrocefalia, catarata, espessamento placentário e alterações do volume de líquido amniótico.

PREVENÇÃO – VACINA

A vacina contra rubéola é composta de vírus vivo atenuado. A taxa de soroconversão é de 95%, após uma dose de vacina. Está no calendário de vacinação das crianças com a primeira dose aos 12 meses de vida, com reforço entre 4 e 6 anos de vida, associada à vacina para sarampo e caxumba.

A vacinação de gestantes não é recomendada, mesmo em períodos epidêmicos. As mulheres vacinadas deverão evitar a gravidez por período de 30 dias após a data da aplicação.

A preparação para a campanha de vacinação em todo o território brasileiro, no ano de 2001, envolveu diversos setores e as mulheres gestantes não deveriam receber a dose. Mesmo com todas as orientações, só no Estado de São Paulo foram vacinadas 6.473 gestantes e, dessas, 811 eram suscetíveis no momento da imunização. Foi organizado um grupo multidisciplinar para acompanhar essas pacientes com a coordenação do Centro de Vigilância Epidemiológica de São Paulo. Dessas gestantes, 20 recém-nascidos (4,7%) apresentaram IgM no sangue do cordão. Porém, todos os recém-nascidos foram acompanhados e, até o momento, não foram observados sinais de rubéola congênita.

As gestantes suscetíveis à rubéola devem ser vacinadas no puerpério, no local que receberam a assistência ao parto, isso é muito importante no controle da doença.

A rubéola e a síndrome da rubéola congênita são doenças de notificação compulsória. A notificação de casos suspeitos e/ou confirmados de rubéola é importante auxílio na caracterização de como e onde ocorre a circulação viral, na efetividade das medidas de controle e prevenção adotadas e no seguimento de possíveis gestantes suscetíveis e dos casos de síndrome da rubéola congênita.

Bibliografia

Abboud DP, Harika G, Saneia D, et al. Ultrasound signs of fetal lesions due to toxoplasmosis. J Gynecol Reprod Biol. 1995;24:733-8.

Amorim Filho AG, Andrade JQ. Toxoplasmose. In: Zugaib M, Bittar RE. Protocolos assistenciais. 4. ed. São Paulo: Atheneu; 2011. p. 309-16.

Andrade JQ, Bunduki V, Curti SP, Figueiredo CA, Oliveira MI, Zugaib M. Rubella in pregnancy: intrauterine transmission and perinatal outcome during a Brazilian epidemic. JCV. 2006;35:285-91.

Avelino M, Amaral W, Rodrigues IMX, Rassi A, Gomes MBF, Tatiane L, Costa TL, Castro AM. Congenital toxoplasmosis and prenatal care state Programs. BMC Infectious Diseases 2014;14:33.

Brasil. Ministério da Saúde. Secretaria de Vigilância em Saúde. Departamento de Vigilância Epidemiológica. Brasil livre da rubéola: campanha nacional de vacinação para eliminação da rubéola, Brasil, 2008: relatório Ministério da Saúde, Secretaria de Vigilância em Saúde, Departamento de Vigilância Epidemiológica. – Brasília: Ministério da Saúde, 2009. 196 p.: il. – (Série B. Textos Básicos de Saúde).

Candolfi E, Pastor R, Huber R, Filisetti D, Villard O. IgG avidity assay firms up the diagnosis of acute toxoplasmosis on the first serum sample in immunocompetent pregnant women. Diag Microbiol and Infectious Disease. 2007;58:83-88.

Centers for Disease Control and Prevention. Notice to readers: revised ACIP Recommendation for avoiding pregnancy after receiving a rubella-containing vaccine. MMWR. 2001;50(49):117.

Centers for Disease Control and Prevention. US. Department of health & human services. Guidelines for vaccinating pregnant women from recommendations of the Advisory Committee on Immunization Practices (ACIP). CDC, 2002.

Congenital Toxoplasma infection: monthly prenatal screening decreases transmission

Crino JP. Ultrasound and fetal diagnosis of perinatal infection. Clin Obstet Gynecol. 1999;42:71-80.

Dunn, D. Mother-to child transmission of toxoplasmosis: risk estimate for clinical counseling. Lancet. 1999;353:1829-1833.

Hisano M, Kato T, Inoue E, Sago H, Yamaguchi K. Evaluation of measles-rubella vaccination for mothers in early puerperal phase. Vaccine. 2016 Feb 24;34(9):1208-14.

Hohlfeld P, Daffos F, Costa J, Thulliez P, Forestier F, Vidaud M. Prenatal diagnosis of congenital toxoplasmosis with polymerase chain reaction test on amniotic fluid. N Engl J Med. 1994;331:695-9.

Montoya JS, Remington JS. Management of toxoplasmosis gondii infection during pregnancy. CID. 2008;47:554-565.

rate and improves clinical outcome at age 3 years. Clinical Infectious Diseases. 2013;28.

Remington JS, McLeod R, Thulliez P, Desmonts G. Toxoplasmosis. In: Remington JS, Klein JO, Wilson CB, Baker CJ (eds). Infectious diseases of the fetus and newborn infant. Philadelphia: Elsevier Saunders; 2006.

Rico-Torres CP, Vargas-Villavicencio1 JA, Correa D. Is Toxoplasma gondii type related to clinical outcome in human congenital infection? Systematic and critical review. Eur J Clin Microbiol Infect Dis. 2016;2656-2.

Sato HK, Sanajotta AT, Moraes JC, Andrade JQ, Duarte G, Cervi MC, Curti SP, Pannuti CS, Milanez H, Pessoto M, Flannery B, Oselka GW. São Paulo Study Group for effects of rubella vaccination during pregnancy. Rubella vaccination of unknowingly pregnant women: the São Paulo experience, 2001. J Infect Dis. 2011 Sep 1;204(Suppl 2):S737-44.

Wallon M, Liou C, Garner P, Peyron F. congenital toxoplasmosis: systematic review of evidence of efficacy of treatment in pregncnay. BMJ. 1999;318:1511-14.

Wallon M, Peyron F, Cornu C, Vinault, Abrahamowicz C, Bonithon Kopp, Binquet SC.

9.2 Chikungunya

Paulo Roberto Nassar de Carvalho

Helder Dotta da Gama

Introdução

Chikungunya ou chicungunha é uma arbovirose transmitida por mosquitos do gênero *Aedes* que cursa com quadro de poliartralgia febril e artrite. A doença é endêmica na África Ocidental, mas com surtos relatados em praticamente todos os continentes, com alta taxa de infectividade. Em 2013, houve o primeiro relato de transmissão autóctone nas Américas e desde então sua área de endemicidade vem aumentando progressivamente.

Apesar de existirem relatos de transmissão placentária e por hemotransfusões e transplantes, a transmissão da chikungunya se dá principalmente pela picada do mosquito. Como se trata do mesmo vetor que transmite zika e dengue, coinfecções dessas doenças podem acontecer.

Gestantes não estão em maior risco de quadros graves ou atípicos da infecção pelo vírus Chikungunya. No entanto, a infecção tem sido associada a quadros de abortamento de primeiro trimestre. O risco de transmissão materno-fetal é maior se a gestante é sintomática durante o período periparto (aproximadamente 50%), porém a via de parto *não altera* esse risco. Até o momento, o vírus não foi detectado no leite materno, o que mantém a indicação da amamentação.

Quadro clínico

Os primeiros sintomas da fase aguda começam a surgir após um período de incubação de 3 a 7 dias, de maneira súbita. A febre pode ser alta com duração de 3 a 5 dias, seguida pela poliartralgia, normalmente bilateral e simétrica, principalmente em articulações distais, como mãos, punhos e tornozelos. A dor é intensa e incapacitante.

A partir do terceiro dia de doença, pode surgir exantema macular ou maculopapular, começando pelo tronco e membros. Prurido pode estar presente em até metade dos pacientes infectados. Outros sintomas também frequentes são cefaleia, mialgia, sintomas gastrintestinais, edema periférico ou periarticular e linfadenopatia, principalmente cervical. Pode haver linfopenia, trombocitopenia, aumento de transaminases e de creatinina.

Na doença persistente, a artralgia pode permanecer, como poliartrite de quiro e pododáctilos, rigidez matinal e tenossinovite. Pode haver associação com crioglobulinemia. Alguns estudos mostram que os sintomas podem persistir por 6 meses em até 50% dos casos.

Diagnóstico

CLÍNICO

Associação de febre e poliartralgia agudas com exposição epidemiológica.

LABORATORIAL

Nos primeiros 7 dias de doença por meio de reação em cadeia da polimerase (PCR) para detecção do ácido ribonucleico (RNA) do vírus. A partir do oitavo dia, deve ser feita sorologia com o teste imunoenzimático ELISA ou imunofluorescência indireta (IFI). Deve ser oferecida testagem também para dengue e zika.

Tratamento

Na doença aguda, não existe tratamento antiviral específico, sendo utilizado tratamento de suporte com sintomáticos. Anti-inflamatórios não esteroides (AINEs) podem ser utilizados, exceto nas pacientes com suspeita de dengue, a não ser que estejam afebris por pelo menos 48 h e não tenham sinais de gravidade. Contudo, na gestação o uso de AINE deve ser feito com extrema cautela devido ao potencial risco de malformações fetais.

Na doença crônica, além dos analgésicos e anti-inflamatórios, podem ser necessários os corticoides e, em não grávidas, drogas imunossupressoras, como o metotrexato.

Até o momento não há vacina disponível para o vírus Chikungunya.

Repercussões fetais

Em estudo realizado durante o surto de chikungunya na América do Sul entre 2014 e 2015, foi constatado que a transmissão materno-fetal ocorre quando há viremia durante o período periparto, não havendo efeito protetor da cesariana sobre a taxa de infecção fetal.

Quando a transmissão ocorreu antes de 16 semanas, foi comum o óbito fetal, sem malformações aparentes. Ocorrendo no fim da gestação, cerca de 12% dos neonatos serão sintomáticos, com frequente evolução para quadros graves como meningoencefalite e coagulação intravascular disseminada.

Nos bebês infectados pelo vírus Chikungunya, é recomendado longo seguimento, com atenção especial para o desenvolvimento de possíveis sequelas como déficit cognitivo, microcefalia e paralisia cerebral.

Ainda são necessários mais estudos prospectivos para delimitar o real papel da transmissão vertical e efeitos sobre o feto da chikungunya.

Bibliografia

Gérardin P, Sampériz S, Ramful D et al. Neurocognitive outcome of children exposed to perinatal mother-to-child chikungunya vírus infection: the CHIMERE cohort study on Reunion Island. PLOS Neg Trop Dis. 2014.

Staples JE, Breiman RF, Powers AM. Chikungunya fever: an epidemiological review of a re-emerging infectious disease. Clin Infect Dis. 2009; 49:942.

Torres JR, Falleiros-Arlant LH, Dueñas L et al. Congenital and perinatal complications of chikungunya fever: a Latin American experience. Int Jour Inf Dis. 2016.

Weaver SC, Lecuit M. Chikungunya virus and the global spread of a mosquito-borne disease. N Engl J Med. 2015; 372:1231.

9.3 Citomegalovirose

Paulo Roberto Nassar de Carvalho

Ludmila Barcelos Porto

Introdução

O citomegalovírus (CMV) pertence à família Herpesviridae e sua estrutura compõe-se de um nucleocapsídeo contendo dupla hélice de DNA, revestido por invólucro glicoproteico. A infecção humana pelo CMV tem alta prevalência mundial, especialmente em países em desenvolvimento. Estima-se que até 90% da população esteja infectada nessas regiões, em comparação a cerca de 50% nos países desenvolvidos. Seu espectro de transmissão é amplo, podendo ocorrer pelo contato com saliva, secreções nasofaríngeas, sangue, urina, leite materno, via sexual ou transplacentária. O período de incubação varia de 30 a 60 dias, e em indivíduos imunocompetentes a infecção é usualmente assintomática ou apresenta manifestações clínicas leves. Após a primoinfecção, o vírus passa a um estado de latência e pode desencadear infecções secundárias posteriormente (por reativação do vírus latente ou reinfecção por outras cepas). Em indivíduos imunossuprimidos, ou no caso de infecção congênita, o CMV pode levar a doença grave e sequelas permanentes.

A infecção pelo CMV representa a principal causa de infecção viral congênita em todo o mundo, com uma prevalência média de 0,4 a 1,5% dos nascidos vivos. O risco de transmissão vertical é maior nos casos de primoinfecção na gravidez, nos quais ocorre em 30 a 40%, em comparação a 1,0 a 2,2% quando a gestante apresenta uma infecção secundária. Ao contrário do que se acreditava, estudos recentes têm demonstrado que a morbidade fetal associada à infecção secundária seria tão grave quanto aquela derivada de uma infecção primária. A transmissão intrauterina é mais frequente no terceiro trimestre, mas o risco de comprometimento fetal é consistentemente superior em infecções mais precoces, sobretudo antes de 20 semanas de gestação. Infecções no primeiro trimestre resultam em sequela fetal em 30 a 40% dos casos e óbito em 5%, enquanto no terceiro trimestre a morbidade grave ocorre em menos de 10% dos fetos. Em uma metanálise incluindo 117.986 crianças, observou-se a presença de sintomas específicos ao nascimento em 12,7% dos recém-nascidos (RNs) infectados, e 40 a 58% destes desenvolveram sequelas permanentes. Dos RNs assintomáticos, 13,5% apresentaram sequelas posteriores, sendo a perda auditiva a mais comum. Além da perda auditiva, as sequelas neurológicas são as mais frequentes, podendo se desenvolver déficits cognitivos, motores e visuais. Os sintomas identificáveis ao nascimento incluem presença de petéquias, hepatoesplenomegalia, microcefalia, restrição de crescimento intrauterino, coriorretinite, trombocitopenia, hepatite e perda auditiva.

A infecção congênita pelo CMV é a principal causa de comprometimento neurológico de origem infecciosa, e estima-se que responda por 25% de todas as deficiências auditivas. É considerada um problema de saúde pública nos EUA, onde a elaboração de uma vacina contra o vírus foi definida como meta prioritária. Até o momento, no entanto, não há resultados promissores.

Diagnóstico da infecção materna

A infecção primária por CMV é assintomática em até 90% dos casos, mas pode-se desenvolver uma síndrome *mononucleose-like* com faringite e linfadenopatia mais leves, podendo-se associar febre, mialgia, elevação discreta de transaminases e linfocitose. O vírus desencadeia produção de anticorpos específicos do tipo IgM, IgA e IgG, detectáveis logo após a primoinfecção. Os anticorpos IgM podem persistir por 2 a 8 meses em média, enquanto os IgA permanecem positivos por cerca de um ano. A produção de IgG também se inicia precocemente, com títulos crescentes durante a infecção e posterior declínio, persistindo detectável por toda a vida.

O diagnóstico de infecção primária na gravidez é confirmado pela soroconversão, detectando-se anticorpos IgG em gestante com teste previamente negativo. Essa situação é raramente observada, uma vez que o rastreio universal e o monitoramento sorológico para CMV muitas vezes não fazem parte da rotina clínica. Na ausência de soroconversão, a dosagem de anticorpos IgM demonstra níveis elevados e que persistem positivos por semanas na maioria das primoinfecções, com alta sensibilidade de detecção por kits comerciais padrão. No entanto, a especificidade desse teste é baixa, e o anticorpo pode permanecer detectável por período de até um ano, dificultando o diagnóstico acurado de uma infecção aguda. Dessa forma, a avidez de IgG é considerada a ferramenta de maior valor para a discriminação de infecção primária durante ou anterior à gestação atual. Uma elevada avidez de IgG sugere infecção antiga, e em idades gestacionais inferiores a 12 a 16 semanas praticamente exclui-se a possibilidade de transmissão vertical. A baixa avidez de IgG indica primoinfecção aguda, mas os valores de corte variam entre os diferentes kits do teste. A infecção secundária pode ser suspeitada pelo aumento dos títulos de IgG específica, ou por nova soroconversão de IgM na presença de IgG positiva, mas seu diagnóstico ainda representa um desafio na prática clínica. O rastreio sorológico universal de gestantes ou RNs não é recomendado por nenhum órgão de saúde pública.

Diagnóstico da infecção fetal

A possibilidade de infecção fetal deve ser aventada frente ao diagnóstico de infecção materna ou pelo achado de alterações ultrassonográficas sugestivas. A detecção de DNA viral através de reação em cadeia da polimerase (PCR) no líquido amniótico é reconhecida como método de referência para o diagnóstico. A programação da amniocentese deve levar em consideração o intervalo de 6 a 8 semanas após a primoinfecção materna, quando se inicia a excreção viral na urina fetal. Além disso, deve ser realizada em idade gestacional mínima de 21 semanas, quando a diurese fetal está bem estabelecida. Respeitadas essas condições, a sensibilidade diagnóstica chega a 90%, com uma especificidade de praticamente 100% com a utilização de métodos automatizados de *real time* PCR. A hipótese de associação entre carga viral no líquido amniótico e risco de infecção fetal sintomática ainda não foi confirmada em estudos.

A presença de achados ultrassonográficos associa-se a um pior prognóstico fetal, mas a acurácia para predição de sequelas é baixa. A Tabela 9.2 descreve as alterações mais associadas à infecção congênita por CMV. Um exame normal não traduz necessariamente ausência de comprometimento (risco geral de 1,5% de surdez e 0,5% de déficit neurológico), e em casos de infecção fetal comprovada e achados ultrassonográficos ausentes ou discretos, outros exames prognósticos como a ressonância nuclear magnética podem ser incorporados à avaliação.

TABELA 9-2. Alterações ultrassonográficas características da infecção congênita por CMV

Alterações do sistema nervoso central	Alterações extracerebrais
Microcefalia (atrofia cerebral)	Placentomegalia
Ventriculomegalia/hidrocefalia	Hidropisia
Calcificações corticais periventriculares	Ascite
Anomalias cerebelares: hipoplasia do vermis, calcificações, cistos	Derrame pleural e/ou pericárdico
Pseudocistos periventriculares	Calcificações hepáticas
Megacisterna magna	Hepatoesplenomegalia
Destruição do corpo caloso	Intestino hiperecogênico
	Restrição de crescimento intrauterino
	Oligo/polidrâmnio

O diagnóstico pós-natal deve ser feito nas primeiras três semanas de vida, quando os testes virológicos (detecção de DNA viral na urina ou saliva do neonato por PCR) e sorológicos (dosagem de anticorpos) ainda permitem a distinção entre infecção congênita e adquirida.

Prevenção e tratamento da infecção fetal

O principal fator de risco para contaminação é o contato com crianças em idade inferior a três anos, que deve ser evitado por gestantes ou revestido de medidas rigorosas de higiene.

A eficácia da terapia com imunoglobulina hiperimune específica para CMV para prevenção da infecção fetal permanece em discussão. Em ensaio clínico de 2005, Nigro et al. administraram imunoglobulina intravenosa a pacientes com diagnóstico de infecção primária por CMV, porém com status infeccioso fetal desconhecido, e reportaram redução significativa do risco de infecção congênita. O mesmo grupo demonstrou, em 2008, que a terapia antenatal com imunoglobulina associou-se à redução da inflamação placentária e das alterações ultrassonográficas em fetos infectados. No entanto, esses achados não foram confirmados por um ensaio randomizado duplo-cego realizado recentemente, no qual as taxas de transmissão vertical não diferiram entre os grupos que receberam imunoglobulina ou placebo. Mais estudos são necessários para uma avaliação conclusiva quanto à eficácia e segurança da imunoglobulina hiperimune, e no momento não há evidência suficiente para recomendar sua utilização.

A utilização de medicamentos antivirais específicos no tratamento intrauterino da citomegalovirose congênita carece de evidência científica. Um estudo multicêntrico fase II avaliou a utilização do valaciclovir para tratamento de fetos infectados com alterações ultrassonográficas extracerebrais e/ou alterações cerebrais leves. As gestantes receberam valaciclovir oral (8 g/dia) do diagnóstico até o parto, e dos 43 fetos tratados, 34 apresentaram-se assintomáticos ao nascimento. A tolerância materna à dose elevada da medicação foi alta e não foram reportados efeitos adversos nos neonatos, mas a eficácia do fármaco ainda precisa ser confirmada por estudos randomizados.

O tratamento pós-natal com ganciclovir tem eficácia comprovada em RNs que apresentam sintomas neurológicos nos primeiros 30 dias de vida, sendo recomendado nesse grupo de pacientes. Ainda há evidência limitada quanto ao perfil de segurança e efeitos adversos da medicação.

Bibliografia

Benoist G, Leruez-Ville M, Magny JF et al. Management of pregnancies with confirmed cytomegalovirus fetal infection. Fetal Diagn Ther. 2013;33:203-214.

Gámez SS, Ruiz MP, Marí JMN. Infección por citomegalovirus humano. Enferm Infecc Microbiol Clin. 2014;32(Supl 1):15-22.

Kadambaria S, Williams EJ, Luck S et al. Evidence based management guidelines for the detection and treatment of congenital CMV. Early Human Development. 2011; (87)723-728.

Leruez-Ville M, Ghout I, Bussieres L et al. In utero treatment of congenital cytomegalovirus infection with valacyclovir in a multicenter, open-label, phase II study. Am J Obstet Gynecol.2016.

Leruez-Ville M, Ville Y. Fetal cytomegalovirus infection. Best Practice & Research Clinical Obstetrics and Gynaecology. 2017 Jan;38:97-107.

Nigro G, Adler SP, La Torre R et al. Passive immunization during pregnancy for congenital cytomegalovirus infection. N Engl J Med. 2005; 353(13):1350-62.

Nigro G, LaTorre R, Pentimalli H et al. Regression of fetal cerebral abnormalities by primary cytomegalovirus infection following hyperimmunoglobulin therapy. Prenat Diagn. 2008;28(6):512-7.

Revello MG, Lazzarotto T, Guerra B et al. A randomized trial of hyperimmune globulin to prevent congenital cytomegalovirus. N Engl J Med. 2014;370(14):1316e26.

9.4 Dengue e Febre Amarela

Paulo Roberto Nassar de Carvalho

Helder Dotta da Gama

Dengue

Doença febril aguda causada por flavivírus (DENV) com quatro sorotipos diferentes e transmitida por mosquitos do gênero *Aedes*. A área de transmissão da infecção abrange toda a região tropical, principalmente no continente americano e na Ásia.

O quadro clínico pode variar desde a infecção assintomática ou subclínica, passando por casos mais leves e autolimitados com febre, mialgia, cefaleia, até casos potencialmente fatais cursando com insuficiência hepática, hemorragias e choque hipovolêmico. O diagnóstico da primoinfecção pode ser feito com coleta de sorologias, sendo que a IgM se torna detectável 5 dias após o surgimento da febre e a IgG após 8 a 10 dias. Nas infecções secundárias, a IgG é rapidamente detectável e, por vezes, a IgM se mantém negativa. Outra opção para o diagnóstico precoce é a dosagem da proteína viral não estrutural (NS1), detectável a partir do primeiro dia de doença.

Durante a gestação, as repercussões para o concepto dependerão da gravidade do quadro e da idade gestacional em que ocorrerem. Em geral, no primeiro trimestre, há maior chance de evolução para abortamento espontâneo. Por outro lado, no terceiro trimestre, a maciça liberação de mediadores inflamatórios durante os quadros graves pode levar à ocorrência de parto prematuro, pré-eclâmpsia e baixo peso ao nascer. Malformações maiores não costumam estar associadas à infecção pelo DENV.

Bibliografia

Chitra TV, Panicker S. Maternal and fetal outcome of dengue fever in pregnancy. J Vector Borne Dis. 2011.
Guzman MG, Harris E. Dengue. Lancet. 2014.
Paixão ES, Teixeira MG, Costa MCN, Rodrigues LC. Dengue during pregnancy and adverse fetal outcomes: a systematic review and meta-analysis. Lancet Infect Dis. 2016.
Salgado DM, Rodríguez JA, Lozano LP, Zabaleta TW. Dengue perinatal. Biomedica. 2013.
Sharma S, Jain S, Rajaram S. Spectrum of maternofetal outcomes during dengue infection in pregnancy: an insight. Inf Dis Ob Gyn. 2016.

Febre amarela

Arbovirose transmitida por mosquitos dos gêneros *Aedes* e *Haemagogus*, causada por um flavivírus altamente hepatotrópico e de ocorrência principalmente na África Subsaariana e na América do Sul, com eventuais surtos epidêmicos.

A forma clássica da doença se caracteriza por três fases clínicas:

- *Infecção*: com grande viremia, febre alta, mialgia, cefaleia, dor em membros inferiores, anorexia, fotofobia, eritema conjuntival, hepatomegalia e sinal de Faget (dissociação da baixa frequência cardíaca da temperatura alta). Esta fase pode durar de 3 a 4 dias e precede a icterícia.
- *Remissão*: dura até 48 h, com remissão total dos sintomas. A maioria dos casos não evolui além desta fase; 15% deles segue para a próxima fase clínica.
- *Intoxicação*: caracterizada por retorno da febre e surgimento de icterícia, vômitos, dor epigástrica, oligúria e diátese hemorrágica. Pode haver disfunção hepática com níveis elevados de TGO (transaminase glutâmico-oxalacética ou aspartato aminotransferase – AST) devido também à lesão miocárdica e muscular esquelética, disfunção renal com proteinúria maciça, oligúria e elevação de escórias nitrogenadas. As estatísticas variam, porém até 50% dos pacientes que passam por esta fase evoluem para óbito; a taxa é ainda maior na população idosa. Naqueles que se recuperam, a fadiga e a icterícia podem persistir por semanas ou meses.

O diagnóstico laboratorial é feito por meio de reação em cadeia da polimerase (PCR) do vírus ou detecção de anticorpos IgM pela técnica ELISA. O tratamento é principalmente de suporte, inclusive necessitando de cuidados de terapia intensiva; até o momento, não há antivirais que se mostraram eficazes no tratamento da infecção.

A doença pode ser prevenida por meio de vacina, que está disponível na rede pública (Sistema Único de Saúde – SUS) e deve ser feita na população residente das áreas endêmicas ou para os que viajam para essas áreas. A vacina consiste em vírus vivos atenuados, portanto apresenta contraindicação relativa em gestantes. Apesar de já terem sido relatados casos de transmissão congênita pós-vacina, nenhuma malformação fetal foi associada à infecção.

Bibliografia

Ministério da Saúde. Guia de Vigilância em Saúde – Capítulo 6 Febre Amarela. 2014
Monath TP, Barrett AD. Pathogenesis and pathophysiology of yellow fever. Adv Virus Res. 2003;60:343.
Monath TP. Review of the risks and benefits of yellow fever vaccination including some new analyses. Expert Rev Vaccines. 2012;11:427.
World Health Organization. Yellow fever – Brazil. http://www.who.int/csr/don/13-january-2017-yellow-fever-brazil/en/ (acessado em 01/03/2017).

9.5 Parvovirose

Paulo Roberto Nassar de Carvalho

Ludmila Barcelos Porto

Introdução

O parvovírus B19 é constituído por hélice simples de ácido desoxirribonucleico (DNA) sem envelope externo, sendo um dos menores vírus a infectar mamíferos (*parvos* = pequeno). Pertence à família Parvoviridae, da qual é o único representante capaz de causar doença em humanos. Em comparação a outros vírus apresenta relativa estabilidade genética, sofrendo raras mutações. A infecção ocorre em todas as partes do mundo, podendo se manifestar em casos esporádicos ou surtos. A incidência varia de acordo com o grupo etário e a região geográfica, sendo mais frequente em regiões de nível socioeconômico mais baixo. Estima-se que 15% das crianças em idade pré-escolar, 50% dos adultos e até 85% dos idosos apresentem evidência sorológica de contato com o vírus. A transmissão ocorre primariamente por contato com gotículas de secreção nasofaríngea, mas pode se dar também por transfusão de hemoderivados ou via transplacentária. O período de incubação varia de 4 a 14 dias, e a patogênese decorre do comprometimento da eritropoese e da indução de apoptose celular, promovendo estado inflamatório. A infecção é frequentemente assintomática ou restrita a sintomas prodrômicos e artralgia em adultos, de evolução autolimitada. Em indivíduos imunocompetentes o desenvolvimento de imunidade permanente após o contato é a regra.

A infecção congênita por parvovírus B19 é uma entidade rara, com incidência geral baixa fora dos períodos de epidemia. O vírus apresenta tropismo por células progenitoras da linhagem eritroide, sendo a apresentação típica composta por anemia e hidropsia fetal. A possibilidade de parvovirose deve ser sempre aventada em face de um diagnóstico de hidropsia fetal não imune. Há risco aumentado de abortamento espontâneo, óbito fetal e sequela neurocognitiva, sobretudo se a infecção materna ocorrer no primeiro trimestre da gestação. O risco de óbito fetal em infecções adquiridas antes ou depois de 20 semanas de gestação é de cerca de 13% e menos de 1%, respectivamente. A maioria das infecções, no entanto, evolui com resolução espontânea e nascimento de um bebê saudável.

Diagnóstico da infecção materna

Estima-se que 30 a 50% das gestantes sejam suscetíveis ao vírus. As taxas de infecção aguda durante a gravidez são estimadas em 1 a 3%, podendo chegar a 15% em períodos de epidemia e subgrupos específicos, como cuidadores de crianças em idade pré-escolar e profissionais de saúde). A infecção materna é em geral assintomática, e o diagnóstico frequentemente se baseia na detecção de alterações fetais ao exame ultrassonográfico. Pacientes portadoras de anemia falciforme podem desenvolver crises de anemia aplástica transitória, e em casos de imunossupressão podem se instalar anemia grave e muito raramente insuficiência cardíaca congestiva e óbito.

A pesquisa do *status* sorológico da gestante está indicada em casos de exposição materna ou manifestação de sintomas característicos, não sendo recomendada de rotina em populações de baixo risco. A pesquisa de anticorpos IgM por radioimunoensaio ou teste imunoenzimático ELISA detecta infecção aguda com uma sensibilidade de 80 a 90%, sendo o anticorpo detectável por período de 10 dias após a exposição até 3 meses ou mais. O anticorpo IgG é marcador de infecção pregressa, persistindo positivo indefinidamente. Na presença de IgG positivo e IgM negativo a gestante é considerada imune ao vírus e deve ser aconselhada quando à ausência de risco de acometimento fetal. Se ambos os anticorpos IgG e IgM forem indetectáveis e o período de incubação estiver terminado, considera-se que a infecção não se instalou, apesar da ausência de imunidade ao vírus.

Diagnóstico da infecção fetal

A transmissão vertical ocorre em aproximadamente 35% dos casos de primoinfecção materna, sendo a repercussão fetal mais grave nos casos de infecção antes de 20 semanas de gestação. Em face do diagnóstico de infecção materna, está indicada avaliação fetal seriada, com realização de exame ultrassonográfico semanal por período de doze semanas após a exposição. Atenção especial deve ser dada à pesquisa de sinais de hidropsia e anemia fetal, sendo o Doppler de artéria cerebral média uma ferramenta valiosa nesse seguimento. Um pico de velocidade sistólica neste vaso superior a 1,5 MoM (múltiplos da mediana) para a idade gestacional correlaciona-se com anemia fetal moderada a grave, havendo indicação de cordocentese para dosagem de hemoglobina fetal e transfusão intrauterina, se necessário. O Doppler de ducto venoso auxilia na avaliação da função contrátil do coração fetal, sendo sua alteração indicativa de comprometimento grave e falência cardíaca.

A infecção fetal pode ser confirmada pela detecção de DNA viral por reação em cadeia da polimerase (PCR) do líquido amniótico ou sangue fetal. No entanto, como a maioria das infecções agudas na gestação tem prognóstico favorável, alguns autores sugerem que o diagnóstico invasivo pré-natal deve ser considerado apenas na presença de sinais consistentes de anemia ou hidropisia fetal. Marcadores prognósticos da infecção congênita ainda não foram definidos.

Prevenção e tratamento da infecção fetal

Até o momento não há disponibilidade de terapia antiviral específica ou vacinação eficaz contra o parvovírus. Gestantes não imunes devem ser aconselhadas a evitar contatos sintomáticos e adotar medidas de higiene criteriosas. A restrição ocupacional pode ser avaliada no caso de profissionais de saúde e cuidadoras de crianças.

A conduta na infecção fetal deve ser direcionada à anemia e subsequente hidropisia, sendo a transfusão sanguínea intrauterina o pilar do tratamento. Diversas publicações apontam redução significativa das taxas de mortalidade com a transfusão intrauterina. Um estudo com 539 fetos hidrópicos com infecção documentada por parvovírus B19 reportou taxa de óbito de 30% sem transfusão intrauterina, em comparação com 6% de óbitos quando o tratamento foi administrado.

O parto e a abordagem pós-natal do neonato hidrópico devem ser realizados em centro de atenção terciária, sendo a conduta individualizada de acordo com a idade gestacional e a gravidade do quadro.

Bibliografia

Enders M, Weidner A, Zoellner I et al. Fetal morbidity and mortality after acute human parvovirus B19 infection in pregnancy: prospective evaluation of 1018 cases. Prenat Diagn. 2004;24:513.

Gilarranz R, Chamizo F, Hérnandez-Febles M et al. Parvovirus B19 congenital infection. Infect Dis. 2016;48(7):566-8.

Lamont RF, Sobel JD Vaisbuch E et al. Parvovirus B19 infection in human pregnancy. BJOG. 2011; 118:175-186.

Rodis JF, Borgida AF, Wilson M et al. Management of parvovirus infection in pregnancy and outcomes of hydrops: a survey of members of the Society of Perinatal Obstetricians. Am J Obstet Gynecol. 1998; 179:985-8.

Zavattoni M, Paolucci S, Sarasini A et al. Diagnostic and prognostic value of molecular and serological investigation of human parvovirus B19 infection during pregnancy. New Microbiol. 2016; 39(3):181-185.

9.6 Sífilis

Paulo Roberto Nassar de Carvalho
Helder Dotta da Gama

Introdução

Doença causada pela espiroqueta *Treponema pallidum*, de acometimento sistêmico e com repercussões fetais graves quando ocorre durante a gestação como: morte perinatal, anomalias congênitas, baixo peso e sequelas a longo prazo.

A infecção pode ser classificada em dois estágios distintos: sífilis precoce, com duração de 1 ano após o contato (primária, secundária e latente precoce) e sífilis tardia, quando se estende além desse período (latente tardia e terciária).

A incidência da doença vem aumentando nos últimos anos, principalmente entre usuários de drogas intravenosas, portadores de infecção pelo vírus da imunodeficiência humana (HIV) e homens que mantêm relações sexuais com outros homens, porém a taxa de infecção é semelhante entre homens e mulheres. Recentemente, no Brasil, houve um aumento considerável do número de casos, tanto de sífilis em gestantes quanto de sífilis congênita, em parte pela maior eficiência do pré-natal no diagnóstico, mas também pela escassez temporária do antibiótico de primeira linha no tratamento da infecção.

A transmissão ocorre principalmente por via sexual, exigindo contato direto com as lesões do estágio precoce e os primeiros sintomas podem surgir, em média, após 3 semanas.

Quadro clínico

Sífilis primária: pápula indolor que surge no local da inoculação e rapidamente evolui para ulceração indolor, de bordos indurados e elevados, 1 a 2 cm de diâmetro associada à linfadenopatia inguinal bilateral. Nas mulheres, essa lesão pode passar despercebida quando acontece na mucosa vaginal ou no colo uterino.

Sífilis secundária: quadro sistêmico que se inicia a partir de 6 semanas após o desaparecimento do cancro e manifesta-se como um exantema maculopapular generalizado que acomete inclusive palmas, plantas e mucosas, poupando a face. Também podem estar presentes: linfadenopatia generalizada, febre, faringite, perda de peso e condilomas planos. O *rash* se resolve espontaneamente após 2 semanas de seu início.

Sífilis terciária: ocorre em um terço dos pacientes não tratados, raramente visto hoje em dia. Caracteriza-se pela formação de gomas e doença cardiovascular, de surgimento 5 a 20 anos após o contágio.

Neurossífilis: forma que pode acontecer em qualquer fase da doença, cursando com meningite sintomática ou assintomática, doença meningovascular e uveíte, paresia generalizada e *tabes dorsalis*.

Sífilis latente: fase assintomática da doença, podendo durar anos e, em geral, com taxa de transmissão horizontal muito baixa, porém a transmissão vertical ainda pode ocorrer pois existe significativa espiroquetemia durante os primeiros 4 anos.

Diagnóstico

O Centers for Disease Control and Prevention (CDC) e o Manual do Ministério da Saúde (MS) de 2016 recomendam que as gestantes sejam rastreadas na primeira consulta de pré-natal e posteriormente no terceiro trimestre e no parto, principalmente aquelas com fatores de risco para a infecção. Recomenda-se também a testagem naquelas que não fizeram exames durante o pré-natal ou que evoluam para óbito fetal após 20 semanas.

Para o diagnóstico, são utilizados testes não treponêmicos (*Venereal Disease Research Laboratory* – VDRL e *rapid plasma reagin* – RPR), que são testes não específicos úteis na triagem da infecção e no controle pós-tratamento, pois são quantitativos; e os testes treponêmicos (*Treponema pallidum hemaglutination* – TPHA, *fluorescent treponemal antibody-absorption* – FTA-Abs e *enzyme-linked immunosorbent assay* – ELISA) que são testes específicos para antígenos treponêmicos, utilizados na confirmação dos resultados.

Após a infecção, os testes treponêmicos podem se manter positivos por anos, mesmo nos pacientes adequadamente tratados; desta forma, o teste não treponêmico passa a ser diagnóstico. Uma vez realizado o tratamento completo, espera-se a queda dos títulos em quatro vezes após 3 meses, em oito vezes após 6 meses e negativação até o final do segundo ano.

Tratamento

O padrão-ouro para o tratamento da sífilis é a penicilina, tanto em gestantes quanto em não gestantes, pois a droga se mostrou eficaz em tratar a infecção materna, evitar a infecção fetal e, nos fetos já infectados, também promover seu tratamento.

Pelo CDC, uma única dose de penicilina G benzatina (2.400.000 UI) é suficiente para o tratamento da infecção durante o seu primeiro ano (primária, secundária e latente precoce). A partir de 1 ano de doença, ou se duração for desconhecida, são necessárias três doses com intervalos semanais. Regimes alternativos de tratamento, como eritromicina, ceftriaxona e azitromicina, não são tão eficazes no tratamento fetal e, portanto, não são recomendados durante a gestação.

O MS recomenda que os casos de sífilis primária sejam tratados com uma única dose de 2.400.000 UI de penicilina G benzatina, a secundária com duas e a terciária com três doses, em intervalos semanais. Naquelas pacientes que são alérgicas à penicilina, recomenda-se a dessensibilização antes da realização do tratamento.

Quando o tratamento é instituído durante as primeiras duas fases da doença, é prudente que a primeira dose de antibiótico seja realizada em ambiente hospitalar devido ao risco de ocorrência da reação de Jarisch--Herxheimer, caracterizada por febre, *rash* cutâneo, cefaleia, mialgia e hipotensão, decorrentes da grande liberação de lipopolissacarídeos na corrente sanguínea. O tratamento é apenas de suporte com antipiréticos, analgésicos e hidratação.

Repercussões fetais

A transmissão vertical da sífilis pode ocorrer em qualquer idade gestacional e em qualquer fase clínica da doença, e a taxa de transmissão é maior nas gestações mais avançadas (porém menos grave), nas primeiras fases da infecção e se o tratamento não foi instituído até 30 dias antes do parto.

Assim, todas as pacientes com diagnóstico de sífilis após 20 semanas devem ser submetidas a ultrassonografia obstétrica em busca de sinais de infecção congênita, como hidropisia placentária, restrição de crescimento fetal, parto pré-termo, polidrâmnio, hidropisia fetal, disfunção hepática com hepatomegalia, trombocitopenia, anemia e óbito intrauterino. Mesmo após o tratamento materno, a resolução das alterações ultrassonográficas pode demorar meses a ocorrer.

Bibliografia

Centers for Disease Control and Prevention. Sexually transmitted diseases treatment guidelines, 2015.
Ministério da Saúde. Boletim epidemiológico – Sífilis 2015.
Ministério da Saúde. Guia de bolso para manejo da sífilis em gestantes e da sífilis congênita 2016.
Ministério da Saúde. Manual técnico para diagnóstico da sífilis.
Ministério da Saúde. Protocolo clínico e diretrizes terapêuticas para prevenção da transmissão vertical de HIV, sífilis e hepatites virais 2015.

9.7 Zika

Paulo Roberto Nassar de Carvalho

Helder Dotta da Gama

Introdução

Infecção transmitida por mosquitos do gênero *Aedes* e causada por um flavivírus neurotrópico que ataca as células neurais progenitoras, prejudicando a multiplicação, migração e diferenciação neuronais. Os primeiros casos de infecção em humanos foram descritos em Uganda e na Tanzânia em 1952, porém como casos esporádicos da doença, o primeiro surto ocorreu na Micronésia em 2007, onde quase 70% da população foi infectada. Na América do Sul, os primeiros relatos surgiram no Chile em 2014 e posteriormente foi detectada sua disseminação para o Brasil em maio de 2015.

A infecção é transmitida principalmente pela picada do mosquito infectado e pela via transplacentária, mas também existem descrições de transmissão por via sexual, hemotransfusões, transplantes de órgãos e acidentes biológicos.

Quadro clínico

A doença materna aguda surge após um período de incubação que pode variar de 2 a 14 dias, com um quadro de febre baixa (até 38,5°C), exantema maculopapular pruriginoso, artralgia (principalmente pequenas articulações) e conjuntivite. Outros sintomas inespecíficos também podem ocorrer, como astenia, mialgia, cefaleia e dor retro-orbitária. O *rash* cutâneo tende a se concentrar no tronco, membros, palmas e plantas.

A infecção pode ser assintomática em até 75% dos pacientes infectados pelo vírus, no entanto, têm sido relatados casos de evolução para quadros maternos graves como síndrome de Guillain-Barré, numa incidência estimada em 2,4 casos para cada 10.000 infecções.

Diagnóstico

O Centers for Disease Control and Prevention (CDC) norte-americano recomenda que as pacientes gestantes sejam interrogadas quanto a sinais sugestivos de infecção pelo Zika e possível exposição epidemiológica a cada consulta de pré-natal e as testagens são feitas de acordo com a presença destes sintomas:

- Pacientes sintomáticas há menos de 2 semanas: PCR de sangue e urina e, se negativos, IgM para Zika e dengue.
- Sintomáticas há mais de 2 semanas: IgM para Zika e dengue, se IgM positivo, realizar PCR.
    - Assintomáticas com exposição há menos de 2 semanas: PCR de sangue e urina e, se negativo, IgM apenas para Zika.
    - Assintomáticas com exposição entre 2 e 12 semanas: IgM para zika, se positivo, PCR da mesma amostra.
    - Sintomáticas ou assintomáticas há mais de 12 semanas: considerar IgM para Zika e ultrassonografia obstétrica seriada.
    - Assintomáticas em exposição contínua: IgM no primeiro e segundo trimestres, se positivo, confirmar com PCR.

Nas pacientes com sorologia e/ou PCR positivos, o CDC recomenda avaliação ultrassonográfica a cada 3 a 4 semanas, em busca de alterações sugestivas de infecção fetal. O diagnóstico da infecção fetal pode ser confirmado pela realização de PCR no líquido amniótico, de preferência 6 a 8 semanas após a infecção materna, porém ainda não está bem estabelecida sua sensibilidade. A via de parto é de indicação obstétrica, mesmo na presença de infecção fetal.

Tratamento

Não existe tratamento específico para o Zika vírus, sendo recomendado tratamento de suporte com hidratação vigorosa, analgésicos e antitérmicos, como paracetamol e dipirona.

Deve-se orientar as pacientes suscetíveis sobre as medidas de profilaxia da infecção, como evitar viagens a áreas endêmicas, uso de repelentes e mínima exposição de área corporal, além do uso de preservativos durante as relações sexuais.

Repercussões fetais

Ainda há poucas informações disponíveis quanto ao tempo de surgimento das primeiras alterações ultrassonográficas após o episódio de infecção materna; há relatos de alterações surgidas entre 18 e 20 semanas nas pacientes com infecção no início da gestação. Sendo assim, tem-se recomendado a realização de avaliação ultrassonográfica 4 semanas após a infecção, com reavaliação a cada 4 semanas.

A avaliação consiste em: biometria de rotina, com atenção para as medidas do polo cefálico e detecção da microcefalia, que é definida como circunferência cefálica menor do que o percentil 3 para a idade gestacional; avaliação da anatomia fetal: forma do crânio, presença de calcificações intracranianas, ventriculomegalia, disgenesia de corpo caloso, hipoplasia cerebelar, microftalmia e artrogripose. Na avaliação do crescimento dos fetos com microcefalia, atentar para exclusão das medidas do polo cefálico no cálculo do peso estimado fetal.

Bibliografia

ACOG. http://www.acog.org/About-ACOG/News-Room/Practice-Advisories/Practice-Advisory-Interim-Guidance-for-Care-of-Obstetric-Patients-During-a-Zika-Virus-Outbreak#counseling (acessado em 21/02/2017).

Brasil P, Pereira JP Jr, Moreira ME, et al. Zika Virus infection in pregnant women in Rio de Janeiro. N Engl J Med. 2016.

Costello A, Dua T, Duran P, et al. Defining the syndrome associated with congenital Zika virus infection. Bull World Health Organ. 2016;94:406.

Driggers RW, Ho CY, Korhonen EM, et al. Zika Virus Infection with Prolonged Maternal Viremia and Fetal Brain Abnormalities. N Engl J Med. 2016; 374:2142.

10 Anormalidades do Sistema Nervoso Central

Cláudio Corrêa Gomes
Edson Tetsuya Nakatani
André Hadyme Miyague

Introdução

As malformações do sistema nervoso central (SNC) figuram entre as mais comuns e devastadoras anormalidades congênitas. São encontradas em aproximadamente 1% de todos os nascimentos e em séries de autopsia perinatal correspondem a quase 10% de todas as malformações. Defeitos do tubo neural (45,5%), hidrocefalia (12,4%) e desordens de proliferação neuronal estão entre as mais frequentemente detectadas.

Diante da suspeição de uma malformação do SNC, um acompanhamento multidisciplinar se impõe. Pesquisas para infecções maternas (TORCH – toxoplasmose, rubéola, citomegalovírus, herpes simples – e mais recentemente Zika vírus), amniocentese para cariótipo e reação em cadeia da polimerase (PCR), aconselhamento genético, neurossonografia e ressonância nuclear magnética; são algumas das ferramentas propedêuticas lançadas na tentativa de elucidar o fator etiológico.

A ultrassonografia, pelo caráter não invasivo, acessível e seguro para mãe e feto é o método de escolha para o rastreamento, diagnóstico e condução pré-natal das malformações do SNC.

Avaliação ultrassonográfica do sistema nervoso central

PRIMEIRO TRIMESTRE

Durante o período embrionário, o cérebro é o primeiro órgão a se desenvolver a ponto de ser insonado em detalhes pelo ultrassom endovaginal. Cavidades cerebrais aumentadas ou vazias, contornos irregulares do polo cefálico e coluna podem ser importantes marcadores na detecção precoce das anomalias do SNC.

A partir da 12ª semana, a ossificação do calvário, a foice cerebral dividindo os hemisférios cerebrais e os plexos coroides ocupando quase a totalidade dos ventrículos laterais, são pontos referenciais. A coluna pode ser bem visualizada nos planos sagital e coronal, mas também de forma indireta, pela avaliação da translucência intracraniana.

SEGUNDO TRIMESTRE

No segundo trimestre, o ultrassom transabdominal é o método de escolha na avaliação do SNC em gestantes de baixo risco. O exame deve incluir a avaliação da cabeça e coluna fetal.

Na cabeça, os dois planos axiais principais; transventricular e transcerebelar permitem a visualização das estruturas cerebrais relevantes para acessar a integridade anatômica do cérebro fetal.

A avaliação de cortes sagitais e coronais, tecnicamente mais difíceis, e também a complementação pela via endovaginal, devem ser encorajadas e sempre propostas em casos selecionados de alto risco.

Estruturas como foice cerebral, *cavum* do septo pelúcido, tálamo, ventrículos laterais, cerebelo e cisterna magna devem sempre ser identificados.

A coluna fetal deve sempre ser avaliada no seu plano longitudinal. Os planos transverso e coronal são complementares na detecção da espinha bífida e anomalias vertebrais como hemivértebra e agenesia sacral.

Defeitos abertos do tubo neural (DATN)

Comumente incluem-se nesse grupo a anencefalia, a espinha bífida e a encefalocele. A incidência média é de 1:1.000 nascidos vivos, porém com significativa variação geográfica. A anencefalia e a espinha bífida têm prevalências semelhantes, representando 95% dos casos.

DEFINIÇÕES

Anencefalia (sequência acrania-exencefalia-anencefalia)

Ausência da calota craniana com exposição e degeneração dos tecidos neurais expostos.

Encefalocele

Defeito ósseo craniano com herniação de tecido cerebral pelo mesmo. Na presença de meninges apenas sugere-se o termo meningocele craniana.

Espinha bífida (disrafismo espinhal)

Defeito congênito vertebral que conduz à exposição do tecido neural do canal medular para o exterior. Classificada em fechada ou aberta, dependendo de estar ou não recoberta por pele. As abertas dividem-se em meningocele (saco herniário contendo apenas meninges), mielomenigocele (meninges e tecidos neurais) e mielosquise ou mielocele (o defeito não tem cobertura e contém medula espinhal ou raízes nervosas).

ETIOLOGIA

É multifatorial: baixas condições socioeconômicas, hipertermia, diabetes melito, obesidade materna, medicamentos antagonistas do folato e anticonvulsivantes são considerados fatores de risco; porém 90% dos afetados nascem de mães sem fator de risco identificável. O risco aumenta em 2 a 3% se uma gestação foi afetada e em 10% no caso de duas. O uso do ácido fólico pode reduzir esse risco em 50 a 70%. Recomenda-se que mulheres sem fatores de risco utilizem 400 µg/dia e mulheres com fatores de risco, incluindo gestação prévia afetada, utilizem 4.000 µg/dia. Esse regime, de forma ideal, deve iniciar 30 dias antes e manter-se nos três primeiros meses de gestação.

DIAGNÓSTICO

Acrania/anencefalia

No primeiro trimestre, é a perda do contorno habitual da cabeça, ficando com aspecto irregular ou achatado. Observa-se tecido neural (exencefalia) com aspecto lobulado ao corte coronal (face de "Mickey mouse"). O comprimento cabeça-nádegas usualmente encontra-se abaixo do esperado e, em muitos casos, há aumento da ecogenicidade do líquido amniótico. Durante o segundo e terceiro trimestres, não identificação da calota craniana e de parênquima cerebral acima das órbitas. Observa-se proptose ocular ao corte coronal ("face de sapo") (Fig. 10.1). Polidrâmnio está presente em quase 90% dos casos e lesões associadas de coluna em 50%.

Espinha bífida

Inúmeros testes de rastreamento têm sido propostos para o rastreamento da espinha bífida no primeiro trimestre. A avaliação do quarto ventrículo (translucência intracraniana) figura como principal.

No segundo e terceiro trimestres, achados cranianos indiretos, sugerem o diagnóstico. Entre eles, o "sinal do limão" (concavidade dos ossos frontais próximos às suturas no plano transversal) e o "sinal da banana" (deslocamento do cerebelo pelo forame magno para o canal cervical superior, condição chamada de malformação de Chiari tipo 2) (Fig. 10.2).

A avaliação direta da coluna no plano sagital demonstra descontinuidade posterior, com ausência do tecido mole sobrejacente e formação de cisto (casos de mielomeningocele e meningocele). No plano

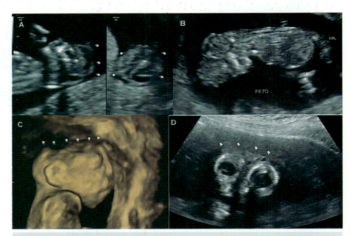

FIGURA 10.1. Anencefalia (Acrania). Em A e B, feto anencéfalo de 13 semanas. Em A, perda do contorno habitual da cabeça e calvaria não identificada. Ao corte transversal, tecido cerebral remanescente irregular. Em B, comprimento cabeça-nádegas, que habitualmente é menor que o esperado. Em C, imagem tridimensional de feto com anencefalia no segundo trimestre (ausência de calota craniana ou tecido cerebral identificável). Em D, o mesmo feto em corte coronal com imagem de "face de sapo".

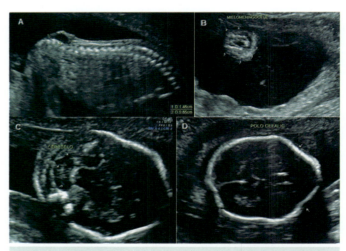

FIGURA 10.2. Mielomeningocele e achados cranianos associados. Em A, imagem sagital da coluna, com presença de saco herniário sacral. Em B, imagem coronal da lesão. Em C, "sinal da banana" (cerebelo em formato de crescente, reduzido de tamanho e associado à redução da cisterna magna). Em D, "sinal do limão" (concavidade dos ossos frontais próximos à sutura coronal. Geralmente observado até 24 semanas).

transversal, o arco neural que normalmente aparece como um círculo fechado, coberto pela pele intacta, irá demonstrar um formato em "U" associado a abaulamento posterior. No plano coronal, a coluna sofre perda da linha central e afastamento das linhas externas ao nível da lesão. Ventriculomegalia ocorre em 70 a 90% dos casos sendo comumente leve.

Encefalocele

Presença de massa paracraniana associada a um defeito ósseo. O tecido cerebral no saco herniário apresenta-se de formas variáveis (Fig. 10.3). Ocorre microcefalia

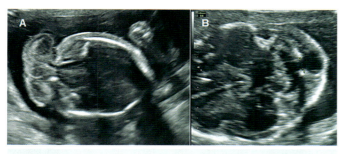

FIGURA 10.3. Encefalocele occipital. Em A, imagem de grande defeito ósseo occipital com herniação de significativa quantidade de tecido cerebral. Em B, imagem de pequeno defeito ósseo occipital com herniação de meninges e líquido cefalorraquidiano (meningocele craniana).

em 25% dos casos e ventriculomegalia em 70 a 80%. Há frequente associação com outras anomalias cerebrais. O local mais comum é a região occipital (75%).

PROGNÓSTICO

A anencefalia é malformação letal. Estudo realizado demonstrou 23% de óbitos intrauterinos e 35% durante o trabalho de parto. O tempo médio de sobrevivência neonatal foi de 55 minutos (variando de 10 minutos a 8 dias).

A encefalocele apresenta prognóstico variado, dependendo do tamanho e local da lesão, quantidade de tecido cerebral herniado e associação com anomalias maiores. A mortalidade neonatal pode atingir 40% e as sequelas neurológicas ao redor de 80%.

A espinha bífida aberta é a mais comum das anomalias do SNC compatível com a vida. No longo prazo, culmina com disfunção de esfíncteres e motora, levando muitas vezes à paralisia. A malformação de Chiari tipo 2 tem forte associação com a hidrocefalia e disfunção cerebral, necessitando muitas vezes (ao redor de 90%) de derivação ventricular. No momento, é a única anomalia não letal com indicação para correção cirúrgica intrauterina (a cirurgia fetal aberta e o reparo endoscópico da espinha bífida serão discutidos em capítulo específico).

INIENCEFALIA

Definição

A iniencefalia é uma forma rara e letal de defeito do tubo neural. É uma desordem que acomete a região nucal do feto e está associada à ausência do osso occipital, alargamento do forame magno, agenesia parcial ou completa das vértebras cervicais e torácicas e presença de raquisquise nas vértebras remanescentes. A incidência varia entre 0,1 e 10:10.000 nascidos vivos.

Etiologia

É desconhecida, tratando-se de defeito esporádico. Divide fatores de risco comuns com outros defeitos de tubo neural.

Diagnóstico

Presença de hiperextensão fixa do pescoço, encefalocele occipital e disrafismo espinhal. No entanto, a encefalocele pode estar presente (subtipo *apertus*, mais comum) ou ausente (subtipo *clausus*). Já a disrafia espinhal pode se estender para a coluna torácica ou até mesmo para a coluna lombar. A lordose cervical excessiva faz com que a face fetal esteja sempre voltada para cima. Polidrâmnio está frequentemente associado. A iniencefalia geralmente está associada a outras anormalidades do sistema nervoso central como a anencefalia, malformação de Dandy-Walker, microcefalia e holoprosencefalia. Malformações envolvendo outros órgãos e sistemas também podem ser observadas.

Prognóstico

Trata-se de anomalia letal, sendo a maioria natimortos. Existem, no entanto, relatos de sobrevida aumentada em casos do subtipo *clausus*.

Ventriculomegalia e hidrocefalia

DEFINIÇÃO

Ventriculomegalia (VM) é o achado anormal mais comum associado ao diagnóstico de patologia do SNC. Trata-se do excesso de líquido cefalorraquidiano (LCR) nos ventrículos laterais do cérebro fetal. É definida como o diâmetro, de um ou ambos os ventrículos, igual ou maior que 10 mm, podendo ou não haver dilatação do terceiro ou quarto ventrículos. A incidência varia de 0,3 a 1,5:1.000 nascidos vivos. A VM pode estar relacionada a processos obstrutivos que elevam a pressão liquórica causando a dilatação. Por outro lado, síndromes monogênicas e cromossômicas também podem levar à dilatação ventricular sem que haja aumento na pressão liquórica.

ETIOLOGIA

Nos casos obstrutivos, a VM pode ser dividida em não comunicante, quando há obstrução em qualquer nível do sistema ventricular, mais frequentemente ao nível do aqueduto do mesencéfalo (de Sílvio); e comunicante, menos comum, quando ocorre obstrução à drenagem extraventricular do LCR, aumento da produção ou ainda a dificuldade de drenagem.

DIAGNÓSTICO

É feito pela medição do diâmetro do átrio do corno posterior do ventrículo lateral (VL), ao nível do sulco parieto-occipital. Atualmente, considera-se VM leve as medidas compreendidas entre 10 e 15 mm e VM severa aquelas acima de 15 mm (Fig. 10.4).

CONDUTA

Anamnese cuidadosa deve ser realizada em busca de sinais de doenças genéticas e infecções. Nos casos

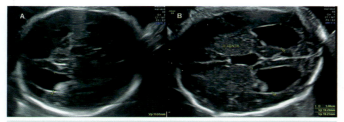

FIGURA 10.4. Ventriculomegalia. Em A, imagem de ventriculomegalia leve (entre 10 e 15 mm). Em B, imagem de ventriculomegalia bilateral severa (acima de 15 mm). Nota-se ainda, dilatação do terceiro ventrículo.

obstrutivos, o examinador deve investigar cuidadosamente o SNC à procura de malformações, lesões destrutivas, tumores ou quaisquer outras alterações que possam levar à obstrução do trajeto liquórico. Nesses casos, a dilatação é geralmente progressiva.

Nos casos de VM leve, por sua maior associação às síndromes monogênicas e cromossômicas, realização do cariótipo fetal e a triagem sorológica materna (toxoplasmose, rubéola e citomegalovírus) são recomendadas.

PROGNÓSTICO

É variável e depende amplamente do fator etiológico e das anomalias associadas. Nos casos de VM isolada leve, conforme dados de uma recente metanálise, a incidência de atraso no neurodesenvolvimento é de aproximadamente 8%. Já nos casos de VM severa estudos retrospectivos têm demonstrado que a incidência de neurodesenvolvimento normal variou de 11 a 62%.

Anormalidades da linha média

HOLOPROSENCEFALIA

Definição

Malformação caracterizada por clivagem anormal (ausente ou incompleta) do prosencéfalo na 5ª semana de gestação. Associada a dano neurológico e dismorfismo do cérebro e face.

Sua prevalência é de aproximadamente 1:10.000 nascidos vivos, porém, em virtude de sua alta letalidade embrionária e fetal, foi observada em até 1:250 conceptos em estudos com embriões abortados.

Etiologia

É heterogênea. A maioria dos casos é esporádica e de causa desconhecida. Causas genéticas (cromossômicas e de transmissão monogênica) são identificadas em 15 a 50% das vezes. A aneuploidia mais comum é a trissomia do 13 (20%), mas também trissomia do 18 e triploidia. Inúmeras síndromes genéticas podem estar associadas (síndromes de Di George, Meckel, Kallmann, entre outras). Diabetes materno, consumo excessivo de álcool e uso de ácido retinoico estão entre os teratógenos que podem estar associados.

Diagnóstico

O diagnóstico das formas mais severas é possível no primeiro trimestre (corte transversal do polo cefálico – ausência da linha média e do aspecto característico dos plexos coroides – *butterfly shape*).

Há três formas principais: alobar, semilobar e lobar.

Alobar. É a forma mais severa. Ausência total da fissura inter-hemisférica e da foice cerebral. Há um ventrículo único primitivo, frequentemente associado a um grande cisto dorsal. Os tálamos são fusionados na linha média e não se observa o corpo caloso, septo pelúcido, e terceiro ventrículo. As anomalias faciais são frequentes e em geral, quanto mais severas, mais pronunciada a lesão cerebral.

Semilobar. Caracterizada por segmentação parcial dos ventrículos e dos hemisférios cerebrais posteriormente. O córtex é mais desenvolvido. Há fusão parcial dos tálamos e hipogenesia do septo pelúcido e do corpo caloso. À ultrassonografia: ventrículo único anteriormente e se comunicando com o terceiro ventrículo. Ausência do septo pelúcido, cisto dorsal menos frequente (28%) e principalmente associado à fusão dos tálamos. O corpo caloso por vezes pode ser visualizado em sua porção anterior. As malformações faciais são em geral mais leves.

Lobar. As alterações são muito mais sutis. O cérebro está praticamente todo dividido em dois hemisférios, com exceção de um grau variável de fusão ao nível do giro cingulado e cornos frontais dos ventrículos laterais.

Conduta

O cariótipo fetal deve sempre ser recomendado. Aconselhamento genético, principalmente para avaliar o risco de recorrência (avaliação dos pais ou familiares pode demonstrar manifestações leves da doença – p. ex., incisivo central mediano único).

Avaliação morfológica detalhada para excluir anomalias associadas. Seguimento ultrassonográfico pré-natal mensal (avaliação da vitalidade e risco de polidrâmnio).

Prognóstico

Apesar de considerada uma condição letal, a holoprosencefalia alobar demonstra inúmeros relatos na literatura de sobrevida a longo prazo. As anomalias faciais parecem predizer melhor a sobrevida que os achados intracranianos.

Quando isolada, tem 30% de sobrevida em um ano, comparadas a 2% quando associadas à aneuploidias. O risco de recorrência em fetos euploides é de 20%.

AGENESIA DO CORPO CALOSO (CC)

Definição

O CC representa a principal comissura telencefálica e tem importante função na integração e troca de informações entre os dois hemisférios cerebrais. Desenvolve-se entre a 12ª e a 18ª semana. Ele transfere informações motoras, sensoriais e cognitivas.

As possíveis anormalidades do CC incluem agenesia completa ou parcial, forma anormal (disgenesia) e aumento ou diminuição de sua espessura (hiper/hipoplasia).

A prevalência estimada da agenesia de CC na população geral é de 1,8/10.000, sendo de 230 – 600/10.000 em crianças com desenvolvimento neurológico deficiente.

Etiologia

É heterogênea. Os fatores genéticos são predominantes. Anomalias cromossômicas são encontradas em 20% dos casos e incluem principalmente as trissomias do 18, 8 e 13, além de inúmeras deleções e duplicações. O risco de síndromes gênicas, não cromossômicas, é elevado também. Entre elas: síndromes de Aicardi, acrocalosal, de Kallmann, esclerose tuberosa, entre outras. A associação com malformações cerebrais (46%) e extracerebrais é frequente.

Nos casos isolados, a maioria terá herança esporádica e a incidência de cromossomopatias é de 4,8%.

Diagnóstico

O diagnóstico ultrassonográfico direto é obtido pela avaliação do CC no plano médio sagital ou coronal do polo cefálico fetal. Ele pode ser visualizado como uma faixa anecoica demarcada por duas linhas ecogênicas. É possível avaliar não apenas a sua presença, mas seu tamanho, espessura e aspecto.

Os sinais indiretos podem levar à suspeita em planos transversos e incluem: ausência do *cavum* do septo pelúcido (entre 18 e 37 semanas), ventriculomegalia leve com colpocefalia (alargamento desproporcional dos cornos posteriores dos ventrículos laterais – "sinal da lágrima" – Fig. 10.5), fissura inter-hemisférica proeminente, lesões da linha média (cistos e lipomas) e agenesia da artéria pericalosa.

Conduta

A agenesia do CC está associada a inúmeras malformações neurais e extraneurais, bem como aberrações cromossômicas. Avaliação do cariótipo fetal (em casos específicos teste de CGH-*array*) e avaliação morfológica detalhada, incluindo ecocardiografia são estritamente indicadas, além da pesquisa de infecções congênitas.

O aconselhamento genético faz-se necessário para afastar síndromes genéticas autossômicas dominantes nos pais, como a esclerose tuberosa.

A condução da gestação irá depender das malformações associadas. Nos casos de agenesia isolada não há mudança no manejo obstétrico de rotina.

Prognóstico

O prognóstico dependerá das anomalias associadas e da causa subjacente. Nos casos considerados isolados

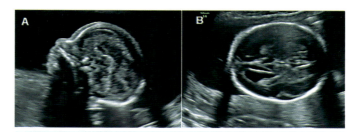

FIGURA 10.5. Agenesia de corpo caloso. Em *A*, imagem sagital com ausência de visualização do corpo caloso e cavum do septo pelúcido. Em *B*, plano axial transventricular demonstrando ventriculomegalia leve com colpocefalia ("sinal da lágrima") e não identificação do *cavum* do septo pelúcido.

(~1/3) o risco de anomalias cromossômicas associadas é alto, mesmo com o cariótipo tradicional mostrando normalidade (elevada proporção de anomalias genéticas detectadas somente em análises de CGH-*array*).

Nos casos verdadeiramente isolados, aproximadamente dois terços irão demonstrar desenvolvimento neurológico normal, entretanto o controle motor fino e grosso, coordenação, linguagem e *status* cognitivo podem estar alterados em uma proporção significativa dessas crianças.

AGENESIA DO SEPTO PELÚCIDO – DISPLASIA SEPTO-ÓPTICA

Definição

Ausência parcial ou completa do septo pelúcido. Quando associada a hipoplasia do quiasma e nervos ópticos e hipopituitarismo é definida como displasia septo-óptica ou síndrome de Morsier.

A ausência do septo pelúcido é uma rara malformação cerebral congênita (2–3:100.000).

Etiologia

É desconhecida, sendo a maioria dos casos esporádicos. Pode ser causada por mutações no gene HESX1 ou por exposição a teratógenos e infecções virais.

DIAGNÓSTICO

O diagnóstico deve ser suspeitado quando o *cavum* não é identificado em um cérebro "aparentemente normal" após a 20ª semana. Os cornos frontais estão fusionados na linha média (Fig. 10.6). O corpo caloso está usualmente presente, mas frequentemente é descrito como "fino". Ventriculomegalia leve pode estar presente.

O diagnóstico diferencial da agenesia septal isolada com a displasia septo-óptica pode ser suspeitado pela avaliação dos níveis urinários e séricos de estriol materno (em geral bastante reduzidos, indicando insuficiência adrenal do feto). Também através dos níveis sanguíneos fetais para os hormônios de crescimento, hormônio adrenocorticotrófico (ACTH) e prolactina; e finalmente, pela visualização direta do tamanho do

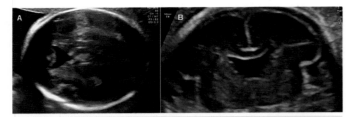

FIGURA 10.6. Agenesia do *cavum* do septo pelúcido. Em A, imagem axial onde o *cavum* do septo não é identificado. Os cornos frontais estão fusionados na linha média. Em B, o mesmo feto em corte coronal no qual se visualiza, acima da fusão dos cornos anteriores, a imagem do corpo caloso.

nervo óptico através da ressonância fetal ou, mais recentemente, através da visualização do quiasma óptico com o ultrassom tridimensional (3D).

Conduta

Realização de ressonância magnética fetal é importante para diferenciar a agenesia septal isolada da displasia septo-óptica, realizada preferencialmente entre 32 e 34 semanas. Com o mesmo intuito, a complementação com neurossonografia e avaliação 3D e também avaliação dos níveis urinários e séricos de estriol materno.

Prognóstico

O prognóstico para a agenesia septal isolada é controverso, pois pode estar associado a distúrbios arquiteturais das camadas corticais, não identificados na ressonância. Na displasia septo-óptica, a apresentação clínica é ampla e inclui diminuição da acuidade visual, disfunção endócrina levando ao atraso de crescimento e retardo mental. Em sua forma mais severa: cegueira absoluta, pan-hipopituitarismo e atraso psicomotor.

Anormalidades da fossa posterior

A avaliação básica da fossa posterior é realizada pelo plano axial transcerebelar. Estando a cisterna magna entre 2 e 10 mm, o diâmetro transverso do cerebelo com valores compatíveis com a idade gestacional e o cerebelo anatomicamente normal, supõe-se a normalidade da mesma. Diante da suspeita de anomalia, cortes adicionais são necessários, especialmente o plano sagital.

As alterações da fossa posterior englobam um largo espectro de entidades que vão desde variantes da normalidade a anomalias severas.

DEFINIÇÕES E DIAGNÓSTICO

Malformação de Dandy-Walker

É a agenesia parcial ou completa do vermis cerebelar associada à dilatação do quarto ventrículo que se comunica com cisto de fossa posterior. Observa-se ainda, elevação do tentório e da tórcula de Herófilo. O vermis remanescente encontra-se em rotação/elevação (>40–45º). O cerebelo frequentemente é hipoplásico e ventriculomegalia pode estar associada.

Hipoplasia ou agenesia do vermis cerebelar

Vermis cerebelar reduzido de tamanho ou ausente. O mesmo encontra-se frequentemente com rotação/elevação (30–45º). O quarto ventrículo comunica-se com a cisterna magna inferiormente (aspecto de fechadura no plano axial) e a tórcula é normal. O termo variante Dandy-Walker deve ser evitado.

Cisto da bolsa de Blake

É a persistência cística da bolsa de Blake (estrutura embrionária) por não perfuração da mesma. Situa-se abaixo do vermis, na valécula cerebelar. O vermis cerebelar apresenta tamanho e aspecto normal e encontra-se com rotação/elevação (geralmente <30º). O 4º ventrículo comunica-se com a cisterna magna inferiormente e a tórcula é normal.

Megacisterna magna

É o aumento da cisterna magna (>10 mm) com cerebelo intacto e em posição normal. O quarto ventrículo tem aspecto normal.

ETIOLOGIA

As cromossomopatias estão presentes em aproximadamente 50% dos casos de malformação de Dandy-Walker e 30% dos casos de hipoplasia do vermis. As trissomias do 13, 18, 21 e a síndrome de Turner são as mais frequentes. Síndromes autossômicas recessivas como Walker-Warburg e Meckel-Gruber podem estar associadas.

CONDUTA

O estudo do cariótipo fetal é recomendado na malformação de Dandy-Walker e na hipoplasia vermiana. A megacisterna magna, desde que isolada, pode apresentar resolução espontânea, assim como o cisto da bolsa de Blake.

PROGNÓSTICO

A megacisterna magna e o cisto da bolsa de Blake, desde que isolados, demonstram neurodesenvolvimento normal em 90% dos casos. Muitos têm resolução espontânea antenatal. A malformação de Dandy-Walker, quando isolada, apresenta taxas ao redor de 50 a 65% de comprometimento neuropsicológico. A hipoplasia de vermis ainda tem prognóstico incerto.

Lesões císticas intracranianas

CISTOS DE PLEXO COROIDE (CPCS)

Definição

Cistos encontrados nos plexos coroides dos ventrículos laterais (VL), usualmente entre 14 e 24 semanas. Representam LCR acumulado no epitélio do plexo coroide. Os CPCs são identificados em 2 a 4% dos fetos durante o exame de segundo trimestre, podendo ser uni ou bilaterais, múltiplos e até mesmo conter septações. Há maior associação dos CPCs com a ocorrência da trissomia do 18 (T18), e estão presentes em até 50% desses fetos; por outro lado, menos de 10% dos fetos com trissomia do 18 apresentarão CPCs como achado isolado.

Diagnóstico

O diagnóstico é feito pela insonação direta do VL, geralmente em plano axial do polo cefálico. Cistos múltiplos ou bilaterais não aumentam a incidência da trissomia do 18; contudo, cistos grandes, com mais de 10 mm, demonstram essa relação.

Conduta

O diagnóstico dos CPCs demanda a busca por anomalias associadas, visto a relação dos mesmos com a T18. Uma vez detectada anomalia adicional, o cariótipo fetal deverá ser oferecido. Na evolução, a imensa maioria dos casos, independente do cariótipo, tende a desaparecer até a 32ª semana de gestação.

Prognóstico

Quando isolado não altera o prognóstico. Dependerá do cariótipo fetal e da presença e severidade das anomalias associadas.

CISTOS ARACNOIDES (CA)

Definição

Os cistos aracnoides representam o LCR aprisionado entre as camadas da membrana aracnoide. São lesões císticas simples, usualmente uniloculares, que deslocam o parênquima cerebral adjacente. O tamanho é variável e raramente apresentam crescimento rápido. Dois terços são supratentoriais, localizados principalmente na superfície dos hemisférios, região da sela túrcica, fossa anterior e média; e um terço localiza-se na fossa posterior, geralmente são retrocerebelares. A incidência precisa é desconhecida.

Etiologia

Está relacionada à duplicação da membrana aracnoide durante o desenvolvimento embriológico.

Diagnóstico

Lesão cística, geralmente única, de conteúdo anecoico e parede fina, geralmente localizada na superfície do cérebro, preferencialmente na topografia das fissuras cerebrais (p.ex., sulco lateral do cérebro ou fissura de Sílvio) deslocando o parênquima adjacente. Não há fluxo ao estudo Doppler (Fig. 10.7).

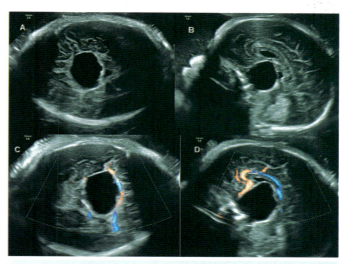

FIGURA 10.7. Cisto aracnoide. Em A e B, cortes sagital e axial demonstrando lesão cística de conteúdo anecoico e parede fina, deslocando o parênquima adjacente. Em C e D, nota-se que não há fluxo ao estudo Doppler.

Conduta

Procurar por anomalias associadas que, quando encontradas, aumentam a suspeita de aneuploidias ou condições hereditárias. É importante, ao aconselhar a paciente, esclarecer que em 20% dos casos pode haver o crescimento do cisto, o que justifica o acompanhamento ultrassonográfico a cada 2 ou 3 semanas.

Prognóstico

Dependerá da presença de anomalias associadas. Quando isolado, o prognóstico é bom. Estudos têm demonstrado que os neurodesenvolvimentos cognitivo e motor são normais quando o parênquima cerebral adjacente apresenta-se íntegro.

Anormalidades vasculares

ANEURISMA DA VEIA DE GALENO

Definição

Anomalia intracraniana rara (menos de 1% das lesões vasculares intracranianas). Resulta de uma malformação arteriovenosa congênita complexa, localizada profunda e posteriormente ao tálamo, no espaço subaracnoide, com a conexão anormal de uma ou múltiplas artérias na veia prosencefálica (precursor embrionário da veia cerebral magna ou de Galeno), levando à dilatação da própria veia, do seio reto, os confluentes e do seio transverso.

Etiologia

A malformação se dá pela presença de uma ou mais fístulas arteriovenosas direcionando o fluxo sanguíneo para a dilatada e persistente veia prosencefálica mediana proximal (veia de Markowski). Em condições normais, esta veia regride durante a embriogênese antes da 11ª semana.

Diagnóstico

O achado ultrassonográfico típico é o de uma área anecoica alongada, na linha média, atrás do tálamo, na região da cisterna da veia de Galeno. O Doppler pulsado e color irão demonstrar evidências do fluxo venoso e arterial turbulento (Fig. 10.8). Os seios durais e vasos do pescoço estão frequentemente dilatados e sinais de insuficiência cardíaca podem estar presentes.

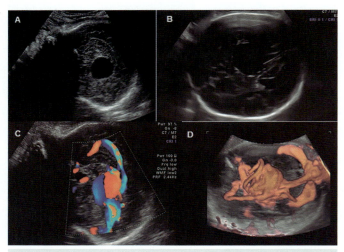

FIGURA 10.8. Aneurisma da veia cerebral magna (de Galeno). Em *A* e *B*, cortes sagital e axial demonstrando área anecoica na linha média, atrás do tálamo, na região da cisterna da veia de Galeno. Em *C* e *D*, os mesmos cortes demonstrando que a área "cística" correspondia à malformação vascular, demonstrando a importância do Doppler em lesões "císticas" do sistema nervoso central.

Prognóstico e conduta

O prognóstico depende de dois fatores principais, a gravidade da insuficiência cardíaca, que está diretamente relacionada ao tamanho do *shunt* arteriovenoso e à extensão da isquemia cerebral causada pelo aumento da pressão venosa. Dos casos diagnosticados durante o pré-natal, 50% vai a óbito intrauterino ou nos primeiros meses, em geral por falência cardíaca. Sequelas neurológicas podem ser encontradas em 10% e aproximadamente 25% terão desenvolvimento normal.

Ultrassonografia seriada quinzenal com Doppler está indicada com o intuito de monitorar as condições cardíacas do feto e identificar sinais precoces de hidropisia.

O tratamento primário no período neonatal consiste na embolização arterial transfemural com N-butil cianoacrilato, que resultará em sobrevida de aproximadamente 50% e desenvolvimento neurológico normal em 36%.

Anormalidades relacionadas à biometria

MICROCEFALIA

Definição

Condição em que a circunferência craniana está abaixo de um determinado desvio padrão (DP) em relação à média para referida idade gestacional. Pode ser dividida em primária (decorrente de fatores genéticos) e secundária (influência de fatores ambientais).

Etiologia

Causas de origem genética: herança autossômica dominante, recessiva e ligada ao X. Cromossômicas: trissomias do 13, 18 e 21. Ainda, síndromes de deleções cromossômicas e mais de 470 síndromes de herança. Dentre as causas ambientais, temos a hipóxia fetal, exposição a teratógenos (álcool, hidantoína, varfarina e radiação), fenilcetonúria, diabetes materno e infecções congênitas (rubéola, citomegalovírus e toxoplasmose). Recentemente, evidências apontam que o Zika vírus, quando adquirido no período gestacional, pode afetar o desenvolvimento do SNC, levando à síndrome congênita do vírus Zika, que inclui a microcefalia.

Diagnóstico

A microcefalia deve ser suspeitada em fetos com circunferência craniana abaixo de 02 desvios padrões (– 2 DP). Nos casos abaixo de 3 DP ou abaixo de 2 DP associados a algum achado anômalo em SNC, existe alta correlação da microcefalia com deficiência neuropsicológica.

Nos casos aparentemente isolados é importante que se demonstre a progressiva diminuição da relação circunferência craniana/circunferência abdominal (<p 2,5). Observa-se também, desproporção entre o tamanho do crânio e face e a fronte é inclinada ("fronte em fuga"). Nos casos relacionados ao Zika vírus, pode ocorrer calcificação precoce das suturas metópica e coronal, levando a grande dificuldade de insonação da anatomia cerebral.

Em estudo recente, foi observado que nos casos associados à infecção pelo vírus Zika, além da microcefalia, grande parte demonstrou: ventriculomegalia, calcificações cerebrais e lesões destrutivas da fossa posterior. A artrogripose também foi observada em alguns casos (Fig. 10.9).

Anormalidades do Sistema Nervoso Central | 87

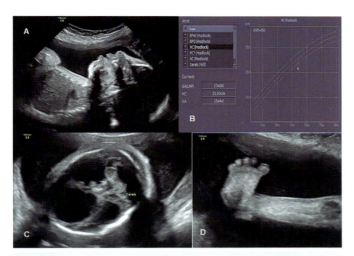

FIGURA 10.9. Microcefalia associada à infecção por Zika vírus. Em *A*, imagem sagital da face, com aspecto de "fronte em fuga". Em *B*, nota-se que a circunferência cefálica encontra-se abaixo de -3 DP (desvio padrão). Em *C*, associação da microcefalia com anomalia de fossa posterior. Em *D*, ainda que não muito frequente, pode haver associação com artrogripose.

Conduta

Recomenda-se investigação da história familiar, presença de doenças genéticas, exposição a teratógenos e história de infecção viral. Deve ser realizada avaliação morfológica detalhada com o objetivo de excluir a presença de outras anomalias. O estudo do cariótipo fetal é recomendado.

Prognóstico

A presença de anomalias associadas e a inclusão em alguma das síndromes são determinantes para o prognóstico fetal. Na microcefalia isolada, foi observado 51% de comprometimento neuropsicológico nos casos entre −3 e −3,99 DP e quase 100% nos casos abaixo de 4 DP. Entre −2 e −2,99 DP, os resultados variaram desde desenvolvimento neuropsicológico normal a 10% de comprometimento.

MACROCEFALIA

Definição

Corresponde ao aumento da circunferência craniana. Pode ser isolada ou resultante de macrocrania, hidrocefalia ou anormalidades do espaço subaracnoide. Na ausência dessas condições, a macrocefalia pode ser usada como sinônimo de megalencefalia, isto é, um aumento do tamanho e peso do cérebro.

Etiologia

A macrocefalia familiar benigna é a causa mais comum desta condição e é transmitida por traço autossômico dominante. Pode chegar até a 0,5% da população. A macrocefalia pode estar associada a outras anomalias e incluída como parte de algumas síndromes.

Diagnóstico

O diagnóstico é feito quando a circunferência craniana está acima do percentil 98 ou superior a 2 DP em relação à média para idade gestacional. Também pela relação circunferência craniana/circunferência abdominal acima do p99 (na ausência de hidrocefalia ou massas cranianas). A avaliação ultrassonográfica demonstra baixa especificidade.

Prognóstico

A macrocefalia, sem anomalias associadas, parece não ser fator de risco significativo para anormalidades do desenvolvimento neuropsicológico.

LESÕES CEREBRAIS DESTRUTIVAS

A incidência das lesões destrutivas cerebrais está em torno de 1:10.000 nascidos vivos.

PORENCEFALIA

Definição

Define-se porencefalia como a presença de lesão cavitária cística dentro da substância branca. Nessa condição, tem-se uma área de encefalomalácia focal, com comunicação com o sistema ventricular ou espaço subaracnóideo. Mostram-se como lesões avasculares, arredondadas ou de forma irregular e, ao contrário de outras lesões císticas, não causam efeito de massa.

Etiologia

Os cistos porencefálicos são lesões encontradas em geral no terceiro trimestre e podem ser consequência de um quadro de sangramento agudo do SNC, de lesões isquêmicas ou infecções congênitas, como toxoplasmose e citomegalovírus. Têm incidência aumentada também na síndrome de transfusão feto-fetal.

Habitualmente, pode ser classificada em dois tipos. A porencefalia do tipo I (também denominada falsa porencefalia encefaloclástica ou esquizencefalia encefaloclástica) é consequência de um processo destrutivo intrauterino, em que ocorre perda de tecido cerebral, seguida de liquefação e reabsorção. É tipicamente bilateral e simétrica. A porencefalia do tipo II ou porencefalia verdadeira, também denominada esquizencefalia porencefálica, é uma condição menos frequente, que se deve a uma desordem primária do desenvolvimento, com alteração na migração ou geração neuronal. É melhor classificada como uma entidade particular, descrita a seguir.

ESQUIZENCEFALIA

Definição

Anomalia congênita do cérebro, caracterizada pela presença de fendas revestidas por substância cinzenta, que atravessam os hemisférios cerebrais. A etiologia está associada à migração neuronal anômala. As fendas podem ser unilaterais ou bilaterais e são divididas em esquizencefalia de lábios fechados, quando os "lábios" de substância cinzenta estão em contato um com o outro; e de lábios abertos, quando há presença de fenda de líquido cefalorraquidiano comunicando o ventrículo à superfície cerebral. Tipicamente as fendas são encontradas ao redor da fissura de Sílvio.

Prognóstico

O prognóstico está relacionado ao tipo, se unilateral ou bilateral, e ao tamanho do defeito. Casos de esquizencefalia unilateral de pequena extensão e lábios fechados estão associados a déficit dos neurodesenvolvimentos cognitivo e motores mais brandos, podendo desencadear convulsões e epilepsia refratária a medicamentos. Por outro lado, casos de fendas bilaterais, estão associados a distúrbios neurológicos severos e menor tendência a convulsões.

HIDRANENCEFALIA

Definição

A hidranencefalia é uma forma extrema de porencefalia. Nessa condição, os hemisférios cerebrais são substituídos por líquido cefalorraquidiano (LCR).

Etiologia

A etiologia é heterogênea. A explicação clássica envolve um insulto vascular que acomete as artérias carótidas bilateralmente, uma vez que os tecidos irrigados pelas artérias cerebrais posteriores estão preservados.

Diagnóstico

A hidranencefalia é geralmente identificada no segundo trimestre. A imagem típica é a visualização do espaço supratentorial repleto de líquido, com identificação da foice e fossa posterior normal. A circunferência craniana é geralmente normal. O estudo Doppler revela ausência de fluxo nos territórios das artérias cerebral média e cerebral anterior, ao contrário da hidrocefalia, em que o polígono de Willis é normalmente visualizado. Além disso, na hidrocefalia, parte do córtex cerebral pode ser visualizado.

Conduta

Deve-se investigar a presença de infecções (TORCH) e coagulopatias maternas. Embora geralmente seja um achado isolado, o cariótipo pode ser considerado.

Prognóstico

A hidranencefalia é um quadro de prognóstico bastante reservado, com altíssima taxa de mortalidade: 50% no primeiro mês e 85% ao final do primeiro ano.

Outras lesões da coluna vertebral

AGENESIA SACRAL – SÍNDROME DA REGRESSÃO CAUDAL E SIRENOMELIA

A *agenesia sacral* é uma desordem congênita, na qual existe um desenvolvimento anormal da porção caudal da coluna. Varia desde uma agenesia parcial do sacro até a ausência completa da coluna lombossacral.

É bastante incomum e pode estar presente em condições como: sequência da regressão caudal, sirenomelia, extrofia cloacal e associação de VACTERL (anomalia vertebral, atresia anal, fístula traqueoesofágica, displasia renal e defeitos de membros).

Na *síndrome da regressão caudal*, observamos anormalidades na região caudal da coluna, pelve e nos membros (agenesia sacral, deficiência da coluna lombar e hipoplasia femoral). A explicação mais aceita para sua ocorrência é a falha na indução dos elementos caudais antes da 7ª semana de gestação. Em função da interdependência das estruturas vizinhas aos elementos caudais, a associação com anomalias geniturinárias, cardíacas e musculoesqueléticas é esperada. Ela é 200 vezes mais comum em infantes de mães diabéticas (tipo I, em geral descontrolado).

Na *sirenomelia*, as pernas estão fusionadas e os pés estão deformados ou ausentes. A etiologia mais provável é uma artéria fetal aberrante que se ramifica da porção superior da aorta abdominal e vai para o cordão umbilical e placenta. Ao ultrassom, há oligodrâmnio e os membros inferiores estão fusionados ou há uma única perna e os pés estão ausentes ou um único pé estará presente. Hipoplasia pulmonar é esperada em função da redução extrema de líquido amniótico.

HEMIVÉRTEBRA E ESCOLIOSE

Hemivértebra é uma anomalia congênita da coluna em que apenas uma metade do corpo vertebral se desenvolve. Ocorre em 5–10/10.000 nascimentos. Resulta da falha de um dos centros laterais de condrificação em se desenvolver (7ª–8ª semana). A vértebra com esse defeito age como uma "cunha" na coluna, levando a uma curvatura lateral excessiva (escoliose).

O diagnóstico ultrassonográfico se dá preferencialmente no corte coronal, em que ao nível da distorção da coluna, uma estrutura óssea triangular, menor que uma vértebra normal irá aparecer. O prognóstico está relacionado diretamente às anomalias associadas, e quando isolada, apresenta um bom prognóstico.

ESPINHA BÍFIDA OCULTA

A espinha bífida oculta ocorre em 2–4/1000 nascimentos, porém raramente é diagnosticada no pré-natal. A detecção dessa anomalia não só é importante para informar e preparar os pais para o nascimento, mas também para permitir que neurocirurgiões pediátricos programem com antecedência as estratégias de reparo cirúrgico para evitar danos neurológicos irreversíveis.

Recentemente Hoopmann et al. descreveram um sinal que pode auxiliar na sua detecção. Quando da avaliação sagital da coluna lombossacral, a presença de um cone medular baixo indica um ascenso inapropriado do mesmo, levando à suspeita da espinha bífida oculta com cordão preso.

O cone medular pode ser identificado como uma estrutura anecoica, triangular, com duas linhas ecogênicas ao redor, no final da região caudal do cordão espinhal. Nos casos de espinha bífida oculta, a medida da distância do cone medular até o último centro de ossificação da última vertebra está significativamente diminuída.

Bibliografia

Beaumont C, Linam LE, Dajani NK. Prenatal imaging of caudal regression syndrome with postnatal correlation: novel insights. Fetal Diagn Ther. 2013;34(2):131-2.

Biran-Gol Y, Malinger G, Cohen H, Davidovitch M, et al. Developmental outcome of isolated fetal macrocephaly. Ultrasound Obstet Gynecol. 2010 Aug;36(2):147-53.

Blaas HG, Eik-Nes SH. Sonoembryology and early prenatal diagnosis of neural anomalies. Prenat Diagn. 2009 Apr;29(4):312-25.

Cameron M, Moran P. Prenatal screening and diagnosis of neural tube defects. Prenat Diagn. 2009 Apr; 29(4):402-11.

D'Antonio F, Pagani G, Familiari A, et al. Outcomes Associated With Isolated Agenesis of the Corpus Callosum: A Meta-analysis. Pediatrics. 2016 Sep;138(3). pii: e20160445.

De Keersmaecker B, Claus F, De Catte. Imaging the fetal central nervous system. Facts Views Vis Ob Gyn. 2011;3(3):135-49.

Gadodia A, Gupta P, Sharma R, Kumar S, Gupta G. Antenatal sonography and MRI of iniencephaly apertus and clausus. Fetal Diagn Ther. 2010;27(3):178-80.

Gandolfi Colleoni G, Contro E, Carletti A, Ghi T, Campobasso G, et al. Prenatal diagnosis and outcome of fetal posterior fossa fluid collections. Ultrasound Obstet Gynecol. 2012 Jun;39(6):625-31.

Guibaud L, Lacalm A. Etiological diagnostic tools to elucidate 'isolated' ventriculomegaly. Ultrasound Obstet Gynecol. 2015 Jul;46(1):1-11.

Hoopmann M, Abele H, Yazdi B, et al. Prenatal evaluation of the position of the fetal conus medullaris. Ultrasound Obstet Gynecol. 2011 Nov;38(5):548-52.

Howe DT, Rankin J, Draper ES. Schizencephaly prevalence, prenatal diagnosis and clues to etiology: a register-based study. Ultrasound Obstet Gynecol. 2012 Jan;39(1):75-82.

International Society of Ultrasound in Obstetrics & Gynecology Education Committee.Sonographic examination of the fetal central nervous system: guidelines for performing the 'basic examination' and the 'fetal neurosonogram'. Ultrasound Obstet Gynecol. 2007 Jan;29(1):109-16.

Lepinard C, Coutant R, Boussion F, et al. Prenatal diagnosis of absence of the septum pellucidum associated with septo-optic dysplasia. Ultrasound Obstet Gynecol. 2005 Jan;25(1):73-5.

Obeidi N, Russell N, Higgins JR, O'Donoghue K. The natural history of anencephaly. Prenat Diagn. 2010 Apr;30(4):357-60.

Pierre-Kahn A, Sonigo P. Malformative intracranial cysts: diagnosis and outcome. Childs Nerv Syst. 2003 Aug;19(7-8):477-83.

Robinson AJ. Inferior vermian hypoplasia-preconception, misconception. Ultrasound Obstet Gynecol. 2014 Feb;43(2):123-36.

Rüland AM, Berg C, Gembruch U, Geipel A. Prenatal Diagnosis of Anomalies of the Corpus Callosum over a 13-Year Period. Ultraschall Med. 2016 Dec;37(6):598-603.

Sarno M, Aquino M, Pimentel K, et al. Progressive lesions of Central Nervous System in microcephalic fetuses with suspected congenital Zika virus syndrome. Ultrasound Obstet Gynecol. 2016 Sep 19. [Epub ahead of print].

Stoler-Poria S, Lev D, Schweiger A, Lerman-Sagie T, et al. Developmental outcome of isolated fetal microcephaly. Ultrasound Obstet Gynecol. 2010 Aug;36(2):154-8.

Winter TC, Kennedy AM, Woodward PJ. Holoprosencephaly: a survey of the entity, with embryology and fetal imaging. Radiographics. 2015 Jan-Feb;35(1):275-90.

11 Anormalidades da Face

Danielle Bittencourt Sodré Barmpas

Introdução

A face tem papel primordial na identificação e interação social do ser humano e sua avaliação deve receber atenção especial em qualquer exame pré-natal. O reconhecimento da face fetal aumenta os laços entre mãe e concepto. Por outro lado, malformações faciais são frequentes no ser humano e podem ter grande impacto na vida do indivíduo e sua família. Defeitos faciais podem ser achados isolados, porém muitas vezes estão associados a malformações adicionais e a inúmeras síndromes de etiologia genética ou ambiental. Desta forma, a identificação de anomalia facial deve desencadear uma pesquisa detalhada do resto da anatomia fetal. Pelo mesmo motivo, em fetos com outras malformações o estudo da face deve ser minucioso. Casos com anomalias adicionais ou associação habitual com síndromes devem ser avaliados pelo geneticista. O diagnóstico pré-natal permite a orientação adequada dos pais quanto ao prognóstico e o planejamento da conduta terapêutica. Estas crianças requerem atenção de uma equipe multidisciplinar que contemple os diversos aspectos do seu desenvolvimento, incluindo diversas especialidades médicas, dentistas, fonoaudiólogos, psicólogos e assistentes sociais.

Embriologia

Conhecer o desenvolvimento embriológico é de grande auxílio na compreensão da patogênese das malformações faciais.

Na 6ª semana, os arcos branquiais, constituídos por ectoderma, mesênquima e endoderma, começam a se desenvolver em sequência rostrocaudal. Nesse momento, também ocorre a formação dos sulcos ópticos que se aprofundam formando as vesículas ópticas. Em seguida, as células do neuroectoderma do prosencéfalo se projetam ventralmente para originar estruturas oculares (retina, nervo óptico, músculos da íris e corpo ciliar) e a maior parte do tecido conjuntivo da região (cartilagem, osso e ligamentos).

No final dessa semana, a face é constituída pelas vesículas ópticas, localizadas lateralmente, e pela invaginação da membrana orofaríngea (*stomodeum*) circundada por cinco proeminências: proeminência frontonasal (cranial), duas proeminências maxilares (laterais) e duas proeminências mandibulares (caudais).

As proeminências maxilares e mandibulares têm origem no primeiro arco branquial e se tornam maxila e mandíbula. A proeminência frontonasal se origina do mesênquima ventral às vesículas cerebrais primárias (prosencéfalo e mesencéfalo). A porção ventral do ectoderma superficial se espessa formando os placoides nasais.

Na 7ª semana, a invaginação dos placoides nasais dá origem às fossas nasais contornadas pelas proeminências nasais mediais e laterais (Fig. 11.1).

Na 8ª e 9ª semanas, as proeminências nasais mediais se unem formando o segmento intermaxilar, que se funde às proeminências maxilares na linha média formando o lábio superior, filtro labial, dentes incisivos e palato primário. As proeminências maxilares formam

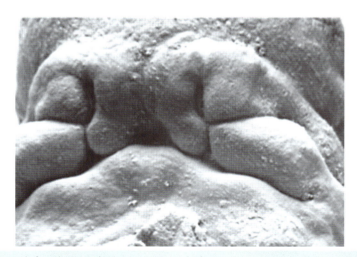

FIGURA 11.1. Microscopia eletrônica da face de um embrião na 7ª semana de desenvolvimento embrionário, estágio 18 de Carnegie. (*A*) Proeminência frontomaxilar; (*B*) proeminência mandibular; (*C*) proeminências nasais mediais; (*D*) proeminências nasais laterais; (*E*) proeminências maxilares; (*F*) fossas nasais; (*G*) ductos nasolacrimais. Imagem gentilmente cedida pela Professora Virginia Diewert.

duas prateleiras laterais à língua que crescem em direção oblíqua caudal e medial. Durante esse processo, a língua se desloca e exerce resistência ao deslocamento caudal das prateleiras palatinas, que passam a crescer em direção medial até se fundirem formando o palato secundário, na 12ª semana. Entre as proeminências maxilares e as nasais laterais se forma o canal nasolacrimal. Concomitantemente, ocorre a fusão das proeminências mandibulares para formar o lábio inferior e a mandíbula. O nariz resulta da fusão de cinco proeminências: frontonasal (ponte); nasais mediais (dorso e ponta) e nasais laterais (asas).

Na 10ª semana de amenorreia, a estrutura facial primária está formada. Os olhos já estão localizados na região anterior da face e as pálpebras são identificáveis.

Falhas na migração ventral do neuroectoderma originam as síndromes do primeiro arco branquial, como Treacher Collins e Pierre Robin. A formação dos grandes vasos cardíacos também depende desta migração celular e, portanto, defeitos do primeiro arco branquial podem estar associados a malformações cardíacas conotruncais.

O exame da face

A partir da 12ª semana de gestação, é possível visibilizar órbitas, cristalinos, perfil e palato (Fig. 11.2). No entanto, o segundo trimestre é o momento ideal para avaliar a face fetal, que deve ser observada nos três planos ortogonais: axial, coronal e sagital (Fig. 11.3).

Nos planos axiais, observam-se a fronte, órbitas com cristalinos, ponte nasal, maxila, rebordo alveolar, lábio superior, língua, lábio inferior e mandíbula. É necessária atenção à simetria das estruturas, ecogenicidade dos cristalinos e distância interorbitária, que deve ser pouco maior do que o diâmetro de cada órbita. O plano sagital médio permite avaliar no perfil (Fig. 11.4): o formato da fronte (inclinada ou abaulada); osso nasal (presente, hipoplásico ou ausente) e mandíbula. As orelhas podem ser vistas em planos parassagitais e sua extremidade superior deve estar na altura das órbitas. As secções coronais e coronais oblíquas permitem avaliar os tecidos moles da face (narinas, lábios, pálpebras), sua simetria, bem como palato e órbitas.

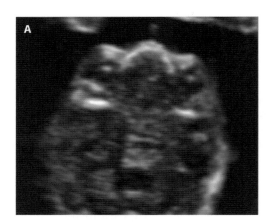

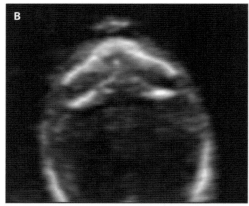

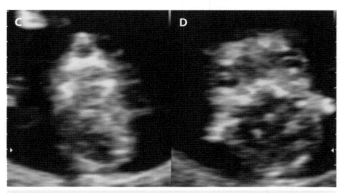

FIGURA 11.2. Face fetal com 12 semanas de gestação. Planos axiais (A e B) e coronais (C e D).

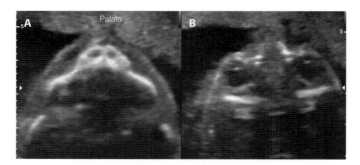

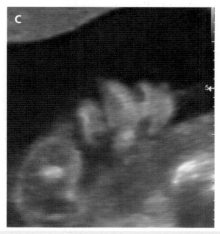

FIGURA 11.3. Face fetal no segundo trimestre de gestação. Planos axiais (A e B) e coronal oblíquo (C).

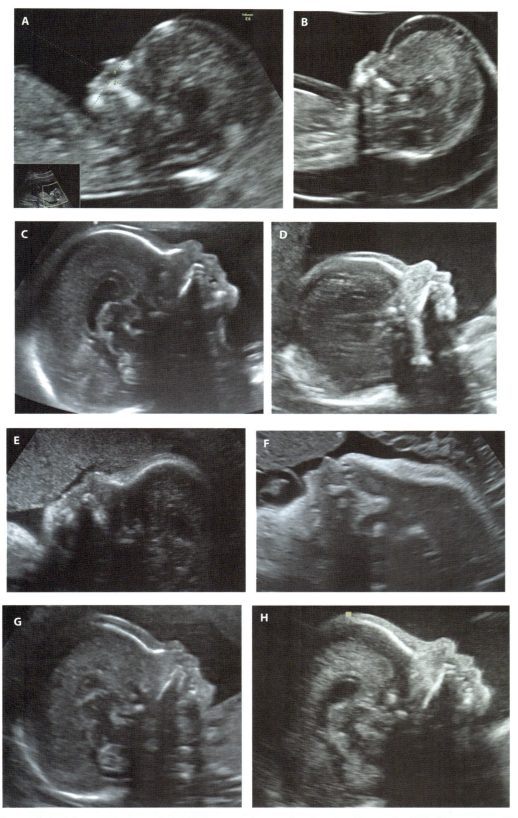

FIGURA 11.4. Plano sagital médio normal e anormal no primeiro, segundo e terceiro trimestres de gestação. *(A)* Perfil normal com 12 semanas; *(B)* feto com osso nasal ausente, micrognatia e fenda maxilar – trissomia 18 – 12 semanas; *(C)* perfil normal com 22 semanas; *(D)* feto com osso nasal ausente e micrognatia – 19 semanas; *(E)* abaulamento de fronte em feto com acondroplasia – 33 semanas; *(F)* fronte inclinada ou "desabamento" de fronte em feto com microcefalia pelo vírus Zika – 36 semanas *(G)* feto com trissomia do 21, hipoplasia maxilar e de osso nasal – 19 semanas; *(H)* perfil aparentemente normal de feto com trissomia do 21 com osso nasal ausente – 28 semanas.

Apesar da publicação de diversos nomogramas e métodos objetivos de avaliação da face, seu uso permanece restrito a centros de referência.

A ultrassonografia tridimensional (3D) permite observar rapidamente a superfície facial (Fig. 11.5), além de complementar a avaliação de estruturas ósseas (sutura metópica, órbitas e palato) desde o primeiro trimestre, sendo particularmente útil na avaliação das orelhas (Fig. 11.6).

O modo de superfície ajuda a compreender melhor os defeitos identificados na ultrassonografia bidimensional (2D), até dismorfismos discretos. Por sua visualização mais fácil, a 3D reforça o comprometimento emocional dos pais com o feto, além de auxiliar no aconselhamento em casos com malformações. No entanto, por sua acessibilidade e baixo custo, a 2D continua sendo o principal instrumento de rastreio de anomalias faciais na população de baixo risco. O Doppler colorido também é útil na avaliação do palato, inclusive o secundário. Durante o movimento respiratório fetal, observa-se o fluxo confinado acima do palato nos fetos normais.

A ressonância magnética (RM) não tem as limitações técnicas da ultrassonografia como obesidade materna, posição fetal, oligoidrâmnio e sombras de estruturas próximas; desta forma visibiliza melhor a anatomia interna e define com mais acurácia a extensão das lesões detectadas na ultrassonografia. No entanto, em virtude de seu alto custo ainda é pouco utilizada com essa finalidade.

Fendas orofaciais

Fendas são os defeitos faciais mais frequentes. Representam 7,5% das malformações congênitas. São classificadas em quatro tipos principais (Tabela 11.1). Outras fendas têm etiologia e apresentação distintas: as fendas isoladas no palato secundário (em "U") e os defeitos causados por banda amniótica, que também são chamados fenda tipo V ou tipo corte (*slash type*). A banda amniótica pode se romper e não ser vista no exame, mas essas fendas estão associadas a defeitos bizarros e amputações.

INCIDÊNCIA

Estão presentes em 1:700 a 1:1.000 nascidos vivos (NV) e em cerca de 12% dos abortos de primeiro trimestre.

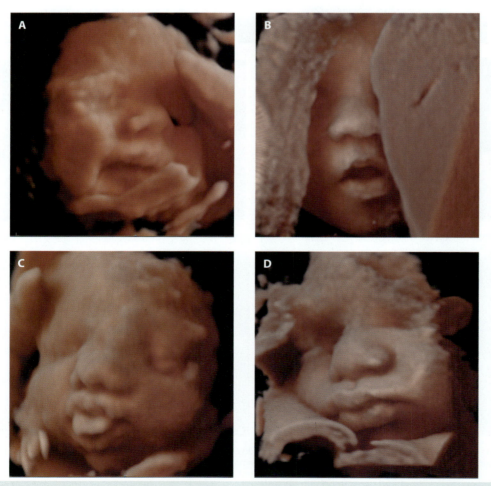

FIGURA 11.5. A ultrassonografia tridimensional (3D) dá uma dimensão humana ao feto e permite atestar a normalidade da face fetal. (*A*) 29 semanas fazendo careta; (*B*) 31 semanas com a boca entreaberta; (*C*) 34 semanas com movimento ativo de extrusão da língua; (*D*) 35 semanas dormindo.

Anormalidades da Face

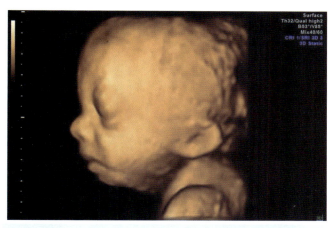

FIGURA 11.6. Ultrassonografia tridimensional (3D) de feto de 32 semanas com micrognatia e baixa implantação de orelhas. Imagem gentilmente cedida pelo Dr. Heron Werner.

TABELA 11.1 Tipos de fendas labiopalatinas, sua incidência e prevalência de aneuploidias e síndromes

Tipo de fenda		Incidência	% Aneuploidias/síndromes
Tipo I	Fenda labial isolada	20 – 25%	0 – 10%
Tipo II	Fenda labiopalatina	50%	20%
Tipo III	Fenda bilateral		25 – 30%
Tipo IV	Fenda mediana	0,5%	> 50%

A incidência varia entre as etnias, sendo maior em asiáticos e mais baixa em negros (1:2.500 NV). Fendas labiopalatinas (FLPs) são duas vezes mais comuns em fetos do sexo masculino e do lado esquerdo. Fendas palatinas (FP) isoladas têm a mesma frequência em todas as etnias e ocorrem mais em fetos do sexo feminino. A maioria das fendas labiais (FL) tem comprometimento do palato (80%). As FLPs são as mais comuns e as medianas as mais raras (Tabela 11.1). As FPs representam 25 a 30% dos casos pós-natais.

FLP unilaterais são achados isolados na maioria dos casos (70–80%), mas a presença de malformações adicionais aumenta a chance de diagnóstico sindrômico.

ETIOLOGIA E GENÉTICA

As FLPs laterais são causadas por defeitos na fusão entre as proeminências frontonasal, maxilares e o segmento intermaxilar. Já as fendas medianas resultam da falha na fusão das proeminências nasais mediais. A etiologia das FP envolve o movimento das prateleiras palatinas e sua interação com a língua. Fatores que alteram a posição ou movimentação da língua na cavidade oral (miopatias, neuropatias) interferem na fusão do palato secundário.

Fendas orofaciais têm origem poligênica e multifatorial. As FLPs podem decorrer de um único gene (3%) ou ser parte de mais de 250 síndromes com padrões distintos de herança genética. As associações mais frequentes estão na Tabela 11.2.

TABELA 11.2. Síndromes frequentemente associadas a fendas orofaciais

Síndrome	Características
Microssomias hemifaciais (Goldenhar)	Hipoplasia facial assimétrica, microtia, hemivértebra, defeitos cardíacos e renais
Pierre Robin	Micrognatia, fenda no palato secundário
Shprintzen (microdeleção 22q)	Defeitos cardíacos, hipotonia, restrição de crescimento fetal, autossômica dominante
Stickler	Hipoplasia facial média, micrognatia, hipotonia, escoliose, autossômica dominante
Treacher-Collins (disostose mandibulofacial)	hipoplasia malar e mandibular, fissura palpebral antimongólica, defeitos em orelhas, autossômica dominante
Trissomia do 13	Defeitos no SNC (holoprosencefalia/microcefalia), defeitos cardíacos, polidactilia
Trissomia do 18	Defeitos cardíacos, restrição de crescimento fetal precoce
Van der Woude	Fendas no lábio inferior, autossômica dominante

SNC, sistema nervoso central.

Nas aneuploidias, a prevalência de FLP é alta na trissomia do 13 (40–75%), média na trissomia do 18 (7–15%) e menor na síndrome de Down (1,5%). A prevalência de aneuploidias e síndromes em fetos com FLP por sua vez, varia com o tipo de lesão (Tabela 11.1).

Causas ambientais incluem o uso de valproato, fenitoína e ácido retinoico na gestação.

DIAGNÓSTICO

A sensibilidade do exame depende da idade gestacional; do emprego de protocolos específicos para avaliação da face; do tipo e extensão da fenda; e da presença de anomalias associadas. Apesar de a taxa de detecção pré-natal de FLP ter dobrado nos últimos 20 anos, ela não passa de 60% em centros de referência.

O plano axial é o melhor para avaliar o comprometimento palatino em fendas labiais. FLP têm maior chance de diagnóstico pré-natal do que FL isoladas e podem ser detectadas ainda no primeiro trimestre (Fig. 11.7). No entanto, é importante ressaltar que a sensibilidade do exame precoce ainda é pequena (10%) no rastreio populacional.

As FLPs bilaterais são de detecção mais fácil por apresentarem protuberância ou hipoplasia pré-maxilar. A maioria dos defeitos medianos está associada à holoprosencefalia ou síndrome oral-facial-digital. As FPs sem alteração labial raramente têm diagnóstico pré-natal, pois os defeitos são obscurecidos pela sombra do rebordo alveolar.

Os achados associados à síndrome de Pierre Robin devem servir de alerta para buscar esse tipo de fenda: micrognatia, polidrâmnio e estômago persistentemente pequeno. Mesmo após a exclusão de aneuploidias, malformações adicionais são encontradas em um terço dos fetos com fendas orofaciais. Os locais mais afetados

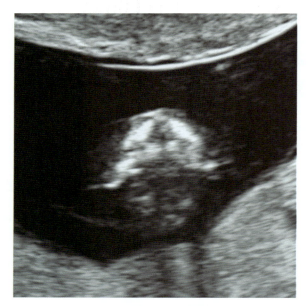

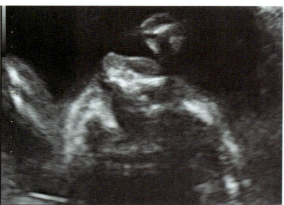

FIGURA 11.7. Fendas labiopalatinas detectadas por ultrassonografia bidimensional (2D) no primeiro e segundo trimestre de gestação.

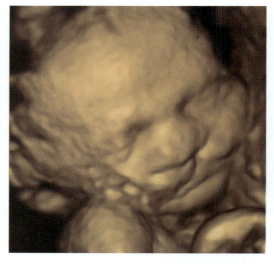

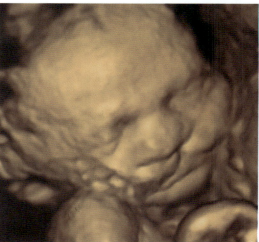

FIGURA 11.8. Microftalmia no segundo trimestre. Imagens gentilmente cedidas pelo Dr. Jader Cruz.

são os sistemas nervoso central (SNC), musculoesquelético, urogenital e cardiovascular.

O Doppler colorido evidencia a comunicação entre cavidade nasal e boca no caso de fendas palatinas. A ultrassonografia 3D permite caracterizar a extensão das FLPs, sendo útil no planejamento cirúrgico e no preparo psicológico dos pais (Figs. 11.8 e 11.9). A RM é ainda superior para detectar e definir a extensão de fendas palatinas.

DIAGNÓSTICO DIFERENCIAL

O diagnóstico diferencial de fendas medianas deve incluir artefatos de sombra e filtro normal. A protrusão pré-maxilar da FLP bilateral deve ser diferenciada de probóscide, macroglossia e massas faciais como *epignatus*, teratoma, encefalocele, hemangioma e rabdomiossarcoma. Apenas a protrusão pré-maxilar tem osso no interior da massa.

CONDUTA

Em casos com malformações adicionais, recomenda-se a investigação de aneuploidias e microdeleção 22q11. Mesmo em casos de FLP aparentemente isoladas, as pacientes devem ser esclarecidas sobre a maior prevalência de cromossomopatias, já que anomalias associadas podem não ser detectadas durante a gestação.

A conduta obstétrica não deve ser alterada em casos de FLPs isoladas, no entanto partos de fetos sindrômicos devem ocorrer em hospitais terciários. A orientação adequada dos pais reduz o risco de complicações como pneumonia por broncoaspiração e otites recorrentes. O aleitamento materno deve ser estimulado, exceto se contraindicado pelo pediatra.

A conduta cirúrgica depende da extensão da lesão. Defeitos labiais isolados podem ter correção precoce enquanto fendas extensas requerem múltiplas cirurgias.

Anormalidades da Face 97

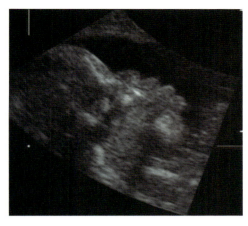

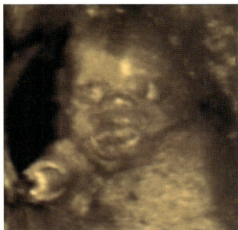

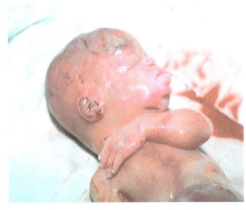

FIGURA 11.9. Ultrassonografia tridimensional (3D) de feto de 32 semanas com fenda labiopalatina unilateral. Imagem gentilmente cedida pela Dra. Francisca Molina.

Fendas orofaciais têm risco aumentado de recorrência tipo-específico, ou seja, um caso de FLP não aumenta o risco para FP numa próxima gravidez e vice-versa. A FLP em um membro da família imediata (um dos pais ou filho) tem risco de recorrência de 4%. No caso de um progenitor e um filho afetados, o risco de recorrência é de cerca de 15%. Em síndromes genéticas, o risco de recorrência depende da doença subjacente.

Hipertelorismo (Euriopia)

O hipertelorismo é o aumento da distância interorbitária. Pode ser isolado ou estar associado a outros defeitos e síndromes. Sua incidência exata é desconhecida, mas é raro.

ETIOLOGIA E GENÉTICA

Está associado a diversas doenças e síndromes incluindo craniossinostoses (Apert, Carpenter e Crouzon); aneuploidias (trissomia do 13, 45X0); encefalocele anterior; agenesia de corpo caloso; síndrome da fenda mediana; displasias esqueléticas (tanatofórica) e síndromes de múltiplas anomalias (Opitz BBB, Pena Shokeir, Noonan). A forma autossômica dominante da síndrome de Opitz está associada à microdeleção 22q11.2.

DIAGNÓSTICO

Protocolos internacionais recomendam apenas a avaliação subjetiva das órbitas, porém os diâmetros orbitários devem ser medidos em casos com história familiar de síndrome de Opitz. O diâmetro interorbitário interno acima do percentil 95 é o critério diagnóstico de maior sensibilidade.

CONDUTA

Casos com malformações adicionais têm indicação de cariótipo fetal e hibridização *in situ* para microdeleção 22q11.2. Pode ser solicitado diagnóstico genético para doenças monogênicas associadas a hipertelorismo. Recém-nascidos com hipertelorismo e hipospádia têm alto risco para síndrome de Opitz e fendas laringotraqueais ou esofágicas (30%) e devem ser investigados. A cirurgia é indicada em casos de comprometimento estético grave ou prejuízo da visão binocular.

PROGNÓSTICO E RISCO DE RECORRÊNCIA

O hipertelorismo isolado tem bom prognóstico. A maioria dos casos de síndrome da fenda mediana cursa com inteligência e expectativa de vida normais. Nos casos de síndromes, o prognóstico e risco de recorrência dependem do diagnóstico genético. Muitas doenças que cursam com hipertelorismo são autossômicas dominantes. A síndrome de Opitz BBB tem duas formas, autossômica dominante e ligada ao X.

PROGNÓSTICO E RISCO DE RECORRÊNCIA

O prognóstico da FL é excelente. No entanto, quando o defeito envolve o palato, principalmente o secundário, são frequentes os problemas na alimentação, dentição, fala (25–30%), olfato e audição. Nos casos de fendas com malformações adicionais, aneuploidias ou diagnósticos sindrômicos, o prognóstico depende da doença de base ou anomalia associada.

Hipotelorismo (Estenopia)

É a diminuição da distância interorbitária. É muito raro em nascidos-vivos, em virtude da frequente associação com anomalias graves, como holoprosencefalia, aneuploidias e microcefalia. Formas leves de hipotelorismo podem ser constitucionais.

ETIOLOGIA E GENÉTICA

Raramente ocorre isolado. Na maioria das vezes, faz parte do espectro de malformações oculares associadas a holoprosencefalia e aneuploidia, mas também está presente em outras síndromes genéticas (Meckel-Gruber e Binder). Causas ambientais incluem diabetes e fenilcetonúria maternas malcontroladas.

DIAGNÓSTICO

O diâmetro interorbitário interno abaixo do percentil 5 para a idade gestacional é o critério diagnóstico de maior sensibilidade. A 3D e a RM são úteis na detecção de anomalias faciais associadas, como FLP, craniossinostoses e defeitos sutis do SNC.

DIAGNÓSTICO DIFERENCIAL

Deve incluir anoftalmia; proptose; dacrocistocele e outras malformações associadas à holoprosencefalia: ciclopia (uma órbita, com probóscide), etmocefalia (órbitas podem se tocar, com probóscide ou nariz) e cebocefalia (narina única).

CONDUTA

Investigar malformações do sistema nervoso central e aneuploidias.

PROGNÓSTICO E RISCO DE RECORRÊNCIA

O prognóstico depende das anomalias associadas e normalmente é reservado.

O risco de recorrência é diagnóstico-específico. O hipotelorismo isolado familiar é autossômico dominante.

Microftalmia e anoftalmia

Microftalmia é a diminuição do tamanho do globo ocular e anoftalmia sua ausência congênita. O diagnóstico definitivo de anoftalmia é histopatológico, demonstrando ausência do olho, nervos ópticos, quiasma e tratos.

INCIDÊNCIA

A incidência de microftalmia e anoftalmia é de 0,1 a 0,3:1.000 NV. Cerca de um terço dos casos é de microftalmia leve. Nos casos graves, o acometimento é bilateral em 50%; 72% têm outras malformações oculares e 65% têm anomalias associadas, principalmente no SNC.

ETIOLOGIA E GENÉTICA

Os defeitos ocorrem pela falha na formação da vesícula óptica (primária) ou no desenvolvimento do prosencéfalo (secundária).

As principais causas de anoftalmia são trissomia 13 e microssomia hemifacial (síndrome de Goldenhar). Cerca de 10% dos casos de microftalmia estão associados com aneuploidias (trissomias 13, 18, 4p e triploidia). A microftalmia é frequente em doenças monogênicas (CHARGE) e mutações no gene *SOX2* devem ser investigadas. Microftalmia também ocorre em diversas associações de malformações múltiplas (VATER) com todos os tipos de herança genética, como as síndromes de Walker-Warburg, Fraser e Meckel-Gruber.

Entre as causas ambientais destacam-se: exposição à radiação ionizante (4–11 semanas); infecções (citomegalovírus, rubéola e toxoplasmose); diabetes materno e drogas que afetam o desenvolvimento do prosencéfalo, como álcool e isotretinina.

DIAGNÓSTICO

Microftalmia e anoftalmia podem ser uni ou bilaterais e o diagnóstico pré-natal baseia-se no diâmetro ocular diminuído ou não visibilização das órbitas (Fig. 11.8). Em casos de suspeita diagnóstica, o exame minucioso das estruturas orbitárias pode revelar outras anomalias, como catarata congênita e coloboma. Na maioria das vezes, há malformações adicionais.

DIAGNÓSTICO DIFERENCIAL

Criptoftalmia. É importante tentar chegar a um diagnóstico sindrômico.

CONDUTA

O diagnóstico de microftalmia é indicação de estudo citogenético fetal. O tratamento pós-natal tem como objetivo preservar o máximo da visão no olho acometido e reparar o dano estético. Pode ser necessário transplante de córnea para restaurar a visão.

PROGNÓSTICO E RISCO DE RECORRÊNCIA

O prognóstico e risco de recorrência dependem da causa genética e da gravidade das malformações associadas. Fetos com microftalmia isolada têm bom prognóstico na gestação. Independente da etiologia, existe risco aumentado para retardo mental, glaucoma e descolamento de retina na idade adulta.

Catarata congênita

Catarata é a opacificação dos cristalinos, que passam a apresentar aparência sólida e ecogênica na ultrassonografia. O diagnóstico pré-natal é raro. Pode ser idiopática; estar associada (50%) a aneuploidias e síndromes genéticas; ou ter etiologia infecciosa (citomegalovírus, rubéola, toxoplasmose ou varicela).

Dacrocistocele

É a dilatação obstrutiva do canal lacrimal. Está presente em 2% nos recém-nascidos, mas têm maior frequência pré-natal. Apresentam-se como imagens císticas inferomediais aos olhos, podendo conter pequena quantidade de material ecogênico. Na maioria das vezes, são achados isolados e têm resolução espontânea durante a gravidez. O diagnóstico diferencial deve ser feito com encefalocele anterior, hemangioma, cisto dermoide e glioma.

Nariz

A ausência total de nariz (arrinia) é muito rara. Anomalias nasais frequentemente estão associadas a holoprosencefalia, aneuploidias e síndromes genéticas (síndromes de Binder, Aarskog, Raine, Brachmann-de Lange, Roberts). As causas ambientais são: uso de valproato e varfarina.

Malformações da boca e mandíbula

MACROGLOSSIA

É definida como a protrusão da língua além do rebordo alveolar. Em alguns casos, a língua realmente é grande demais (Beckwith-Wiedemann) enquanto em outros, como na síndrome de Down, a extrusão ocorre por hipotonia.

Incidência, etiologia e genética

A incidência exata é desconhecida. Apesar de rara, a macroglossia está presente em 90% dos fetos com Beckwith-Wiedemann, 20% hipotireoidismo congênito e 9% com trissomia do 21. Mucopolissacaridoses também cursam com macroglossia e devem ser investigadas na ausência de outros diagnósticos.

Diagnóstico

É importante buscar achados associados às síndromes de Down e de Beckwith-Wiedemann (macrossomia, onfalocele e visceromegalias). Pode ocorrer polidrâmnio por dificuldade de deglutição.

Diagnóstico diferencial

Deve ser feito com linfangioma, encefalocele anterior e tumor intraoral (*epignatus*).

Prognóstico e risco de recorrência

Os principais problemas pós-natais são obstrução de vias aéreas e dificuldades na alimentação e fala. A síndrome de Beckwith-Wiedemann tem risco aumentado para distocia no parto e hipoglicemia neonatal grave. Em muitas crianças, a macroglossia tem resolução espontânea com o crescimento normal subsequente da orofaringe. A glossectomia parcial precoce é recomendada nos casos graves e tem bom resultado.

A macroglossia isolada pode ser autossômica dominante. A recorrência nos outros casos depende da doença subjacente (autossômica dominante, recessiva ou ligada ao X).

MANDÍBULA

Micrognatia e retrognatia

São definidas como tamanho e posição anormais da mandíbula, respectivamente. Na prática são concomitantes e os termos utilizados como sinônimos. Agnatia é a ausência completa de mandíbula, que é extremamente rara e letal.

Incidência

Afeta cerca de 1: 1.600 fetos. A frequência exata em nascidos vivos é desconhecida.

Etiologia e genética

Decorre de defeito no primeiro e segundo arcos branquiais, mas seu mecanismo específico permanece desconhecido. Casos isolados de micrognatia leve a moderada podem ser familiares, mas dois terços dos casos correspondem a aneuploidias – principalmente trissomias do 13 e do 18. A micrognatia também está associada a mais de 100 síndromes, sendo as mais frequentes: Pierre Robin, Treacher Collins, Goldenhar, Roberts, microdeleção 22q11, Nager e Cornelia de Lange. Mesmo na ausência de alterações genéticas, a prevalência de anomalias múltiplas é alta, principalmente nas extremidades e malformações cardíacas congênitas. As principais causas ambientais são diabetes materno e exposição a valproato e isotretionina.

Diagnóstico

A avaliação subjetiva da mandíbula no plano sagital médio é a melhor maneira de avaliar sua posição e proporção em relação à maxila e à fronte e pode ser feita desde o primeiro trimestre (Fig. 11.4). Quando a estática fetal impossibilita esta secção, a 3D facilita a identificação do defeito. O plano axial permite avaliar o índice mandibular, calculado como: diâmetro anteroposterior da mandíbula, dividido pelo DBP do feto e multiplicado por 100. Um índice menor que 23 tem 100% de sensibilidade e 98% de especificidade para micrognatia. Outros parâmetros biométricos objetivos foram descritos (p.ex., maxila-naso-mandíbula), mas seu uso rotineiro ainda é restrito. Polidrâmnio está presente em 60 a 70% dos casos de micrognatia, levando à suspeita de síndrome de Pierre Robin. Nestes casos, a 3D e a RM são úteis

TABELA 11.3. Principais síndromes do primeiro e segundo arcos branquiais

Síndrome	Prevalência	Diagnóstico	Outros achados	Genética
Pierre Robin	1:8.500 F > M (3:2)	▪ Micrognatia ▪ Glossoptose ▪ Polidrâmnio (60%) Fenda palatina	▪ Defeitos cardíacos ▪ Defeitos em extremidades	▪ 80% genética ▪ Trissomias 13 / 18 ▪ Síndrome de Stickler ▪ Microdeleção 22q11
Treacher Collins	1:40.000 a 1:70.000	▪ Hipoplasia maxilar e mandibular ▪ Fenda zigomática ▪ Fissura palpebral antimongólica	▪ Hipoplasia faríngea ▪ Microftalmia ▪ ptose ▪ Atresia de coanas ▪ Defeitos cardíacos ▪ Criptorquidia	▪ Autossômica dominante ▪ Mutação gene TCS ▪ 5q 32-q33.1
Microssomias hemifaciais	1:3.000 a 1:5.000 F > M (2:1)	▪ Hipoplasia facial assimétrica ▪ 2/3 unilateral ▪ D > E ▪ Microtia ▪ Hemivértebra cervical ▪ Defeitos oculares	▪ Polidrâmnio ▪ Fenda palatina ▪ Defeitos cardíacos ▪ Defeitos SNC ▪ Surdez ▪ Defeitos renais	▪ Aneuploidias ▪ Autossômica dominante ▪ Autossômica recessiva ▪ sem história familiar: recorrência 2–3%

F, feminino; M, masculino; D, direita; E, esquerda.

para avaliar o palato secundário. É importante ressaltar que um exame morfológico normal no segundo trimestre não exclui micrognatia, pois uma parte importante do crescimento mandibular ocorre no 3º trimestre.

Diagnóstico diferencial

Imagens falsamente sugestivas de micrognatia podem ocorrer se o plano sagital médio não for corretamente insonado, se houver abaulamento excessivo da fronte (displasia tanatofórica, acondroplasia) e em casos de lesões por banda amniótica.

Prognóstico e risco de recorrência

A micrognatia isolada é rara, mas após a primeira infância costuma ter bom prognóstico. Recém-nascidos com micrognatia têm maior risco de obstrução das vias aéreas e 54% requerem algum tipo de intervenção. Cerca de 30% têm dificuldades na alimentação. Na síndrome de Pierre Robin, pode haver comprometimento da fala e audição. Nos outros casos, o prognóstico e o risco de recorrência dependem da causa associada. Há síndromes autossômicas dominantes (Treacher Collins, microdeleção 22q11, Stickler) e autossômicas recessivas (Smith-Lemli-Opitz, Neu-Laxova).

HIPOPLASIA FACIAL MÉDIA

Hipoplasia maxilar está presente em síndromes como trissomia do 21 (Fig. 11.4), craniossinostoses (Apert e Crouzon) e displasias esqueléticas. As causas ambientais incluem álcool, hidantoína, valproato e carbamazepina. O diagnóstico pode ser feito de maneira objetiva com medidas como a razão entre o osso nasal e a espessura pré-frontal, do espaço pré-frontal e dos ângulos frontomaxilar e maxila-naso-mandíbula. Ultrassonografia 3D e RM são úteis nesses casos para obter o plano sagital médio correto e na avaliação das suturas cranianas.

PRINCIPAIS SÍNDROMES DO PRIMEIRO E SEGUNDO ARCOS BRANQUIAIS

As síndromes causadas por falha no desenvolvimento do primeiro e segundo arcos branquiais são as causas mais frequentes de malformação craniofacial depois das fendas orofaciais. A maioria (70%) dos casos é unilateral e sua apresentação característica envolve múltiplos defeitos faciais. As síndromes mais frequentes e suas principais características estão descritas na Tabela 11.3.

Bibliografia

Andresen C, Matias A, Merz E. Fetal face: the whole picture. Ultraschall Med. 2012; 33(5):431-40.

Bakker M, Pace M, de Jong-Pleij E, Birnie E, Kagan KO, Bilardo CM. prenasal thickness, prefrontal space ratio and other facial profile markers in first-trimester fetuses with aneuploidies, cleft palate, and micrognathia. Fetal Diagn Ther. 2016 Nov 18. [Epub ahead of print].

Bianchi DW, Crombleholme TM, D'Alton ME, Malone FE. Cranio facial anomalies. In: Bianchi DW, Crombleholme TM, D'Alton ME, Malone FE. Fetology: diagnosis & management of the fetal patient. 2.ed. New York – USA: McGraw-Hill, Medical Pub. Division; 2010. p. 183-230.

Chaoui R, Orosz G, Heling KS, Sarut-Lopez A, Nicolaides KH. Maxillary gap at 11-13 weeks' gestation: marker of cleft lip and palate. Ultrasound Obstet Gynecol. 2015;46(6):665-9.

Chaveeva P, Agathokleous M, Poon LC, Markova D, Nicolaides KH. Second-trimester screening for trisomy-21 using prefrontal space ratio. Fetal Diagn Ther. 2013;34(1):50-5.

de Jong-Pleij EA, Ribbert LS, Manten GT, Tromp E, Bilardo CM. Maxilla–nasion–mandible angle: a new method to assess profile anomalies in pregnancy. Ultrasound Obstet Gynecol. 2011;37:562-569.

de Jong-Pleij EA, Ribbert LS, Pistorius LR, Tromp E, Mulder EJ, Bilardo CM. Three-dimensional ultrasound and maternal bonding, a third trimester study and a review. Prenat Diagn. 2013;33(1):81-8. doi: 10.1002/pd.4013.

Gillham JC, Anand S, Bullen PJ. Antenatal detection of cleft lip with or without cleft palate: incidence of associated chromosomal and structural anomalies. Ultrasound Obstet Gynecol. 2009;34:410-415.

Lind K, Aubry MC, Belarbi N, Chalouhi C, Couly G, Benachi A, Lyonnet S, Abadie V. Prenatal diagnosis of Pierre Robin Sequence: accuracy and ability to predict phenotype and functional severity. Prenat Diagn. 2015;35(9):853-8. doi: 10.1002/pd.4619.

Luedders DW, Bohlmann MK, Germer U, Axt-Fliedner R, Gembruch U, Weichert J. Fetal micrognathia: objective assessment and associated anomalies on prenatal sonogram. Prenat Diagn. 2011;31(2):146-51. doi: 10.1002/pd.2661.

Manganaro L, Tomei A, Fierro F, et al. Fetal MRI as a complement to US in the evaluation of cleft lip and palate. Radiol Med. 2011;116:1134-48.

Martinez-Ten P, Adiego B, Illescas T, Bermejo C, Wong AE, Sepulveda W. First-trimester diagnosis of cleft lip and palate using three-dimensional ultrasound. Ultrasound Obstet Gynecol. 2012;40(1):40-6. doi: 10.1002/uog.10139.

Molina F, Persico N, Borenstein M, Sonek J, Nicolaides KH. Frontomaxillary facial angle in trisomy 21 fetuses at 16-24 weeks of gestation. Ultrasound Obstet Gynecol. 2008;31(4):384-7.

Nyberg DA, McGahan JP, Pretorius DH et al. The face and the neck. In: Diagnostic Imaging of Fetal Anomalies. Philadelphia: Lippincott Williams & Wilkins; 2003. p. 335-60.

Offerdal K, Jebens N, Syvertsen T, Blaas HG, Johansen OJ, Eik-Nes SH. Prenatal ultrasound detection of facial clefts: a prospective study of 49,314 deliveries in a non-selected population in Norway. Ultrasound Obstet Gynecol. 2008;31(6):639-46. doi: 10.1002/uog.5280.

Salomon LJ, Alfirevic Z, Berghella V, Bilardo C, Hernandez-Andrade E, Johnsen SL, Kalache K, Leung KY, Malinger G, Munoz H, Prefumo F, Toi A, Lee W; ISUOG Clinical Standards Committee. Practice guidelines for performance of the routine mid--trimester fetal ultrasound scan. Ultrasound Obstet Gynecol. 2011;37(1):116-26. doi: 10.1002/uog.8831.

Salomon LJ, Alfirevic Z, Bilardo CM, Chalouhi GE, Ghi T, Kagan KO, Lau TK, Papageorghiou AT, Raine-Fenning NJ, Stirnemann J, Suresh S, Tabor A, Timor-Tritsch IE, Toi A, Yeo G. ISUOG Practice Guidelines: performance of first-trimester fetal ultrasound scan. Ultrasound Obstet Gynecol. 2013;41: 102-113.

Sepulveda W, Wong AE, Viñals F, Andreeva E, Adzehova N, Martinez-Ten P. Absent mandibular gap in the retronasal triangle view: a clue to the diagnosis of micrognathia in the first trimester. Ultrasound Obstet Gynecol. 2012;39(2):152-6. doi: 10.1002/uog.10121.

Syngelaki A, Chelemen T, Dagklis T, Allan L, Nicolaides KH. Challenges in the diagnosis of fetal non-chromosomal abnormalities at 11-13 weeks. Prenat Diagn. 2011;31(1):90-102.

Szabó A, Szili K, Szabó JT, Sikovanyecz J, Isaszegi D, Horváth E, Szabó J. Nasal bone length: prenasal thickness ratio: a strong 2D ultrasound marker for Down syndrome. Prenat Diagn. 2014;34(12):1139-45.

Tutschek B, Blaas HK, Abramowicz J, Baba K, Deng J, Lee W, Merz E, Platt L, Pretorius D, Timor-Tritsch I, Gindes L; for the ISUOG 3D Special Interest Group. Three-dimensional ultrasound imaging of the fetal skull and face. Ultrasound Obstet Gynecol. 2017 Feb 23. doi: 10.1002/uog.17436. [Epub ahead of print]. https://ghr.nlm.nih.gov

12 Malformações Torácicas Não Cardíacas

Lisandra Stein Bernardes

Rossana Pulcinelli Vieira Francisco

Marcelo Zugaib

Introdução

As malformações torácicas não cardíacas constituem um grupo heterogêneo de lesões que acometem tórax, pleura e diafragma. São malformações pouco frequentes e de prognóstico muito variável que, via de regra, devem ser acompanhadas em centro terciário.

Uma vez feito o diagnóstico, o papel do médico habilitado em Medicina Fetal é avaliar o prognóstico e, juntamente com o obstetra, orquestrar a equipe multidisciplinar, da qual esses fetos e neonatos dependem. Na maioria das vezes, serão necessários a intervenção do cirurgião pediátrico e o suporte de medicina intensiva neonatal. O encontro com esses especialistas antes do parto é desejável, pois irá situar e equipe e a família no contexto daquela doença e diminuir um pouco a ansiedade. Além disso, o diálogo com a equipe pós-natal proporcionará melhores cuidados ao neonato.

O diagnóstico das malformações é feito por exame ultrassonográfico. Em casos raros, o diagnóstico de hérnia diafragmática grave ou hidropisia fetal pode ocorrer no momento do exame morfológico do primeiro trimestre. Na maioria dos casos, entretanto, o diagnóstico é feito no exame morfológico do segundo trimestre ou mais tardiamente, em exame de rotina ou sob sinal de complicações. Polidrâmnio, diminuição da movimentação fetal e trabalho de parto prematuro são as principais complicações.

Com o propósito de examinar a anatomia fetal, o exame dos pulmões no mesmo corte das quatro câmaras do coração fetal é suficiente. Em condições normais, os pulmões fetais são uniformemente ecogênicos. Entre 18 e 23 semanas, o terço central da área torácica no nível do corte de quatro câmaras é ocupado pelo coração, e os dois terços restantes pelos pulmões uniformemente ecogênicos. Esse corte também pode ser usado para medir a circunferência torácica, que está correlacionada com o desenvolvimento pulmonar. Um plano sagital do tronco fetal normalmente permite a identificação do diafragma como uma fina linha sonolucente que separa a cavidade abdominal da cavidade torácica.

Após o diagnóstico de qualquer malformação torácica, é necessária a realização de exame morfológico detalhado e ecocardiograma fetal para que sejam excluídas outras malformações. Além disso, na maioria dos casos, deve-se realizar avaliação do cariótipo fetal para que sejam excluídas anomalias cromossômicas. Neste capítulo, abordaremos as malformações broncopulmonares, deixando a hérnia diafragmática e o derrame pleural em capítulo à parte.

Malformações broncopulmonares

As malformações broncopulmonares ocorrem em 1 em 10.000 a 1 em 35.000 gestações e, excetuando-se a atresia congênita de vias aéreas altas (*congenital high airway obstruction syndrome* – CHAOS), têm bom prognóstico.

A abordagem inicial deve incluir, além de exame morfológico detalhado e ecocardiografia fetal, avaliação de possíveis fatores de descompensação cardíaca por compressão. Por serem massas torácicas, pode haver aumento da pressão intratorácica e compressão do sistema venoso e mediastino, com consequente diminuição do retorno venoso e insuficiência cardíaca fetal.

Inicialmente, o seguimento dos fetos deve ser semanal, a fim de avaliar a evolução da doença, e, posteriormente, nos casos estáveis, quinzenais. Em geral, o seguimento e a avaliação dos fetos com malformações broncopulmonares são semelhantes para todas as malformações.

Os sinais ultrassonográficos de compressão e aumento da pressão intratorácica devem ser procurados em cada avaliação, sendo eles achatamento ou eversão da cúpula diafragmática e desvio do eixo cardíaco. Além disso, todas as avaliações devem também buscar sinais de descompensação cardíaca: edema, derrames, edema placentário e anasarca (principal fator definidor de prognóstico). Polidrâmnio também pode estar presente, pois a compressão do esôfago pela massa não permite a adequada deglutição fetal, e pode desencadear trabalho de parto prematuro. A evolução para anasarca é rara, porém define mau prognóstico. Fetos em anasarca e que nascem prematuramente têm poucas chances de sobrevida e, nesses casos, pode haver indicação de tratamento intrauterino, que abordaremos adiante.

O nascimento dos fetos com malformações torácicas deve sempre ocorrer em centro terciário.

MALFORMAÇÃO ADENOMATOIDE CÍSTICA (MAC)

A malformação adenomatoide cística é uma anormalidade do desenvolvimento caracterizada por crescimento excessivo dos bronquíolos terminais, que correspondem a 60% de todas as malformações broncopulmonares diagnosticadas no período pré-natal. Tal condição pode ser bilateral, envolvendo todo o tecido pulmonar, mas, na maioria das vezes, está confinada a um único lobo ou pulmão. As lesões podem ser macrocísticas (cistos com mais de 5 mm de diâmetro) ou microcísticas (cistos com menos de 5 mm). Em 85% dos casos, a lesão é unilateral, com frequência semelhante nos pulmões direito e esquerdo, e do tipo microcística e macrocística.

Classificação

No passado, a descrição ultrassonográfica correspondia à descrição anatomopatológica proposta por Stocker. A MAC do tipo 1 continha cistos com mais de 5 mm, a MAC tipo 3 continha lesões menores do que 5 mm e a MAC do tipo 2 continha lesões de ambos os tamanhos. Atualmente, entretanto, a classificação mais utilizada é a proposta por Adzick, pois é mais prática quando é necessário tratamento antenatal.

Forma macrocística. Múltiplas imagens anecoicas (Fig. 12.1).

Forma microcística. Imagem hiperecogênica pulmonar de aspecto sólido sem vascularização (Fig. 12.2).

Forma mista. Associação das duas imagens (Fig. 12.2).

Prevalência

A malformação adenomatoide cística do pulmão é encontrada em 1 em 4.000 nascimentos.

Etiologia

Esta é uma anormalidade esporádica. Em aproximadamente 10% dos casos existem outras anormalidades, principalmente cardíacas e renais.

Diagnóstico

O diagnóstico pré-natal é baseado na demonstração ultrassonográfica de um tumor hiperecogênico pulmonar, sólido (forma microcística), cístico (forma macrocística) ou misto, que apresenta componente sólido com cisto de permeio (Figs. 12.1 e 12.2).

A doença microcística resulta de uma hiperecogenicidade tecidual uniforme do pulmão afetado. Na doença macrocística, espaços císticos múltiplos ou simples podem ser visualizados dentro do tórax. Ambas as doenças, micro e macroscópicas podem estar associadas a desvio do mediastino. Quando existe compressão do coração e grandes vasos, há desenvolvimento de hidropisia fetal.

O polidrâmnio é um achado comum e pode ser consequência da diminuição da deglutição do líquido amniótico devido à compressão esofágica, ou da produção aumentada de líquido pelo tecido pulmonar anormal. Achados de mau prognóstico incluem grave compressão pulmonar, que leva a hipoplasia pulmonar, polidrâmnio e desenvolvimento de hidropisia fetal independentemente do tipo de lesão.

Dois tipos de imagens ultrassonográficas podem confundir-se com MAC:

- Imagens hipoecoicas (forma macrocística)
- Hérnia diafragmática à esquerda, devido à presença do estômago no tórax.
- Cisto brônquico: imagem anecoica arredondada unilocular, na maioria das vezes na região da carina.
- Cisto neuroentérico.
- Imagens hiperecogênicas (forma microcística)
- Hérnia diafragmática à direita, devido à presença de alças intestinais no tórax.
- Sequestro pulmonar, tratado em item à parte neste capítulo.
- Obstrução traqueal/brônquica, cujo diagnóstico diferencial só pode ser feito em pós-natal.
- Enfisema lobar congênito – Imagem semelhante à de MAC microcística e de diagnóstico diferencial possível apenas no período pós-natal.

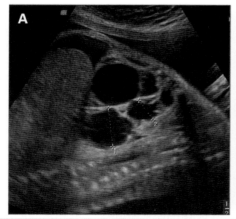 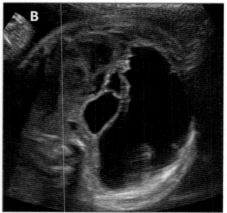

FIGURA 12.1. Malformação adenomatoide cística: corte sagital do tórax fetal (*A*) e corte transversal no nível do coração (*B*) evidenciando a forma macrocística. Observe que a imagem cística com conteúdo anecoico ocupa todo o hemitórax, desviando o mediastino e comprimindo o coração. (Cortesia de Alexandra Benachi.)

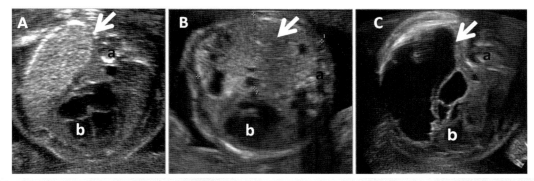

FIGURA 12.2. Malformação adenomatoide cística: corte transversal no nível do coração evidenciando a forma microcística (A), forma mista (B) e forma macrocística (C). Observe a localização da coluna (a) e do coração (b) fetal. Em A, a imagem tem aspecto sólido hiperecogênico, sem vascularização sistêmica irrigando a massa, e isso é o que a diferencia do sequestro broncopulmonar. Em B, a lesão apresenta imagem sólida com imagens císticas de permeio. (Cortesia de Alexandra Benachi.)

Conduta

Primeiramente, deve ser realizado um exame morfológico detalhado e um ecocardiograma fetal em busca de malformações associadas, que pioram o prognóstico e são raras.

Não há associação de MAC isolada com alterações cromossômicas. Assim, a decisão pelo cariótipo deve ser avaliada em conjunto com a família, a depender do risco do rastreamento realizado previamente.

O acompanhamento ultrassonográfico deve ser inicialmente semanal e, posteriormente, se as lesões estiverem estáveis, quinzenal. A avaliação busca complicações que possam exigir tratamento intrauterino ou antecipação do parto.

As principais complicações da MAC são compressivas. Como as lesões podem comprimir a drenagem venosa e o coração, instala-se insuficiência cardíaca fetal, que, quando provoca anasarca, deve ser prontamente tratada com a derivação toracoamniótica da lesão.

Os sinais ultrassonográficos de compressão são: desvio cardíaco contralateral à lesão, compressão cardíaca, derrames intracavitários (derrame pleural, ascite), edema de subcutâneo e eversão da cúpula diafragmática.

Prognóstico

A doença bilateral pode ser letal ainda dentro do útero, devido à hidropisia progressiva, ou no período neonatal. Malformação adenomatoide cística isolada e unilateral, sem hidropisia, associa-se a bom prognóstico; em aproximadamente 70% dos casos, o tamanho relativo do tumor fetal permanece estável, em 20% dos casos ocorre diminuição antenatal ou resolução, e em 10% dos casos há aumento progressivo da compressão mediastinal. Em neonatos sintomáticos, toracotomia e lobectomia são realizados e a sobrevida é de aproximadamente 90%. Ainda é incerto se há necessidade de cirurgia para neonatos assintomáticos.

É importante ressaltar que em cerca de 40% dos casos há desaparecimento antenatal da lesão ultrassonográfica. Porém, apesar de não evidenciada ao exame ultrassonográfico, a lesão histológica persiste, e deve haver investigação pós-natal completa por ressonância magnética.

Fetos com hidropisia têm mortalidade relatada de 95%, se não tratados. Quando as lesões são macrocísticas ou mistas, há indicação da colocação de dreno toracoamniótico. Com a drenagem, a sobrevida passa a ser de 60%. Considerando que os cistos se refazem em torno de 48 horas após punção esvaziadora, esta não apresenta benefício nesses casos.

As lesões microcísticas que provocam anasarca são de tratamento mais difícil. Alguns autores tentaram coagulação intravascular dos vasos suprindo o tumor ou lobectomia fetal, mas mesmo assim a sobrevida é baixa. Recentemente, algumas séries de casos relataram regressão da hidropisia em torno de 50% dos fetos em cujas mães tinha sido administrado um ciclo de betametasona, e a administração do corticoide tem sido proposta por alguns autores.

Alguns centros sugerem que fetos com MAC ou sequestro pulmonar acima de 32 semanas com hidropisia fetal devem ter o parto antecipado para a realização de tratamento pós-natal. Assim, são evitados os riscos inerentes ao procedimento, como rotura prematura de membranas e trabalho de parto prematuro. Entretanto, pode ser muito difícil reanimar, fetos pré-termo com hidropisia, que apresentam massa torácica compressiva, e a realização de lobectomia de urgência nesses neonatos é um procedimento de alto risco. Então, a terapia fetal com chance de recuperação do feto no útero materno pode ser preferível ao procedimento pós-natal em um neonato em descompensação cardíaca.

Terapia fetal

Grandes cistos intratorácicos levam à alteração mediastinal importante, e a hidropisia associada pode ser tratada efetivamente com a colocação de dreno (*shunt*) toracoamniótico nas lesões macrocísticas. Como o papel da intervenção mais invasiva permanece por ser definido, procedimentos como a histerotomia e a excisão de tumores sólidos nos casos de hidropisia fetal não devem ser indicados da forma rotineira. Todavia, bons resultados foram relatados após tais cirurgias em um pequeno número de casos; entretanto o risco potencial para a mãe, tanto durante a gravidez quanto no pós-parto, é alto.

Em casos de doença microcística não há possibilidade de tratamento fetal invasivo. Alguns estudos relatam uso de betametasona 12 mg, dose única diária por 2 dias consecutivos, quando o volume da lesão dividido pela circunferência cefálica ultrapassa 1,6 (fetos com alto risco para evolução para hidropisia fetal), obtendo bons resultados. No entanto trata-se de resultados iniciais que devem ser avaliados em estudo prospectivos randomizados para estudo da real efetividade do tratamento.

SEQUESTRO BRONCOPULMONAR

No sequestro pulmonar, há desenvolvimento de uma parte do pulmão sem conexão com vias aéreas (tecido pulmonar não funcionante). O suprimento sanguíneo do tecido pulmonar anormal se dá pelas artérias que se originam da aorta descendente ao invés das originárias da artéria pulmonar (Figs. 12.3 e 12.4).

Esta condição é classicamente dividida na literatura radiológica em intralobar, na qual a malformação é contígua ao pulmão normal e revestida pela mesma pleura pulmonar (75%), e extralobar, em que a malformação é exterior ao pulmão normal e revestida por pleura própria (25%). Assim, a principal diferença entre essas duas formas é baseada na presença ou ausência de uma pleura separada da pleura do pulmão normal, não sendo, às vezes, determinada na ultrassonografia pré-natal. A forma extralobar pode apresentar-se em posição intra-abdominal, abaixo do diafragma (10% das formas extralobares) e fazer parte do diagnóstico diferencial das massas abdominais fetais.

Prevalência

O sequestro pulmonar é raro e sua prevalência corresponde a menos de 5% das anormalidades congênitas, acometendo 1 em cada 1.000 nascido vivos. Não há predileção pelo sexo na forma intralobar, porém na forma extralobar há maior prevalência do sexo feminino (M1:F4).

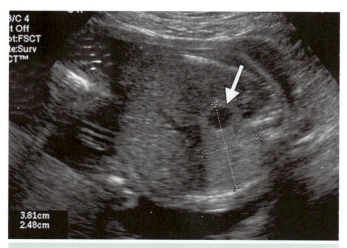

FIGURA 12.3. Sequestro pulmonar: corte transversal no nível do coração revelando massa hiperecogênica medindo 3,8 × 2,5 cm (*calipers*), com área cística (*seta*).

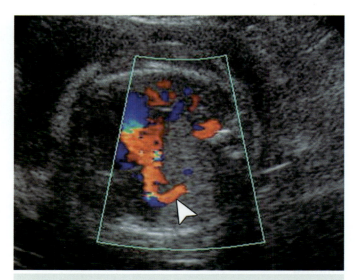

FIGURA 12.4. Sequestro pulmonar: corte transversal no nível do coração da mesma imagem da Figura 12.3, revelando, ao estudo dopplervelocimétrico, artéria proveniente da aorta nutrindo a massa hiperecogênica (*seta*).

Etiologia

O sequestro pulmonar é uma anormalidade esporádica. A maioria dos autores acredita que o sequestro pulmonar é um broto pulmonar ectópico que, quando se desenvolve precocemente, determina a forma intralobar, e, quando tardiamente, a forma extralobar. A forma extralobar ocorre em 90% das vezes no lado esquerdo e em 10% está abaixo do diafragma.

Diagnóstico

O diagnóstico pré-natal é ultrassonográfico. Há imagem hiperecogênica pulmonar de aspecto sólido, mais frequentemente em lobo inferior esquerdo. O diagnóstico diferencial com a forma microcística das malformações adenomatoides císticas se faz pela evidência de suprimento arterial anômalo ao power Doppler.

Oitenta por cento dos fetos serão assintomáticos ao nascimento. No seguimento pré-natal, 40% das lesões permanecem estáveis, 30% regridem, 20% desaparecem e apenas a minoria se agrava. É necessária a investigação pós-natal, mesmo quando houver desaparecimento da lesão, pois, apesar de haver desaparecimento ultrassonográfico, a lesão histológica persiste e pode gerar complicações a longo prazo.

Conduta

Em cerca de 40% dos casos há outras anomalias associadas, que devem ser buscadas em exame morfológico detalhado e ecocardiografia fetal. Pode ocorrer associação com hérnia diafragmática. A pesquisa de cariótipo deve ser avaliada, a depender do rastreamento realizado anteriormente.

O seguimento é semanal a partir do momento do diagnóstico. Se houver estabilidade da lesão, o seguimento passará a ser quinzenal. Assim como na MAC, há risco de descompensação cardíaca por compressão. Além disso, raramente, pode haver alto débito pela artéria que supre o sequestro e insuficiência cardíaca congestiva (ICC) fetal de alto débito. Em ambos os casos, há sinais ultrassonográficos de descompensação e o feto pode evoluir com anasarca. Outra complicação que pode associar-se ao sequestro é o derrame pleural, que piora o prognóstico e, se compressivo, deve ser tratado.

Terapia fetal

É indicada nos casos que evoluem para hidropisia, ICC de alto débito ou derrame pleural compressivo. O derrame pleural compressivo deve ser tratado com derivação toracoamniótica. Quando realizado tratamento, a sobrevida passa de 30% a cerca de 80%. Já os casos com hidropisia sem derrame pleural compressivo são de tratamento mais difícil, e pode ser tentada a coagulação do vaso que supre o tumor por *laser* ou injeção de substância esclerosante.

Prognóstico

O prognóstico pós-natal depende da presença de anormalidades associadas e dos distúrbios hemodinâmicos. Em geral, o sequestro intralobar tem um excelente prognóstico, entretanto o sequestro extralobar tem pior prognóstico devido à alta incidência de outros defeitos e hidropisia.

OBSTRUÇÃO CONGÊNITA DE VIAS AÉREAS (*CONGENITAL HIGH AIRWAY OBSTRUCTION SYNDROME* – CHAOS)

A obstrução congênita de vias aéreas pode ser causada por estenose ou atresia nas vias aéreas altas: traqueia, glote, laringe e cordas vocais (Fig. 12.5). É defeito raro que ocorre pela não recanalização das vias aéreas altas em torno da 10ª semana embrionária. Em condições normais, o pulmão fetal secreta fluido, que é expelido para o líquido amniótico pela laringe.

Quando há obstrução, há acúmulo do fluido secretado pelos pulmões, com consequente aumento da pressão intrapulmonar e crescimento proliferativo dos pulmões (Fig. 12.6). À medida que o pulmão se expande, há achatamento do diafragma e posterior eversão, e compressão cardíaca. O aumento da pressão intratorácica leva à diminuição do retorno venoso e insuficiência cardíaca fetal, com ascite, placentomegalia e hidropisia fetal. O diagnóstico pode ser feito em diferentes momentos do espectro da doença, podendo o feto apresentar somente pulmões hiperecogênicos e expandidos ou a evolução completa da doença com hidropisia fetal, que pode levar a óbito intrauterino.

O tratamento intrauterino foi descrito por alguns autores e consiste na broncoscopia por fetoscopia com traqueoplastia, seguida, no momento do parto, de EXIT (*ex utero intrapartum therapy*). É realizada cesárea sob anestesia geral e relaxamento uterino com manutenção da circulação fetoplacentária para o procedimento de abertura e manutenção das vias aéreas neonatais antes do clampeamento do cordão.

A etiologia subjacente do CHAOS, o grau de obstrução resultante e a presença de uma fístula natural podem ser fatores importantes quando os pacientes são selecionados para fetoscopia. O direcionamento da descompressão fetoscópica para aqueles casos passíveis de traqueoplastia (defeitos com segmento curto) e sem uma fístula existente pode resultar em melhores resultados, embora a seleção desses pacientes permaneça desafiador. Para os pacientes que não são candidatos à intervenção fetoscópica, a EXIT com traqueostomia continua a ser a opção de tratamento com a melhor chance de sobrevivência.

Considerações finais

As malformações torácicas não cardíacas são um grupo heterogêneo de malformações raras e de prognóstico variável. Se, por um lado, as malformações broncopulmonares, como a MAC, têm prognóstico excelente

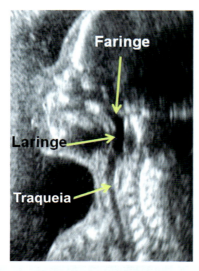
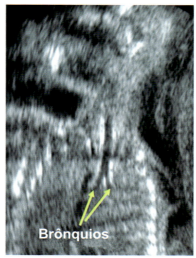

FIGURA 12.5. Aspecto ultrassonográfico normal das vias aéreas.

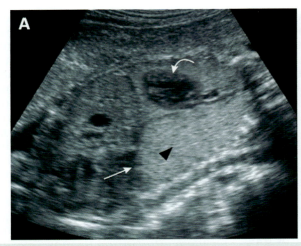
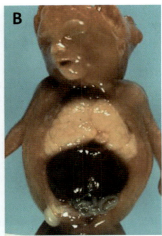

FIGURA 12.6. Obstrução alta das vias aéreas: corte sagital do tórax fetal evidenciando massa hiperecogênica comprimindo o coração fetal (A). Aspecto da necropsia do natimorto revelando aumento significativo bilateral do pulmão fetal (B).

quando os fetos não apresentam hidropisia, fetos com hérnia diafragmática (Cap. 28) têm mortalidade elevada. Na investigação, é imperativa a realização de exame morfológico detalhado e ecocardiograma fetal em todos os fetos, além de cariótipo fetal em casos selecionados. Além disso, deve-se sempre considerar que esses fetos devem ter seguimento pré-natal intensificado, realização de cirurgia fetal quando indicada e parto realizado em centro terciário.

Bibliografia

Adzick NS. Management of fetal lung lesions. Clin Perinatol. 2003;30:481-92.
Andrade CF, Ferreira HP, Fischer GB. Congenital lung malformations. J Bras Pneumol 2011;37:259-71. Benachi A. Conduites pratiques en médecine foetale. Elsevier Masson; 2010.
Benachi A, Saada J, Martinovic J, de Lagausie P, Storme L, Jani J. Congenital diaphragmatic hernia: antenatal care. Rev Mal Respir. 2011;28:800-8.
Cavoretto P, Molina F, Poggi S, Davenport M, Nicolaides KH. Prenatal diagnosis and outcome of echogenic fetal lung lesions. Ultrasound Obstet Gynecol. 2008;32:769-83.
Daskalakis G, Anastasakis E, Souka A, Manoli A, Koumpis C, Antsaklis A. First trimester ultrasound diagnosis of congenital diaphragmatic hernia. J Obstet Gynaecol Res. 2007 Dec;33(6):870-2.
De Vigan C, Khoshnood B, Lhomme A, Vodovar V, Goujard J, Goffinet F. Prevalence and prenatal diagnosis of congenital malformations in the Parisian population: twenty years of surveillance by the Paris Registry of congenital malformations. J Gynecol Obstet Biol Reprod. (Paris) 2005;34(1 Pt 1):8-16.
Dekoninck P, Gratacos E, Van Mieghem T, Richter J, Lewi P, Ancel AM, et al. Results of fetal endoscopic tracheal occlusion for congenital diaphragmatic hernia and the set up of the randomized controlled TOTAL trial. Early Hum Dev 2011;87:619-24.
Deprest JA, Flake AW, Gratacos E, Ville Y, Hecher K, Nicolaides K, et al. The making of fetal surgery. Prenat Diagn. 2010;30:653-67.
Derderian SC, Coleman AM, Jeanty C, Lim FY, Shaaban AM, Farrell JA, Hirose S, MacKenzie TC, Lee H. Favorable outcomes in high-risk congenital pulmonary airway malformations treated with multiple courses of maternal betamethasone. J Pediatr Surg. 2015 Apr;50(4):515-8.
Jani J, Nicolaides KH, Keller RL, Benachi A, Peralta CF, Favre R, et al. Observed to expected lung area to head circumference ratio in the prediction of survival in fetuses with isolated diaphragmatic hernia. Ultrasound Obstet Gynecol 2007;30:67-71.
Kunisaki SM, Fauza DO, Nemes LP, Barnewolt CE, Estroff JA, Kozakewich HP, et al. Bronchial atresia: the hidden pathology within a spectrum of prenatally diagnosed lung masses. J Pediatr Surg. 2006;41:61-5; discussion 5.
Laje P, Tharakan SJ, Hedrick HL. Immediate operative management of the fetus with airway anomalies resulting from congenital malformations. Semin Fetal Neonatal Med. 2016 Aug;21(4):240-5.
Peranteau WH, Boelig MM, Khalek N, Moldenhauer JS, Martinez-Poyer J, Hedrick HL, Flake AW, Johnson MP, Adzick NS. Effect of single and multiple courses of maternal betamethasone on prenatal congenital lung lesion growth and fetal survival. J Pediatr Surg. 2016 Jan;51(1):28-32.
Picone O, Benachi A, Mandelbrot L, Ruano R, Dumez Y, Dommergues M. Thoracoamniotic shunting for fetal pleural effusions with hydrops. Am J Obstet Gynecol. 2004;191:2047-50.
Roybal JL, Liechty KW, Hedrick HL, Bebbington MW, Johnson MP, Coleman BG, et al. Predicting the severity of congenital high airway obstruction syndrome. J Pediatr Surg. 2010;45:1633-9.
Saadai P1, Jelin EB, Nijagal A, Schecter SC, Hirose S, MacKenzie TC, Rand L, Goldstein R, Farrell J, Harrison M, Lee H. Long-term outcomes after fetal therapy for congenital high airway obstructive syndrome. J Pediatr Surg. 2012 Jun;47(6):1095-100.
Sekhobo JP, Druschel CM. An evaluation of congenital malformations surveillance in New York State: an application of Centers for Disease Control and Prevention (CDC) guidelines for evaluating surveillance systems. Public Health Rep. 2001;116: 296-305.
Sepulveda W, Wong AE, Casasbuenas A, Solari A, Alcalde JL. Congenital diaphragmatic hernia in a first-trimester ultrasound aneuploidy screening program. Prenat Diagn. 2008 Jun;28(6):531-4.
Van den Hout L, Schaible T, Cohen-Overbeek TE, Hop W, Siemer J, van de Ven K, et al. Actual outcome in infants with congenital diaphragmatic hernia: the role of a standardized postnatal treatment protocol. Fetal Diagn Ther. 2011;29:55-63.
Veenma DC, de Klein A, Tibboel D. Developmental and genetic aspects of congenital diaphragmatic hernia. Pediatr Pulmonol. 2012 Mar 29.
Witlox RS, Lopriore E, Oepkes D. Prenatal interventions for fetal lung lesions. Prenat Diagn. 2011;31:628-36.
Witlox RS, Lopriore E, Oepkes D, Walther FJ. Neonatal outcome after prenatal interventions for congenital lung lesions. Early Hum Dev. 2011;87:611-8.
Zugaib M. Medicina fetal. 3.ed. São Paulo: Atheneu; 2012.

13 Anormalidades da Parede Abdominal

Mariana Suassuna Rezende

Liliane de Araújo Saraiva Câmara

Eduardo Borges da Fonseca

Introdução

As malformações de parede abdominal ocorrem entre a quinta e a décima semana gestacional, em virtude de falha na sequência normal do desenvolvimento embrionário. O desenvolvimento da parede abdominal anterior depende da fusão de quatro dobras ectomesodérmicas (cefálica, caudal e duas laterais). Falhas nessas dobras ou desenvolvimento incompleto das estruturas da parede abdominal, incluindo músculos e pele, são responsáveis pelos defeitos na formação da parede abdominal. Costumam ser diagnósticas precocemente, em geral por volta de doze semanas. Entre a 8ª e a 10ª semana de gestação, todos os fetos demonstram a herniação fisiológica do intestino.

As anormalidades da parede abdominal ocorrem, aproximadamente, a cada 1 em 2.000 nascidos vivos, sendo as mais comuns a onfalocele e a gastrosquise. As menos comuns são a ectopia *cordis*, a anomalia de *body stalk* (*limb-body wall*) e a extrofia de bexiga-cloaca. A ultrassonografia entre 11 e 14 semanas é capaz de detectar todos os casos de onfalocele, gastrosquise e anomalia de *body stalk*.

Onfalocele

A onfalocele é um defeito na parede abdominal, na inserção do cordão umbilical, com herniação de órgãos abdominais. O defeito é caracterizado por ausência dos músculos abdominais, fáscia e pele, sendo as vísceras abdominais coberto por uma membrana avascular. O saco herniado é formado por uma camada interna (peritônio) e uma externa (membrana amniótica) e entre as duas existe uma fina camada de geleia de Wharton (Fig. 13.1).

Sua origem está na falha do retorno intestinal do cordão umbilical à cavidade abdominal. Assim, as vísceras, que podem incluir alças intestinais, fígado, estômago, baço ou bexiga, estão recobertas por uma membrana amnioperitoneal e herniadas na base do cordão umbilical. Menos frequente é a associação da falha de dobradura cefálica embrionária, que resulta na pentalogia de Cantrell (onfalocele da linha média superior, hérnia diafragmática anterior, fenda do esterno, ectopia *cordis* e malformação cardíaca) ou falha da dobradura caudal.

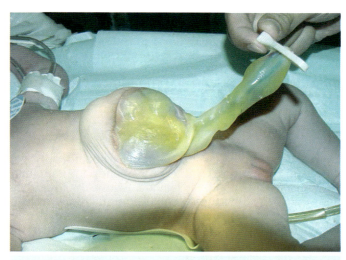

FIGURA 13.1. Recém-nascido do sexo feminino apresentando herniação de vísceras.

Neste caso, a onfalocele pode estar associada a extrofia vesical ou de cloaca, ânus imperfurado, atresia colônica e defeitos das vértebras sacrais.

A onfalocele apresenta associação com cromossomopatia em 25% dos casos, sendo as trissomias do 13 e do 18 as mais frequentes. Algumas síndromes genéticas também podem estar associadas à onfalocele, como a síndrome de Beckwith-Wiedmann, que é uma síndrome familiar esporádica, com prevalência de 1 em 14.000, caracterizada por onfalocele, macrossomia, visceromegalia e macroglossia.

PREVALÊNCIA

A onfalocele ocorre em 1 a cada 4.000 nascimentos, com maior prevalência entre fetos do sexo feminino (M1:F5), e nas gestações que ocorrem nos extremos reprodutivos. Associa-se a alta taxa de mortalidade (25%) e a outras malformações graves em 35 a 70%, sendo as anomalias cardíacas (50%) e defeitos de tubo neural (40%).

A incidência de anomalias estruturais associadas geralmente varia de 35 a 70%, sendo as anomalias cardíacas mais frequentes (50%), defeitos do tubo neural (40%), anomalias geniturinárias, defeitos do diafragma e fendas orofaciais.

ETIOLOGIA

Em sua maioria, os casos são esporádicos. A recorrência depende da causa subjacentes, porém usualmente é menor que 1%. As anomalias cromossômicas (principalmente as trissomias do 18 e do 13) estão presente em 50% dos casos na 12ª semana de gestação, em 30% dos casos no segundo trimestre e em 15% no período neonatal.

Similarmente, na síndrome de Beckwith-Wiedemann, a maioria dos casos é esporádica, embora possa haver herança autossômica dominante recessiva ligada ao X e padrão poligênico de transmissão em alguns casos, sendo a recorrência de 50%.

DIAGNÓSTICO

O diagnóstico é determinado pela demonstração de um defeito na linha média da parede abdominal anterior, a herniação do saco com conteúdo visceral na inserção do cordão umbilical até o ápice do saco. A ultrassonografia de primeiro trimestre é capaz de detectar todos os casos de onfalocele (Fig. 13.2).

CONDUTA

Diante do diagnóstico pré-natal, é essencial realizar o cariótipo fetal, para excluir cromossomopatias, inclusive nos casos de onfalocele isolada. Exame detalhado da anatomia fetal, incluindo ecocardiografia fetal por médico habilitado, deve ser realizado para descartar malformações associadas e assim definir o prognóstico da gestação.

Não há necessidade de avaliação clínica pré-natal diferente da preconizada para outras gestações, exceto por haver necessidade de ultrassonografia seriada a cada 2 ou 4 semanas para avaliar o crescimento fetal. Caso o padrão de crescimento fetal normal, não há necessidade de avaliação adicional da vitalidade fetal. Consulta durante a gestação com cirurgião pediátrico é importante no que tange ao aconselhamento cirúrgico neonatal.

O parto deveria ser programado em serviço de atendimento terciário, pois facilita a assistência neonatal inicial.

A via de parto é por indicação obstétrica, pois a via alta não traz benefícios em relação ao parto vaginal.

Apesar da rotura do saco herniário e do cordão umbilical serem eventos pouco frequentes, em casos de onfaloceles grandes (>5 cm) a via alta poderia ser uma opção.

O reparo cirúrgico é realizado precocemente, após ressuscitação e avaliação de possíveis alterações associadas, com o objetivo de prevenir contaminação da membrana permeável que recobre o defeito.

PROGNÓSTICO

Os fatores prognósticos mais importantes são as anomalias cromossômicas e estruturais associadas. O tamanho do saco herniário também tem impacto no prognóstico. Todavia, é uma malformação corrigível e a taxa de sobrevida na ausência de outras alterações é de, aproximadamente, 90%.

Gastrosquise

A gastrosquise (Fig. 13.3) é um defeito que compreende toda a espessura da parede abdominal, e ocorre lateralmente à implantação do cordão umbilical, em geral à direita, associado à evisceração das alças intestinais. Como não há membrana recobrindo as alças evisceradas, estas ficam expostas na cavidade amniótica, e, com isso, podem ser danificadas pela exposição direta ao líquido amniótico (espessamento e edema).

A gastrosquise não é associada a anomalias cromossômicas nem a outros defeitos graves, porém a associação com outras malformações ocorre em 10 a 30% dos casos, principalmente relacionadas à atresia, provavelmente devido a estrangulação e infartos.

PREVALÊNCIA

A gastrosquise ocorre em 1 a cada 4.000 nascimentos, com igual prevalência em ambos os sexos.

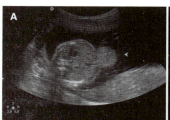
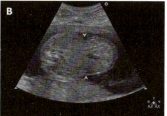

FIGURA 13.2. Onfalocele: as imagens revelam defeito de fechamento da parede abdominal, com protrusão de conteúdo abdominal (fígado) por entre os elementos do cordão umbilical, revestido por membrana. O diagnóstico pode ser realizado no primeiro trimestre (A) ou tardiamente, no exame ultrassonográfico de segundo trimestre (B).

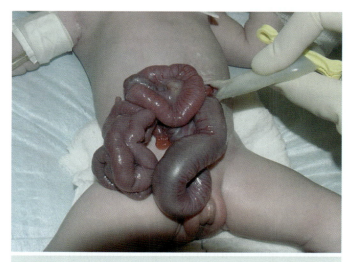

FIGURA 13.3. Recém-nascido do sexo feminino apresentando herniação de vísceras abdominais a direita da implantação do cordão umbilical (gastrosquise).

ETIOLOGIA

A gastrosquise tem etiologia é multifatorial, provavelmente, decorrente de isquemia, que resulta da disrupção da artéria onfalomesentérica ou da involução anormal da veia umbilical direita.

O uso de aspirinas na gravidez quadruplica as chances de gastrosquise. Outros fatores associados são: tabagismo, uso de drogas ilícitas, consumo regular de álcool, baixo índice de massa corporal e infecção geniturinária.

Não há associação direta com alterações cromossômicas. Aproximadamente 10% estão associados com outras malformações do trato gastrintestinal, incluindo atresias ou estenoses intestinais, ânus imperfurado, necrose e má rotação do intestino.

DIAGNÓSTICO

O diagnóstico pré-natal pode ser realizado no primeiro trimestre, ao se identificar cordão umbilical com inserção normal e alças de intestino (Fig. 13.4), boiando livremente no líquido amniótico, em geral à direita da inserção do cordão umbilical (Fig. 13.5). O estômago é normalmente malposicionado, mesmo quando intra-abdominal.

A partir do fim do segundo trimestre, pode ocorrer peritonite química causando distensão (alças com dilatação superior ou igual a 18 mm) e espessamento das paredes do intestino (parede com espessura superior ou igual a 4 mm).

As complicações obstétricas incluem restrição de crescimento, óbito fetal e parto prematuro espontâneo. A restrição de crescimento fetal, pode estar presente em 30% dos fetos, sendo secundária à perda de nutrientes e proteínas através da parede da alça exposta ao líquido amniótico. O trabalho de parto prematuro pode ocorrer em decorrência da ação de mediadores inflamatórios no líquido amniótico. O volume do líquido amniótico, na maioria das vezes, está normal ou levemente diminuído, porém a presença de polidrâmnio pode denunciar uma obstrução intestinal que se associa a pior prognóstico.

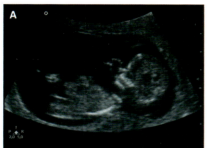
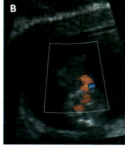

FIGURA 13.4. Gastrosquise: imagens em feto no primeiro trimestre da gestação demonstrando defeito de fechamento da parede abdominal próximo à inserção do cordão umbilical, com exteriorização do intestino, que se encontra solto na cavidade amniótica. Em A, corte sagital do corpo fetal; em B, corte transverso do abdome fetal demonstrando que o defeito está ao lado da inserção do cordão umbilical.

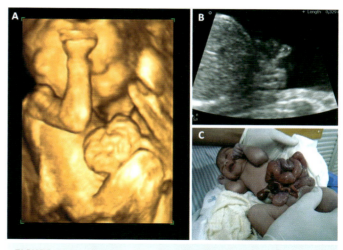

FIGURA 13.5. Gastrosquise: imagens em feto no segundo trimestre da gestação demonstrando evisceração de alças intestinais. Aspecto na ultrassonografia tridimensional (3D) (A) na ultrassonografia bidimensional (2D) (B) e aspecto pós-natal (C). Note que o defeito está ao lado da inserção do cordão umbilical.

CONDUTA

Diante do diagnóstico pré-natal, cariótipo fetal não é essencial, pois não há associação direta com alterações cromossômicas. A ecocardiografia fetal deve ser realizada por especialista. Exame ultrassonográfico seriado, a cada 3 a 4 semanas, deve ser realizado após a 24ª semana, para avaliar o crescimento fetal, volume de líquido amniótico e as alças intestinais (dilatação e espessura).

Considerando a alta prevalência de restrição do crescimento fetal (RCF) e parto prematuro, o pré-natal deve ser realizado em serviço de referência e com equipe multidisciplinar. Caso haja confirmação do diagnóstico de RCF, o seguimento pré-natal deve ser realizado considerando as recomendações contidas no capítulo de vitalidade (Capítulo 20).

O parto deve ocorrer a termo a fim de minimizar as consequências deletérias da prematuridade, que podem agravar o prognóstico e, inclusive, retardar ou impedir a correção cirúrgica. Assim, salvo na presença de RCF grave, de sofrimento fetal ou outra intercorrência obstétrica relevante, não há indicações para o parto prematuro terapêutico.

Quando há dilatação de alças intestinais (>18 mm) ou espessamento da parede das alças (> 4 mm), o feto pode ser beneficiado por uma interrupção precoce, desde que a maturidade pulmonar seja comprovada. Todavia, nesses casos, o prognóstico fetal é pior, pois há maior associação com atresia ou má rotação intestinal, o que aumenta a necessidade de ressecção de parte do intestino.

Os cuidados neonatais imediatos visam manter a temperatura do recém-nascido, evitar perda líquida excessiva através das alças expostas, prevenir contaminação da área exposta e manter a circulação sanguínea das alças intestinais. Assim, é necessária a utilização de sonda nasogástrica, hidratação adequada do recém-nascido e prescrição de antibiótico de largo espectro.

A correção cirúrgica deve ser realizada o mais rapidamente possível, tendo já sido demonstrado que o prognóstico é tanto melhor quanto menor o intervalo entre o parto e a cirurgia. Se a pressão intra-abdominal for menor que 20 cm de H_2O, o reparo deverá ser imediato. Quando há desproporção continente-conteúdo, o tratamento cirúrgico é estadiado. Alarga-se manualmente a cavidade peritoneal para alojar o conteúdo herniado sem desfazer as aderências das alças intestinais, afastando-se atresia associada. Coloca-se um silo (cilindro) siliconizado, fixado às bordas do defeito, que pode ser ampliado longitudinalmente, se for necessário. O conteúdo herniado entrará na cavidade paulatinamente, podendo ser ordenhado diariamente ou a cada dois dias. O silo será retirado em 8 a 10 dias e o fechamento da parede abdominal será realizado.

PROGNÓSTICO

O prognóstico é favorável, com sobrevida de, aproximadamente, 90%. A mortalidade está diretamente relacionada à presença de complicações cirúrgicas, especialmente as associadas a infecção, ressecção de alça intestinal, síndrome compartimental e síndrome do intestino curto.

A mortalidade está diretamente relacionada à presença de complicações cirúrgicas, especialmente as associadas a infecção, ressecção de alça intestinal, síndrome compartimental e síndrome do intestino curto.

Após a cirurgia, a principal complicação é a síndrome do intestino curto, que ocorre quando há necessidade de ressecção de alças intestinais. Nesse grupo, quando há necessidade de nutrição parenteral, os pacientes apresentam maior risco de óbito nos primeiros quatro anos de vida devido a doenças hepáticas.

Complicações obstétricas, como parto prematuro e restrição de crescimento, bem como parto realizado fora de centros terciários, prolongam o tempo para a realização da cirurgia pós-natal, aumentando a mortalidade neonatal.

Anomalia de *body stalk*

Esta anomalia é caracterizada pela presença de um grande defeito da parede abdominal, associado a cifoescoliose e um cordão umbilical rudimentar.

A anomalia de *body stalk* ou cordão umbilical curto é a manifestação mais grave da ruptura precoce do âmnio e uma das anomalias fetais mais graves. Pode ocorrer falha no fechamento da parede ventral (tórax, abdome ou ambos) com evisceração dos órgãos abdominais para o saco amnioperitoneal, ausência ou encurtamento do cordão umbilical, geralmente monoarterial (50%), anormalidades da coluna vertebral (principalmente a cifoescoliose) e redução ou ausência dos membros superiores e/ou inferiores. Uma falha na fusão do âmnio e córion pode ser observada.

PREVALÊNCIA

A anomalia de *body stalk* é um defeito congênito raro, com incidência de 1:10.000 nascidos vivos A prevalência é igual em ambos os sexos e não altera com a idade materna. É mais comum em gestação gemelar.

ETIOLOGIA

É uma anomalia esporádica, sem caráter de herança genética ou associação com anormalidades cromossômicas, e constitui a manifestação mais grave dos defeitos da parede abdominal. A etiologia é desconhecida e a patogênese é incerta.

Sugerem-se algumas etiologias que acometem as quatro semanas iniciais de desenvolvimento, como: (a) desenvolvimento anormal na fase trilaminar, com falha nas dobras corporais nos três eixos (cefálico, caudal e lateral), (b) dano mecânico devido a uma rotura amniótica precoce (antes do fechamento da cavidade celômica), levando à síndrome da banda amniótica, (c) comprometimento precoce e generalizado do fluxo sanguíneo, levando ao incompleto desenvolvimento dos tecidos embrionários e a (d) uso de agentes teratogênicos.

DIAGNÓSTICO

O diagnóstico baseia-se nos achados ultrassonográficos que são: defeito extenso da parede abdominal em fetos com anomalias esqueléticas, especialmente grave cifoescoliose ou lordose e cordão umbilical curto ou ausente, com pequena ou nenhuma mobilidade fetal. Geralmente há artéria umbilical única no cordão umbilical. O fígado pode estar diretamente aderido à placenta, sem a interposição de cordão.

No primeiro trimestre, é possível que parte do corpo fetal esteja na cavidade amniótica e outra parte na cavidade celômica, e na maioria dos casos a translucência nucal está acima do percentil 95 para a idade gestacional.

PROGNÓSTICO

Quando todos os componentes da síndrome estão presentes, esta é uma anomalia letal, ou seja, ocorre óbito fetal ou após o nascimento em 100% dos casos. A recorrência é insignificante.

Extrofia de bexiga e de cloaca

A extrofia vesical é um defeito da dobradura caudal da parede abdominal anterior. É um problema bastante grave. A bexiga está totalmente aberta, assim como a uretra. Os ossos da bacia, que normalmente estão fechados na sínfise púbica, estão aqui separados. Os corpos cavernosos estão ligados ao púbis, de cada lado; como os púbis estão separados, os corpos cavernosos também estão separados um do outro, o que provoca um importante encurtamento do pênis.

A incontinência urinária é total. Os ureteres estão mal implantados na bexiga.

Nos casos de extrofia de cloaca (Fig. 13.6), tanto o trato urinário quanto o gastrintestinal estão envolvidos, sendo observada uma associação de onfalocele, extrofia vesical, ânus imperfurado e defeitos da coluna, como meningomielocele. As hemibexigas apresentam-se em ambos os lados do intestino. É uma malformação muito grave. Além dos problemas urológicos da extrofia da bexiga há malformações do aparelho digestivo, com exteriorização de segmentos intestinais e uma divisão completa dos genitais em duas partes. Pode tratar-se de uma situação tão grave que seja incompatível com a vida.

PREVALÊNCIA

A extrofia vesical é encontrada em 1 em 30.000 nascimentos, sendo mais frequente no sexo masculino. A extrofia de cloaca é encontrada em 1 em 100.000 nascimentos, sendo mais comum no sexo feminino.

ETIOLOGIA

Tanto a extrofia vesical quanto a de cloaca são anomalias esporádicas e de causa desconhecida. O problema se inicia em torno de 4 a 10 semanas de gestação, quando vários órgãos, tecidos e músculos começam a ser formados.

DIAGNÓSTICO

A extrofia vesical deve ser suspeitada ao exame ultrassonográfico quando: (a) bexiga fetal não é identificada após 15 a 20 minutos de exame, porém o volume de líquido amniótico é normal; (b) há uma massa ecogênica protraindo a parede abdominal e (c) presença de artéria umbilical única. Já na extrofia cloacal, observa-se achados semelhantes à extrofia vesical (grande defeito infraumbilical que se estende à pelve), associado a componente anômalo posterior (herniação de alças intestinais e/ou mielomeningocele). Outros achados incluem ascite, anomalias das vértebras, pé torto e genitália ambígua. No sexo masculino, o pênis é dividido e duplicado.

CONDUTA

Diante da suspeita de extrofia cloacal ou vesical, é necessária a avaliação do cariótipo fetal, pois este é o fator prognóstico. Avaliação sistemática da morfologia fetal para afastar outras malformações associadas, em especial, neurológica e esquelética. Ecocardiográfica fetal por especialista e consulta com cirurgião pediátrico/urologista deve ser encorajada.

A avaliação seriada ultrassonográfica deve ser realizada para monitoração do crescimento fetal e das alterações do trato urinário.

Não há complicações obstétricas que determinem interrupção antecipada da gestação, exceto por oligoâmnio decorrente de obstrução vesical. O parto por via alta deve ser encorajado, pois permite a preparação da equipe em serviço terciário para receber o recém-nascido e evita distocias traumáticas do parto decorrente do volume abdominal

TERAPIA FETAL

Não há indicação clara para intervenção fetal.

Todavia, em casos extremamente selecionados, com obstrução vesical, em fetos femininos com cariótipo normal e com avaliação da β_2-microglobulina e dos eletrólitos urinários fetais normais alguns autores preconizam cateter de drenagem vesical, porém os resultados neonatais ainda são desfavoráveis em sua maioria.

É imperativo afastar outras alterações associadas e no aconselhamento do casal, expor de maneira clara, que esse procedimento não é terapêutico, que há chance de insuficiência renal grave na primeira infância e outras cirurgias pós-natais serão necessárias.

PROGNÓSTICO

A mortalidade na extrofia cloacal varia de 50 a 100%. Todavia, a sobrevida além do período neonatal precoce é excelente, com taxa de sobrevida maior que 80%. A continência urinária e fecal raramente será estabelecida. Em ambos os sexos, existe a possibilidade de fertilidade após a cirurgia.

Síndrome de *prune belly*

A síndrome de *prune belly*, também conhecida como síndrome de Eagle-Barret ou síndrome do abdome em ameixa seca, termo que reflete a aparência enrugada da parede abdominal no recém-nascido devido à ausência completa ou parcial de músculos da parede abdominal. É anomalia congênita caracterizada por uma tríade

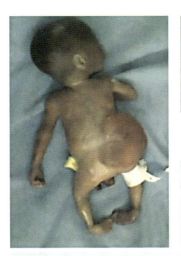
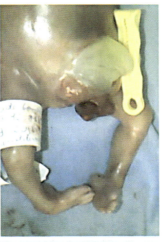

FIGURA 13.6. Extrofia cloacal: achados pós-natais em natimorto apresentando extrofia cloacal. Note defeito aberto do tubo neural, pé torto e aspecto da genitália ambígua.

clínica: (a) ausência ou hipoplasia da musculatura da parede abdominal, (b) criptorquidia bilateral e (c) anomalia grave do trato urinário (Fig. 13.7).

PREVALÊNCIA

A síndrome de *prune belly* ocorre em 1 a cada 40.000 nascimentos, sendo a maioria no sexo masculino (95%), embora existam casos raros em mulheres

ETIOLOGIA

A etiologia é desconhecida, sendo sugeridas algumas teorias, como um defeito no desenvolvimento do mesoderma primário levando a anormalidades no trato urinário e na parede abdominal, obstrução do trato urinário (fator mecânico) e anomalias genéticas. Padrão genético de recorrência não foi estabelecido. Pode haver associação com trissomia dos cromossomos 13 e 18 e monossomia do cromossomo X (45, X0), em 10% dos casos, há anomalias cardíacas associadas. Outras alterações associadas são torácicas e ortopédicas decorrentes do oligoâmnio.

DIAGNÓSTICO

O diagnóstico é baseado na presença de megabexiga (Fig. 13.7) e distensão abdominal com abaulamento dos flancos (hipotonia muscular). Os ureteres frequentemente estão comprometidos (tortuosos). Nos fetos masculinos, numa fase mais avançada, nota-se ausência dos testículos na bolsa escrotal. A presença de oligoâmnio é frequente e está associada a mau prognóstico, devido à hipoplasia pulmonar.

CONDUTA

Estabelecido o diagnóstico, o prognóstico poderá ser determinado considerando o volume do líquido amniótico. Cariótipo fetal é necessário, sendo no primeiro trimestre realizado por biópsia de vilocorial e no segundo ou terceiro trimestre por amniocentese ou cordocentese (caso não haja líquido amniótico).

A avaliação sistemática da morfologia fetal, que pode ser prejudicada, e a avaliação ecocardiográfica fetal por especialista devem ser realizadas para afastar malformações associadas.

Nos casos em que o prognóstico possa ser favorável, a avaliação seriada ultrassonográfica deve ser realizada para monitoração do crescimento fetal e das alterações do trato urinário.

Não há complicações obstétricas que determinem interrupção antecipada da gestação, exceto por oligoâmnio decorrente de obstrução vesical. A via de parto é indicação obstétrica, não sendo necessária sua antecipação. O parto deve ocorrer em serviço terciário, pois facilitará a avaliação pós-natal

TERAPIA FETAL

Em casos selecionados de fetos com cariótipo normal e se a avaliação dos eletrólitos da urinária fetal indicar bom prognóstico, cateter de drenagem vesical pode ser indicado.

Todavia, é imperativo afastar outras alterações associadas e no aconselhamento do casal, expor de maneira clara, que esse procedimento não é terapêutico e outras cirurgias pós-natais serão necessárias.

PROGNÓSTICO

O prognóstico fetal está diretamente relacionado à quantidade do líquido amniótico e ao grau de deterioração da função renal. Assim, a síndrome apresenta um espectro variável de gravidade. Alguns recém-nascidos oriundos de gestação com oligoâmnio grave podem morrer no período neonatal devido a hipoplasia pulmonar ou pneumotórax (*prune belly* tipo I) e outros podem desenvolver graus variáveis de insuficiência renal, caso a causa principal da sequência seja uma obstrução renal (*prune belly* tipo II). Casos leves podem apresentar poucas características extrarrenais da síndrome, a uropatia ser menos grave e a função renal ser estável (*prune belly* tipo III).

Embora a taxa de sobrevivência tenha melhorado com o diagnóstico e intervenção precoces, a taxa de mortalidade ainda permanece em cerca de 30%, com a maioria das mortes ocorrendo no período perinatal. A expectativa de vida é pequena, a maioria das pacientes relatados morre no primeiro ano de vida, a taxa de mortalidade neonatal chega a 23%; até 30% dos óbitos acontecem no primeiro ano de vida, cerca de 20% são natimortos e 43 % nascem prematuros.

Bibliografia

Adeyokunnu AA, Familusi JB. Prune-belly syndrome in two siblings and a first cousin. Am J Dis Child. 1982;136:23-24.

Daskalakis G, Seribe NJ, Jurkovic D, Snijders RJ, Nicolaides KH. Body stalk anomaly at 10-14 weeks of gestation. Ultrasound Obstet Gynecol. 1997;10(6):416.

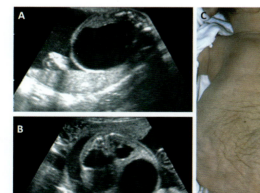

FIGURA 13.7. *Prune belly*: aspecto ultrassonográfico (*A* e *B*) revelando megabexiga com importante distensão abdominal e hidronefrose grave. Em *C*, aspecto neonatal do abdome hiperdistendido pela alteração da parede abdominal.

Jun SA, Ahn MO, Lee SS, Chi JG, Cha KS. Body stalk anomaly-A case report. Journal of Korean Medical Science. 1991;6(2);177-81.

Martin RW. Screening for fetal abdominal wall defects. Obstet Gynecol Clin North Am. 1998;25:517.

Morrow RJ, Whitlle MJ, Mcnay MB, Raine PA, Gibson AA, Crossley J. Prenatal diagnosis and management of anterior abdominal wall defects in the west of Scotland. Pre-nat Diagn. 1993;13:111.

Mustafá SA, Brizot ML, Carvalho MHB, Okumura M, Toro LP, Silva MM, Zugaib M. Onfalocele: Prognóstico Fetal em 51 Casos com diagnóstico pré-natal. Rev Bras Gynecol Obstet. 2001;23(1):31-37.

Nyberg DA, Mack LA. Abdominal wall defects. In: Nyberg DA, Mahony BS, Pretorius DH (eds). Diagnostic ultra-sound of fetal anomalies. St Louis: Mosby; 1990. p. 395.

Nicolaides KH, Snijders RJM, Cheng HH et al. Fetal gastrointestinal and abdominal wall defects: associated malformations and chromosomal abnormalities. Fetal Diagn Ther. 1992;7:102-115.

Patroni L, Brizot ML, Mustafá AS, Carvalho MHB, Silva MM, Miyadahira S, Zugaib M. Gastrosquise: avaliação pré-natal dos fatores prognósticos para sobrevida pós-natal. Rev Bras Ginecol Obstet. 2000;22(7):421-428.

Paul C, Zosmer N, Jurkovic D, Nicolaides KH. A case of body stalk anomaly at 10 weeks of gestation. Ultra-sound Obstet Gynecol. 2001;17:157-159.

Romero R. Prenatal diagnosis of congenital anomalies. East Norwalk, CT: Appleton and Lange; 1988. p. 220.

Routh JC, Huang L, Retik AB, Nelson CP. Contemporary epidemiology and characterization of newborn males with prune belly syndrome. Urology. 2010;76(1):44.

Salder TW. Digestive system. In: Langman's medical embryo-logy. 10.ed. Baltimore: Williams & Wilkins; 2006. p. 237-60.

Syngrlakia A, Chelement T, Dagklis T, Allan L, Nicolaides KH. Challenges in the diagnosis of fetal non-chromosomal abnormalities at 11-13 weeks. Prenat Diagn. 2011; 31:90-102.

14 Anormalidades Gastrintestinais e do Trato Biliar

José Antônio de Azevedo Magalhães

Ana Lúcia Letti Müller

Introdução

O tubo digestivo embrionário se apresenta em três porções distintas: a porção anterior (precursora da faringe, esôfago, estômago, fígado, vesícula biliar, pâncreas e porção cranial do duodeno), a porção comunicante média (precursora da porção caudal do duodeno, jejuno, íleo, ceco, cólon ascendente e dois terços do cólon transverso) e a porção posterior (precursora do um terço distal do cólon transverso, do cólon descendente, sigmoide e reto, e do seio urogenital) que termina na membrana cloacal. Através de uma série de invaginações, alongamentos e dilatações, todas vão se comunicar com a cavidade amniótica do saco gestacional após a 6ª semana de gravidez. Em torno da 9ª semana, o estômago migra para o abdome, sendo visualizado pela via abdominal em todos os fetos a partir de 16 semanas. A partir de 11 semanas, observa-se peristaltismo e deglutição e, entre 16 e 20 semanas, ocorre o acúmulo de resíduos intestinais (mecônio). Após a 20ª semana se distinguem o intestino delgado e o grosso. O fígado, o pâncreas e as vias biliares extra-hepáticas se desenvolvem durante a 4ª e a 6ª semana de vida embrionária, derivando-se do epitélio endodérmico do tubo digestivo.

Na ultrassonografia (USG), os órgãos abdominais devem ser identificados em sua posição normal, ou seja, o estômago do lado esquerdo e o intestino dentro do abdome, no plano transversal. Esta lateralização natural das estruturas digestivas ocorre durante o desenvolvimento embrionário. Os achados normais dependem da idade gestacional no momento da realização do exame. Como resultado do crescimento ocorre uma herniação temporária do intestino na base do cordão umbilical por volta da 10ª semana de gestação, não devendo mais ser visualizada a partir de 12 semanas.

O esôfago fetal encontra-se colabado e não costuma se visualizado durante a gravidez. O estômago com alguma quantidade de líquido costuma ser visualizado a partir do segundo trimestre, podendo às vezes estar vazio em um exame isolado, o que não deveria ocorrer de forma persistente.

O diâmetro interno médio de uma alça intestinal não deve ultrapassar 0,7 cm e a medida dos segmentos identificados gira em torno de 1,5 cm de comprimento. A partir de 30 semanas, são identificadas as haustrações e o conteúdo do intestino grosso é hipoecogênico (quando hiperecogênico significa maior reabsorção de líquido).

Coleções líquidas intestinais anormais e quaisquer outras estruturas císticas têm que ser investigadas. As anomalias gastrintestinais representam em torno de 5% de todas as anormalidades fetais com diagnóstico pré-natal e são detectadas em torno de 50% das vezes. Muitas delas estão associadas a outras malformações cardíacas severas, renais e anormalidades genéticas. A maioria das alterações gastrintestinais são causas de polidrâmnio. O diagnóstico apropriado permite melhoria no prognóstico. Quanto mais distal for a alteração, mais tardia é a manifestação clínica.

Além da USG, a ressonância magnética (RM) também é um método de imagem que pode ser utilizado para avaliação do abdome fetal e esclarecer as anormalidades gastrintestinais suspeitadas (Fig. 14.1). O intestino é bem visualizado e distinguido do fígado, baço, rins, bexiga e vesícula biliar com o uso da RM. O uso da RM também permite analisar as estruturas que contêm líquido como o estômago e o intestino delgado, as características do mecônio com o avanço da idade gestacional e o calibre das alças intestinais (Fig. 14.1).

Atresia de esôfago

Ocorre por interrupção da divisão do intestino superior entre a traqueia e o esôfago, no período gestacional da 5ª à 7ª semana.

É uma malformação que ocorre em 1/2.500 a 1/4.500 nascidos vivos. Existe um risco relativo 2,5 vezes maior de incidência em gêmeos. A fístula traqueoesofágica está presente em cerca de 80 a 90% dos fetos com atresia de esôfago. Existe predisposição cromossômica nos casos de trissomia do 18 e trissomia do 21 para essa malformação cuja etiologia é desconhecida. Risco de recorrência familiar de 1%.

CLASSIFICAÇÃO (FIG. 14-2)

- Tipo A – Atresia de esôfago isolada (10%), também chamada de Vogt II;
- Tipo B – Atresia de esôfago + fístula traqueoesofágica no segmento proximal (<1%); Vogt III;
- Tipo C – Atresia de esôfago + fístula traqueoesofágica no segmento distal (85%); Vogt IIIb;
- Tipo D – Atresia de esôfago + fístula traqueoesofágica em ambos os segmentos (<1%), Vogt IIIa;
- Tipo E – Fístula traqueoesofágica isolada (4%).

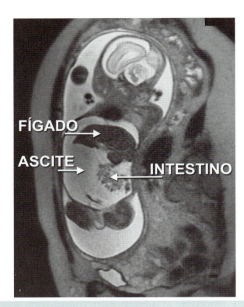

FIGURA 14.1. Ressonância magnética fetal: ascite.

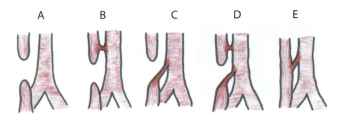

FIGURA 14.2. Representação gráfica dos tipos de atresia de esôfago: tipo A – Vogt II, atresia de esôfago isolada; tipo B – Vogt III, atresia de esôfago + fístula traqueoesofágica no segmento proximal; tipo C – Vogt IIIb, atresia de esôfago + fístula traqueoesofágica no segmento distal; tipo D – Vogt IIIa, atresia de esôfago + fístula traqueoesofágica em ambos os segmento; tipo E – fístula traqueoesofágica isolada. (Adaptada de Figueirêdo et al.)

DIAGNÓSTICO

Na US, visualiza-se a presença de polidrâmnio e ausência da imagem do estômago (ausência da "bolha gástrica") ou com dimensões muito reduzidas, geralmente após as 24 semanas. Dilatação em fundo cego do segmento proximal do esôfago pode ser observada durante a deglutição fetal por volta da 32ª semana. Com a RM, o diagnóstico é dado pela não visualização da porção intratorácica do esôfago. Não se identificando a bolha gástrica (estômago) no abdome, ela deve ser procurada no tórax, e se nesse for encontrada, deve-se pensar em hérnia diafragmática, assim como a sua presença no abdome não exclui atresia de esôfago com fístula.

Anomalias associadas ocorrem em até 65% dos casos. As mais comuns são as cardíacas – defeitos septais ventriculares e tetralogia de Fallot, na maioria (23%), musculoesqueléticas (18%), outras anomalias gastrintestinais como a atresia de duodeno, atresia anorretal e a má rotação (16%), geniturinárias (15%), anomalias da cabeça e pescoço (10%), mediastinais (8%) e cromossômicas (5,5%). A síndrome malformativa conhecida como VACTERL inclui: anomalias vertebrais, atresia anorretal, malformações cardíacas, fístula traqueoesofágica, anomalias renais e malformações de membros. Como a fístula traqueoesofágica é comum, pode haver líquido dentro do estômago. Cordão umbilical com dois vasos é um achado comum nestes casos. A associação conhecida como CHARGE (coloboma, anomalias cardíacas, atresia de coanas, restrição de crescimento fetal, hipoplasia genital e deformidades de orelha) também pode incluir a atresia de esôfago.

PROGNÓSTICO

A taxa de mortalidade geral é de 46%, mas a melhoria nos cuidados neonatais anestésicos e cirúrgicos tem elevado a sobrevida para valores perto de 100%, em recém-nascidos acima de 1.500 g, sem anomalias cardíacas associadas. O diagnóstico pré-natal previne o risco de aspiração e otimiza o cuidado pós-natal.

Os três fatores prognósticos condicionantes para todas as patologias obstrutivas intestinais são: as alterações graves não intestinais associadas, a prematuridade e as complicações da própria patologia intestinal. A infecção hospitalar é outro fator importante relacionado com a lesão intestinal, com a necessidade de cirurgia, de acessos venosos centrais, alimentação parenteral prolongada, o uso de antibióticos e a vulnerabilidade dos recém-nascidos.

Estenose hipertófica do piloro

Obstrução decorrente da interrupção do desenvolvimento do estômago entre a 5ª e a 12ª semana de gestação, gerando hipertrofia progressiva da musculatura e consequente estreitamento e alongamento do piloro.

Incide em 3/1.000 nascidos vivos, predomínio do sexo masculino de 3–4:1 em relação ao sexo feminino. Ocorre espontaneamente, associada a algumas doenças autossômicas recessivas como a epidermólise bolhosa e a síndrome familiar de atresias múltiplas.

DIAGNÓSTICO

A USG mostra dilatação do estômago fetal associado ao polidrâmnio, embora não seja patognomônica, pois o feto pode deglutir grandes volumes de líquido amniótico em casos de polidrâmnio não obstrutivo – o ideal seria observar por um tempo maior para ver se ocorre o esvaziamento gástrico. A confirmação se dá no período neonatal, quando ocorrem vômitos não biliosos em jato e hiperperistalse gástrica, distensão abdominal superior e palpação do piloro hipertrófico.

PROGNÓSTICO

A estenose pilórica é, em geral, tratada cirurgicamente. Tem bom prognóstico, dependendo das complicações hidroeletrolíticas decorrentes dos vômitos e da nutrição parenteral adequada.

Atresia de duodeno

É a anomalia mais comum do intestino delgado, representando mais de 75% das obstruções intestinais detectadas no feto. Embriologicamente, a atresia resulta da falha da recanalização duodenal entre a 9ª e a 11ª semana de gestação com obstrução deste segmento do tubo digestivo. Tem sido associada a alterações do tecido pancreático circunjacente. Atresia ou estenose ocorre em 1 em 10 mil nascidos vivos.

O uso de drogas como a talidomida e de cocaína poderia ser causa dessa patologia. Está associada em aproximadamente 50% das vezes a algum outro tipo de anomalia congênita. A atresia duodenal pode fazer parte da trissomia do cromossomo 21 em um terço dos casos (lembrar de amniocentese para cariótipo fetal). Também associada à VACTERL e síndrome de Fanconi.

DIAGNÓSTICO

Das patologias gastrintestinais é a mais diagnosticada no período pré-natal. Na USG, identifica-se a imagem de dupla bolha na parte superior do abdome fetal em corte transversal, associação de polidrâmnio na metade dos casos e restrição de crescimento fetal (Fig. 14.3). Esta imagem também pode ser encontrada nos casos de pâncreas anular, má rotação intestinal, cistos de duplicação intestinais e de colédoco, e deve ser feito o diagnóstico diferencial com essas patologias.

PROGNÓSTICO

O prognóstico é bom após a correção cirúrgica da atresia; entretanto, a mortalidade é alta quando está associada a outras anomalias congênitas, da mesma forma que na atresia de esôfago. Como complicações cirúrgicas há danos ao ducto biliar, fístulas, sepse e úlcera péptica secundária.

Atresia jejunoileal (Figs. 14.4 a 14.6)

É responsável por um terço dos casos de obstrução intestinal dos recém-nascidos. Ocorre por falha da recanalização do estágio sólido do tubo intestinal ou insulto vascular durante o desenvolvimento das estruturas. Trinta por cento dos casos ocorrem no jejuno proximal e 35% no íleo distal.

A incidência varia de 1/330 a 1/5.000 nascidos vivos. Baixa taxa de associação com outras anomalias. Resulta da hipoperfusão intestinal após a embriogênese. Os insultos vasculares responsáveis incluem anormalidades dos vasos sanguíneos durante o desenvolvimento, compressão vascular em condições como a má rotação intestinal, volvo, intussuscepção, gastrosquise e onfalocele ou embolia através das anastomoses vasculares placentárias em gemelares.

CLASSIFICAÇÃO

As atresias intestinais são classificadas de acordo com o sistema de Grosfeld em:

- Tipo I: de membrana (que obstrui o lúmen intestinal);
- Tipo II: de cordão fibroso (que une duas extremidades cegas);
- Tipo IIIA: defeito em fundo cego, sem continuidade;
- Tipo IIIB: defeito mesentérico com aspecto de "casca de maçã" (por oclusão da artéria mesentérica superior – padrão familiar);
- Tipo IV: múltiplas atresias de qualquer tipo (padrão autossômico recessivo).

DIAGNÓSTICO

A sensibilidade diagnóstica é maior quanto mais proximal for a lesão. Na USG, em cortes axiais identificam-se áreas sonolucentes e imagem de tripla ou quádrupla bolha, alças distendidas no segmento proximal > 15 mm no comprimento e 7 mm de diâmetro, e peristalse aumentada. A visualização é melhor no terceiro trimestre. Polidrâmnio é encontrado em 50% dos casos. O diagnóstico diferencial é feito com rim policístico, hidroureter e cisto de ovário.

A imagem de RM é útil para o diagnóstico diferencial em virtude das características de sinal do mecônio e também permite melhor avaliação do nível de obstrução.

PROGNÓSTICO

As atresias de jejuno estão associadas à prematuridade, baixo peso ao nascer, gemelaridade e maior mortalidade nos tipos IIIB e IV. A melhora do prognóstico nos últimos anos se deve à evolução da nutrição parenteral neonatal e as complicações se devem às síndromes mal absortivas e de intestino curto.

Obstruções intestinais baixas

São responsáveis por 30% das obstruções intestinais, com uma incidência geral de 1/3.000 a 1/5.000 nascidos vivos.

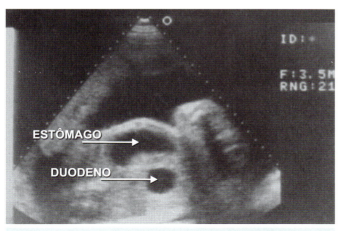

FIGURA 14.3. Atresia de duodeno, sinal da dupla bolha.

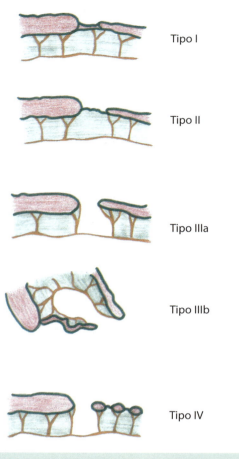

FIGURA 14.4. Representação gráfica dos tipos de atresia intestinal: tipo I, de membrana; tipo II, de cordão fibroso; tipo IIIA, defeito em fundo cego, sem continuidade; tipo IIIB, defeito mesentérico "casca de maçã"; tipo IV, múltiplas atrésias. (Adaptada de Figueirêdo et al.)

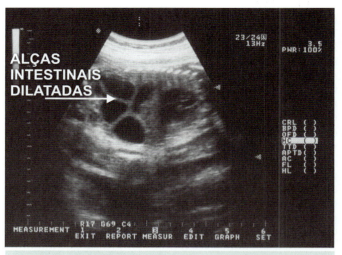

FIGURA 14.6. Atresia de íleo.

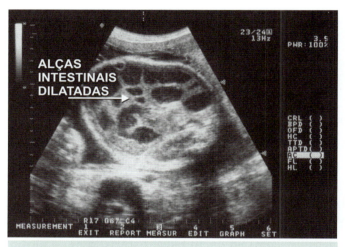

FIGURA 14.5. Atresia de jejuno.

Doença de Hirschprung. Principal causa de obstrução intestinal funcional (1/5.000 a 1/8.000 nascidos vivos, mais no sexo masculino). É caracterizada pela ausência de gânglios parassimpáticos mioentéricos da parede do cólon proximal de extensão variável, com consequente dilatação intestinal.

Atresia colônica. É rara, ocorre em 1/66.000 nascidos vivos, mais no sexo masculino e apresenta correlação genética. A maioria das atresias colônicas localiza-se no ângulo esplênico. Mesma etiologia da atresia jejunoileal, associando-se à gastrosquise em 10 a 20% dos casos.

Atresia anorretal e ânus imperfurado. Correspondem a 1,5 a 2% das malformações, atingindo 1/5.000 nascidos vivos, por falha do desenvolvimento do septo urorretal. Na etiologia estão relacionados o uso de talidomida, o consumo de álcool e o diabete melito materno. Associada em 70% das vezes a outras malformações, entre elas as anomalias urológicas, as fístulas, síndrome de Down e VACTERL.

Íleo meconial. Diagnóstico diferencial das obstruções colônicas, ocorre pela presença de mecônio espesso no íleo distal, por aumento da secreção gastrintestinal devido à imaturidade funcional, com formação de rolha meconial e por alterações hidroeletrolíticas que se associam à fibrose cística. Prevalência de 1/2.000 nascidos vivos.

DIAGNÓSTICO DAS OBSTRUÇÕES BAIXAS

O diagnóstico é difícil. Na USG, aparecem como obstrução intestinal variável com alças dilatadas, geralmente após 20 semanas de gestação e polidrâmnio também variável (Fig. 14.7). O conteúdo intestinal é hiperecogênico. Visualização de líquido na ampola retal e enterolitíase ou mecônio calcificado de aspecto puntiforme. Achado de intestino hiperecogênico no exame ultrassonográfico, apesar de ser uma variante normal, pode significar obstrução intestinal decorrente de infecção congênita por citomegalovírus, toxoplasmose e parvovirose, trissomias do 21 e do 18, deglutição de sangue, podendo estar associada à restrição grave de crescimento fetal (Fig. 14.8).

A avaliação através da RM pode ser útil para distinguir entre uma malformação anorretal, cloaca e presença de fístulas vesicorretais.

Pode ocorrer perfuração intestinal, ocasionando a peritonite meconial, processo inflamatório de origem química causado pelo extravasamento do mecônio. A origem da perfuração pode ser isquêmica, pela dilatação obstrutiva e consequente necrose e perfuração da parede intestinal, podendo ser secundária a íleo meconial e fibrose cística em até 40% dos casos. O diagnóstico ultrassonográfico é feito pela presença de calcificações lineares intraperitoneais em 85% dos casos, alças intestinais dilatadas em 30%, polidrâmnio, ascite ecogênica em 50% e pseudocisto meconial em 14%. Diagnóstico diferencial com calcificações em patologias como hemangioma, teratoma, calcificação hepática, cálculo biliar e infecção congênita, entre outras (Figs. 14.9 e 14.10).

PROGNÓSTICO

Depende das malformações associadas. Nos casos de suspeita de obstrução baixa, o seguimento deve ser cuidadoso pelo alto risco de perfuração intestinal pré-natal. A presença de dilatação intestinal e intestino hiperecogênico têm pior prognóstico. Nos casos de atresia anorretal ou ânus imperfurado, o prognóstico de continência fecal deve ser considerado de acordo com a presença do complexo muscular perianal identificado e resultados cirúrgicos.

Na ocorrência de perfuração e peritonite meconial, a mortalidade é elevada, em torno de 50%, que melhora nos casos de diagnóstico pré-natal com planejamento cirúrgico imediato.

Outras anomalias congênitas do intestino delgado

Má rotação intestinal. Qualquer anomalia causada por rotação ou fixação anormal no processo de formação do intestino. A forma assintomática ocorre em 1/6.000 nascidos vivos, duas vezes mais no sexo masculino e

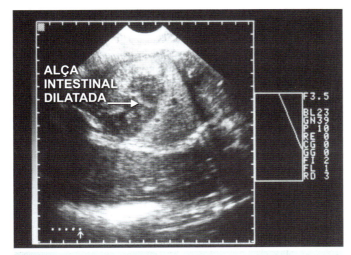

FIGURA 14.7. Atresia de cólon.

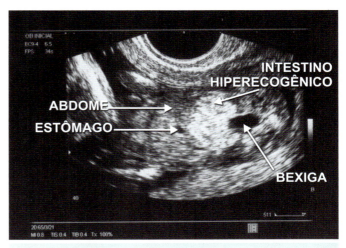

FIGURA 14.8. Intestino hiperecogênico.

em um terço das vezes associada a outras anomalias. Geralmente, o diagnóstico é pós-natal, a menos que haja algum tipo de obstrução ou volvo na vida fetal.

Divertículo de Meckel. É a anomalia congênita mais comum do trato gastrintestinal. Ocorre em 2% da população, 2 a 4 vezes mais no sexo masculino. Ocasionado por fechamento incompleto do ducto onfalomesentérico, na maioria das vezes assintomático.

Duodeno em teia ou rede. Por falha na recanalização durante a 8ª à 10ª semana de gestação, na segunda porção do duodeno em até 90% das vezes. Incide em 1/10.000 a 1/40000 nascidos vivos. Associado a outras anomalias incluindo cardíacas, pâncreas anular e Síndrome de Down, e podendo ocasionar restrição de crescimento fetal e polidrâmnio.

Cistos de duplicação entérica. Cavidades císticas no abdome fetal que não se comunicam com o lúmen intestinal, mais frequentes no sexo masculino e associação com defeitos vertebrais. Na USG pode ser visualizado o sinal de parede dupla com peristaltismo. Risco de volvo, intussuscepção ou sangramento. Diagnóstico diferencial dos cistos abdominais: ovariano, mesentérico, hepático, pseudocisto e cisto abdominal transitório.

Anomalias hepáticas e do trato biliar

As malformações hepáticas são raras, entre elas a doença hepática policística e a hepatomegalia decorrente de infecção congênita, obstrução biliar, doenças metabólicas com infiltração hepática como a mucopolissacaridose, hamartomas e fibrose hepática congênita. Achados ultrassonográficos no segundo trimestre podem sugerir o diagnóstico (calcificações hepáticas, aumento do volume do fígado, cistos).

Nas proximidades da cauda do pâncreas, junto ao hilo do baço, podem ser vistos cistos esplênicos ou um baço acessório. Podem estar inseridos no interior do ligamento gastrintestinal ou na cauda do pâncreas. Achados ultrassonográficos eventuais de bom prognóstico.

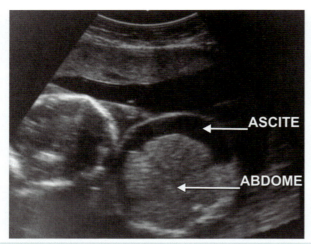

FIGURA 14.9. Ultrassonografia demonstrando ascite fetal em caso de infecção pré-natal.

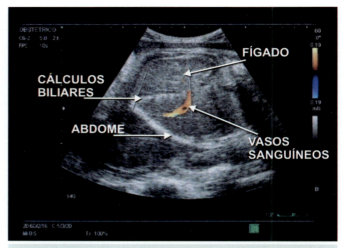

FIGURA 14.10. Cálculos biliares em gestação de terceiro trimestre.

Outras anomalias ainda podem ser diagnosticadas no período pré-natal, as quais são descritas a seguir.

ATRESIA BILIAR

É uma condição inflamatória do trato biliar imaturo intra e extra-hepático com obliteração progressiva dos ductos biliares, de etiologia desconhecida. Da mesma forma que os cistos de colédoco, ocorrem mais em mulheres e no Japão, 1/15.000 a 1/19.000 nascidos vivos. Pode estar ou não associada a outras anomalias biliares. A forma cística é rara, ocorrendo em 10% dos casos de atresia.

O diagnóstico pré-natal é raro; na USG não se visualiza a vesícula biliar nem o colédoco na maioria das vezes e se apresenta com hilo hepático hiperecogênico. É a principal indicação de transplante hepático neonatal.

PÂNCREAS ANULAR

O pâncreas anular aparece em torno de 20% dos casos de atresia duodenal e sugere-se que essas duas anomalias se originem da mesma falha de desenvolvimento nesta área. No caso do pâncreas anular, ocorreria o crescimento de um broto ventral bífido que envolve o duodeno e se funde com o broto dorsal em forma de anel.

CISTO DE COLÉDOCO

É uma anormalidade dos ductos biliares caracterizada por dilatação das vias biliares intra ou extra-hepáticas, de etiologia desconhecida. A incidência é maior no sexo feminino e no Japão, 1/13.000 nascidos vivos. É classificado em cinco tipos:

- Tipo I é o mais comum – dilatação fusiforme junto do ducto cístico ou do ducto hepático comum;
- Tipo II é um divertículo;
- Tipo III é uma pequena dilatação na porção intraduodenal do colédoco ou coledococele;
- Tipo IV são múltiplos cistos intra e extra-hepáticos; e
- Tipo V consiste na dilatação dos ductos biliares intra-hepáticos e ducto biliar comum normal.

O diagnóstico fetal é raro, na USG visualiza-se uma lesão cística no quadrante superior direito do abdome, por volta das 27 semanas de gestação e confirmada com a visualização da via biliar e da vesícula. O diagnóstico diferencial é com atresia duodenal, cistos em outros órgãos e de duplicação entérica. A anomalia associada mais comum é a atresia biliar. O prognóstico depende do diagnóstico pré-natal e o tratamento cirúrgico neonatal precoce.

As alterações gastrintestinais são muitas e na sua maioria não possuem indicação de terapia fetal, excetuando-se a amniocentese para alívio do polidrâmnio e confirmação diagnóstica.

Bibliografia

Alberti D, Boroni G, Corasaniti L et al. Esophageal atresia: pre and post-operative management. J Matern Fetal Neonatal Med. 2011; Suppl 1:4-6.

Brantberg A, Blaas HGK, Haugen SE et al. Esophageal obstruction – prenatal detection rate and outcome. Ultrasound Obstet Gynecol. 2007;30:180-7.

Bulas DI. Gastrointestinal abnormalities. In: Kline-Fath BM, Bulas DI, Bahado-Singh R (eds). Fundamental and advanced fetal imaging. Philadelphia: Wolters Kluwer; 2015. p. 617-65.

Burjonrappa SC, Crete E, Bouchard S. Prognostic factors in jejuno-ileal atresia. Pediatr Surg Int. 2009;25:795-8.

Choudhry MS, Rahman N, Boyd P et al. Duodenal atresia: associated anomalies, prenatal diagnosis and outcome. Pediatr Surg Int. 2009;25:727-30.

Figueirêdo SS, Araújo Jr. CR, Nóbrega BB et al. Estenose hipertrófica do piloro: caracterização clínica, radiológica e ecográfica. Radiol Bras. 2003;36(2):111-6.

Figueirêdo SS, Ribeiro LHV, Nóbrega BB et al. Atresia do trato gastrointestinal: avaliação por métodos de imagem. Radiol Bras. 2005;38(2):141-50.

Furey EA, Bailey AA, Twickler DM. Fetal MR Imaging of Gastroentestinal Abnormalities. Radiographics. 2016;36(3):904-17.

Kilby M, Selman T. Abdominal and abdominal wall abnormalities. In: Coady AM, Bower S (eds). Twining's textbook of fetal abnormalities. 3.ed. London: Churchill Livingstone, 2015. p 460-471.

Laskowska K, Gatazka P, Daniluk-Matras I et al. Use of Diagnostic Imaging in the Evalution of Gastrointestinal Tract Duplications. Pol J Radiol. 2014; 9: 243-50.

Manganaro L, Saldari M, Bernardo S et al. Role of magnetic resonance imaging in the prenatal diagnosis of gastrointestinal fetal anomalies. Radiol Med. 2015;120(4):393-403.

Mclin VA, Henning SJ, Jamrich M. The role of the visceral mesoderm in the development of the gastrointestinal tract. Gastroenterology. 2009;136:2074-91.

Modi BP. Intestinal atresia, stenosis, and webs. [Medscape web site]. Feb 17, 2016. Disponível em: http://emedicine.medscape.com/article/940615-overview. Acessado em 27/01/2017.

Morel B, Kolanska K, Dhombres F et al. Prenatal ultrasound diagnosis of cystic biliary atresia. Clinical Case Rep. 2015;3(12):1050-1.

Morris G, Kennedy Jr. A, Cochran W. Small bowel congenital anomalies: a review and update. Curr Gastroenterol Rep. 2016;18:16.

Ochoa JH, Chiesa M, Vildoza RP et al. Evaluation of the perinatal muscular complex in the prenatal diagnosis of anorectal atresia in a high-risk population. Ultrasound Obstet Gynecol. 2012;39:521-7.

Parulekar SG. Sonography of normal fetal bowel. J Ultrasound Med. 1991;10(4):211-20.

Pinheiro PFM, Simões e Silva AC, Pereira RM. Current knowledge on esophageal atresia. World J Gastroenterol. 2012;18(28):3662-72.

Ruiz MJ, Thatch KA, Fisher JC et al. Neonatal outcomes associated with intestinal abnormalities diagnosed by fetal ultrasound. J Pediatr Surg. 2009;44(1):71-5.

Salomon LJ, Alfirevic Z, Berghella C et al. Practice guidelines fos performance of the routine mid-trimester fetal ultrasound scan. Ultrasound Obstet Gynecol. 2011;37:116-26.

Sanseverino MTV, Gus R. Síndrome de Fanconi. In: Magalhães JAA et al. (eds). Medicina fetal, estudo de casos. Rio de Janeiro: Elsevier; 2016. p. 116-7.

Spitz L. Oesophageal atresia. Orphanet Journal of Rares Diseases. 2007;2:24.

Tongprasert F, Traisrisilp K, Tongsong T. Prenatal diagnosis of choledochal cyst: a case report. J Clin Ultrasound. 2012;40(1):48-50.

Tonni G, Grisolia G, Granese R et al. Prenatal diagnosis of gastric and small bowel atresia: a case series and review of the literature. J Matern Fetal Neonatal Med. 2016;29(17):2753-61.

Virgone C, D'Antonio F, Khalil A, et al. Accuracy of prenatal ultrasound in detecting jejunal and ileal atresia: systematic review and meta-analysis. Ultrasound Obstet Gynecol. 2015;45:523-9.

Woodward PJ, Kennedy A, Sohaey R et al. Abdominal wall and gastrointestinal tract. In: Obstetrics, diagnostic imaging. USA: Elsevier; 2016. p. 484-7.

15 Anormalidades Geniturinárias

Cleisson Fábio Andrioli Peralta

Everardo de Macedo Guanabara

Introdução

A realização da ultrassonografia durante o pré-natal tornou-se uma prática comum, com o início da avaliação anatômica podendo ocorrer já no primeiro trimestre no período compreendido entre 11 e 14 semanas, podendo ser complementado no segundo e terceiro trimestres. Desta forma, passamos a identificar, com frequência, anomalias do trato urinário uma vez que as mesmas respondem por 20 a 30% das anomalias congênitas, sendo encontradas em 3 a 4% da população.

O trato urinário assim como o trato genital têm origem comum do sistema urogenital, o qual se desenvolve a partir do mesoderma intermediário. Na sequência, o embrião sofre um dobramento no plano horizontal deslocando o mesoderma ventralmente, distanciando-se dos somitos e formando em seguida uma crista urogenital em cada lado da aorta dorsal, a qual é composta pelo cordão nefrogênico, que origina o sistema urinário e a crista gonadal, que dá origem ao sistema genital.

O trato urinário desenvolve-se antes do trato genital e irá resultar em rins, ureteres, bexiga e uretra. Teremos três sistemas renais durante a vida intrauterina para se completar o desenvolvimento do sistema urinário, os quais são denominados de pronefro, mesonefro e metanefro. O pronefro, a primeira estrutura a se formar nesta cadeia de eventos, surge por volta da quarta semana de gestação e pode ser apontado como o precursor do rim, mas logo desaparece para dar lugar ao mesonefro que permanece em atividade por cerca de quatro semanas. Tanto o pronefro como o mesonefro são sistemas excretórios transitórios. Por fim, temos o metanefro, considerado o primórdio dos rins, pois este irá se tornar o sistema renal permanente, e surge na quinta semana de gestação, mas só passa a ter função após quatro semanas quando o mesonefro começa um processo de degeneração que termina no final do primeiro trimestre.

O metanefro é constituído do broto ureteral e do blastema metanéfrico, estas duas estruturas interagem dando origem ao sistema urinário. O broto ureteral estimulado pelo blastema metanéfrico dá origem ao ureter, pelve renal, cálices e túbulos coletores. O blastema sob ação da ramificação do broto ureteral acaba por originar os néfrons (glomérulo, túbulo contornado proximal, alça de Henle e túbulo contornado distal).

Durante o período compreendido entre a quarta e a sétima semana de gestação, a cloaca se desenvolve no seio urogenital anteriormente e no canal anal posteriormente. A cloaca seria então um local comum onde o sistema urinário e o sistema digestivo irão desembocar.

Os ductos mesonéfricos drenam na porção superior do seio urogenital contribuindo para a formação da bexiga. A bexiga irá se comunicar com a alantoide, a qual com o fechamento da parede abdominal anterior irá desaparecer, levando ao aparecimento de um tecido fibroso espesso obliterado que liga o ápice da bexiga ao umbigo, o qual denominamos de úraco, formando o ligamento umbilical mediano no adulto.

Os rins tornam-se funcionantes a partir da décima segunda semana, embora a função excretora e depuradora até o nascimento seja realizada pela placenta. Com dez semanas de gestação já ocorre alguma produção de urina e, a partir de 14 semanas, o líquido amniótico passa, em sua maior parte, a originar-se do sistema urinário fetal.

Anatomia ultrassonográfica normal do trato urinário

A avaliação do sistema urinário se inicia no primeiro trimestre com 12 a 13 semanas, combinando as vias abdominal e transvaginal. Os rins em até 99% das vezes podem ser avaliados, assumem a forma ovalada, e cada um assume localização paravertebral, com aparência hiperecogênica quando comparada ao fígado. No segundo trimestre, a avaliação passa a ser feita por via transabdominal e o aspecto ultrassonográfico é uma estrutura isoecogênica ou hipoecogênica, mantendo a forma ovalada, com área central e bordas ecogênicas devido à presença da gordura pericapsular. No segundo trimestre e de modo mais marcante no terceiro, podemos observar a diferenciação corticomedular. As pelves renais devem ser preenchidas por discreto volume de fluido, que é visto como uma discreta lâmina de aspecto translúcido, a uma leve dilatação. Os ureteres não devem ser visualizados diante de um cenário de normalidade, quando visualizados isto significa que devem estar dilatados, ou seja que há uma obstrução ou peristaltismo ureteral lento do ureter. Quanto às dimensões do rim, estas podem ser avaliadas a partir de 24 semanas pela mensuração de seu comprimento em milímetros, que passa a ser correspondente à idade gestacional.

A bexiga também é outra estrutura que já é possível avaliar com 12 semanas, podendo ser completamente esvaziada a cada 25 a 30 minutos. A utilização do color Doppler para constatar a presença de duas artérias umbilicais circundando a bexiga é parte da rotina do examinador (Figs. 15.1 e 15.2). Após 15 semanas, a

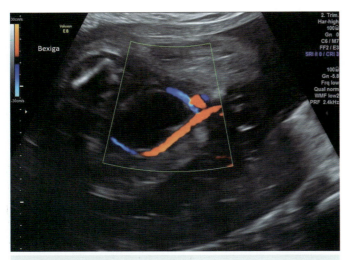

FIGURA 15.1. Bexiga.

ausência de bexiga deverá ser considerada um achado ultrassonográfico anormal. O líquido amniótico é outro parâmetro que deve ser avaliado, pois dá ideia das funções renal e placentária. A redução do líquido amniótico, na presença de anormalidades do sistema urinário, se traduz em um quadro de prognóstico mais reservado, enquanto a presença de um volume de líquido amniótico dentro da normalidade, mesmo na presença de um defeito congênito, representa um bom prognóstico.

Patologias

As anormalidades do sistema urinário podem ser divididas em:

- Anomalias de número;
- Anomalias de posição e de fusão;
- Anomalias do parênquima renal;
- Anomalias do sistema coletor renal;
- Anomalias da bexiga.

Anomalias de número

Os rins são em número de dois, com localização paravertebral, formato reniforme, com ecogenicidade variável de acordo com o momento da gravidez em que é examinado, inicialmente hiperecogênico no primeiro trimestre, chega a ser hipoecogênico com diferenciação corticomedular evidente ao terceiro trimestre. A não visualização de um rim ou de ambos nos leva a considerar as seguintes situações:

AGENESIA RENAL UNILATERAL

Esta condição é marcada pela ausência de um dos rins na fossa renal, associada à quantificação do volume de líquido amniótico dentro do intervalo de referência de normalidade para a idade gestacional. A loja renal mais acometida é do lado esquerdo e o rim remanescente assume a condição de vicariante ultrapassando a marca do percentil 95, quando mensurado em suas dimensões (Fig. 15.3). É descrito que os fetos do sexo masculino também são mais acometidos por essa patologia. A artéria renal ipsilateral ao defeito é ausente quando procurada através de color Doppler. O examinador deve estar atento para não confundir a glândula suprarrenal ou a presença do cólon na fossa renal com o rim, deixando escapar o diagnóstico uma vez que o volume de líquido amniótico não se altera.

AGENESIA RENAL BILATERAL

O diagnóstico desta condição ocorre de modo mais fácil e de forma mais precoce, isto ocorre com 16 semanas, pois os rins devem assumir a principal fonte de contribuição para o preenchimento da cavidade amniótica. Com a ausência destes órgãos, passamos a encontrar um cenário de oligoâmnio a progressivo anidrâmnio. A bexiga também é outra estrutura que deixa de ser visualizada devido ao não preenchimento pela ausência da produção de urina fetal. Quando se utiliza

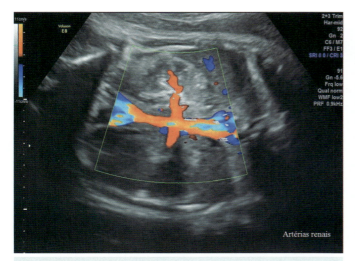

FIGURA 15.2. Artérias renais.

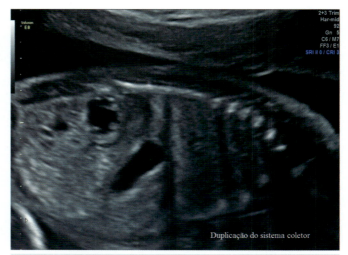

FIGURA 15.3. Loja renal direita vazia.

o Color Doppler, as duas artérias renais não serão visualizadas emergindo da aorta abdominal. O anidrâmnio consequente à agenesia renal bilateral acaba por desencadear uma série de achados ultrassonográficos e consequentemente alterações do desenvolvimento fetal. São conhecidas as seguintes alterações: hipoplasia pulmonar constatada pela razão entre a circunferência torácica e circunferência abdominal (CT/CA) e a relação cardiotorácica (Cc/CT) alterada, alterações faciais conhecidas como síndrome de Potter e anomalias musculoesqueléticas como pés tortos e contraturas articulares. Podemos ainda encontrar outras condições associadas, como defeitos cardíacos ou a associação da agenesia com outras condições, caracterizando um quadro conhecido como VACTERL (anomalias vertebrais, anorretais, cardíaca, fístula traqueoesofágica, renal e de membros).

Anomalias de posição e fusão

ECTOPIA RENAL

Durante o desenvolvimento embriológico, é esperada a migração do metanefro da pelve em direção ao abdome superior; quando ocorre falha na ascensão de um dos rins vamos nos deparar com a ectopia renal conhecida como rim pélvico (Fig. 15.4). Nesta situação, o volume de líquido amniótico e as dimensões do rim contralateral permanecem dentro da normalidade. O rim ausente na fossa renal pode ser encontrado na pelve fetal, abaixo da bifurcação da aorta abdominal, acima da bexiga, em local oposto ao sacro. A ecogenicidade e a diferenciação corticomedular permitem a identificação do rim ectópico. Com o uso do Color Doppler consegue-se identificar o trajeto da artéria renal saindo da aorta abdominal e seguindo em direção à pelve para irrigar o rim. Outras alterações do sistema urinário também podem estar presentes, como a hidronefrose e as obstruções das junções ureterovesical e ureteropélvica (JUP).

ECTOPIA RENAL CRUZADA

Embora possa ser classificada como uma anomalia de fusão, esta condição também se enquadra nas anomalias de posição, uma vez que os rins se concentram em uma fossa renal apenas, estando o rim tido como ectópico localizado anterior à coluna e fundido com o rim contralateral. Esta junção aparece ao ultrassom como um grande rim bilobulado com duas artérias renais ao color Doppler. É comum encontrar associação com anomalias vertebrais.

RIM EM FERRADURA

Os rins se fundem pelo polo inferior em sua face medial, anteriormente à coluna vertebral, mantendo o volume de líquido amniótico, quando mensurado dentro da normalidade. É uma condição clínica associada a aneuploidias como a síndrome de Turner e as trissomias do 13, 18 e 21.

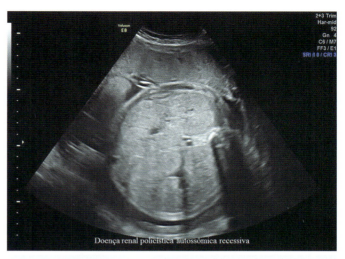

FIGURA 15.4. Rim pélvico.

Anomalias do parênquima renal

Constituem anormalidades do parênquima a displasia multicística renal, a doença renal policística autossômica dominante, a doença renal policística autossômica recessiva (Fig. 15.5), a displasia cística medular.

DISPLASIA MULTICÍSTICA RENAL

Caracteriza-se por ser mais comum em fetos do sexo masculino, unilateral em 80% dos casos, acometendo mais o lado esquerdo, e sendo a forma mais comum de doença cística encontrada ao ultrassom durante o pré-natal (Fig. 15.6). A forma com aspecto reniforme do rim é perdida e suas dimensões se tornam aumentadas. Os cistos são de dimensões variadas, mas não são comunicantes entre si. Durante o pré-natal ou após o nascimento, pode haver regressão dos cistos com progressiva atrofia do rim aparentando uma agenesia renal. O prognóstico do feto diante desse achado está

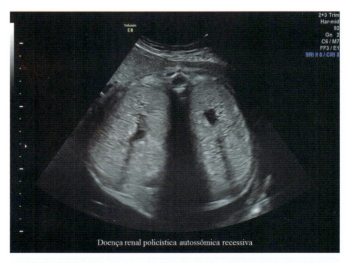

FIGURA 15.5. Doença renal policística autossômica recessiva.

relacionado à manutenção da função do rim contralateral e ausência de condições patológicas associadas nele, como o refluxo vesicoureteral ou a obstrução da JUP, que pode ocorrer em até 40% dos casos. O risco de cromossomopatia não é tão evidente nos casos de doença multicística unilateral e isolada. Quando ocorre a forma bilateral, o prognóstico fetal se torna reservado pela possibilidade de hipoplasia pulmonar secundária à não expansão da cavidade amniótica pelo não funcionamento do sistema urinário do feto.

DOENÇA RENAL POLICÍSTICA AUTOSSÔMICA DOMINANTE

De caráter hereditário, pode ser encontrada em outros familiares quando investigada. Foi erroneamente denominada de doença policística renal do adulto. É mais comum do que a forma recessiva da doença, todavia é incomum ser encontrada durante o pré-natal ou na infância, tendo seu momento de início por volta dos 30 anos e o auge das suas manifestações na quarta e quinta décadas de vidas. Na vida intrauterina, em geral, os rins apresentam-se com um aspecto normal (Fig. 15.7), e a doença se manifesta tardiamente na vida adulta. Quando ocorre na vida fetal, caracteriza-se por rins aumentados de volume, com até 2 DP (desvios padrão) acima da média, com aumento da ecogenicidade do córtex destacando a medula pela sua hipoecogenicidade. A hiperecogenicidade renal se dá pela presença de múltiplos cistos de diminutos diâmetros que criam um efeito acústico pelas diversas interfaces dos inúmeros cistos. Pode haver cistos maiores juntamente com cistos menores. O líquido amniótico pode permanecer com valores dentro da normalidade, e quando ocorre a redução de seu volume parece haver resultados desfavoráveis com mais frequência. A recorrência da doença ocorre em 50% dos casos e o diagnóstico pré-natal já pode ser oferecido aos casais no primeiro trimestre. A investigação dos parentes é recomendada, visto que todos aqueles afetados por essa condição terão pelo menos um cisto com a idade de 30 anos, e também porque a doença pode evoluir progressivamente para associação de doença hipertensiva e perda da função renal. O fato de não se visualizar alterações ultrassonográficas nos rins de um feto, cujos familiares de um de seus pais são portadores da doença, não exclui a possibilidade de acometimento desse feto, visto que a maioria dos casos só se manifesta em plenitude na quarta ou quinta década.

DOENÇA POLICÍSTICA RENAL AUTOSSÔMICA RECESSIVA

Também denominada de doença renal policística infantil, é uma doença cística que acomete os dois rins de modo simétrico, podendo estar ou não associada à disgenesia biliar relacionada com mudanças hepáticas, incluindo a fibrose portal. Os rins estão aumentados de tamanho, com 4 a 15 DP acima da média, com aspecto hiperecogênico e sem apresentar diferenciação corticomedular, ou com esta invertida e rins aumentados, mas com tamanho menor, de 2 a 4 DP acima da média. O aumento da ecogenicidade renal já pode ser visto entre 12 e 16 semanas, embora o aumento dos rins só ocorra por volta de 24 semanas e se acentua no terceiro trimestre. A bexiga não é visível pela ausência de seu preenchimento e a cavidade amniótica passa a receber cada vez menos líquido pela perda progressiva da função renal, passando a um estado de oligoâmnio a anidrâmnio. A hipoplasia pulmonar é uma consequência esperada e determinante para reduzir as chances de sobrevida desse feto após o nascimento mais do que o comprometimento da função renal (Fig. 15.5).

Anomalias do sistema coletor

Um achado comum independente da causa, quando se fala em anomalias obstrutivas, é a dilatação do sistema coletor também muito conhecida como

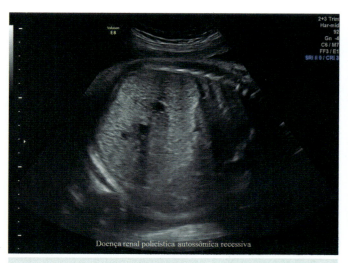

FIGURA 15.6. Doença multicística renal.

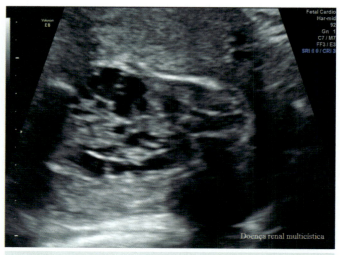

FIGURA 15.7. Rim de aspecto normal.

hidronefrose antenatal fetal (Figs. 15.8 e 15.9). Esse achado é comum na prática ultrassonográfica durante o pré-natal, sendo encontrado em 1 a 4% dos fetos. Na grande maioria das vezes, o achado de uma dilatação do sistema coletor não implica necessariamente em uma obstrução do sistema urinário, podendo se resolver espontaneamente ao longo da gravidez ou após o parto. Outro significado desse achado é o fato de representar um marcador menor para cromossomopatias, dentre elas a trissomia do par de cromossomos 21, além de estar presente também em fetos acometidos pela trissomia dos cromossomos 8 e 13 e na síndrome de Turner. A avaliação desse achado se faz através da medida do diâmetro anteroposterior da pelve renal obtida através de uma seção transversal dos rins. Geralmente adota-se uma medida menor que 4 mm no primeiro trimestre, menor que 5 mm no segundo trimestre e menor que 7 mm no terceiro trimestre como limites de normalidade, quando se mensura o diâmetro anteroposterior das pelves renais. Procura-se observar se há dilatação dos cálices e se o parênquima está adelgaçado ou não, além de correlacionar com o volume de líquido amniótico, com a visualização ou não dos ureteres, com a distensão da bexiga e com o aspecto de suas paredes (Figs. 15.10 e 15.11).

Uma das situações que leva à dilatação do sistema coletor são as anomalias obstrutivas, as quais podem ser divididas em obstruções altas, médias e baixas.

OBSTRUÇÕES ALTAS

As obstruções altas decorrem de obstrução da JUP. A etiologia mais frequente dessa condição é o estreitamento do ureter no seu segmento entre a junção proximal e a pelve renal. Além do estreitamento pode ainda haver associação de uma disfunção do peristaltismo ureteral prejudicando o esvaziamento. Outras causas de obstrução da JUP podem ser dobras da mucosa ureteral, pólipos ureterais e compressão do ureter por

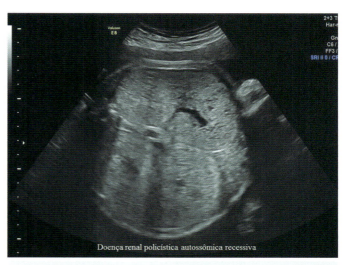

FIGURA 15.9. Duplicação do sistema coletor.

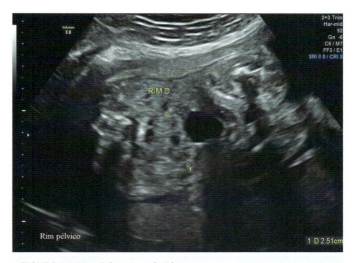

FIGURA 15.10. Dilatação calicial.

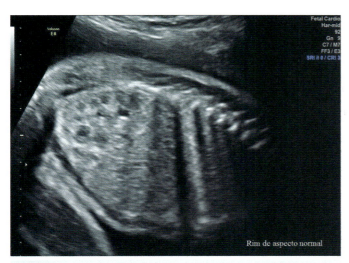

FIGURA 15.8. Hidronefrose.

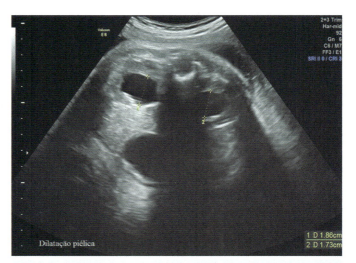

FIGURA 15.11. Bexiga de paredes espessadas – ureterocele.

vasos sanguíneos que cruzam anteriormente a JUP. Ao ultrassom, pode-se ver um rim contralateral sem alterações, com ausência de visualização do ureter, associado a uma bexiga de aspecto normal. Já o rim que está do lado da obstrução se apresenta com dilatação do sistema coletor, podendo haver delineamento dos cálices renais.

Nos casos de manifestação unilateral, anomalias renais contralaterais estão presentes em 25%, representadas por agenesia renal ou displasia cística renal, e as anomalias extrarrenais estão presentes em 10%.

Uma complicação nos casos severos é a ruptura de um cálice renal podendo levar a urinoma perirrenal, ou a formação de cistos e afilamento do córtex, e este se torna hiperecogênico devido à displasia renal.

A conduta diante de uma suspeita de obstrução urinária alta unilateral é o manejo expectante, enquanto o volume de líquido amniótico se mantiver dentro da normalidade e o outro rim permanecer com aspecto preservado quanto às características ultrassonográficas habituais. Não há motivo também para antecipar o parto e a via de parto é de decisão obstétrica. A necessidade de intervenção cirúrgica no pós-natal está intimamente relacionada a pelves acentuadamente dilatadas associadas a cálices delineados e adelgaçamento do parênquima renal.

OBSTRUÇÕES MÉDIAS

Neste tipo de obstrução, o ureter tem o local da lesão geralmente na junção vesicoureteral promovendo uma dilatação ureteral com hidronefrose associada (Fig. 15.8). O ureter dilatado assume uma aparência de estrutura tortuosa ou de uma coleção de cistos de tamanhos variáveis (Figs. 15.12 a 15.14). Pode também estar presente um megaureter associado a refluxo vesicoureteral ou um megaureter sem a presença de refluxo. Muitas vezes, não é possível discernir em que situação melhor se enquadra o diagnóstico de uma dessas três condições em face de um achado de hidronefrose do feto.

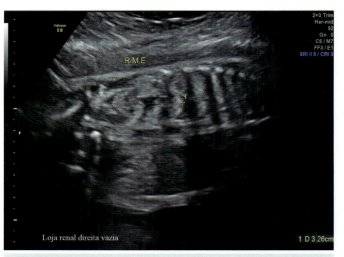

FIGURA 15.13. Dilatação piélica.

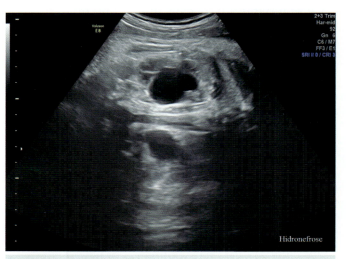

FIGURA 15.14. Ureterocele.

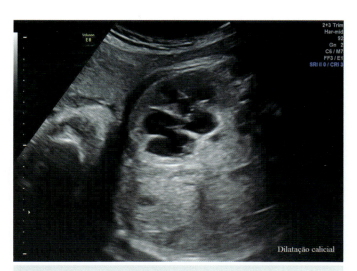

FIGURA 15.12. Ureter dilatado mais ascite urinária.

Obstruções baixas

VÁLVULA DE URETRA POSTERIOR

A causa mais frequente de obstrução do trato urinário inferior é a válvula de uretra posterior, patologia exclusiva de feto do sexo masculino. Os achados ultrassonográficos são: bexiga distendida, que pode ocupar todo ou grande parte do abdome fetal, com dilatação da uretra posterior, a qual denominamos de sinal da fechadura (Fig. 15.15), podendo haver associação com espessamento das paredes vesicais, e às vezes ruptura destas levando à ascite urinária (Figs. 15.16 a 15.19). É possível ainda encontrar, associada a esse quadro, a deterioração progressiva do parênquima renal caracterizada pelo surgimento de cistos corticais.

Anormalidades Geniturinárias

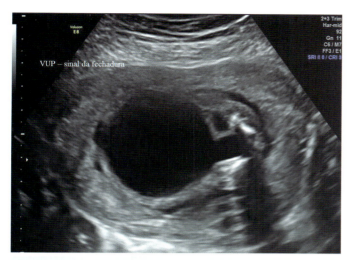

FIGURA 15.15. VUP – Sinal de fechadura.

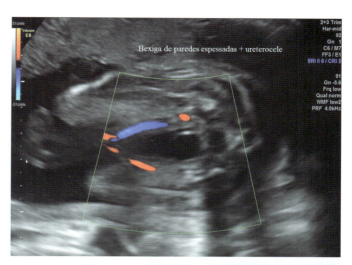

FIGURA 15.18. Bexigas de paredes espessadas + ureterocele.

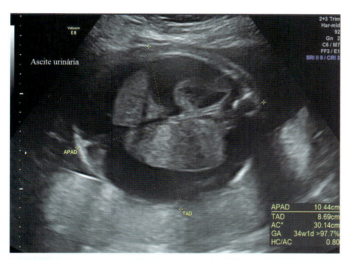

FIGURA 15.16. Ascite urinária.

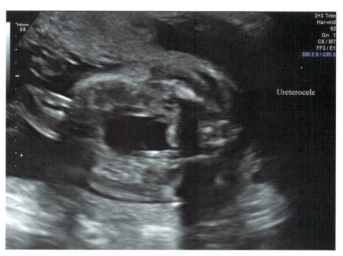

FIGURA 15.19. Ureterocele.

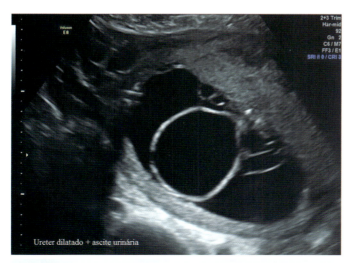

FIGURA 15.17. Válvula de uretra posterior (VUP) – Sinal da fechadura.

ATRESIA DE URETRA

A atresia de uretra é outra causa de obstrução baixa que pode ser encontrada em fetos dos sexos masculino e feminino. Nestes casos, não há obstrução parcial e uma consequência direta é o desenvolvimento de anidrâmnio com megabexiga associada.

SÍNDROME DE *PRUNE BELLY*

Uma terceira causa é a síndrome de *prune belly*, entidade caracterizada pelo relaxamento ou ausência da musculatura da parede abdominal associada à distensão da bexiga, que se apresenta com paredes finas, acompanhada de hidronefrose e hidroureter bilateral.

MEGALOURETRA

A megalouretra congênita é uma forma rara de uropatia obstrutiva funcional causada pela disgenesia dos corpos cavernosos e esponjosos do pênis, o que resulta em dilatação extensa da uretra peniana. Esta condição foi originalmente classificada em duas variantes: escafoide e fusiforme. Verificou-se que os pacientes com a forma escafoide apresentam hipoplasia do corpo esponjoso com abaulamento da uretra ventral, enquanto que os pacientes com a variante fusiforme apresentam deficiência de corpos esponjosos e cavernosos com expansão circunferencial da uretra.

A megalouretra está associada a possibilidade de oligoâmnio e consequente hipoplasia pulmonar com aumento da mortalidade neonatal. Outra condição possível é o prejuízo da função renal levando progressivamente à insuficiência renal crônica no pós-natal. Morbidades específicas da condição são as disfunções uretrais miccional e erétil.

Anomalias da bexiga e cloaca

ANOMALIAS DO ÚRACO

O úraco é um remanescente embrionário proveniente do alantoide involuído, que se insere na cúpula da bexiga, na parede anterior na projeção da região umbilical. Acompanha o úraco em cada lado uma artéria umbilical, as quais se tornam ligamentos umbilicais. Diante de um alantoide não canalizado e obliterado progressivamente haverá um úraco remanescente.

As anomalias do úraco incluem úraco patente, cisto de úraco, seio úraco-umbilical e divertículo vésico-uracal. Destas anomalias, o úraco patente e o cisto de úraco são as mais frequentes, podendo esta última ser mais facilmente detectada por ultrassonografia, enquanto para a primeira pode-se utilizar a ressonância magnética para realização do diagnóstico pré-natal. É sabido também que existem associações de outras anomalias com úraco patente como válvula de uretra posterior, síndrome de *prune belly* e atresia de uretra.

EXTROFIA DE BEXIGA

A caracterização desta condição patológica é marcada por um defeito de parede abdominal inferior com exposição de bexiga aberta e uretra, diástase da sínfise púbica e uretra epispádica. Afeta mais homens do que mulheres e é mais comum em crianças brancas, com incidência de 1 em 10.000 a 1 em 50.000.

O diagnóstico ocorre entre 15 e 32 semanas de gestação, quando não se percebe o enchimento da bexiga durante a realização do ultrassom. Pode-se ainda ver um cordão umbilical de inserção baixa, ramos púbicos alargados, genitália pequena, uma massa no abdome inferior que aumenta ao longo da gravidez. Nem sempre o diagnóstico será fácil, pois o oligoâmnio, a posição do feto e o biótipo da gestante podem limitar sua confirmação em até 25% dos casos apenas. Nos casos em que o ultrassom não conseguir esclarecer a dúvida, pode-se fazer uso da ressonância magnética para elucidar o caso.

Geralmente, o trato urinário em sua porção superior tem aspecto normal, entretanto é descrita a possibilidade de serem encontrados rim em ferradura, rim pélvico, rim hipoplásico, rim solitário e rim displásico com megaureter.

EXTROFIA CLOACAL

É um defeito complexo de parede abdominal resultante de uma anomalia mesodérmica por ruptura prematura da membrana cloacal antes da descida completa do septo urorretal. É conhecida pela presença de onfalocele, extrofia da bexiga, ânus imperfurado e anomalias da coluna. Tem incidência entre 1 para 200.000 a 400.000 nascimentos sendo considerada uma anomalia urológica rara e um quadro severo, embora possa ser compatível com a vida.

A associação com anomalias do sistema renal pode estar presente em 41 a 66% dos casos, podendo ser encontrados no rastreio ultrassonográfico agenesia renal unilateral, rim pélvico, hidronefrose e rim em ferradura. Outro tipo de anomalia que pode estar presente são os disrafismos espinhais que podem ser detectados por ultrassonografia ou ressonância magnética também.

Formas variantes também podem ser descritas com a extrofia cloacal coberta, que se caracteriza pela presença de enchimento da bexiga e a aparência característica de uma tromba de elefante devido ao prolapso do íleo terminal. A genitália externa se apresenta como uma vulvas rudimentar e com um hemiclitóris.

Pode-se ainda encontrar outras formas raras de apresentação com o complexo extrofia de bexiga-epispádia e a pseudoextrofia.

PERSISTÊNCIA DA CLOACA

Consiste em um espectro de malformações anorretais que se apresentam com um único orifício perineal em fetos do sexo feminino. É característica desse quadro a fusão da vagina, uretra e reto dentro da pelve, com a visualização de apenas um canal comum a essas estruturas abrindo-se na projeção de onde encontraríamos a uretra em uma anatomia normal.

Essa condição é um evento raro, tendo uma incidência de 1 em 50.000 nascimentos e sendo responsável por acometer 10% das malformações anorretais.

No ultrassom de fetos do sexo feminino, diante uma hidronefrose bilateral associada a uma bexiga pouco preenchida e uma massa cística secundária à presença de um hidrometrocolpo, que pode estar presente em até 50% dos casos, o diagnóstico de persistência da cloaca deve ser considerado.

A aparência da genitália externa pode variar de um aspecto feminino normal a uma genitália de aspecto ambíguo. A associação com outras anomalias também pode ocorrer, daí sempre se avaliar vértebras, segmento anorretal, árvore traqueoesofágica, sistema renal e membros, devido à possibilidade de VACTERL.

Anomalias genitais masculinas

HIPOSPÁDIAS

É uma malformação em que o pênis assume uma forma caracterizada por ser curto e largo, com a extremidade de aspecto embotado ao invés de apontado, com sua uretra se abrindo em sua porção ventral. A associação com outras anomalias urogenitais pode ocorrer em até 40% dos casos e a criptoquirdia será encontrada em até 10%. A visualização do defeito ao ultrassom é reconhecida pela presença de duas linhas ecogênicas na extremidade do pênis e pela liberação de urina flagrada pelo color Doppler na sua face ventral.

ANOMALIAS ESCROTAIS

A partir de 26 semanas, os testículos já podem ser encontrados no saco escrotal, onde também se pode ver um pequeno acúmulo de líquido ao redor dos testículos, condição que vamos denominar de hidrocele. A hidrocele pode ainda ser classificada em comunicante e não comunicante. A forma comunicante exibe o fluido escrotal em comunicação com a cavidade peritoneal através da túnica vaginal patente. Na forma não comunicante, o líquido escrotal está restrito ao saco escrotal.

Anomalias genitais femininas

CISTOS OVARIANOS

É a condição mais comum nos fetos do sexo feminino quando se pensa em massa cística abdominal. Sua origem resulta da estimulação hormonal materno-fetal e seu aspecto pode ser simples ou complexo, unilocular ou multilocular. Como complicação pode haver torção ou hemorragia, ocorrendo torções mais comumente quando os cistos são menores, podendo ocorrer também naqueles com tamanho maior ou igual a 6 cm de diâmetro. Ao ultrassom, a torção cística caracteriza-se pela presença de um nível de líquido, mudança de ecogenicidade em seu interior e presença ou não de septações. Outra característica a ser pesquisada é a presença de taquicardia fetal, a qual pode ser encontrada nesses casos. A hemorragia será vista como a presença de ecos no interior do cisto que pode ser secundária à torção. A ruptura do cisto pode levar ainda a um quadro de ascite fetal.

HIDROCOLPO

A visualização de uma massa cística na linha média acima da bexiga pode ser um achado ultrassonográfico de hidrocolpo secundário a uma atresia vaginal. Caso o examinador consiga visualizar o útero e identificar o colo uterino localizado superiormente à massa cística, o diagnóstico está feito. A associação com anomalias da cloaca é algo possível, mas pode haver ainda alterações do sistema renal como a agenesia renal ou doença multicística renal (Fig. 15.6).

GENITÁLIA AMBÍGUA

A genitália externa é passível de identificação de modo claro a partir da décima sexta semana. A estrutura responsável por essa diferenciação em genitália masculina ou feminina é o tubérculo genital. O tubérculo genital desenvolve-se durante a quarta semana de gestação e alonga-se formando um falo, inicialmente de tamanho igual tanto em fetos masculinos com em femininos. Durante a maior parte do primeiro trimestre, o crescimento e diferenciação da genitália externa são idênticos. A genitália externa a partir de 14 semanas de gestação começa a se diferenciar, nos fetos masculinos o falo indiferente alonga-se para se formar o pênis, as pregas labioescrotais se fundem para formar o escroto e o seio urogenital forma a uretra. No feto do sexo feminino, a ausência de andrógenos resulta na feminização da genitália externa. O falo permanece pequeno e forma o clitóris, as pregas labioescrotais não se fundem e formam os lábios maiores e a vagina e uretra se desenvolvem a partir do seio urogenital. Anomalias genitais isoladas podem ocorrer, e ser de muitas etiologias, incluindo metabólicas, cromossômicas, dissomia uniparental e síndromes genéticas.

Bibliografia

Arlen AM, Smith EA. Disorders of the bladder and cloacal anomaly. Clin Perinatol. 2014;41:695-707.
Aubertin G et al., Prenatal diagnosis of apparently isolated unilateral multicystic kidney: implications for counselling and management. Prenat Diagn. 2002;22:388-394.
Baldinger et al. Abnormalities of the external genitalia. Clin Perinatol. 2014;41:709-724.
Chapman T. Fetal genitourinary imaging. Pediatr Radiol. 2012;42(Suppl 1):S115-S123.
Clayton DB, Brock JW. Prenatal ultrasound and urological anomalies. Pediatr Clin N Am. 2012;59:739-756.
Dias T et al. Ultrasound diagnosis of fetal renal abnormalities Best Practice & Research Clinical Obstetrics and Gynaecology. 2014;28:403-415.
Karnik & Bora. Ultrasonography for fetal genitourinary abnormalities. The Essentials Ultrasound Clin. 2010;5:409-425.
Katherine C, Hubert et al. Current diagnosis and management of fetal genitourinary abnormalities. Urol Clin N Am. 2007;34:89-101.
Kleiton G. R. Yamaçake, Current management of antenatal hydronephrosis Pediatr Nephrol. (2013) 28:237-243.
Liu et al. Hydronephrosis. Clin Perinatol. 2014;41:661-678.
Magdalena Nowak et al. Autosomal dominant polycystic kidney disease diagnosed in útero. Ginekologia Polska. 2016;87(8).
Mashiach R et al. Fetal hyperechogenic kidney with normal amniotic fluid volume: a diagnostic dilemma. Prenat Diagn. 2005;25:553-558.
Pajkrt E et al. Fetal genital anomalies: an aid to diagnosis. Prenat Diagn. 2008;28:389-398.
Shapiro, upper tract anomalies and perinatal renal tumors. Clin Perinatol. 2014;41:679-694.
Sinha A et al., Management of antenatal hydronephrosis, Indian Pediatrics. 2013 Feb 16;50:215.
Winyard P, Chitty L. Dysplastic and polycystic kidneys: diagnosis, associations and management, Prenat Diagn. 2001;21:924-935.
Wu S, Johnson MP. Fetal lower urinary, tract obstruction. Clin Perinatol. 2009;36:377-390.

16 Anormalidades das Extremidades Fetais

Javier Miguelez

Introdução

As anomalias das extremidades fetais ocorrem em cerca de 1 a cada 1.000 gestações. São mais comumente unilaterais e os membros superiores são afetados com mais frequência do que os inferiores. A classificação dessas condições é complexa e controversa, mas podem ser separadas, de forma geral, em dois grupos: anomalias estruturais e anomalias de postura e movimento.

Anomalias estruturais

As anomalias estruturais (excluídas as anormalidades generalizadas do esqueleto, abordadas no Capítulo 17 no tópico de displasias esqueléticas) podem ser de três tipos: defeitos de redução, fusão e presença de estruturas supranumerárias. É também possível uma combinação desses achados.

Defeitos de redução

Os defeitos de redução podem ser divididos em: defeitos transversos, em que há ausência ou hipoplasia de estruturas distais; longitudinais, que acometem as estruturas mediais, laterais ou centrais; e intercalares, que acometem estruturas intermediárias, mas poupam as distais.

A recomendação atual para a descrição desses defeitos sugere a descrição detalhada do tipo e subtipo de defeito, membro e estruturas afetadas. Apesar de não recomendada, a adoção de termos de origem grega ainda é comum para designar defeitos de redução transversos: amelia (defeito de redução transverso completo), meromelia (defeito de redução transverso incompleto), hemimelia (envolvendo segmentos intermediários), aquiria/apodia (envolvendo mãos/pés) e adactilia (envolvendo dedos). Também é comum para defeitos de redução intercalares (focomelia), para defeitos de redução longitudinais (ectrodactilia) e para defeitos de fusão (sindactilia). O uso do termo "amputação", apesar de frequente, deve ser evitado (não haveria amputação se a estrutura nem chegou a se formar).

DEFEITOS DE REDUÇÃO TRANSVERSOS

Os defeitos de redução transversos ocorrem em cerca de 6 a cada 10.000 nascidos vivos e são caracterizados pela ausência das estruturas distais à lesão (p. ex. ausência da mão e antebraço). São em geral diagnosticados no primeiro trimestre da gestação (Fig. 16.1), em que a detecção dessas condições é particularmente favorável. A falha na detecção dessas condições é em geral decorrente da ausência de sistematização ou da falsa percepção de ter avaliado ambas as extremidades quando, na verdade, apenas um dos lados foi avaliado duas vezes sob ângulos diferentes. A documentação das duas mãos e dos dois pés em uma mesma imagem pode ajudar a evitar esse tipo de erro.

Os defeitos unilaterais e isolados não são associados a cromossomopatias e raramente são secundários a síndromes gênicas. A etiologia é desconhecida, sendo implicados teratógenos (talidomida, hidantoína), fenômenos trombótico-vasculares, realização de biópsia de vilo corial precoce (com menos de 10 semanas) e fatores mecânicos, em particular a sequência da banda amniótica. Nessa condição podem, ou não, ser identificadas membranas flutuando no líquido amniótico ou aderidas a partes fetais. Podem, ainda, estar associados defeitos de fechamento em tubo neural, face e parede abdominal.

Embora raras, algumas síndromes gênicas podem estar implicadas, sobretudo se houver presença de malformações associadas, antecedente familiar e se as lesões forem simétricas e bilaterais. Deve-se lembrar da

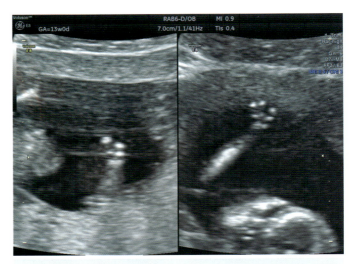

FIGURA 16.1. (A e B) Presença de defeito transversal bilateral em feto de 13 semanas. Nota-se ausência de rádio e ulna e presença de alguns quirodáctilos rudimentares.

tetra-amelia autossômica recessiva, da síndrome de Adams-Oliver (acompanhado de aplasia cútis de diagnóstico pós-natal) e da síndrome de Roberts (mais comumente associada à focomelia).

DEFEITOS DE REDUÇÃO LONGITUDINAIS

Os defeitos longitudinais são subdivididos em: pré-axiais (redução de estruturas radiais ou tibiais), pós-axiais (redução de estruturas ulnares ou fibulares) ou axiais (comprometimento de estruturas centrais).

Defeitos de redução longitudinais pré-axiais

Dos defeitos de redução longitudinais aqueles de maior interesse são os pré-axiais, sobretudo em membros superiores, pois são comumente associados a cromossomopatias e síndromes gênicas (malformações do eixo radial). Ocorrem em cerca de 2 a cada 10.000 nascidos vivos.

O diagnóstico pode ser realizado já no primeiro trimestre (Fig. 16.2), mas é mais fácil no início do segundo trimestre. É caracterizado pela presença de apenas um osso no antebraço (agenesia do rádio) e desvio radial da mão, podendo, ou não, ser acompanhado por ausência do rádio (e por vezes de segundo dedo) e hipoplasia ulnar.

A principal anomalia cromossômica associada a esse defeito é a trissomia do 18, em geral acompanhada de anomalias em múltiplos órgãos (Fig. 16.2). Mais raramente, esse achado ocorre em outras cromossomopatias, como a deleção do braço longo do cromossomo 13 (também acompanhada de inúmeras anomalias, em particular a holoprosencefalia e o hipertelorismo).

Há mais de 700 entradas no OMIM (Online Mendelian Inheritance in Man) com o termo "agenesia/hipoplasia radial". Das síndromes gênicas, a única que invariavelmente poupa o polegar é a síndrome TAR (trombocitopenia-ausência de rádio). Trata-se de condição em geral bilateral, autossômica recessiva, associada à microdeleção intersticial no braço longo do cromossomo 1. Nesses casos, a cordocentese pode ser útil para a investigação diagnóstica pois nesses casos identifica-se trombocitopenia fetal. As demais síndromes gênicas costumam acometer o polegar. Na maior parte dos casos, o polegar é ausente, mas em alguns, pode ser rudimentar e, nos mais leves, o polegar é trifalangiano. Destacam-se a síndrome de Holt-Oram (autossômica dominante, associada a discretos defeitos septais e esqueléticos) e a anemia de Fanconi, (associada à restrição de crescimento e outras malformações, com alterações hematológicas não detectáveis no período pré-natal ou neonatal). Outras síndromes incluem a disostose acrofacial de Nager, a síndrome de Cornelia de Lange, a anemia de Diamond-Blackfan (síndrome de Aase-Smith II) e a síndrome de Duane (do eixo radial).

Além das cromossomopatias e síndromes gênicas, os defeitos de redução longitudinais pré-axiais podem ser secundários a embriopatia diabética, a exposição a teratógenos (valproato) e podem ser parte de associações malformativas, em particular a associação

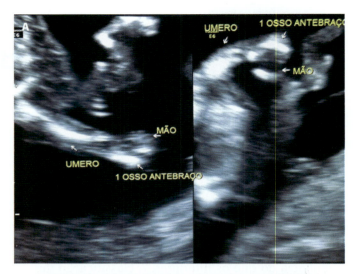

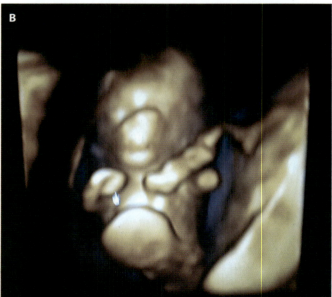

FIGURA 16.2. (A e B) Presença de defeito longitudinal pré-axial em feto de 12 semanas apresentando múltiplas malformações (onfalocele, micrognatia, osso nasal ausente, translucência nucal aumentada). Note-se a presença de apenas um osso no antebraço (agenesia de rádio bilateral) e o desvio radial das mãos, mais evidente da reconstrução tridimensional, que também evidencia onfalocele. O cariótipo fetal revelou trissomia do 18 (síndrome de Edwards). (Cortesia deDr. Gregório Lorenzo Acácio.)

VACTERL (em que são encontradas alterações vertebrais, anorretais, atresia de esôfago com fístula traqueoesofágica, anomalias renais e cardíacas). Em apenas cerca de 10% dos casos não há anomalias associadas (à ultrassonografia ou ao nascimento) e o defeito é considerado isolado.

Defeitos de redução longitudinais axiais

Trata-se de outro grupo de defeitos comumente associados a síndromes gênicas e ocorrem em cerca de 1 a cada 18.000 nascidos vivos. Para alguns autores, seriam um grupo separado dos demais (defeitos de divisão). De fato, caracterizam-se pelo aspecto fendido das mãos e/ou pés, com ausência dos dígitos centrais. Os dígitos remanescentes podem estar fundidos (sindactilia) e curvam-se em direção à fenda, como se fossem presas de lagosta. Esse aspecto é conhecido como ectrodactilia (Fig. 16.3). O diagnóstico é em geral no primeiro trimestre.

Há 59 verbetes no OMIM com o termo "ectrodactilia". Em cerca de 60% trata-se de achado isolado, em geral traço familiar, autossômico dominante. Há heterogeneidade genética, com pelo menos sete diferentes *loci* identificados. É frequente a presença de vários antecedentes na família (casos "típicos") embora possa ser uma mutação *de novo*. Casos sem história familiar são considerados "atípicos" e podem estar associados à sinbraquidactilia. Nos 40% restantes, o achado é associado a várias anomalias e é considerado sindrômico.

A síndrome mais comum associada à ectrodactilia é a síndrome EEC (ectrodactilia, displasia ectodérmica, fenda labial e/ou palatina), também autossômica dominante. Para o diagnóstico diferencial, pode ser útil a avaliação dos pais por geneticista quanto a sinais de displasia ectodérmica, que podem ser sutis (não são passíveis de diagnóstico pré-natal) e a avaliação ultrassonográfica do palato fetal. Há uma série de outras síndromes gênicas variantes, que não cursam com fendas faciais (síndrome EE – ectrodactilia, displasia ectodérmica) ou que não apresentam displasia ectodérmica (síndrome ECP – ectrodactilia, fenda palatina) ou ambas (E-HL – ectrodactilia-hipacusia auditiva).

Em raros casos, pode estar associado a síndromes gênicas que cursam com déficit intelectual como a síndrome de Smith-Lemli-Opitz (microcefalia, genitália ambígua, pés malposicionados) e a síndrome de Cornelia de Lange (restrição de crescimento, micrognatia). Pode também fazer parte de associações malformativas, como a VACTERL, cromossomopatias, como a trissomia do 18 (Fig. 16.3), ou ser secundária a teratógenos.

Defeitos de redução longitudinais pós-axiais

Defeitos de redução longitudinais pós-axiais isolados são infrequentes (cerca de 1 a cada 100.000 de nascidos vivos). O diagnóstico é mais fácil no início do segundo trimestre e consiste na constatação de agenesia ou hipoplasia da fíbula (e em geral do quarto e quinto pododáctilos) e/ou da ulna (e quarto e quinto dedos). A mão costuma apresentar desvio ulnar e/ou os pés são malposicionados. A maior parte desses casos é unilateral e esporádica, embora possa fazer parte de associação malformativa (VACTERL), síndrome gênica (p. ex., a disostose acrofacial), ou ser resultado de agressão vascular ou por teratógeno.

Deficiência fibular: apesar de rara, a ausência da fíbula é a agenesia isolada mais frequente de osso longo. Em geral, é esporádica embora quando acompanhada de outras anomalias possa ser parte de síndrome gênica (síndrome digito-oro-facial e síndrome craniossinostose-aplasia fibular). Em geral, o pé é disfuncional e disforme e em alguns casos ausente (Fig. 16.4).

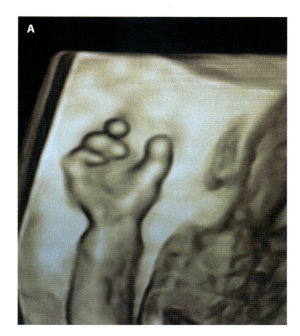
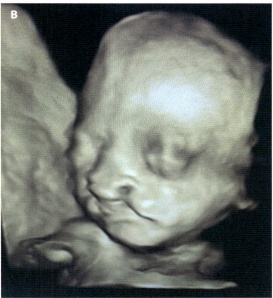

FIGURA 16.3. (*A* e *B*) Presença de defeito longitudinal axial em feto de 24 semanas associado a fenda labiopalatina. Essa associação é comum na síndrome EEC (ectrodactilia, displasia ectodérmica, fenda labial e/ou palatina). Entretanto, o feto tem outros achados (defeito no septo interventricular, valva mitral com cúspide única e agenesia de corpo caloso) e o cariótipo fetal revelou trissomia do 18 (síndrome de Edwards). (Cortesia de Dr. Coridon Franco da Costa.)

Síndrome fêmur-fíbula-ulna: deve ser suspeitada quando há assimetria no comprimento entre os fêmures, acompanhada de ausência da fíbula e da ulna (ipsi ou contralateralmente ao defeito femoral). Muitas vezes, o achado em membro superior é a característica ultrassonográfica mais marcante. Pode ser considerada variante da deficiência femoral focal proximal (tópico a seguir: Defeitos de redução intercalares) e não é associada a síndromes ou cromossomopatias.

Defeitos de redução intercalares

Deficiência femoral focal proximal: deve ser suspeitada na presença de assimetria no comprimento entre os fêmures, decorrente de aplasia ou hipoplasia unilateral da metade proximal do fêmur e ilíaco. É em geral acompanhada de deformidade em varo, podendo estar associado a anormalidades em outros ossos e em 10 a 20% dos casos é bilateral. Não é associada a síndromes gênicas ou cromossômicas, sendo a etiologia desconhecida.

Síndrome femoral facial: suspeitada por assimetria entre os fêmures (ou encurtamento quando bilateral) associada a anomalias faciais (micrognatia, fenda palatina, *filtrum* longo, lábio superior fino e longo) e, em alguns casos, em outros órgãos, em particular o cérebro (disgenesia de corpo caloso e heterotopia). Está fortemente associada ao diabetes na gestação. O prognóstico depende da presença de anomalias associadas.

Focomelias: trata-se de termo que descreve a presença de mãos e pés aderidos ao corpo, lembrando as nadadeiras de uma foca. Ocorre em cerca de 1 a cada 100.000 nascidos vivos. É um achado geralmente esporádico, mas pode estar associado a certos teratógenos (talidomida, anticonvulsivantes e misoprostol) e está associado a síndromes gênicas, em particular a síndrome de Roberts (SC focomelia), que é caracterizada por anomalias craniofaciais, tetrafocomelia e restrição de crescimento. O prognóstico dessa condição é complicado por alta mortalidade neonatal e grave déficit intelectual nos sobreviventes. O diagnóstico envolve achados citogenéticos característicos (separação centromérica prematura e repulsão da heterocromatina) e a identificação de mutação em gene responsável pelo controle da divisão celular (ESCO2). Outras síndromes gênicas associadas à focomelia incluem a DK-focomelia (encefalocele e trombocitopenia) e a síndrome de Holt-Oram (em geral com defeitos mais sutis em extremidades, acompanhada de defeitos cardíacos septais).

DEFEITOS DE FUSÃO

Sindactilia ocorre em cerca de 1 a cada 2.500 nascidos vivos e consiste na fusão dos dígitos. Pode ser diagnosticada no período pré-natal pela inabilidade de demonstrar a separação dos dedos da mão. A sindactilia dos pés (sobretudo entre o segundo e terceiro pododáctilos) é mais comum que das mãos, mas de difícil diagnóstico pré-natal e é em geral um traço familiar autossômico dominante, de penetrância variável.

A importância do diagnóstico pré-natal de sindactilia está em sua associação com síndromes gênicas. Há mais de 400 verbete no OMIM com o termo "sindactilia". Destaca-se a síndrome de Fraser (criptoftalmia), a síndrome oro-facial-digital tipo I, a síndrome de Smith-Lemli-Opitz (polidactilia, restrição de crescimento, anomalias múltiplas) e várias craniossinostoses (síndrome de Pfeiffer, de Carpenter e de Apert). Pode estar relacionada com diabetes e anomalias cromossômicas, em particular a triploidia (restrição de crescimento grave e precoce e múltiplas malformações).

PRESENÇA DE ESTRUTURAS SUPRANUMERÁRIAS

A polidactilia pode ser classificada como pós-axial (mais comum), envolvendo a presença de dígito adicional na extremidade ulnar/fibular, ou pré-axial, no lado radial/tibial. Raramente pode ser central (entre o 3º e o 4º metacarpo). Pode consistir na presença de um dígito adicional bem formado, com osso e unha ou ser rudimentar (apenas tecido mole). O diagnóstico é mais difícil nesse caso, em especial quando está angulado em direção aos demais dígitos.

Na enorme maioria dos casos trata-se de traço familiar, autossômico dominante, com penetrância variável, mais frequente em negros (1 em 300) que em brancos (1 em 3.000). Quando isolado em geral é desprovido de significado patológico e não constitui indicação de pesquisa do cariótipo fetal. A polidactilia pré-axial é

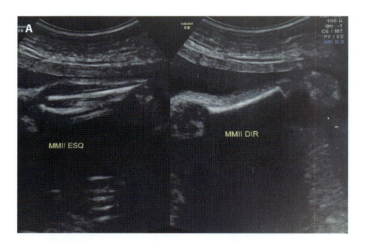
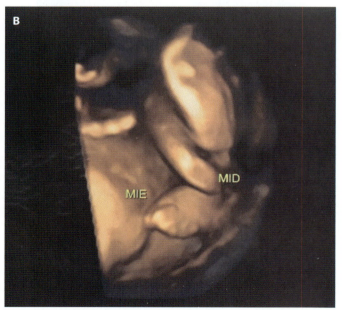

FIGURA 16.4. (*A* e *B*) Presença de defeito longitudinal pós-axial, em feto de 27 semanas que apresenta agenesia unilateral de fíbula e pé direito. A tíbia tem dimensões normais para a idade gestacional. O achado é isolado e não foram identificados fatores causais. (Cortesia de Dra. Juliana Cristina Gomes de Mendonça.)

rara (1 em 10.000) e pode ser secundária a embriopatia diabética.

Polidactilia, associada a outras anomalias, pode ser dica importante para chegar ao diagnóstico correto, pois é achado característico de certas síndromes gênicas e cromossomopatias, em especial a trissomia do 13 (invariavelmente acompanhada de múltiplas malformações). Há cerca de 400 verbetes no OMIM com o termo "polidactilia". A síndrome de Meckel-Gruber pode ser confundida com a trissomia do 13, pois em ambos casos os rins são ecogênicos e há polidactilia, mas somente nesta há encefalocele. Outras síndromes que cursam com polidactilia incluem as síndromes costela-curta-polidactilia (tórax estreito, micromelia), a síndrome de Smith-Lemli-Opitz (sindactilia, restrição de crescimento, anomalias múltiplas), síndrome de Joubert (hipoplasia de vermis cerebelar), síndrome de Pallister-Hall (ânus imperforado), cefalopolissindactilia de Greig (hipertelorismo, macrocefalia), síndrome de Ellis-van Creveld (micromelia, tórax estreito, defeitos cardíacos), síndrome oro-facial-digital tipo II, entre outras.

Anomalias de postura e movimento

ANOMALIAS FOCAIS DE POSTURA E MOVIMENTO

O pé torto congênito é a deformidade congênita ortopédica mais comum com prevalência de cerca de 1:1.000. A forma mais comum é o pé equinovaro em que a parte anterior do pé é desviada para dentro (aduto), a parte posterior para baixo (equino) com acentuação da curvatura da arcada (cavo) e com o calcâneo voltado para dentro (varo). O diagnóstico é realizado em 75 a 80% dos casos no segundo trimestre pela identificação da planta do pé, fíbula e tíbia em um mesmo plano. Podem ocorrer falsos-positivos em 2 a 12% dos casos com suspeita pré-natal, em decorrência da posição fetal, principalmente no terceiro trimestre.

Na maior parte dos casos trata-se de achado isolado e, embora seja achado frequente na trissomia do 18 (e também na trissomia do 13 e na triploidia), na ausência de outras anomalias tem baixa associação com cromossomopatias (1,7–2,3%). Pode também ser secundário a oligoidrâmnio precoce (amniorrexe, agenesia renal, uropatia obstrutiva).

Em cerca de 30% dos casos está associado a outras anomalias, sendo a espinha bífida a mais comum. Na presença de múltiplas malformações associadas pode indicar a presença de cromossomopatia ou associação malformativa (VACTERL), ou ainda síndrome gênica (182 entradas no OMIM). Síndromes gênicas que acompanham pés malposicionados em geral cursam com comprometimento neurológico, doenças neuromusculares, como artrogripose (tópico Anomalias gerais de postura e movimento), displasias esqueléticas e distrofias musculares. Nessas condições, é frequente o polidrâmnio e o acometimento de mãos.

De forma semelhante, as deformidades da mão torta são classificadas em radial e ulnar, a primeira em geral associada à agenesia do rádio (tópico: Defeitos de redução longitudinais) e a segunda em geral isolada.

ANOMALIAS GERAIS DE POSTURA E MOVIMENTO (ARTROGRIPOSE OU SEQUÊNCIA DA ACINESIA FETAL)

Artrogripose não é um diagnóstico, mas um sinal comum a um grande número de condições que limitam o movimento fetal intrauterino. Em conjunto, ocorrem em cerca de 1 a cada 3.000 nascidos vivos. O diagnóstico envolve a identificação de contraturas fixas em articulações de pelo menos duas diferentes partes do corpo (p. ex., pé torto associado a mãos "em garra") com ausência de movimentação, apesar de estímulo. É comum nesses casos a percepção materna de pouca ou nenhuma movimentação fetal e a evolução com polidrâmnio, devido à ausência ou redução na deglutição.

O diagnóstico pode ser suspeitado, em alguns casos já no primeiro trimestre, por ausência de movimentação fetal, mesmo após estímulo, associado a translucência nucal aumentada e a mãos e pés em posição atípica e fixa. No segundo trimestre, a prega nucal pode estar aumentada e, além das mãos e pés malposicionados, os joelhos e cotovelos também podem estar fixos em posições atípicas.

Há quatro grandes grupos de condições que cursam com múltiplas contraturas congênitas: anormalidades do tecido conectivo, anormalidades da função de nervos, anormalidades do tecido muscular e limitação mecânica à limitação do movimento.

A causa mais comum de artrogripose é a amioplasia (micrognatia, extensão do cotovelo e flexão do punho do tipo *waiter's tip hand*, ou mão de garçom pegando gorjeta de forma discreta), sendo responsável por cerca de 40% dos casos. O prognóstico é bom nessa condição e o desenvolvimento intelectual é normal. Artrogripose pode ocorrer em até 12% das gestantes com miastenia grave, por transferência de anticorpos maternos (contra o receptor de acetilcolina). Há dezenas de síndromes gênicas que cursam com artrogripose, a maioria autossômica recessiva, com exceção da artrogripose distal tipo Ia (dedos das mãos sobrepostos e pés malposicionados) e tipo IIa, também conhecida como síndrome de Freeman-Sheldon (face "em assovio", desvio ulnar dos dedos e polegar hipoplásico), que são autossômicas dominantes. A maior parte das autossômicas recessivas são letais: síndrome de Pena-Shokeir (restrição de crescimento grave, micrognatia e hipoplasia pulmonar), ptérigio múltiplo, atrofia espinhal muscular e dermatopatias restritivas. A trissomia do 18 pode se apresentar com alterações similares e deve ser descartada por meio de pesquisa do cariótipo.

O prognóstico depende do número e gravidade das contraturas musculares, e as formas letais estão relacionadas com restrições respiratórias (hipoplasia pulmonar), manifestação precoce (já no primeiro trimestre), ausência de movimentação (ou movimentação mínima) e, principalmente, desenvolvimento de hidropisia.

Bibliografia

Andrikopoulou M, Vahanian SA, Chavez MR et al. Improving the ultrasound detection of isolated fetal limb abnormalities. J Matern Fetal Neonatal Med. 2017;30(1):46-49.

Bedard T, Lowry RB, Sibbald B et al. Congenital limb deficiencies in Alberta-a review of 33 years (1980-2012) from the Alberta Congenital Anomalies Surveillance System (ACASS). Am J Med Genet A. 2015;167A(11):2599-609.

Bermejo-Sánchez E, Cuevas L, Amar E et al. Phocomelia: a worldwide descriptive epidemiologic study in a large series of cases from the International Clearinghouse for Birth Defects Surveillance and Research, and overview of the literature. Am J Med Genet C Semin Med Genet. 2011; 157C(4):305-20.

Bianchi, Diana W. Fetology: Diagnosis and Management of the Fetal Patient. 2.ed. New York: McGraw-Hill Medical Pub. Division, 2010.

Coady AM, Bower S. Twining's Textbook of Fetal Abnormalities. 3.ed. Philadelphia: Churchill Livingstone/Elsevier; 2015.

Dicke JM, Piper SL, Goldfarb CA. The utility of ultrasound for the detection of fetal limb abnormalities--a 20-year single-center experience. Prenat Diagn. 2015; 35(4):348-53.

Ermito S, Dinatale A, Carrara S et al. Prenatal diagnosis of limb abnormalities: role of fetal ultrasonography. J Prenat Med. 2009; 3(2):18-22.

Filges I, Hall JG. Failure to identify antenatal multiple congenital contractures and fetal akinesia--proposal of guidelines to improve diagnosis. Prenat Diagn. 2013; 33(1):61-74.

Gold NB, Westgate MN, Holmes LB. Anatomic and etiological classification of congenital limb deficiencies. Am J Med Genet A. 2011; 155A(6):1225-35.

Kennelly MM, Moran P. A clinical algorithm of prenatal diagnosis of radial ray defects with two and three dimensional ultrasound. Prenat Diagn. 2007; 27(8):730-7.

Liao YM, Li SL, Luo GY et al. Routine screening for fetal limb abnormalities in the first trimester. Prenat Diagn. 2016 ;36(2):117-26.

Nayak S, Khatua M, Dash SP. Congenital amputation of limbs: meromelia. IOSR-JDMS. 2016; 15(6):106-8.

OMIM (Online Mendelian Inheritance in Man) [database online]. Center for Medical Genetics, Johns Hopkins University (Baltimore, MD) & National Center for Biotechnology Information, National Library of Medicine (Bethesda, MD); 1999. Updated March 2, 2017.

Ordal L, Keunen J, Martin N et al. Congenital limb deficiencies with vascular etiology: Possible association with maternal thrombophilia. Am J Med Genet A. 2016;170(12):3083-3089.

Pajkrt E, Cicero S, Griffin DR et al. Fetal forearm anomalies: prenatal diagnosis, associations and management strategy. Prenat Diagn. 2012;32(11):1084-93.

Paladini D, Greco E, Sglavo G et al. Congenital anomalies of upper extremities: prenatal ultrasound diagnosis, significance, and outcome. Am J Obstet Gynecol. 2010; 202(6):596.e1-10.

Swanson AB. A classification for congenital limb malformations. J Hand Surg Am. 1976; 1(1):8-22.

Todd EJ, Yau KS, Ong R et al. Next generation sequencing in a large cohort of patients presenting with neuromuscular disease before or at birth. Orphanet J Rare Dis. 2015;10:148.

Woodward, Paula J. Diagnostic imaging: obstetrics. 3.ed. Philadelphia, PA: Elsevier; 2016.

Zugaib, Marcelo. Medicina fetal. São Paulo: Atheneu; 2011.

17 Anormalidades do Sistema Esquelético

Javier Miguelez

Aspectos gerais

As osteocondrodisplasias, ou displasias esqueléticas, compreendem um grupo heterogêneo de condições que envolvem anormalidades generalizadas do esqueleto. Distinguem-se das disostoses, que envolvem anormalidades em um único osso ou grupo de ossos. São condições raras, mas em conjunto, ocorrem em cerca de 1 a cada 5.000 gestações.

O foco principal na abordagem dessas condições é oferecer subsídio ao correto aconselhamento do casal, ou seja, definir se a displasia é letal e sua repercussão pós-natal. A estimativa do risco de recorrência depende do diagnóstico etiológico, o que frequentemente fica além das possibilidades diagnósticas da ultrassonografia, sobretudo em fases precoces da gestação.

Em alguns casos, os achados ultrassonográficos são característicos e é possível elencar um reduzido número de hipóteses diagnósticas. A interconsulta pré-natal e a avaliação pós-natal do concepto por geneticista é fundamental. A realização de radiografia simples ou tomografia computadorizada helicoidal pré-natal no terceiro trimestre da gestação é controversa, mas pode fornecer pistas adicionais. No período pós-natal, o diagnóstico pode ser auxiliado por sinais clínicos, radiológicos, anatomopatológicos e, nos casos letais, pela necropsia e/ou tomografia computadorizada *post-mortem*.

O teste de escolha para o diagnóstico etiológico é a realização de painéis genéticos (pesquisando de 10 a 173 genes envolvidos em displasias esqueléticas). Quando uma variante patogênica não é encontrada no painel, pode-se recorrer ao sequenciamento completo do exoma. Trata-se de metodologia mais robusta e usada, no contexto das displasias esqueléticas, mais em pesquisa, visando à identificação de novos genes para formas ainda sem etiologia definida. O diagnóstico não invasivo por meio de sequenciamento de próxima geração de ácido desoxirribonucleico (DNA) em sangue materno foi descrito para algumas condições que envolvem o gene *FGFR3* (displasia tanatofórica, acondroplasia e hipocondroplasia), mas ainda não está disponível comercialmente em nosso meio.

Avaliação ultrassonográfica

A ultrassonografia pré-natal desses casos tem basicamente três objetivos: confirmar a existência de displasia esquelética; definir o prognóstico pós-natal, em particular o risco de óbito neonatal; e a fenotipagem ultrassonográfica, ou seja, a identificação de sinais que forneçam pistas para o diagnóstico etiológico, sobretudo na impossibilidade de propedêutica molecular.

É DISPLASIA ESQUELÉTICA OU NÃO?

É fundamental a avaliação detalhada de toda a morfologia e biometria fetal. O achado de fêmur curto isolado no segundo trimestre, é considerado marcador fraco para síndrome de Down, mas a depender da idade materna, resultado do rastreamento do primeiro trimestre e da presença de outros marcadores, pode ser relevante descartar essa condição. Quanto mais precoce e acentuado o encurtamento do fêmur, maior a possibilidade de displasia esquelética. A probabilidade começa a aumentar quando sua medida é inferior a 2 DP (desvios padrão), mas a maioria desses fetos apresenta restrição de crescimento ou tem ossos constitucionalmente curtos. A avaliação da estatura dos pais e o Doppler materno e fetal são particularmente relevantes nesse contexto. A avaliação seriada do comprimento do fêmur é útil pois nas displasias esqueléticas o grau de encurtamento ósseo aumenta com a idade gestacional. Medidas do fêmur abaixo de 4 DP são fortemente sugestivas da presença de displasia esquelética.

É CONDIÇÃO LETAL OU NÃO?

Para estimar o risco de óbito neonatal é essencial avaliar o grau de encurtamento dos ossos longos, as dimensões do tórax e a quantidade de líquido amniótico.

Grau de encurtamento dos ossos longos

Encurtamento precoce e acentuado é sinal de maior gravidade. Em particular, medidas do fêmur abaixo de 4 DP são associadas a mais de 60% de letalidade. Por outro lado, encurtamentos mais leves ou tardios têm prognóstico melhor. A presença de razão entre o fêmur e a circunferência abdominal menor que 0,16 no terceiro trimestre da gestação é associado a letalidade da displasia esquelética em 72 a 92% dos casos. Quando esse achado é associado a polidrâmnio, a letalidade chega a 100%. A presença dessa relação normal, entretanto, não descarta óbito neonatal (Tabela 17.1), sobretudo quando a medida é realizada no segundo trimestre, em que há considerável sobreposição entre os grupos que sobrevivem e aqueles com óbito neonatal.

TABELA 17.1. Acurácia da predição de hipoplasia pulmonar letal por meio de parâmetros biométricos bi e tridimensionais (n=24) e da quantidade de líquido amniótico (n=27) em fetos com displasia esquelética

Medida	Sensibilidade	Especificidade	VPP	VPN
CF/CA < p5	72%	80%	92%	44%
CT < p5	72%	83%	92%	50%
CT/CA < p5	66%	75%	92%	33%
VP < p5	83%	100%	100%	67%
Polidrâmnio	89%	57%	57%	95%

CA, circunferência abdominal; CF, Comprimento femoral; CT, circunferência torácica; VP, volume pulmonar (calculado por método tridimensional – VOCAL); VPN, valor preditivo negativo; VPP, valor preditivo positivo.

Dimensões do tórax

O tórax estreito é o principal marcador de letalidade nas displasias esqueléticas. Nas formas letais, o óbito neonatal é decorrente de hipoplasia pulmonar, consequência da restrição ao adequado crescimento da caixa torácica. A medida da circunferência torácica é uma forma simples de avaliar o risco de óbito neonatal. Alguns dão preferência à razão entre as circunferências torácica e abdominal. Tanto a circunferência torácica abaixo do percentil 5 quanto a razão entre as circunferências torácica e abdominal abaixo de 0,60 são indicativas de letalidade em cerca de 90% dos casos (Tabela 17.1). A presença dessa relação normal infelizmente não exclui evolução letal (valor preditivo negativo 30–50%), sobretudo se a medida for realizada antes de 25 semanas.

A ultrassonografia tridimensional parece ser ainda mais preditiva da evolução letal, pois permite calcular especificamente o volume pulmonar. Quando reduzido (abaixo do percentil 5), a evolução é geralmente letal (100% dos casos em estudo envolvendo 24 fetos com displasia esquelética). Entretanto, o desempenho dessa medida é desconhecido em fases precoces da gestação e a presença de volume pulmonar normal tampouco exclui evolução letal (Tabela 17.1).

Líquido amniótico

Polidrâmnio é comum em diversas displasias esqueléticas, sobretudo naquelas que cursam com estreitamento torácico, por restrição à deglutição fetal decorrente da compressão torácica. É, assim, mais frequente nas displasias letais, embora não seja específica das formas graves (57% dos casos são letais). O aumento na quantidade de líquido amniótico pode ser tardio, mas a manutenção de líquido normal até o terceiro trimestre é um sinal de bom prognóstico (95% sobrevivem). Deve ser interpretado em conjunto com outros sinais ultrassonográficos, dada sua baixa sensibilidade e especificidade para a predição do prognóstico pós-natal.

FENOTIPAGEM ULTRASSONOGRÁFICA

Muitas displasias esqueléticas apresentam sinais característicos, mas, mesmo em mãos experientes e em fases tardias da gestação, em cerca de um terço dos casos o diagnóstico ultrassonográfico é equivocado ou incompleto. Assim, para estimar o risco de recorrência é fundamental a correlação entre os achados ultrassonográficos fetais e pós-natais, direcionando, quando disponível, a propedêutica molecular.

Apesar de existirem centenas de displasias esqueléticas raras, a maior parte dos casos diagnosticados no período pré-natal se enquadra em um grupo reduzido de condições (Tabela 17.2). É importante para sua correta identificação, conhecer a idade gestacional em que se manifestam e a forma em que cada uma interfere na morfologia das diversas partes do sistema esquelético, em particular: ossos longos, crânio, coluna, costelas e mãos.

Idade gestacional da apresentação

Cerca de 70% das displasias esqueléticas cursam com a medida da translucência nucal (TN) aumentada no primeiro trimestre. Entretanto, nem todos esses casos apresentam achados ultrassonográficos esqueléticos precoces. A identificação, no primeiro trimestre, de fêmur curto, alterações do formato e/ou hipomineralização do crânio e anomalias nas mãos e pés, assim como a presença de edema generalizado são em geral indicativos de displasia de maior gravidade, embora não uniformemente letal (Fig. 17.1).

Em geral, é arriscado chegar a um diagnóstico específico em fases precoces da gestação (mesmo em necropsias) e nesse contexto a propedêutica molecular é fundamental, pois o risco de recorrência difere nas diversas condições. Recorrência é rara na displasia tanatofórica, osteogênese imperfeita e acondrogênese do tipo II (letais), mas comum (25%) em outras displasias que costumam se apresentar no primeiro trimestre, sejam letais (como a síndrome da costela curta-polidactilia) ou viáveis (síndrome de Ellis-van Creveld, displasia diastrófica e displasia espôndilo-epifisária).

No segundo trimestre, a apresentação mais comum das displasias esqueléticas é o fêmur curto. Deve-se atentar especificamente para os casos em que o encurtamento é mais acentuado ou que são associados a outras anomalias, que apresentam encurvamento, fraturas ou alterações nas dimensões, formato e/ou grau de mineralização do tórax, crânio, coluna e costelas. As principais displasias esqueléticas que se manifestam

Anormalidades do Sistema Esquelético

TABELA 17.2. Displasias esqueléticas de diagnóstico pré-natal mais comum nas cinco maiores séries publicadas somadas

Condição	N	%	Herança	Letalidade	IG apresentação	Crânio	Perfil	Fêmur	Coluna	Costelas	Mãos	Outros
Displasia tanatofórica	132	31%	Esporádica	Letal	1º trimestre	Forma atípica (14% "em trevo" principalmente no grupo II)	Bossa frontal	Curto e curvo em gancho de telefone (tipo I)	–	Curtas e tórax estreito grave	–	–
Osteogênese imperfeita	119	28%	Esporádica (I a V)	Letal (IIa e IIc) Viável (IIb e III)	1º trimestre (IIa e IIc) 2º/3º trimestre (IIb e III)	Hipomineralização (tipo II)	Osso nasal ausente	Curto com fraturas (IIa, IIb, IIc, III)	–	Fraturas e curtas (IIa, IIb e IIc) com tórax estreito (mais grave em IIa e IIc)	–	–
Síndrome da costela curta-polidactilia	42	10%	AR	Letal	1º trimestre	–	–	Curto e curvo em gancho de telefone (tipo I)	–	Curtas e tórax estreito grave	Polidactilia	Anomalias faciais (tipo II e IV), intracranianas (tipo II), urogenitais (tipo I) e cardíacas (tipo II)
Síndrome de Ellis-Van Creveld	39	9%	AR	Viável	1º trimestre	–	–	Curto	–	Curtas e tórax estreito moderado	Polidactilia	Defeitos cardíacos
Acondroplasia	28	7%	Esporádica	Viável	3º trimestre	Macrocrania	Bossa frontal	Curto (ângulo femoral aumentado)	–	–	Dedos curtos "em tridente"	–
Acondrogênese	27	6%	80% Esporádica (tipo II) 20% AR (tipo I)	Letal	1º trimestre	Mineralização preservada em 80% (tipo II) ou reduzida em 20% (tipo I)	Face plana	Curto e curvo	Hipomineralização (sobretudo em região cervical e sacral)	Curtas e tórax estreito grave (no tipo Ia fraturas)	–	–
Displasia campomélica	14	3%	Esporádica	Viável	2º trimestre	–	Face plana e micrognatia	Curto e curvo	Cifoescoliose	Curtas e tórax estreito moderado	–	Membros superiores são poupados, feminilização, pés malposicionados, defeitos cardíacos, renais e fenda palatina
Síndrome de Jeune	12	3%	AR	Viável	2º trimestre	–	–	Curto e curvo	–	Curtas e tórax estreito moderado	Infrequentemente polidactilia	Cistos renais
Hipocondrogênese	11	3%	Esporádica	Viável	3º trimestre	Macrocrania	Bossa frontal	Curto (ângulo femoral aumentado)	–	–	Dedos curtos "em tridente"	–
Displasia diastrófica	6	1%	AR	Viável	1º trimestre	–	Micrognatia	Curto e curvo	–	–	Polegar "do caroneiro"	Pés malposicionados, pavilhão auricular "em couve-flor", escoliose, fenda palatina
Hipofosfatasia	–	<1%	AR (forma grave) e esporádica (forma leve)	Letal (forma grave) Viável (forma leve)	2º trimestre	Hipomineralização	Osso nasal ausente	Curto	Hipomineralização (generalizada)	Curtas e tórax estreito grave	–	–
Total	430											

AR, autossômica recessiva.

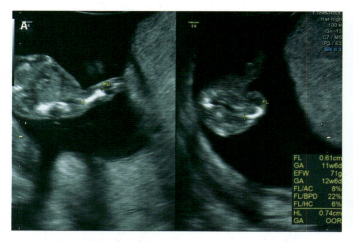
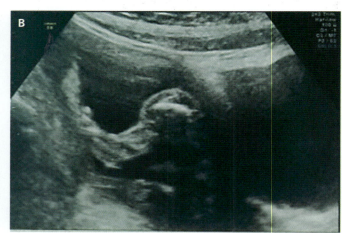
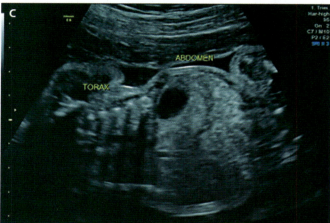

FIGURA 17.1. (A) Encurtamento precoce dos ossos longos, com encurvamento acentuado do fêmur (mas não do úmero) em feto com 13 semanas de gestação que apresenta translucência nucal medindo 3,3 mm. A translucência nucal é aumentada em cerca de 70% dos casos de displasia esquelética, mas o aparecimento precoce de alterações esqueléticas é sugestivo de forma letal. De fato, o diagnóstico pós-natal confirmou a suspeita pré-natal: displasia tanatofórica. (Cortesia de Dr. Gregório Lorenzo Acácio.) (B) Presença de fêmur curto e curvo ("em gancho de telefone") em outro feto com displasia tanatofórica com 18 semanas de gestação. (C) Corte coronal de tórax e abdome do mesmo feto com displasia tanatofórica em A, agora com 23 semanas de gestação. Note-se o estreitamento torácico em relação ao abdome, conferindo o aspecto "em sino". (Cortesia de Dr. Gregório Lorenzo Acácio.)

no segundo trimestre são as formas não letais da osteogênese imperfeita, displasia campomélica, hipofosfatasia, condrodisplasia *punctata* e displasia asfixiante de Jeune.

No terceiro trimestre, a acondroplasia (e sua variante, a hipocondroplasia) é o diagnóstico mais comum.

Ossos longos

O encurtamento global dos membros (micromelia) é o padrão mais comum. O encurtamento predominantemente do segmento proximal (rizomelia) é típico da acondroplasia, enquanto do segmento intermediário (mesomelia) é comum na displasia mesomélica e na síndrome de Ellis van Creveld. O predomínio do segmento distal (acromelia) é característico da displasia de Grebe.

Na presença de fêmur curto e curvo no segundo trimestre, deve-se considerar, entre outras hipóteses, a displasia tanatofórica, a acondrogênese e a displasia campomélica. Fraturas em ossos longos e costelas são sugestivas de osteogênese imperfeita. A presença de calcificações puntiformes, sobretudo em epífises é característica da condrodisplasia *punctata*. No terceiro trimestre, dica importante para identificar a acondroplasia é a presença de ângulo femoral (Fig. 17.2) aumentado (acima de 130 graus).

Crânio

A hipomineralização do crânio torna as estruturas cerebrais mais visíveis. É encontrada em associação a fraturas e tórax estreito na osteogênese imperfeita tipo II. Na ausência de fraturas, devem-se considerar as possibilidades de hipofosfatasia, acondrogênese e, na vigência de hidropisia, de displasia de Greenberg. O formato atípico do crânio é comum na osteogênese imperfeita tipo II e pode ser reconhecido já no primeiro trimestre. Em fases mais tardias da gestação, nessa condição, pode ocorrer a fusão das suturas lambdoide e coronal dando o aspecto de "crânio em trevo" (Fig. 17.3).

Coluna e costelas

Na presença de hipomineralização do crânio deve-se avaliar a coluna vertebral. Na hipofosfatasia, a desmineralização é generalizada, predominando na coluna torácica, enquanto na acondrogênese predomina na coluna cervical e principalmente na sacral. Cerca de 6% dos fetos normais apresentam alteração no número de costelas, em geral envolvendo a primeira ou a última costela. Já a ausência e/ou fusão de costelas intermediárias é associada à desorganização da coluna e pode ser encontrada na associação VACTERL (anomalias vertebrais, atresia anorretal, malformações cardíacas, fístula traqueoesofágica, anomalias renais e malformações de membros) e nas formas de disostose espondilocostal. Aspecto desorganizado da coluna pode ser observado também na condrodisplasia punctata, devido à presença de pontos adicionais de calcificação. As costelas são curtas (não se estendem além da linha axilar anterior) na maior parte das displasias esqueléticas letais. Já a presença de fraturas é característica da osteogênese imperfeita.

Mãos

Polidactilia é frequente na síndrome da costela curta-polidactilia e na síndrome de Ellis-van Creveld (e raramente na síndrome de Jeune). Na maior parte dos casos, é diagnosticável no primeiro trimestre, assim como o "polegar do caroneiro", característico da displasia diastrófica.

Principais displasias esqueléticas

MANIFESTAÇÃO NO PRIMEIRO TRIMESTRE

Displasia tanatofórica

É a displasia esquelética letal mais comum. É esporádica e tem baixo risco de recorrência. No primeiro trimestre, cursa com TN aumentada, fêmur curto e curvo ("em gancho de telefone"), polo cefálico grande, com fronte proeminente ("bossa frontal") e tórax estreito, por vezes associado a formato atípico do crânio. O perfil facial atípico e o estreitamento torácico podem ser sutis no início da gestação, mas são bem característicos no segundo trimestre. Nessa fase, o crânio adquire em cerca de 14% dos casos a chamada "deformidade em trevo", em decorrência de sinostose das suturas lambdoide e coronal. O formato atípico do crânio é mais acentuado no tipo II e mais leve (ou ausente) no tipo I. No tipo II, o fêmur é, em geral, reto e menos encurtado.

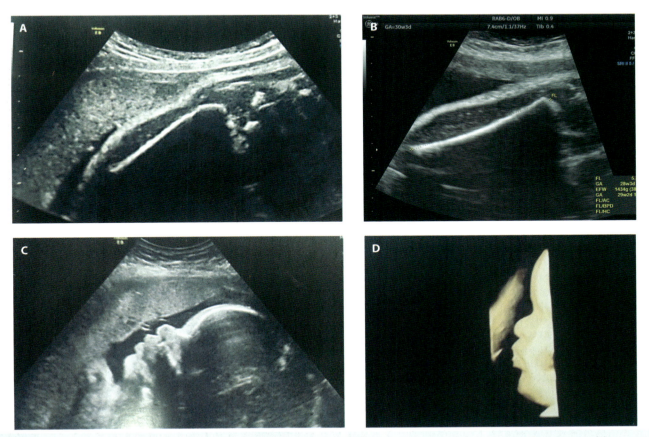

FIGURA 17.2. (A) Corte longitudinal do fêmur em feto com acondroplasia com 31 semanas, com medida de 50 mm (não demonstrada) que corresponde a cerca de 3,5 DP (desvios padrão) abaixo da média. Note-se o ângulo aberto (cerca de 140 graus) entre a diáfise proximal e a metáfase (ângulo femoral). (B) Corte longitudinal do fêmur em feto normal cm a mesma idade gestacional ilustrando a medida do ângulo femoral próximo a 90 graus (normal). (C) Perfil facial do mesmo feto acondroplásico, com 31 semanas, demonstrando a presença de bossa frontal. (D) Renderização tridimensional do perfil facial do mesmo feto com acondroplasia com 31 semanas, ilustrando melhor a presença de bossa frontal.

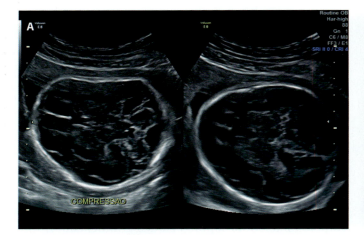
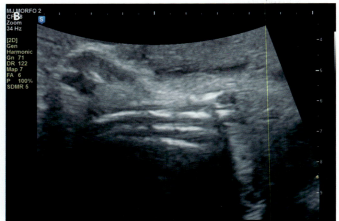
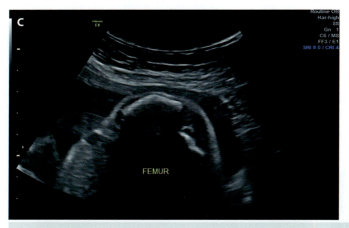

FIGURA 17.3. (A) Presença de calota craniana hipomineralizada, que se caracteriza pela nítida visibilização das estruturas cerebrais, em particular do hemisfério mais próximo ao transdutor (que normalmente é de difícil avaliação pelo artefato de reverberação) e pela sua excessiva compressibilidade ("sinal do transdutor") em feto de 28 semanas com osteogênese imperfeita tipo II. (Cortesia de Dr. Gustavo Henrique de Oliveira e Dra. Denise Cristina Mós Vaz Oliani.) (B) Presença de fraturas em feto de 28 semanas com osteogênese imperfeita tipo II. (Cortesia de Dr. Mário Júlio Franco). (C) Presença de fêmur curto (abaixo de 4 DP – desvios padrão) e curvo pela presença de fratura em feto de 28 semanas com osteogênese imperfeita tipo II. (Cortesia de Dr. Gustavo Henrique de Oliveira e Dra. Denise Cristina Mós Vaz Oliani.)

OSTEOGÊNESE IMPERFEITA

É um grupo heterogêneo de condições, em sua maioria esporádicas (tipos I a V), que resultam em fragilidade e perda de massa óssea, com maior suscetibilidade a fraturas. Há pelo menos cinco subtipos clínicos de osteogênese imperfeita, sendo o mais grave o tipo II, seguido pelo tipo III. Os subtipos IV e V são mais leves que o tipo III e o tipo I, o mais benigno de todos. O crescente uso da propedêutica molecular resultou na descrição de outros subtipos (tipos VI a XV), todos de herança autossômica recessiva, mas com poucas diferenças clínicas em relação aos outros subtipos previamente descritos.

Há relatos de diagnóstico pré-natal de vários desses tipos, a maior parte de caráter empírico. Mas os casos de maior relevância no contexto pré-natal se encontram nos tipos II e, menos frequentemente, no tipo III. O tipo II se subdivide em IIa, IIb e IIc. Os tipos IIa e IIc costumam apresentar achados ultrassonográficos característicos, já no primeiro trimestre: apresentam-se com TN aumentada, hipomineralização do crânio e fêmur curto com curvatura típica de fratura. O exame detalhado das costelas permite a identificação de calosidades (fraturas) e tórax estreito, com costelas curtas. As fraturas e a hipomineralização do crânio são mais facilmente caracterizadas no segundo trimestre. Esses subtipos são sempre letais.

ACONDROGÊNESE

É condição letal esporádica (tipo II), mas em 20% dos casos é autossômica recessiva (tipos Ia e Ib). Os achados ultrassonográficos precoces são semelhantes aos da displasia tanatofórica: TN aumentada (com hidropisia em um terço dos casos) fêmur muito curto, levemente curvo, tórax estreito e polo cefálico grande), porém a acondrogênese é acompanhada de intensa hipomineralização dos corpos vertebrais, sobretudo das colunas cervical e sacral. A mineralização do crânio é preservada na maior parte dos casos (tipo II), porém em 20% dos casos (tipo I) pode estar reduzida, como na osteogênese imperfeita (mas nesta, a mineralização da coluna é preservada). Alguns casos (assim como na osteogênese) podem apresentar também fraturas de costelas (tipo Ia).

SÍNDROME DA COSTELA CURTA POLIDACTILIA

Trata-se de um grupo de diferentes síndromes (tipos I a IV), todas letais e de herança autossômica recessiva. Caracterizam-se pela presença de costelas curtas, tórax estreito (já no primeiro trimestre), polidactilia (exceto o tipo IV – Beemer-Langer), além de TN aumentada (por vezes com hidropisia) e micromelia. No segundo trimestre, pode ser identificada uma série de outras anomalias associadas, em particular fenda facial (tipos II e IV), anormalidades intracranianas (tipo II – Majewski), urogenitais (tipo I – Saldino-Noonan) e cardíacas (tipo III – Verma-Naumoff).

SÍNDROME DE ELLIS-VAN CREVELD

É condição autossômica recessiva, não uniformemente letal, que se apresenta no primeiro trimestre com TN aumentada, membros curtos e polidactilia (pré ou pós-axial). O exame detalhado pode revelar a presença de defeito cardíaco. Diferencia-se da síndrome da costela-curta-polidactilia, pois o encurtamento das costelas e o estreitamento torácico são menos intensos. A maior parte sobrevive ao período neonatal, mas com significativa morbidade respiratória. O desenvolvimento intelectual é em geral normal.

DISPLASIA DIASTRÓFICA

Trata-se de condição autossômica recessiva não letal, que se apresenta no primeiro trimestre com TN aumentada e um sinal ultrassonográfico bastante específico em mãos (e também em pés): o polegar "do caroneiro", com desvio ulnar dos demais dedos. O exame detalhado pode revelar, já no primeiro trimestre, encurtamento de membros e pés malposicionados Também são frequentes micrognatia e deformidades no pavilhão auricular ("orelha em couve-flor"). Ocasionalmente, são identificadas escoliose e fenda palatina. O tórax é normal e o desenvolvimento intelectual nesses casos é normal.

DISPLASIA ESPÔNDILO-EPIFISÁRIA CONGÊNITA

É condição esporádica, viável (não letal) e em geral diagnosticada no primeiro trimestre pela presença de TN aumentada e micromelia. Trata-se de condição frequentemente confundida com displasia letal, pois o tórax parece curto em cortes sagitais, mas esse aspecto é secundário ao estreitamento dos corpos vertebrais, característicos dessa síndrome. A observação de encurtamento da coluna é em geral possível a partir do segundo trimestre. O tórax, apesar de curto, não é estreito e a razão entre as circunferências torácica e abdominal é normal.

MANIFESTAÇÃO NO SEGUNDO TRIMESTRE

Osteogênese imperfeita tipos IIb, III e IV

Ao contrário dos subtipos IIa e IIc, o subtipo IIb caracteriza-se por fraturas de costelas mínimas ou ausentes, desenvolvimento torácico normal ou levemente estreito e, na maioria dos casos, sobrevivência ao período neonatal (com significativas complicações respiratórias). O diagnóstico é decorrente de fêmur curto e presença de fraturas. Há desmineralização em graus variáveis dos ossos do crânio. O achado de fraturas na presença de ossificação do crânio normal deve suscitar a hipótese de osteogênese tipos III e IV, condições de manifestação ocasional no período pré-natal. As costelas costumam ser preservadas e o tórax tem dimensões normais.

HIPOFOSFATASIA

A hipofosfatasia tem duas formas que podem se manifestar no período pré-natal: a forma grave (mais comum), autossômica recessiva e letal, e a forma leve, esporádica (rara) e benigna. Na forma grave, a TN é frequentemente aumentada no primeiro trimestre. No segundo trimestre, nota-se micromelia, tórax estreito e, principalmente, intensa hipomineralização do crânio, coluna e ossos longos. A hipomineralização dos ossos do crânio ocasionalmente pode ser notada no primeiro trimestre. Diferencia-se da osteogênese imperfeita por esta última poupar a coluna vertebral e porque a hipofosfatasia não envolver fraturas. Diferencia-se da acondrogênese tipo II, pois nesta a mineralização do crânio é preservada. A diferenciação com a acondrogênese tipo I é mais difícil, mas nesta a hipomineralização da coluna é mais acentuada nas regiões sacral e cervical, enquanto na hipofosfatasia predomina na coluna torácica.

DISPLASIA CAMPOMÉLICA

Trata-se de displasia esquelética não uniformemente letal e esporádica. Como em outras displasias, a TN pode estar aumentada no primeiro trimestre, mas é no segundo que são encontrados os achados característicos: encurtamento e principalmente encurvamento dos ossos longos dos membros inferiores (membros superiores são poupados), pés malposicionados, face plana e micrognatia. Um aspecto único desta doença é que 72% dos fetos geneticamente masculinos (46,XY) apresentam feminização da genitália. A escápula é hipoplásica ou ausente. Com frequência há defeitos cardíacos, renais e fenda palatina associados. O tórax é estreito ("em sino") e 95% dos indivíduos afetados morrem no período perinatal ou durante o primeiro ano de vida. Aqueles que sobrevivem apresentam cifoescoliose progressiva, complicações respiratórias e atraso do desenvolvimento.

CONDRODISPLASIA *PUNCTATA*

A presença de calcificações puntiformes, principalmente em epífise femoral, é característica da condrodisplasia *punctata*. Trata-se de grupo heterogêneo de condições que cursam com distúrbios locais na mineralização óssea. Em geral são associados à hipoplasia de osso nasal e desorganização da coluna vertebral, pela presença de calcificações adicionais. Subdividem-se em dois tipos: rizomélico e não rizomélico. A condrodisplasia *punctata* rizomélica é de herança autossômica recessiva e cursa com encurtamento acentuado do úmero. O fêmur também é acometido, mas de forma mais leve. Em cerca de 10% dos casos estão associadas cardiopatias. O tipo não rizomélico apresenta ossos longos de comprimento normal e herança variável (ligada ao X ou autossômica dominante). A presença de calcificações epifisárias não é específica da condrodisplasia *punctata* e pode ocorrer em cromossomopatias (trissomias do 18 e do 21), outras síndromes gênicas (síndrome de Zellweger, síndrome de Smith-Lemli-Opitz, gangliosidose), metabólicas (deficiência de vitamina-K epóxi-redutase) e na exposição a certos teratógenos (varfarínicos, álcool e febre materna).

DISTROFIA ASFIXIANTE DE JEUNE

A distrofia asfixiante de Jeune é autossômica recessiva e também pode se apresentar com encurtamento de membros e estreitamento de tórax, com costelas curtas. Mais de 60% sobrevivem ao período neonatal, porém com significativas complicações respiratórias e elevada mortalidade na infância. Apresentam invariavelmente cistos renais, algumas vezes diagnosticados no período pré-natal, os quais costumam evoluir para insuficiência renal na vida adulta. Diferencia-se da síndrome da costela-curta-polidactilia, pois o encurtamento das costelas e o estreitamento torácico são menos intensos, e da síndrome de Ellis-van Creveld por não apresentar defeito cardíaco. Uma minoria de casos pode apresentar polidactilia.

DISPLASIA DE GREBE

Condição não letal, autossômica recessiva, descrita inicialmente no Brasil, por isso também conhecida como acondrogênese brasileira. Caracteriza-se, mais facilmente no segundo trimestre, pelo encurtamento acromesomélico, ou seja, com gravidade maior nos segmentos distais, sobretudo em mãos e pés, com dedos rudimentares. Os segmentos intermediários (rádio, ulna, tíbia e fíbula) são muito curtos e os proximais (úmero e fêmur), preservados. O tórax, coluna e crânio são normais.

MANIFESTAÇÃO NO TERCEIRO TRIMESTRE

Acondroplasia

É a displasia não letal mais comum. É esporádica e monogênica. Muitos casos apresentam TN aumentada, mas o encurtamento dos membros raramente se manifesta antes de 25 semanas. O fêmur pode ser ligeiramente curvo e o ângulo femoral é aumentado (Fig. 17.2). Este é um sinal ultrassonográfico recentemente descrito e muito útil na investigação do fêmur curto no terceiro trimestre da gestação. O diagnóstico molecular é relativamente simples e pode ser obtido por reação em cadeia da polimerase (PCR) em líquido amniótico ou mesmo, mais recentemente, por método não invasivo (pesquisa de DNA em sangue materno). Também costumam ser observadas macrocefalia relativa e bossa frontal, como na displasia tanatofórica, mas o tórax é normal ou apenas discretamente reduzido. Os dedos são curtos ("mãos em tridente") e a quantidade de líquido amniótico é frequentemente aumentada (polidrâmnio). Ocasionalmente podem evoluir com ventriculomegalia e exigir derivação ventrículo-peritoneal pós-natal. A forma homizigota (forma letal e de diagnóstico precoce) pode ocorrer quando ambos pais são acondroplásicos.

Bibliografia

Barros CA, Rezende Gde C, Araujo Júnior E et al. Prediction of lethal pulmonary hypoplasia by means fetal lung volume in skeletal dysplasias: a three-dimensional ultrasound assessment. J Matern Fetal Neonatal Med. 2016;29(11):1725-30.

Bianchi, Diana W. Fetology: Diagnosis and Management of the Fetal Patient. 2nd ed. New York: McGraw-Hill Medical Pub. Division, 2010.

Cassart M. Suspected fetal skeletal malformations or bone diseases: how to explore. Pediatr Radiol. 2010;40(6):1046-51.

Chitty LS, Khalil A, Barrett AN et al. Safe, accurate, prenatal diagnosis of thanatophoric dysplasia using ultrasound and free fetal DNA. Prenat Diagn. 2013;33(5):416-23.

Chitty LS, Mason S, Barrett AN et al. Non-invasive prenatal diagnosis of achondroplasia and thanatophoric dysplasia: next-generation sequencing allows for a safer, more accurate, and comprehensive approach. Prenat Diagn. 2015; 35(7):656-62.

Coady AM, Bower S. Twining's textbook of fetal abnormalities. 3.ed. Philadelphia: Churchill Livingstone/Elsevier, 2015.

Gerards FA, Twisk JW, Fetter WP et al. Predicting pulmonary hypoplasia with 2- or 3-dimensional ultrasonography in complicated pregnancies. Am J Obstet Gynecol. 2008;198(1):140.e1-6.

Huang Y, Mei L, Lv W et al. Targeted exome sequencing identifies novel compound heterozygous mutations in LEPRE1 in a fetus with osteogenesis imperfecta type VIII. Clinica Chimica Acta. 2017;464:170-175.

Khalil A, Morales-Roselló J, Morlando M et al. Widening of the femoral proximal diaphysis-metaphysis angle in fetuses with achondroplasia. Ultrasound Obstet Gynecol. 2014 Jul;44(1):69-75.

Khalil A, Pajkrt E, Chitty LS. Early prenatal diagnosis of skeletal anomalies. Prenat Diagn. 2011;31(1):115-24.

Krakow D, Lachman RS, Rimoin DL. Guidelines for the prenatal diagnosis of fetal skeletal dysplasias. Genet Med. 2009;11(2):127-33.

Milks KS, Hill LM, Hosseinzadeh K. Evaluating skeletal dysplasias on prenatal ultrasound: an emphasis on predicting lethality. Pediatr Radiol. 2017;47(2):134-145.

Mistry KA, Suthar PP, Bhesania SR et al. Antenatal Diagnosis of Jeune Syndrome (Asphyxiating Thoracic Dysplasia) with Micromelia and Facial Dysmorphism on Second-Trimester Ultrasound. Pol J Radiol. 2015;80:296-9.

Nelson DB, Dashe JS, McIntire DD et al. Fetal skeletal dysplasias: sonographic indices associated with adverse outcomes. J Ultrasound Med. 2014; 33(6):1085-90.

Ngo C, Viot G, Aubry MC et al. First-trimester ultrasound diagnosis of skeletal dysplasia associated with increased nuchal translucency thickness. Ultrasound Obstet Gynecol. 2007;30(2):221-6.

OMIM (Online Mendelian Inheritance in Man) [database online]. Center for Medical Genetics, Johns Hopkins University (Baltimore, MD) & National Center for Biotechnology Information, National Library of Medicine (Bethesda, MD); 1999. Updated March 2, 2017.

Ruano R, Molho M, Roume J et al. Prenatal diagnosis of fetal skeletal dysplasias by combining two-dimensional and three-dimensional ultrasound and intrauterine three-dimensional helical computer tomography. Ultrasound Obstet Gynecol. 2004;24(2):134-40.

Schramm T, Gloning KP, Minderer S et al. Prenatal sonographic diagnosis of skeletal dysplasias. Ultrasound Obstet Gynecol. 2009;34(2):160-70.

Woodward, Paula J. Diagnostic Imaging: Obstetrics. 3.ed. Philadelphia, PA: Elsevier; 2016.

Yoshimura S, Masuzaki H, Gotoh H et al. Ultrasonographic prediction of lethal pulmonary hypoplasia: comparison of eight different ultrasonographic parameters. Am J Obstet Gynecol. 1996;175(2):477-83.

18 Tumores Fetais

Jorge de Rezende Filho
Flávia Cunha dos Santos
Marcos Nakamura Pereira
Carlos Antônio Barbosa Montenegro

Introdução

Os tumores congênitos são aqueles cujo diagnóstico foi realizado durante o período fetal ou até o terceiro mês de vida. Ao contrário do que acontece no adulto, esses tumores não se desenvolvem a partir de um órgão já formado. Eles resultam de falha dos tecidos em desenvolvimento em atingir uma citodiferenciação normal e maturação.

Os tumores fetais são raros, com incidência estimada em 7,2 por 100.000 nascidos vivos. Contudo, é cada vez mais frequente o diagnóstico pré-natal dessas malformações. A maioria dos tumores fetais pode ser diagnosticada através da ultrassonografia antenatal, principalmente quando realizada no 2º e 3º trimestres de gestação. Esse método é capaz de auxiliar na identificação da localização e conteúdo tumoral (sólido, cístico, misto ou calcificado), da compressão de estruturas adjacentes, da presença de insuficiência cardíaca e hidropisia ou ainda na detecção de malformações associadas.

Embora a ultrassonografia bidimensional (2D) convencional seja usada para avaliar massas heterogêneas, a ultrassonografia tridimensional (3D) pode realçar a caracterização dos tecidos tumorais e ser capaz de caracterizar detalhes anatômicos realísticos dos pontos de corte da lesão, melhorando a qualidade da imagem, especialmente se for usado o recurso HD *live*. A ressonância magnética (RM) também é uma importante ferramenta diagnóstica e pode ser adicionada à ultrassonografia para melhorar a detecção dos limites tumorais e sua relação com as estruturas vizinhas.

Felizmente, a maioria dos tumores fetais é benigna. Dentre os tumores malignos, o neuroblastoma é o mais comum, podendo desenvolver metástase ainda *in utero*.

Tumores intracranianos

Os tumores congênitos do sistema nervoso central (SNC) são bastante raros, tendo prevalência estimada em 1,4 por 100.000 nascimentos. Os principais tipos histológicos são o glioma (em especial, o astrocitoma) e o teratoma. Outros tipos histológicos incluem o lipoma e o papiloma de plexo coroide.

Esses tumores tendem a ser supratentoriais, associados a macrocefalia ou hidrocefalia, o que os diferencia dos tumores intracranianos encontrados em crianças maiores, os quais geralmente são infratentoriais e cursam com aumento de pressão intracraniana.

Os tumores intracranianos fetais são geralmente detectados no terceiro trimestre e a maioria está associado a mau prognóstico e podem causar hemorragia intracraniana e distocia durante o parto.

Tumores da cabeça e do pescoço

Respondem pela localização de 22% dos tumores fetais. Há especial interesse sobre as grandes massas cervicais, como o teratoma e o linfangioma, que podem obstruir as vias aéreas, onerando a sobrevida perinatal.

RETINOBLASTOMA

O retinoblastoma é o tumor intraorbitário mais comum da infância, porém em raros casos é grande o suficiente para ser diagnosticado ao ultrassonografia pré-natal de rotina. Sua incidência estimada é de 1:15.000 a 1:34.000 nascidos vivos.

É um tumor maligno originado da retina que cresce rapidamente, destruindo grande parte desta estrutura em semanas, podendo inclusive ocupar todo globo ocular e até se expandir para além da órbita. Quando diagnosticado no período perinatal, tende a ser hereditário pela mutação no gene do retinoblastoma (RB1) ou por uma deleção no cromossomo 13q.

É importante também excluir a possibilidade de anomalias associadas, como a fenda palatina e defeitos cardíacos. Dessa forma, está indicada a ecocardiografia fetal. A análise do cariótipo fetal deve ser considerada a fim de detectar a deleção no cromossomo 13q.

EPIGNATHUS (TERATOMA DE NASOFARINGE)

O teratoma de nasofaringe (*epignathus*) é bastante raro. Este tumor geralmente origina-se do palato e estende-se através da boca até o líquido amniótico. O *epignathus* é usualmente benigno e possui componentes sólidos e císticos. Há associação frequente com polidrâmnio decorrente da dificuldade de deglutição. O prognóstico é seriamente afetado pela obstrução da via aérea pela massa.

MIOBLASTOMA

O mioblastoma é um tumor benigno extremamente raro que pode surgir em múltiplos sítios, sendo mais comum na cavidade oral. Este tumor ocorre exclusivamente no sexo feminino. Aventa-se que a etiologia seja devida à produção excessiva de estrogênio pelos ovários fetais sob estimulação da gonadotrofina coriônica humana (hCG). Na ultrassonografia, apresenta-se com uma grande massa sólida saindo da boca do feto. O polidrâmnio é comum devido à dificuldade do feto para deglutir. Ao mapeamento Doppler é possível a visualização de conexões vasculares entre o tumor e o assoalho oral.

TERATOMA CERVICAL

O teratoma cervical é o tumor do pescoço fetal mais frequentemente encontrado e, como todos os teratomas, é composto de células totipotenciais derivadas das três camadas germinativas. Sua incidência é estimada em 1:20.000 a 1:40.000 nascidos vivos e representam de 3 a 6% dos teratomas (Figs. 18.1 a 18.3).

No exame ultrassonográfico, pode-se identificar uma lesão encapsulada bem delimitada pelos tecidos adjacentes com conteúdo misto e algumas calcificações (essas patognomônicas desse tipo histológico) na metade dos casos. É normalmente assimétrica, multilobulada, unilateral e móvel. Os teratomas cervicais geralmente são grandes e volumosos, possuindo de 5 a 12 cm de diâmetro. O polidrâmnio também pode estar presente em 20 a 40% dos casos como reflexo da oclusão esofágica e traqueal que ocorre nos casos de grandes massas tumorais, elevando assim, o risco de parto prematuro. É comum que fetos com grandes teratomas cervicais apresentem hiperextensão da cabeça, o que pode acarretar importante hipoplasia pulmonar. O principal diagnóstico diferencial do teratoma cervical é o higroma cístico.

Habitualmente, a cesariana está indicada pela distocia causada pela hiperextensão cervical presente nesses

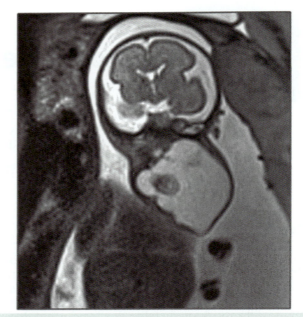

FIGURA 18.2. O mesmo caso da Figura 18.1 com corte coronal em T2. (Cortesia de Dr. Heron Werner.)

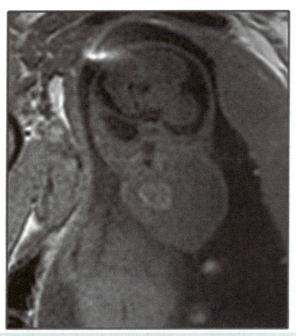

FIGURA 18.1. Ressonância magnética de grande teratoma cervical à direita em feto com 28 semanas. Corte coronal em T1. (Cortesia de Dr. Heron Werner.)

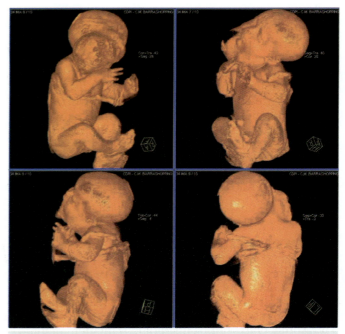

FIGURA 18.3. Reconstrução tridimensional a partir de imagens de ressonância magnética de feto de 28 semanas com grande teratoma cervical à direita. (Cortesia de Dr. Heron Werner.)

casos. Após o parto, a complicação neonatal mais comum é a incapacidade de manutenção de via aérea pérvia causando hipoxemia grave, o que pode ser previsto nos casos onde a ultrassonografia evidencie polidrâmnio com estômago vazio, que sugere oclusão traqueoesofágica. Visando a redução do dano hipóxico que pode acometer o neonato, foi desenvolvida a técnica EXIT (*ex utero intrapartum treatment*), que consiste no manejo da obstrução de vias aéreas superiores no momento do nascimento no qual o suporte placentário é mantido até que o acesso às vias aéreas esteja seguro. Dessa maneira, os fetos podem ser intubados após a exteriorização da cabeça e antes da retirada do corpo.

LINFANGIOMA CERVICAL

Os linfangiomas são tumores benignos que surgem a partir do sequestro congênito dos sacos linfáticos que não conseguem se comunicar com os principais canais linfáticos. O higroma cístico é a forma mais comum deste tumor (Fig. 18.4).

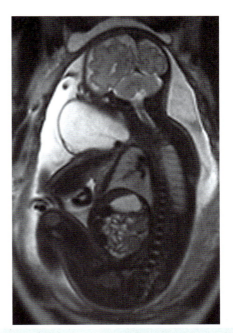

FIGURA 18.4. Ressonância magnética em T2 apresentando corte coronal de feto de 28 semanas com linfangioma cervical. (Cortesia de Dr. Heron Werner.)

Os linfangiomas representam cerca de 6% dos tumores benignos da infância. Essas lesões se localizam no pescoço e na região inferior da face em 75 a 80% dos casos e emergem, geralmente, do interior do trígono cervical posterior. À medida que aumenta, a massa pode infiltrar os planos anatômicos adjacentes levando à compressão das vias aéreas e/ou do trato digestivo.

A avaliação da extensão da massa, das relações anatômicas e a visualização direta da laringe e traqueia são muito difíceis a partir da ultrassonografia antenatal e a melhor avaliação dessas estruturas é obtida na RM fetal. Recentemente, Werner introduziu a broncoscopia virtual fetal, o que deve ajudar sobremaneira no aconselhamento do caso e a programação cirúrgica pós-natal. Importante notar que sinais sonográficos secundários a compressão como polidrâmnio ou protusão da língua, já antecipam a gravidade ao nascimento.

Tumores torácicos

Os tumores intratorácicos primários na infância são extremamente raros, quando comparados às metástases torácicas originadas principalmente do hepatoblastoma, neuroblastoma e do tumor de Wilms.

Os tipos histológicos incluem o linfangioma, teratoma, neuroblastoma e rabdomioma e podem englobar o mediastino, pericárdio e miocárdio.

Independentemente da etiologia, qualquer tipo de tumor torácico pode resultar em desvio de mediastino, obstrução de retorno venoso o que leva a um quadro de hidropisia. Além disso, a compressão pulmonar pode acarretar significativa hipoplasia pulmonar, enquanto a compressão esofagiana e traqueal está associada a polidrâmnio e parto prematuro.

Quando o diagnóstico é duvidoso, a RM fetal pode auxiliar na elucidação do caso. Sendo a lesão predominantemente cística, a toracocentese está indicada, podendo inclusive ser o tratamento definitivo em alguns casos. Diante de um cisto que rapidamente é refeito, a derivação amniótica com *shunt* deve ser considerada visando à melhora da hidropisia nos casos de importante desvio de mediastino.

LINFANGIOMA

É um tumor com conteúdo predominantemente cístico que se desenvolve no mediastino anterior próximo ao timo ou até mesmo envolvendo esta estrutura.

À ultrassonografia apresenta-se como uma massa cística multisseptada e geralmente de grande volume cursando com desvio de mediastino. O acompanhamento tumoral deve objetivar a evolução de seu crescimento e sua extensão para áreas vizinhas, merecendo destaque a parede torácica anterior, a área supraesternal e o espaço retrofaríngeo, podendo acarretar hidropisia fetal e polidrâmnio.

TERATOMA

O teratoma torácico representa 5% de todos os teratomas e é o principal diagnóstico diferencial do linfangioma de mediastino. É um tumor benigno que deve ser retirado após o nascimento, assim que possível, em face da maior probabilidade de degeneração maligna nesse período.

À ultrassonografia evidencia-se imagem com componentes sólidos e císticos que pode apresentar áreas de calcificação e hemorragia.

Apesar de mais frequentemente estar localizado no mediastino, o teratoma também pode ser encontrado no espaço pericárdico. O achado ultrassonográfico é similar ao do teratoma de mediastino já descrito anteriormente, merecendo destaque a presença de derrame pericárdico. Quando apresenta conteúdo predominantemente sólido deve ser diferenciado das malformações broncopulmonares, ao passo que a predominância de conteúdo cístico leva ao diagnóstico diferencial com as malformações adenomatoides císticas, cistos broncogênicos e cistos pericárdicos.

NEUROBLASTOMA

O neuroblastoma pode ser encontrado no mediastino posterior, sendo identificado como uma massa sólida com alguns componentes císticos. A presença de massas císticas localizadas nessa topografia geralmente corresponde à duplicação esofágica ou cistos neuroentéricos. Segmentação vertebral normalmente está associada, e esses tumores podem se estender tanto para cima quanto para baixo do diafragma.

Tumores cardíacos

Os tumores cardíacos representam um dos maiores grupos de tumores fetais. Podem ser detectados no 2º trimestre e o rabdomioma é o mais frequente, originando-se geralmente do septo interventricular. A maioria é descoberta nos exames de rotina durante o acompanhamento pré-natal, porém alguns são descobertos em pacientes com história familiar de esclerose tuberosa, devido à arritmia cardíaca fetal ou em associação com hidropisia não imune.

Rabdomiomas ocorrem em igual frequência no ventrículo esquerdo e direito, podendo envolver o miocárdio, endocárdio, pericárdio, músculos papilares, valvas cardíacas e os tratos de saída aórtico e pulmonar.

A presença do rabdomioma está associada em mais de 60% dos casos com a esclerose tuberosa, o que piora o prognóstico fetal. A esclerose tuberosa é uma doença autossômica dominante que em cerca de dois terços dos casos se origina de uma mutação nova. Sua penetrância é de 95% com expressão variável, sendo recomendada a avaliação pelo geneticista.

Na ultrassonografia pode ser identificada como uma massa intramural única ou múltipla, de tamanho variável, que pode ou não apresentar crescimento intrauterino. Essas massas, dependendo da localização e tamanho, podem causar taquiarritmia, hidropisia fetal e insuficiência cardíaca. O diagnóstico diferencial deve ser feito com teratoma, fibroma, tumores vasculares e mixoma. A ecocardiografia fetal é mandatória na presença de tumoração cardíaca.

Como é frequente a associação do rabdomioma com a esclerose tuberosa, deve-se também rastrear outras anomalias associadas a essa condição, como cistos renais e nódulos subependimários.

Os tumores cardíacos também podem estar associados a outras síndromes genéticas, como a síndromes de Beckwith-Wiedmann, Gorlin e neurofibromatose, mostrando a importância da análise cuidadosa da anatomia fetal.

Durante a gravidez, as principais medidas em face do diagnóstico de tumor intracardíaco são a avaliação funcional do coração pela ecocardiografia e o rastreio da esclerose tuberosa.

A ecocardiografia pode indicar a antecipação do parto em caso de comprometimento da função cardíaca ou até administração materna de digoxina, em casos de taquicardia supraventricular com hidropisia.

A despeito de haver ou não história familiar positiva, o feto com rabdomioma cardíaco associado a cisto renal ou nódulo subependimário tem diagnóstico presuntivo de esclerose tuberosa.

A maioria dos rabdomiomas cardíacos regride espontaneamente após o nascimento, e na ausência de comprometimento fetal, a gestação deve ter um manejo conservador, apesar da necessidade de realizar o parto em um centro terciário.

Tumores abdominais

Lesões císticas no abdome fetal são geralmente detectadas durante o exame ultrassonográfico ao contrário das lesões sólidas, as quais são extremamente raras. Uma vez identificado um tumor abdominal, deve-se buscar a identificação do órgão de origem, sua extensão e a diferença entre os principais diagnósticos na tentativa de determinar o prognóstico e a condução do caso.

TUMORES HEPÁTICOS

Os tumores hepáticos fetais são raros e representam 5% das neoplasias encontradas no feto e recém-nascido. Os tumores primários do fígado incluem o hemangioma, o hemangioendotelioma, o hamartoma mesenquimal e o hepatoblastoma, porém lesões metastáticas também podem ser observadas. Essas últimas são mais comumente derivadas do neuroblastoma. É necessário fazer a diferenciação entre os tumores hepáticos e a hepatomegalia hipoecoica que também pode simular patologia tumoral ao examinador menos experiente. A hepatomegalia hipoecoica está associada à *mielopoiese anormal transitória*, observada no período pré-natal quase que invariavelmente nos fetos portadores de síndrome de Down.

Os cistos hepáticos, biliares e de colédoco devem ser incluídos no diagnóstico diferencial dos tumores hepáticos. O cisto de colédoco, por exemplo, representa uma dilatação do ducto biliar comum que aparece como cisto único anecoico no andar superior do abdome, geralmente medial à vesícula fetal. É um cisto benigno que no período pós-natal deve ser diferenciado da atresia biliar, a qual requer intervenção cirúrgica.

TUMORES CÍSTICOS

O cisto de ovário é restrito aos fetos do sexo feminino e sua prevalência é de 20:100.000 nascidos vivos. Representa 5% dos tumores encontrados nos recém-nascidos do sexo feminino, sendo 18% cistos funcionais, 15% tumores benignos e apenas 3% são tumores malignos. No exame sonográfico, geralmente são unilaterais e apesar de terem um conteúdo predominantemente anecoico, podem apresentar áreas ecogênicas decorrentes de hemorragia ou torção. Sua evolução é variável, podendo em 25% dos casos, involuir, torcer ou romper-se. A taxa de complicação no período pós-natal (torção, rotura ou hemorragia) é de 30%. A remissão espontânea do cisto de ovário é de 5% no primeiro mês, 75% em 2 meses, 90% em 3 meses e de 100% em 1 ano.

O cisto de duplicação também pode se apresentar como massa cística ou de alta ecogenicidade. Geralmente é uma imagem adjacente ao trato digestivo que apresenta a parede mais espessa.

Outro diagnóstico diferencial importante relacionado à obstrução intestinal é o pseudocisto meconial.

NEUROBLASTOMA

O neuroblastoma é o tumor maligno fetal mais comum detectado durante o período neonatal e a glândula adrenal é o sitio primário mais frequente. Esse tumor se origina de tecido nervoso indiferenciado da medula adrenal (40 a 70%) ou gânglio simpático extra-adrenal (30 a 60%) no abdome, tórax, pelve, cabeça e pescoço.

O neuroblastoma de adrenal apresenta incidência de 2 em 100.000 nascidos vivos. Tende a ser unilateral e em 50% dos casos metastatizam-se até o nascimento, sendo os principais locais o fígado, o tecido subcutâneo e a placenta.

O aspeto ultrassonográfico é variável, podendo ser sólido, cístico ou misto. O tumor primário é frequentemente pequeno, medindo poucos milímetros. Também podem ser observadas microcalcificações com sombra acústica. Ocasionalmente, pode haver polidrâmnio e hidropisia fetal. Assim, toda massa adrenal detectada intraútero deve ser considerada como um potencial neuroblastoma até que se alcance outro diagnóstico.

Apesar de cerca de 90% das crianças portadoras de neuroblastoma de adrenal apresentar níveis elevados de ácido vanilmandélico ou ácido homovanílico, a dosagem destas substâncias na urina materna é pouco preditiva. No entanto, em raros casos, é possível observar sinais maternos de excesso de catecolaminas como hipertensão, coagulopatia e anormalidade renal.

O polidrâmnio é comumente encontrado em associação com esta patologia, que ainda pode estar relacionada a um quadro de pré-eclâmpsia, tornando mandatória a vigilância materna nesses casos.

Tumores renais

O nefroma mesoblástico é o tumor renal encontrado com mais frequência no feto, enquanto o tumor de Wilms é extremamente raro nesse período. A imagem ecográfica de ambos os tumores é de uma massa solitária que substitui a arquitetura normal do rim.

NEFROMA MESOBLÁSTICO

O nefroma mesoblástico é um tumor sólido composto de células mesenquimais primitivas e outros componentes renais. Apesar de rara, é a neoplasia renal mais comum nos primeiros meses de vida. Ocorre exclusivamente no terceiro trimestre da gestação.

Na ultrassonografia, o nefroma mesoblástico apresenta-se como massa paravertebral, grande (4 a 8 cm), sólida, unilateral, geralmente de baixa ecogenicidade; áreas altamente ecogênicas podem ser observadas, sinais de hemorragias e necrose do tecido. O limite bem definido ao redor do tumor representa a interface entre a lesão e o tecido normal adjacente, considerando que não há cápsula tumoral; o tumor pode também mostrar limites imprecisos. O mapeamento com Doppler demonstra vascularização difusa e de baixa resistência no tumor. A maioria dos casos relatada intraútero apresentava polidrâmnio concomitante, provavelmente em consequência de poliúria, cerca da metade dos infantes nasce antes de 34 semanas. A ecografia não consegue fornecer uma clara distinção entre nefroma mesoblástico e o tumor de Wilms.

No diagnóstico diferencial, deve-se considerar: (1) doença renal policística infantil, facilmente excluída na presença da bexiga, oligodrâmnio e rins aumentados bilateralmente; (2) doença renal policística do adulto, pode ser presumida pela presença de história familiar; (3) neuroblastoma da glândula adrenal; (4) sequestro pulmonar extratorácico, excluído pelo padrão de vascularização.

TUMOR DE WILMS

O nefroblastoma (tumor de Wilms) representa 80% das neoplasias renais da infância, contudo é muito raramente encontrado no recém-nascido, o que explica os poucos casos relatados de diagnóstico pré-natal.

O tumor de Wilms está associado a várias síndromes genéticas, incluindo as síndromes de Beckwith-Wiedmann, Denys-Drash, Klippel-Trenaunay, à neurofibromatose e ao complexo WAGR (tumor de Wilms, aniridia, malformações geniturinárias e retardo mental). O tumor de Wilms fetal também pode ser parte da síndrome de Perlman, caracterizada por nefroblastomatose familiar, ascite fetal, polidrâmnio, hepatomegalia, macrossomia e tumor de Wilms.

Como já foi descrito, o aspecto sonográfico do tumor de Wilms é indistinguível do nefroma mesoblástico. Ambos são massas complexas, predominantemente sólidas, que se originam do rim e podem até substituí-lo por completo. No entanto, o tumor de Wilms pode apresentar uma pseudocápsula bem definida. A RM deve ser utilizada para melhor delimitação da massa.

TERATOMA SACROCOCCÍGEO

Como todos os teratomas, o teratoma sacrococcígeo contém elementos derivados de três linhagens germinativas e ocorre com incidência de 1 para 35.000.

É identificado ao ultrassom, na maioria dos casos, como uma massa complexa localizada principalmente nas regiões caudal e dorsal, em proximidade com o cóccix, que pode ser totalmente externa, conter componente intrapélvico ou mesmo ser totalmente intrapélvica.

A maioria dos teratomas sacrococcígeos são sólidos ou apresentam componentes sólidos e císticos, enquanto o tumor totalmente cístico é menos comum. Os teratomas sacrococcígeos são geralmente muito vascularizados, o que pode ser facilmente identificado por Doppler. O polidrâmnio é observado em grande parte dos casos. Hepatomegalia, placentomegalia e hidropisia fetal também podem ocorrer em decorrência da insuficiência cardíaca de alto débito.

A incidência de anomalia estrutural associada não é certa, mas a relação com agenesia sacral distal, fístula retovaginal e o ânus imperfurado tem sido descrita, o que torna relevante o estudo morfológico fetal.

Segundo a seção de Cirurgia da Ameircan Academy of Pediatrics (Academia Americana de Pediatria), o teratoma sacrococcígeo pode ser dividido em quatro tipos:

- Totalmente externo com pequeno componente tumoral no cóccix.
- Predominantemente externo com pequeno componente intrapélvico (Fig. 18.5).
- Predominantemente intrapélvico com pequeno componente externo (Figs. 18.6 a 18.9).
- Totalmente intrapélvico ou pré-sacral.

O principal diagnóstico diferencial do teratoma sacrococígeo é a mielomeningocele lombossacra, que invariavelmente apresenta defeito de coluna e hidrocefalia. Mesmo assim, somente os tumores predominantemente císticos podem ser confundidos com a mielomenigocele.

É preciso lembrar que o teratoma sacrococcígeo também se associa a complicações maternas, podendo levar a quadro de hipertensão proteinúrica denominada síndrome "em espelho" (ou de Ballantyne) em casos de hidropisia fetal.

Os teratomas podem ser volumosos e conter numerosas malformações arteriovenosas que resultam em desvio importante do volume circulante fetal para

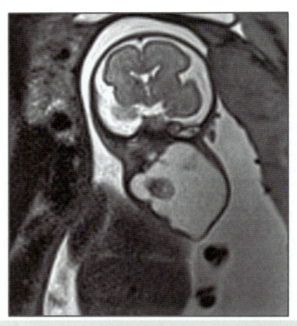

FIGURA 18.6. Ultrassonografia bidimensional (2D) de teratoma sacrococcígeo tipo III revelando extensão abdominal do tumor. (Cortesia de Dr. Heron Werner.)

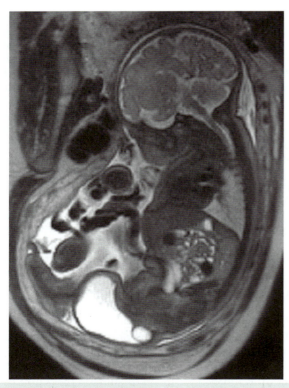

FIGURA 18.5. Ressonância magnética em T2 de teratoma sacrococcígeo tipo II com pequeno componente pélvico. (Cortesia de Dr. Heron Werner.)

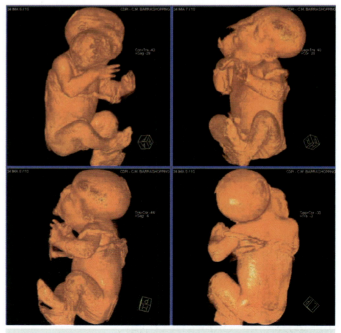

FIGURA 18.7. Ultrassonografia tridimensional (3D) do mesmo caso da figura 6 mostrando o componente externo do tumor. (Cortesia de Dr. Heron Werner.)

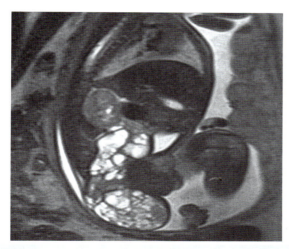

FIGURA 18.8. Ressonância magnética (RM) em T2 de teratoma sacrococcígeo tipo III com extensão tumoral até abdome (Cortesia de Dr. Heron Werner.)

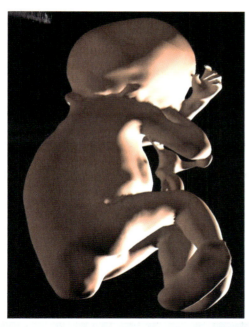

FIGURA 18.9. Reconstrução tridimensional a partir de imagens de ressonância magnética (RM) de caso de teratoma sacrococcígeo tipo III (Cortesia de Dr. Heron Werner.)

a lesão tumoral, o que causa anemia fetal e insuficiência cardíaca de alto débito pela tentativa do coração fetal de perfundir de forma adequada além do tumor, as outras estruturas fetais e a placenta. Fatores associados a maior taxa de mortalidade perinatal e infantil são: composição tumoral sólida e vascularizada, polidrâmnio, hidropisia fetal, parto prematuro e crescimento tumoral acelerado. Foi demonstrado também que teratomas diagnosticados precocemente na gestação têm um prognóstico mais reservado do que os diagnosticados mais tardiamente. Isso provavelmente está relacionado com o tamanho tumoral que é maior naqueles encontrados precocemente.

O tratamento do teratoma sacrococígeo tem sido feito com a fetoscopia a *laser*, entretanto tem sido associado a complicações como necrose isquêmica do esfíncter anorretal. A ablação com radiofrequência (RFA) guiada pela fetoscopia determina operação mais segura.

A ablação vascular a *laser*, tendo por alvo um grande vaso do teratoma, trouxe melhores resultados perinatais do que a ablação intersticial do tumor (*laser* ou álcool).

Bibliografia

Akinkuotu AC, Coleman A, Shue E. Predictors of poor prognosis in prenatally diagnosed sacrococcygeal teratoma: a multiinstitutional review. J Pediatr Surg. 2015;50:771-4.

Avni FE, Massez A, Cassart M. Tumors of fetal body: a review. Pediatr Radiol. 2009;39:1147-57.

Ayed A, Tonks AM, Lander A, et al. A review of pregnancies complicated by congenital sacrococcygeal teratoma in the West Midlands region over an 18-year period: population-based, cohort study. Prenatal Diagn. 2015;35:1037-47.

Bader JL, Miller RW. US cancer incidence and mortality in the first year of life. Am J Dis Child. 1979;133:157-59.

Bianchi DW, Crombleholme TM, D'Alton ME, et al. Fetology: diagnosis and management of the fetal patient. 2.ed. New York: McGraw-Hill; 2010.

Borencky N, Gudinchet F, Laurini R, et al. Imaging of cervico-thoracic lymphangiomas in children. Pediatr Radiol. 1995;25(2):127-30.

Cassart M, Bosson N, Garel C, et al. Fetal intracranial tumours: a review of 27 cases. Eur Radiol. 2008;18:2060–6.

Cho JY, Lee YH. Fetal tumors: prenatal ultrasonographic findings and clinical characteristics. Ultrasonography. 2014;33:240-51.

Hubbard AM, Crombleholme TM, Adzick NS. Prenatal MRI evaluation of giant neck masses in preparation for the fetal EXIT procedure. Am J Perinatol. 1998;15:253-257.

Kathary N, Bulas DI, Newman KD, et al. MRI imaging of fetal neck masses with airway compromise: utility in delivery planning. Pediatr Radiol. 2001;31(10):727-31.

Kerner B, Flaum E, Mathews H, et al. Cervical teratoma: prenatal diagnosis and long-term follow-up. Prenat Diagn. 1998;18:51-9.

Kikuchi A, Tamura N, Ishii K, et al. Four cases of fetal hypoechoic hepatomegaly associated with Trisomy 21 and transient abnormal myelopoiesis. Prenat Diagn. 2007;27:665-9.

Mahony R, McParland P. Approachs to the management of antenatally diagnosed congenital tumors. Pediatr Radiol. 2009;39:1173-8.

Montenegro CAB, Rezende Filho J. Obstetrícia. Rio de Janeiro: Guanabara Koogan; 2017.

Newton ER, Louis F, Dalton ME, et al. Fetal neuroblastoma and catecholamine – induced maternal hypertension. Obstet Gynecol. 1985;65:49S–52S.

Nicolaides KH, Azar GB. Thoraco-amniotic shunting. Fetal Diagn Ther. 1990;5:153-64.

Pantoja E, Liobet R, Gonsales-Flores B. Retroperitoneal teratoma: historical review. J Urol. 1976;115:520-3.

Parkes SE, Muir KR, Southern L, et al. Neonatal tumours: a thirty-year population-based study. Med Pediatr Oncol. 1994;22:309-317.

Wang RM, Shih JC, Ko TM. Prenatal US detection of fetal mediastinal immature teratoma. J Ultrasound Med. 2000;19:289-92.

Werner H, Daltro P. Tumores fetais. In: Pastore AR, Cerri GG (eds). Ultrassonografia em ginecologia e obstetrícia. 2.ed. Rio de Janeiro: Revinter; 2010. p. 559-78.

Werner H, Dos Santos JR, Fontes R, et al. Virtual bronchoscopy in the fetus. Ultrasound Obstet Gynecol. 2011;37(1):113-5.

Werner H, Mocarzel C, Sá RA et al. Antenatal diagnosis of a large immature abdominal wall teratoma by 2D-3D ultrasound using HD live and magnetic resonance imaging. Fetal and Pediatr Pathol. 2016;0:1-8.

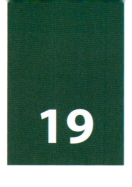

Crescimento e Bem-estar Fetais

Francisco Edson de Lucena Feitosa
Francisco Herlânio Costa Carvalho

Introdução

O peso ao nascer está estreitamente ligado ao crescimento fetal, além de ser um marcador de riscos para doenças cardiovasculares, diabetes tipo II e obesidade. Embora o gradiente de peso ao nascer em toda a população reflita a distribuição de graus de tal risco, é cada vez mais evidente que é a fisiologia em desenvolvimento associado ao crescimento fetal, em vez do peso ao nascer *per se*, que condiciona doenças cardiovasculares, metabólicas, endócrinas e neurais para o ciclo de vida e, portanto, a longo prazo, saúde e riscos de doença. Por esta razão, dados de crescimento fetal e aspectos do desenvolvimento intrauterino necessitam ser incluídas como parte importante no aprendizado dos ginecologistas e obstetras.

Avaliação do crescimento fetal

AVALIAÇÃO DA IDADE GESTACIONAL

Informações confiáveis sobre a idade gestacional são importantes para a avaliação do crescimento fetal. A detecção precoce de restrição do crescimento fetal (RCF) ou macrossomia pode ajudar a reduzir a morbidade e a mortalidade perinatal.

A idade gestacional é historicamente calculada com base no primeiro dia da última menstruação (DUM). Contudo, em cerca de 40% das gestações a DUM não é conhecida ou a informação não é confiável. Em virtude disso, a ultrassonografia se destaca como de fundamental importância para esse fim.

A época ideal para datar uma gravidez, pela ultrassonografia, é aquela em que a medida fetal realizada é mais precisa e de fácil reprodução, quando o crescimento do feto apresenta pouca variabilidade biológica, mas antes que os movimentos de flexão e extensão possam introduzir mais um possível erro. Por esses critérios, a idade gestacional é geralmente baseada no comprimento cabeça-nádegas (CCN), medida realizada entre 8 e 12 semanas.

AVALIAÇÃO CLÍNICA – ALTURA UTERINA

Estudos recentes demonstram grande variação de sensibilidade e especificidade com a utilização deste método, além de ser afetado pela obesidade materna, posição fetal, presença de miomatose uterina, polidrâmnio e insinuação fetal. Sua utilização e a associação com os resultados neonatais é considerada incerta.

BIOMETRIA ULTRASSONOGRÁFICA

Numerosos estudos têm sido conduzidos para criar curvas de normalidade para o crescimento do feto. Muitos, entretanto, apresentam limitação no seu desenho, como base populacional inadequada ou método utilizado para datar a gestação não ideal.

Recentemente, um grande estudo multicêntrico, o *Fetal Growth Longitudinal Study of Intergrowth-21st Project*, apresentou padrões de crescimento utilizando medidas biométricas de ultrassom, mas não estimou o peso fetal, mesmo sendo esta, atualmente, a avaliação clínica do crescimento fetal mais extensamente usada.

Outro grande estudo, o *NICHD Fetal Growth Studies*, mostrou diferenças significativas de crescimento fetal relacionadas a etnia e tabelas de crescimento étnico-específicas estabelecida. Isso contradiz o conceito prescritivo de que um padrão se encaixa a todos. O estudo foi, no entanto, limitado a quatro autorrelatados grupos étnicos de mulheres asiáticas, hispânicas, pretas e brancas nos EUA.

O componente fetal do estudo da Organização Mundial da Saúde (OMS), *Multicentre Growth Reference Study*, foi desenhado com o objetivo de estabelecer gráficos de crescimento para uso clínico com base em populações recrutadas em 10 países. Os dados publicados pela OMS para o crescimento do peso fetal estimado, aparentemente, são mais adequados para uso internacional do que aqueles comumente aplicados hoje. Contudo, as diferenças entre os países, como fatores maternos e sexo fetal, significam que pode ser necessário que esses gráficos sejam ajustados para uso clínico local, melhorando seu desempenho e utilização. A considerável variação no crescimento fetal e no peso ao nascer, que ocorre mesmo em condições ótimas, e que não é explicável em termos de fatores maternos e populacionais, pode sugerir, em primeiro lugar, que tal variação natural no tamanho do descendente é uma estratégia que se revelou extremamente bem-sucedida do ponto de vista evolutivo e, segundo, que os principais determinantes da variação no desenvolvimento humano antes do nascimento ainda estão por determinar. Embora o presente estudo abranja dez países, ainda representa apenas uma pequena amostra do quanto as variações antropométricas substanciais existentes, mesmo dentro dos continentes, são levadas em conta.

A utilização de curva de crescimento individualizada, levando-se em consideração particularidade de cada gestação ou curva de crescimento global é, ainda, uma dúvida a ser esclarecida.

Bem-estar fetal

Vivenciamos uma mudança de paradigma na metodologia de análise dos testes de vitalidade, evitando-se confiar em teste único e avançando em direção à combinação de modalidades de avaliação para, em seguida, adaptar o tipo e frequência das modalidades de testes para o processo específico da doença materna ou fetal.

Métodos de avaliação fetal

MOVIMENTOS FETAIS

A rotina de acompanhamento dos movimentos fetais é atualmente recomendada apenas para gestantes de alto risco, particularmente aquelas em que há suspeita clínica de RCF ou de insuficiência placentária. Estudos adicionais são necessários para determinar qual a técnica mais eficaz na identificação mais precoce de complicações, e que permita realizar intervenções que diminuam os resultados perinatais adversos, bem como a aceitabilidade e a viabilidade para as mulheres.

VOLUME DE LÍQUIDO AMNIÓTICO

O volume de líquido amniótico é estimado por ultrassonografia. Definições comumente usadas de oligodrâmnio incluem o maior bolsão vertical de 2 cm ou menos (não contendo cordão umbilical ou extremidades), ou índice de líquido amniótico (ILA) de 5 cm ou menos. Estudos sugerem que a utilização do maior bolsão vertical ao invés do ILA, para diagnosticar oligodrâmnio, está associada a uma redução das intervenções desnecessárias sem aumento dos resultados perinatais adversos.

PERFIL BIOFÍSICO FETAL (PBF)

As taxas de resultados falsos-negativos do PBF são baixas, enquanto as taxas de falsos-positivos são altas. Revisão sistemática publicada na *Cochane Library* questiona o seu uso em gestações de alto risco.

CARDIOTOCOGRAFIA

A cardiotocografia não tem vencido o desafio de contribuir de forma inequívoca para redução da morbidade e da mortalidade perinatal sem o aumento de intervenções perinatais. Além disso, problemas significativos na interpretação do exame foram relatados, devido a uma alta discordância intra e interobservador na análise dos traçados. Apesar dessas limitações, a tecnologia continua sendo amplamente recomendada em situações de alto risco e sua utilização tem aumentado nos países industrializados. Isso denota uma confiança generalizada dos profissionais de saúde no uso da monitoração cardíaca fetal, apesar das recomendações atuais para limitar o seu uso a casos de alto risco.

DOPPLERVELOCIMETRIA

Esta técnica tem sido aplicada ao estudo do feto, da placenta e da dinâmica circulatória do útero, com aplicação primordial na gestação de alto risco.

O Doppler das artérias uterinas identifica gestações de risco para óbito fetal, especialmente em casos de insuficiência placentária associada a pré-eclâmpsia e/ou RCF. Recentemente tem sido utilizada, inclusive, como parte do diagnóstico da RCF.

O Doppler de artéria umbilical sugere comprometimento placentário de gravidade progressiva. Inicialmente, revelando aumento da resistência e em seguida, a evolução da deterioração é representada por fluxo diastólico ausente ou reverso. Tem papel de destaque hoje, principalmente, na RCF precoce que está intimamente ligada à insuficiência placentária.

A avaliação da artéria cerebral média busca identificar o quadro de vasodilatação cerebral que representa a centralização fetal. Atualmente a utilização da relação cérebro-placentária está associada a melhores taxas de sensibilidade e especificidade, quando comparada a avaliações isoladas das artérias umbilical e cerebral média.

Eventualmente, quando a gestação progride, observam-se resultados anormais de Doppler do ducto venoso sugerindo disfunção cardíaca fetal e acidemia, o que revela piora importante nas taxas de morbimortalidade perinatais. Existe grande variabilidade no tempo de progressão desses achados. O ducto venoso parece ser o vaso que melhor define o momento de resolução da gestação.

Em populações de baixo risco ou não selecionadas, não há evidências de uso rotineiro do Doppler. Não há redução significante na morbidade e mortalidade perinatais ou prematuridade. Não existe redução significante na taxa de cesárea.

Bibliografia

Bricker L, Neilson JP. Routine Doppler ultrasound in pregnancy (Cochrane Review). In: The Cochrane Library. Issue 1. Oxford: Update Software; 2006.

Buck Louis G, Grewal J, Albert P, Sciscione A, Wing D, Grobman W, et al. Racial/ethnic standards for fetal growth: the NICHD Fetal Growth Studies. Am J Obstet Gynecol. 2015;213(4):449.e1±41.

Carberry A, Gordon A, Bond D, Hyett J, Raynes-Greenow C, Jeffery H. Customised versus population based growth charts as a screening tool for detecting small for gestational age infants in low-risk pregnant women. Cochrane Database Syst Rev. 2014;5:CD008549.

Christensen H, Pedersen B, Pournara E, Petit I, Juliússon P. Short stature: comparison of WHO a national growth standards/references for height. PLoS ONE. 2016;11(6):e0157277. doi: 10.1371/journal.pone.0157277 PMID: 27280591.

Cunningham FG, Leveno KJ, Bloom SL, Spong CY, Dashe JS, Hoffman BL, Casey BM, Sheffield JS. Williams Obstetrics. 24.ed. Mc-Graw-Hill; 2014.

Fetal growth restriction. Practice Bulletin No. 134. American College of Obstetricians and Gynecologists. Obstet Gynecol. 2013;121:1122-33.

Figueras F, Gratacos E. An integrated approach to fetal growth restriction. Best Practice & Research Clinical Obstetrics and Gynaecology. 2017;38:48-58.

Figueras F, Gratacós E. Update on the diagnosis and classification of fetal growth restriction and proposal of a stage-based management protocol. Fetal Diagn Ther. 2014;36(2):86-98.

Gordijn SJ, Beune IM, Thilaganathan BPapageorghiou A, Baschat AA, Baker PN, Silver RM, Wynia K, Ganzevoort, W. Consensus definition of fetal growth restriction: a Delphi procedure. Ultrasound Obstet Gynecol. 2016;48:333-339.

Hanson M, Gluckman P. Early developmental conditioning of later health and disease: physiology or pathophysiology? Physiol Rev. 2014;94(4):1027±76. doi: 10.1152/physrev.00029.2013 PMID:25287859.

Kiserud T, Piaggio G, Carroli G, Widmer M, Carvalho J, Neerup Jensen L, et al. The World Health Organization fetal growth charts: a multinational longitudinal study of ultrasound biometric measurements and estimated fetal weight. PLoS Med 14(1):2017.

Lalor JG, Fawole B, Alfirevic Z, Devane D. Biophysical profile for fetal assessment in high risk pregnancies. Cochrane Database Syst Rev. 2008 Jan 23;(1).

Management of intrapartum fetal heart rate tracings. Practice Bulletin N. 116. American College of Obstetricians and Gynecologists. Obstet Gynecol. 2010;116:1232-40.

Merialdi M, Widmer M, GuËlmezoglu A, Abdel-Aleem H, Bega G, Benachi A, et al. WHO multicentre study for the development of growth standards from fetal life to childhood: the fetal component. BMC Pregnancy Childbirth. 2014;14:157. doi: 10.1186/1471-2393-14-157 PMID: 24886101.

Mikolajczyk RT, Zhang J, Betran AP, Souza JP, Mori R, Gülmezoglu AM, Merialdi M. A global reference for fetal-weight and birthweight percentiles. Lancet. 2011;28;377:1855-61.

Moore KL. The developing human: clinically oriented embryology. 10.ed. Elsevier; 2015.

Natale V, Rajagopalan A. Worldwide variation in human growth and the World Health Organization growth standards: a systematic review. BMJ Open. 2014; 4(1):e003735. doi: 10.1136/bmjopen-2013-003735 PMID: 24401723.

Neilson JP, Alfirevic Z. Doppler ultrasound for fetal assessment in high risk pregnancies. Cochrane Database of Systematic Reviews 1996:CD000073.

Papageorghiou A, Ohuma E, Altman D, Todros T, Cheikh Ismail L, Lambert A, et al. International standardsfor fetal growth based on serial ultrasound measurements: the Fetal Growth Longitudinal Studyof the INTERGROWTH-21st Project. Lancet. 2014;384(9946):869±79. doi: 10.1016/S0140-6736(14) 61490-2 PMID: 25209488.

RCOG – The investigation and management of the small-for-gestational-age fetus, 2014.

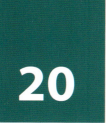

20 Vitalidade Fetal

Rossana Pulcineli Vieira Francisco

Renata Lopes Ribeiro

Marcelo Zugaib

Introdução

A Obstetrícia moderna vive uma nova realidade após o advento das novas técnicas propedêuticas de vitalidade fetal. Essa nova perspectiva proporcionou a melhora dos resultados perinatais, principalmente na assistência às gestantes de alto risco por permitir o diagnóstico de sofrimento fetal de forma mais precisa e assim diminuir as taxas de prematuridade iatrogênica.

Nas últimas décadas, houve inovações e conquistas tecnológicas que enriqueceram o arsenal propedêutico no seguimento pré-natal. O aparecimento dessas novas técnicas foi fruto do esforço empregado no desenvolvimento de ferramentas eficientes para melhor avaliar as condições do concepto e, com isso, reduzir a morbidade e mortalidade perinatais.

A avaliação da vitalidade fetal, com a inserção de novos equipamentos e treinamento adequado de equipe obstétrica especializada, permite o melhor entendimento dos eventos fisiopatológicos envolvidos nos casos de insuficiência placentária e sofrimento fetal. Além disso, esses métodos propedêuticos são fundamentais para o seguimento seguro do pré-natal de gestantes de alto risco, e também fornecem as informações necessárias para que o obstetra decida o melhor momento para a interrupção da gestação.

Os exames que compõem os métodos de avaliação de vitalidade fetal promovem não só meios para que seja realizado o diagnóstico dos diversos graus de insuficiência placentária, mas também o conhecimento da resposta fetal diante da redução na oferta de oxigênio, seja ela promovida por lesão crônica consequente à placentação inadequada ou por evento hipoxêmico agudo. Assim, os exames propedêuticos de vigilância do bem-estar do concepto visam à realização do diagnóstico de sofrimento fetal, que consiste na resposta do produto conceptual ante hipóxia. Caso o evento hipoxêmico não seja corrigido, a lesão pode progredir para acidemia fetal, a qual representa evento metabólico responsável pelos resultados perinatais adversos.

Os resultados adversos impostos ao feto têm um espectro variável: desde o mais grave, representado pelo óbito fetal, até sequelas mais discretas que comprometem funções de vários sistemas, diagnosticadas anos após o nascimento.

Uma variedade de condições preexistentes e outras próprias da gestação podem afetar o produto conceptual, conduzindo a diferentes graus de insuficiência placentária e prejuízo fetal.

O presente capítulo tem por objetivo situar, de maneira sucinta, o conhecimento adquirido até a atualidade em relação aos métodos propedêuticos de vitalidade fetal no seguimento de gestações que cursam com sofrimento fetal, o qual ocorre na presença de diversas doenças maternas e intercorrências gestacionais.

Indicações para avaliação da vitalidade fetal

GESTAÇÕES DE BAIXO RISCO

Nas gestações de baixo risco, na maioria das vezes, a invasão trofoblástica permitirá uma placentação adequada. Em consequência disso, o leito das artérias uteroplacentárias funcionará como um sistema de baixa resistência, baixa pressão e fluxo elevado, condições necessárias para o crescimento fetal adequado.

Essas gestantes podem ser adequadamente acompanhadas no pré-natal por meio da ausculta de batimentos cardíacos fetais (BCF), aferição da altura uterina e monitoração dos movimentos corpóreos fetais (MCF).

O pré-natal de baixo risco exige uma propedêutica mais elaborada, com exames de vitalidade fetal em duas situações: no período após 40 semanas de gestação e na vigência da queixa materna de diminuição da movimentação fetal. Nesse cenário, os parâmetros agudos do perfil biofísico fetal (PBF), principalmente os representados pela cardiotocografia (CTG), são os de maior relevância, como descreveremos a seguir.

GESTAÇÕES DE ALTO RISCO

Já as gestações de alto risco para insuficiência placentária podem cursar com placentação inadequada pela invasão trofoblástica ausente ou incompleta. Isto é, a transformação das artérias espiraladas em uteroplacentárias só acontece em sua porção decidual, mantendo a mesma estrutura musculoelástica no nível do miométrio. Essa situação patológica propicia um regime placentário de alta resistência e baixo fluxo, consequentemente há prejuízo na expansão da área de trocas materno-fetais, determinando, dessa forma, diferentes graus de insuficiência placentária.

Os prejuízos gerados pela insuficiência placentária são muitos. Para o concepto, podemos citar principalmente a restrição de crescimento fetal e os distúrbios de oxigenação, cujo quadro clínico pode ser denominado como de sofrimento fetal. Muitas são as condições que promovem potencialmente a placentação inadequada. Dentre elas, as mais comuns são as síndromes hipertensivas, que representam um espectro muito variável de gravidade do quadro clínico materno, assim como do acometimento fetal.

Os testes de avaliação da vitalidade fetal aplicam-se também em diversas outras situações que promovem efeitos danosos para o compartimento intrauterino. Podemos dividir as indicações de avaliação da vitalidade fetal nos seguintes grupos.

Doenças maternas

- Síndromes hipertensivas: hipertensão arterial crônica (HAC); doença hipertensiva específica da gestação (DHEG); HAC com DHEG superassociada; síndrome HELLP (hemólise (*H, hemolytic anemia*), enzimas hepáticas (*EL, elevated liver enzymes*) e baixa contagem de plaquetas (*LP, low platelet count*); iminência de eclâmpsia e eclampsia.
- Endocrinopatias: diabetes melito; tireoidopatias.
- Cardiopatias: congênitas; adquiridas (valvulopatias).
- Pneumopatias: asma; enfisema pulmonar.
- Colagenoses: lúpus eritematoso sistêmico; artrite reumatoide; dermatomiosite.
- Nefropatias: insuficiência renal crônica; síndrome nefrótica; transplante renal.
- Hemopatias: anemias carenciais; anemias hemolíticas (hemoglobinopatias); anemia falciforme; coagulopatias.
- Trombofilias: congênitas e adquiridas.
- Desnutrição materna.
- Neoplasias malignas.

Intercorrências da gestação

- Restrição do crescimento fetal.
- Pós-datismo.
- Passado obstétrico ruim.
- Oligoidrâmnio e polidrâmnio.
- Rotura prematura das membranas ovulares.
- Gemelaridade.
- Placenta prévia.

Doenças fetais

- Anemias fetais: aloimunização Rh; hidropisia fetal não imune.
- Cardiopatias fetais.
- Malformações fetais.
- Infecções fetais.

Métodos de avaliação da vitalidade fetal

CARDIOTOCOGRAFIA (CTG)

A CTG é um dos exames propedêuticos de avaliação da vitalidade fetal mais utilizados mundialmente e de importância única no seguimento de gestações de alto risco. Os parâmetros da frequência cardíaca fetal (FCF) dependem da integração do sistema nervoso central, autônomo e do sistema cardiovascular; portanto, um resultado normal reflete o suprimento adequado de oxigenação fetal.

Assim como outros métodos que visam ao bem-estar do concepto, o principal objetivo da CTG é identificar o sofrimento fetal em tempo hábil para realizar medidas preventivas a fim de evitar tanto as sequelas neurológicas, devido à exposição prolongada à hipóxia e acidemia, quanto o óbito neonatal.

Resultados anormais, no entanto, podem depender de diversos fatores nas diferentes idades gestacionais. As alterações podem ter influência do ciclo sono-vigília fetal, e também de medicamentos utilizados pela gestante, notadamente os depressores do sistema nervoso central, β-bloqueadores e β-agonistas. A maior crítica na aplicabilidade da CTG refere-se às variações possíveis de interpretação do traçado, já que depende da análise visual subjetiva do examinador. O diagnóstico obstétrico mais apropriado torna-se ainda mais relevante na vigência de um exame suspeito, já que esse exame, isoladamente, pode ter taxa de falso-positivos de até 60%. Assim, uma leitura cuidadosa do traçado, com ou sem a realização de métodos complementares de avaliação fetal, é necessária para que não ocorra indicação prematura do parto, especialmente em idades gestacionais precoces.

PARÂMETROS DA FCF

A possibilidade de ampla variação na interpretação visual dos traçados cardiotocográficos impõe a necessidade de estabelecer parâmetros bem-definidos do comportamento da FCF e, dessa forma, padronizar a classificação de normalidade do exame. Dessa maneira, há menor chance de inconsistências no diagnóstico correto do traçado. Os parâmetros foram determinados pelo National Institute of Child Health (NICH) Workshop, um consenso realizado nos Estados Unidos em 1997 (Tabela 20.1).

Linha de base

A linha de base consiste na média aproximada dos valores da FCF, avaliada em um segmento de 10 minutos do traçado cardiotocográfico, excluindo-se desacelerações, acelerações e variabilidade acentuada em que o segmento apresente diferenças superiores a 25 batimentos por minuto (bpm). Na Clínica Obstétrica do Hospital das Clínicas da Faculdade de Medicina da Universidade de São Paulo (HC-FMUSP), a linha de base é determinada como aquela que está presente em mais de 50% do traçado. Os valores normais da FCF de base são aqueles compreendidos entre 110 e 160 bpm.

A bradicardia fetal é definida quando a linha de base é menor que 110 bpm. É mais comumente encontrada em gestação pós-data ou decorrente do uso materno de drogas betabloqueadoras. As bradiarritmias cardíacas, como o bloqueio atrioventricular, normalmente sustentam níveis de FCF mais baixos com menos de 60 bpm).

TABELA 20.1. Parâmetros da cardiotocografia anteparto

Linha de base

Normal	110–160 bpm
Bradicardia	< 110 bpm
Taquicardia	> 160 bpm

Variabilidade

Ausente	Indetectável
Mínima	0–5 bpm
Moderada (normal)	6–25 bpm
Aumentada	> 25 bpm
Padrão sinusoidal	Ondas em formato de sino com amplitudes de 5 a 15 bpm, com ritmo fixo, regular e monótono

Acelerações transitórias

< 32 semanas	> 10 bpm e > 10 segundos
≥32 semanas	> 15 bpm e > 15 segundos
Desacelerações periódicas	Desacelerações precoces
	Desacelerações tardias
	Desacelerações variáveis
Desacelerações não periódicas	Espicas
	Desacelerações prolongadas

Adaptada do National Institute of Child Health and Human Development Research Planning Workshop. Electronic fetal heart rate monitoring: research guidelines for interpretation. Am J Obstet Gynecol 1997;177:1385-90.
bpm, batimentos por minuto.

A taquicardia fetal é caracterizada por linha de base com valor superior a 160 bpm, e as situações mais frequentemente associadas ao aumento da FCF são infecção ovular, hipertermia materna (10 bpm para cada grau centígrado), uso de drogas uterolíticas simpaticomiméticas (como isoxsuprina), excesso de atividade fetal, hiper-reatividade fetal a estímulos (sonoros, vibratórios), uso abusivo de nicotina e cafeína, e as taquiarritmias cardíacas, nas quais a FCF é geralmente superior a 200 bpm. A etiologia mais grave, e não comumente encontrada, é a hipóxia fetal crônica, que surge devido à estimulação do componente simpático do sistema nervoso autônomo (SNA) e ocorre como resposta persistente e duradoura ao sofrimento fetal.

Variabilidade

A variabilidade é definida como uma oscilação na linha de base da FCF. Dois tipos são descritos: a instantânea, de curta duração (*short-term*), chamada de microscilação, e a de longa duração (*long-term*), também conhecida como macroscilação ou variabilidade oscilatória.

A microscilação não é passível de ser avaliada pela interpretação visual do traçado cardiotocográfico; somente os monitores da CTG computadorizada permitem a leitura em milissegundos (ms) desse parâmetro. A variabilidade de longa duração é definida como a amplitude do ascenso e descenso da FCF (exceto para o padrão sinusoidal), sendo normal a frequência de 2 a 6 ciclos por minuto. Os valores considerados normais para a variabilidade oscilatória pelo NICH são os situados entre 6 e 25 bpm. De acordo com a classificação de Zugaib e Behle, a variabilidade normal compreende valores entre 10 e 25 bpm.

A ocorrência de variabilidade diminuída está relacionada a diversos fatores associados principalmente à depressão da função neurológica fetal, como sono, malformações do sistema nervoso central, hipóxia e uso materno de drogas (como opiáceos). Na prematuridade, ela é comum devido à imaturidade do componente parassimpático do sistema nervoso autônomo. Já o aumento da variabilidade, quando o valor está acima de 25 bpm, é evento menos comum e normalmente associado à movimentação fetal excessiva.

O padrão sinusoidal é de ocorrência ainda mais rara e o traçado é caracterizado por onda em forma de sino, com amplitudes de 5 a 15 bpm, com ritmo monótono e uniforme, mesmo após a aplicação do estímulo sonoro. O traçado sinusoidal pode estar presente em situações de hipóxia, com prognóstico perinatal comumente prejudicado. Porém, classicamente esse padrão é associado a gestações com fetos isoimunizados e hidrópicos que apresentam anemia grave decorrente de insuficiência cardíaca fetal.

Acelerações transitórias

As ascensões da FCF denominadas acelerações transitórias (AT), de acordo com o consenso da NICH, são elevações abruptas (com intervalo entre o início da aceleração e o pico inferior a 30 segundos) da FCF, cujo acme é igual ou superior a 15 bpm em relação à linha de base, e com duração mínima de 15 segundos e inferior a 2 minutos. Para idades gestacionais precoces abaixo de 32 semanas, são aceitos valores para a AT de 10 bpm e com duração superior a 10 segundos. A aceleração é denominada prolongada quando dura 2 a 10 minutos e, acima desse período, é considerada mudança de linha de base.

A AT é associada à resposta fisiológica à movimentação corpórea do feto e é o melhor parâmetro cardiotocográfico correlacionado ao bem-estar fetal. O desaparecimento das acelerações, mesmo após estímulos, sugere hipóxia fetal.

Desacelerações

As desacelerações são quedas temporárias da FCF e podem ser classificadas como periódicas ou não periódicas (associadas à contração uterina ou não, respectivamente). A identificação correta desses eventos no traçado cardiotocográfico é etapa fundamental no diagnóstico correto de sofrimento fetal. As características mais importantes dessas quedas serão descritas a seguir.

Desaceleração precoce

É a queda gradual (o intervalo entre o início e o nadir da queda é igual ou superior a 30 segundos) da FCF e ocorre simultaneamente com a contração uterina, ou seja, o valor mínimo atingido pela FCF coincide com o pico da contração. A desaceleração precoce acontece habitualmente no trabalho de parto, especialmente no período expulsivo e após a rotura das membranas ovulares, e não está associado a acidemia e sofrimento fetal (Fig. 20.1).

Desaceleração tardia

Tem como particularidade a queda gradual (o intervalo entre o início e o nadir da queda é igual ou superior a 30 segundos) da FCF, que tem início após 20 segundos ou mais após o início da contração uterina (Fig. 20.2). O nadir da desaceleração tardia acontece após o pico da contração. O aparecimento da desaceleração tardia no traçado cardiotocográfico está correlacionado à hipóxia em fetos com baixa reserva de oxigênio. O grau de prejuízo da oxigenação fetal é proporcional à frequência e duração das desacelerações, assim como depende também da condição fetal e placentária basal.

Desaceleração umbilical ou variável

É a queda súbita (o intervalo entre o início e o nadir da desaceleração menor que 30 segundos) da FCF de pelo menos 15 bpm, e duração maior ou igual a 15 segundos e inferior a 2 minutos (Fig. 20.3). A desaceleração variável é precipitada habitualmente por compressão do cordão umbilical durante contração uterina ou movimentos corpóreos fetais.

As características da desaceleração variável de mau prognóstico são: duração superior a 60 segundos, taquicardia compensadora (ascensão da linha de base após a desaceleração), recuperação da linha de base em bradicardia, queda da FCF abaixo de 70 bpm, duração maior que 1 minuto, recuperação lenta da linha de base, morfologia em W e perda da variabilidade. Já a presença de pequenas acelerações no início ou no final da desaceleração (quando a compressão do cordão

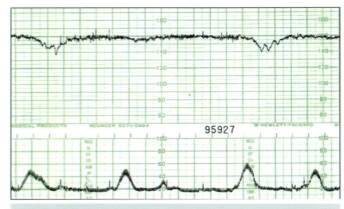

FIGURA 20.2. DIP II ou desaceleração tardia.

obstrui somente a veia umbilical), chamadas também de "acelerações em ombro", apontam para desaceleração de bom prognóstico, e esse padrão não é associado a resultados perinatais adversos.

Desaceleração prolongada

É um tipo de desaceleração não relacionada à contração uterina com queda da FCF superior a 15 bpm e com duração de 2 a 10 minutos. Acima desse período, denomina-se a mudança de linha de base. As causas mais comumente associadas são a hipotensão materna e a hipertonia uterina. Nessas situações, corrigidos os fatores etiológicos, há a normalização da FCF.

Espicas

São quedas abruptas e pouco amplas da FCF decorrentes da movimentação fetal e da compressão rápida do cordão umbilical, também não associadas a contrações uterinas.

MODALIDADES DE CTG

O traçado cardiotocográfico pode ser utilizado como método de avaliação da vitalidade fetal no período

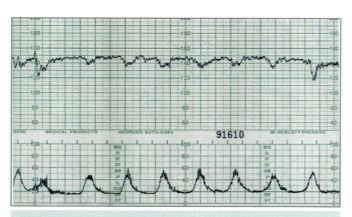

FIGURA 20.1. Desaceleração precoce.

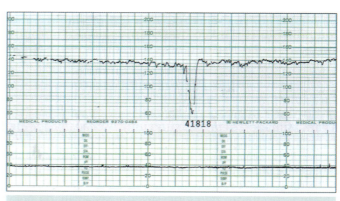

FIGURA 20.3. Desaceleração umbilical.

intraparto, assim como no anteparto, com algumas modalidades na execução do teste que veremos a seguir.

CTG anteparto de repouso e estimulada

A CTG basal ou anteparto de repouso é também conhecida internacionalmente como *nonstress test*. É indicada para manter o bem-estar do feto em gestações de alto risco e fazer o acompanhamento seguro desses casos; e também para identificar o comprometimento do produto conceptual, na vigência de evidências que apontem para uma possível ocorrência de sofrimento fetal, como diminuição de sua movimentação corpórea relatada pela gestante.

A interpretação da CTG de repouso utiliza-se dos parâmetros da FCF já descritos, e a presença de AT e variabilidade adequada permite identificar o exame cardiotocográfico como normal e afastar sofrimento fetal. Da mesma maneira, a ausência desses parâmetros, principalmente se houver concomitância com desacelerações, aponta para uma CTG anormal e provável associação com comprometimento fetal.

O American Congress of Obstetricians and Gynecologists (ACOG) considera a CTG basal como reativa (exame normal) quando há pelo menos duas AT em um traçado de 20 minutos, e o feto é classificado como não reativo se essas AT não forem observadas em um período de 40 minutos.

Na Clínica Obstétrica do HC-FMUSP, a classificação da CTG baseia-se no índice cardiotocográfico de Zugaib e Behle modificado pelo consenso do NICH de 1997 (Tabela 20.2).

TABELA 20.2. Índice cardiotocométrico de Zugaib e Behle modificado

Parâmetro	Normal	Pontuação
Linha de base	110–160 bpm	1
Variabilidade	10–25 bpm	1
Acelerações transitórias	1	2
Desacelerações	Nenhuma	1

bpm, batimento por minuto.

O índice cardiotocométrico é o somatório desses valores atribuídos a cada parâmetro. O feto é classificado em ativo: índices 4 e 5 (normal); hipoativo: índices 2 e 3 (suspeito); e inativo: índices 0 a 1 (anormal).

O exame é considerado normal se a classificação for de feto ativo. O diagnóstico de feto hipoativo ou inativo corresponde a resultado suspeito e anormal, respectivamente; e, nesses casos, é preconizada a realização do teste de estimulação sônica, que tem como objetivo diminuir a taxa de falsos-positivos. Na Clínica Obstétrica do HC-FMUSP, utiliza-se uma fonte sonora que tem por característica frequência de 500 a 1.000 Hz e pressão sonora de 110 a 120 decibéis (dB), aplicada sobre a região do abdome materno correspondente ao polo cefálico durante 3 a 5 segundos.

A CTG estimulada é uma complementação do traçado suspeito ou anormal e diferencia fetos hígidos com boa oxigenação e no estado de sono daqueles com parâmetros anormais devido a hipóxia ou acidemia. Esse recurso reduz o tempo de duração do exame, sem prejudicar a detecção de gestações com comprometimento da vitalidade.

Após o estímulo, o feto é classificado de acordo com a resposta cardíaca em:

- Reativo: aumento da FCF em pelo menos 20 bpm e duração da resposta por, no mínimo, três minutos;
- Hiporreativo: quando há resposta da FCF com amplitude menor que 20 bpm e/ou duração menor do que três minutos;
- Não reativo: quando não há resposta cardioaceleratória fetal.

Após o término da resposta ao estímulo sônico (quando há o retorno da linha de base por pelo menos 30 segundos), ainda podemos classificar o traçado quanto à presença ou não de AT em resposta monofásica, quando não há AT; e resposta bifásica, quando há AT.

O exame é normal se o traçado evidenciar feto reativo ou hiporreativo bifásico. Os fetos não reativos ou com resposta monofásica têm a CTG considerada anormal e não pontuam no escore do PBF. Existem várias possíveis causas para a ocorrência de um exame anormal: desde inadequação do estímulo sonoro por aplicação incorreta no polo pélvico ou obesidade materna; polidrâmnio; imaturidade neurológica fetal pela prematuridade; uso de medicações sedativas ou β-bloqueadores pela gestante; e por fim a hipóxia, que deve ser sempre pesquisada objetivando-se evitar o comprometimento fetal.

Na prática clínica diária, normalmente os traçados de feto ativo e os francamente anormais são identificados sem muitas dificuldades. Já as CTG suspeitas, situadas entre os dois extremos, devem ser interpretadas com muita parcimônia. Alguns casos merecem traçados longos, realização de exames cardiotocográficos subsequentes e outros métodos complementares de avaliação da vitalidade fetal. Já outros exigem intervenção obstétrica imediata para a prevenção de sequelas e óbito neonatal. O conhecimento dos conceitos teóricos e a experiência do examinador fazem a diferença no diagnóstico correto do traçado e, consequentemente, na conduta obstétrica mais adequada para cada caso.

Na Clínica Obstétrica do HC-FMUSP, o roteiro propedêutico para o acompanhamento de gestações de baixo risco é a realização de CTG somente no pós-datismo ou na vigência de algum sintoma que indique comprometimento da vitalidade, como a diminuição da movimentação corpórea fetal. Nos casos de alto risco, cada doença materna é seguida com protocolos específicos tanto para pacientes internadas quanto para as que se tratam em regime ambulatorial. A periodicidade de realização dos exames depende essencialmente do quadro clínico materno subjacente, e a indicação de parto baseada na CTG ocorre somente quando o exame é claramente anormal, ou o sofrimento fetal é corroborado por outros métodos de avaliação, principalmente em gestações com menos de 37 semanas.

CTG computadorizada

Em 1985, Dawes et al. criaram um sistema computadorizado de análise da FCF padronizado somente para o período anteparto, para compensar as limitações da avaliação visual da CTG. Dessa maneira, as inconsistências originadas da interpretação do traçado observador dependente são eliminadas e as altas taxas de falsos-positivos do teste poderiam ser reduzidas.

Os seguintes parâmetros são analisados: FCF basal, desacelerações e acelerações, perda de sinal, variação de curto prazo (do inglês, STV – *short-term variation*), episódios de alta e baixa variação, contrações uterinas e movimentação fetal registrada pela gestante. A duração máxima para a realização do exame é de 60 minutos e, após os primeiros 10 minutos, o programa realiza a interpretação inicial do registro, que é revista a cada dois minutos, até que os critérios de normalidade estabelecidos sejam atingidos. A variação de curto prazo é independente da FCF basal e, quando está anormal, é o parâmetro mais associado à acidemia ao nascimento e a resultados perinatais adversos. O exame é considerado normal quando todos os parâmetros analisados são classificados como normais.

Essa modalidade de CTG ainda não é amplamente utilizada na prática diária obstétrica, principalmente porque exige um período longo para sua realização, assim como a disponibilidade de equipamento específico.

CTG intraparto

A CTG intraparto tem importância única na avaliação do bem-estar fetal durante o trabalho de parto, e objetiva principalmente identificar fetos que apresentem sofrimento fetal em tempo para que sejam aplicadas medidas corretivas e de prevenção da morbidade neonatal e o óbito fetal.

A literatura internacional não demonstra melhores resultados perinatais da monitoração contínua comparada à ausculta intermitente da FCF. Porém, em gestações consideradas de alto risco para sofrimento fetal, a utilização da CTG intraparto é recomendada, apesar de sua associação com maior número de cesáreas e parto vaginal instrumental. Não há benefícios estabelecidos da monitoração contínua da FCF nas gestações de baixo risco, mas os traçados cardiotocográficos são utilizados na prática diária em grande escala, já que servem de apoio para o obstetra na assistência ao trabalho de parto, assim como representam documentação em processos ético-disciplinares.

A CTG intraparto pode ser analisada, de acordo com os mesmos parâmetros cardiotocográficos já abordados e propostos pelo NICH de 1997, porém considerando-se as particularidades do período intraparto e também com o objetivo de determinar condutas específicas para esse período, propõe-se a sua classificação em categorias (Tabela 20.3).

A categoria I indica boa vitalidade fetal e, portanto, o seguimento de vitalidade fetal deverá ser mantido de forma rotineira.

A categoria III indica alta probabilidade de sofrimento fetal sendo portanto essencial a instituição de manobras para reanimação fetal intrauterina que compreendam: hidratação – 1.000 mL de soro fisiológico; oxigênio em máscara, decúbito lateral, diminuição da dose de ocitocina ou até mesmo uso de terbutalina para diminuir ou cessar as contrações uterinas. É importante que se tenha em mente que, caso não ocorra melhora do padrão da cardiotocografia, o nascimento deverá ocorrer em até 30 minutos.

Na categoria II, a vigilância deverá ser intensa, com a procura de possíveis causas para a alteração na cardiotocografia e utilização das manobras de ressuscitação intrauterina e se o padrão for mantido ou houver progressão para a categoria III, deve-se realizar o parto pela via mais rápida.

TABELA 20.3. Categorias para classificação da cardiotocografia intraparto

Categoria I	▪ Linha de base: 110 – 160 batimentos por minuto (bpm) E ▪ Variabilidade moderada: 6 – 25 bpm (normal) E ▪ Acelerações presentes ou não E ▪ Desacelerações precoces presentes ou não E ▪ Ausência de desacelerações variáveis e tardias
Categoria II	▪ Taquicardia OU ▪ Variabilidade ausente/mínima/aumentada isolada OU ▪ Desacelerações variáveis recorrentes com variabilidade mínima/moderada OU ▪ Desacelerações tardias recorrentes com variabilidade moderada OU ▪ Desacelerações variáveis com acelerações no início e final ("ombros"), retorno lento ou profundas OU ▪ Desaceleração > 2 minutos, porém < 10 minutos OU ▪ Ausência de aceleração após ES ou estímulo do couro cabeludo
Categoria III	▪ Padrão sinusoidal OU ▪ Variabilidade ausente E ▪ Desacelerações tardias em > 50% contrações OU ▪ Desacelerações variáveis em > 50% contrações OU ▪ Bradicardia

PERFIL BIOFÍSICO FETAL (PBF)

O PBF foi idealizado por Manning et al. no início da década de 1980, com a intenção de desenvolver um escore capaz de predizer a instalação de sofrimento fetal. O método é simples, tem boa reprodutibilidade e ganhou notoriedade na vigilância materno fetal. Já é estabelecida a eficácia desse exame em predizer resultados perinatais, com valor preditivo negativo de 99,9%, porém com taxa de falso-positivos de até 50%.

Esse método propedêutico é constituído de:

▪ Marcadores agudos – Quando anormais, associam-se à hipóxia aguda fetal. São eles: CTG, movimentos respiratórios ou torácicos fetais (MRF), movimentos corpóreos fetais (MCF) e tônus fetal. A inclusão de outros parâmetros de atividades biofísicas fetais diminuiu as altas taxas de falsa positividade das avaliações realizadas exclusivamente com a CTG, o que melhorou o valor preditivo de sofrimento fetal, principalmente se a classificação do escore for menor ou igual a 4.

- Marcador crônico – Representado pelo índice de líquido amniótico (ILA). A regulação do líquido amniótico é complexa, mas a partir do segundo trimestre o ILA está associado à produção de urina fetal, e portanto depende da perfusão renal. A hipoxemia fetal está associada à redistribuição do fluxo sanguíneo, que acarreta oligúria e, consequentemente, oligoâmnio.

Descrição e interpretação dos parâmetros do PBF

A cada parâmetro do PBF é atribuída uma pontuação: dois pontos para resultados normais e zero para os anormais. Assim, o índice do PBF varia de 0 a 10. No HC-FMUSP, a CTG é considerada normal e ganha dois pontos no PBF quando apresenta padrão ativo, reativo ao estímulo sonoro ou hipoativo com resposta bifásica, como descrito anteriormente.

As variáveis ultrassonográficas biofísicas agudas são observadas por um período de até 30 a 40 minutos para evitar análises equivocadas devido ao período de sono fetal. Os MCFs são facilmente identificados no corte sagital pela retração dos arcos costais e rebaixamento do diafragma. Considera-se normal um episódio com duração de 30 segundos. A presença de um movimento corpóreo rápido ou de três ou mais movimentos corpóreos lentos é classificada como normal no PBF. O tônus sempre está normal diante de MCF satisfatório e pode ser também identificado pela atitude fetal de flexão. É o primeiro parâmetro biofísico a aparecer na vida fetal e o último a ficar ausente em situações hipoxêmicas. O volume de líquido amniótico é considerado anormal na vigência de oligoâmnio (i.e., quando o ILA for menor do que 5 cm segundo a técnica dos quatro quadrantes ou quando a medida do maior bolsão de líquido amniótico for inferior a 2 cm). Apesar de ser achado ultrassonográfico frequente nas gestações com insuficiência placentária, a correlação entre oligoâmio e acidemia fetal não está estabelecida.

A interpretação clínica dos resultados e a conduta obstétrica preconizada estão resumidas na Tabela 20.4.

A indicação do parto quando o escore do PBF encontra-se abaixo de 6 é embasada pela associação consistente desse cenário com acidemia ao nascimento. Vintzileos et al., em 1991, analisam 62 pacientes e defendem que a média do pH é de 7,10 quando há perda de tônus fetal, o que confere a este parâmetro uma capacidade significativa de predição de acidemia. Do mesmo modo, Baschat et al., em 2004, concluem que a CTG anormal, associada à ausência de MRF e redução da movimentação corpórea fetal, são alterações tipicamente observadas quando o pH fetal está entre 7,10 e 7,20; já se houver abolição dos movimentos fetais e perda do tônus, o pH vigente mostra-se normalmente abaixo desses valores.

TABELA 20.4. Interpretação e conduta de acordo com o resultado do perfil biofísico fetal (PBF)

Índice do PBF	Interpretação	Conduta
8 ou 10 com ILA normal	Baixo risco para asfixia crônica e aguda	Conservadora
8 com ILA < ou = 5	Baixo risco para asfixia aguda	Resolução de acordo com a IG e maturidade
	Provável asfixia crônica	
6 com ILA normal	Possível asfixia aguda	Repetir o exame em 6h
	Baixo risco para asfixia crônica	Resolução se < 6
6 com ILA < ou = a 5	Provável asfixia crônica	Interrupção quando o feto for maduro
	Possível asfixia aguda	Se não, avaliar Doppler.
		Conduta individualizada
4/2/0	Provável asfixia aguda	Interrupção na viabilidade fetal
ou = a 5	Provável asfixia crônica se ILA <	

ILA, índice de líquido amniótico.

Em um estudo realizado com 842 gestantes de alto risco que realizaram PBF até sete dias antes do parto no Setor de Vitalidade do HC-FMUSP, os resultados encontrados confirmam as conclusões citadas anteriormente. Observou-se correlação com escore do PBF menor do que 4 e acidemia ao nascimento, e nesses casos há também maior incidência de Apgar do quinto minuto inferior a 7, internação do recém-nascido na unidade de terapia intensiva e óbito neonatal.

A indicação do parto deve sempre ser parcimoniosa, principalmente na prematuridade. A decisão de resolver a gestação deve considerar sempre o quadro clínico materno, a idade gestacional, a realização de exames complementares, como a dopplervelocimetria, e a viabilidade determinada pelo berçário anexo à maternidade do serviço em que o parto será realizado.

DOPPLERVELOCIMETRIA

A dopplervelocimetria é utilizada para avaliação hemodinâmica das gestações de alto risco para diagnóstico de insuficiência placentária e suas consequências ao produto conceptual, notadamente a restrição de crescimento e o sofrimento fetal.

Alguns cuidados devem ser adotados para a avaliação correta do mapeamento do fluxo sanguíneo de cada vaso estudado. Deve ser verificada a ausência de movimentação corpórea e respiratória fetal; a FCF deve estar dentro da normalidade (entre 110 e 160 bpm); e o filtro de janela deve ser fixado no valor de 50 Hz, que proporciona adequada redução de ruídos causados por movimentos teciduais sem ocasionar perda da informação do sonograma analisado.

A interpretação dos sonogramas obtidos pode ser feita de maneira qualitativa (aspecto da onda) ou quantitativa por meio de índices. Os mais utilizados são: relação sístole/diástole (S/D); índice de pulsatilidade (IP: relação do resultado da diferença entre a velocidade sistólica máxima e a diastólica mínima pela velocidade média); índice de pulsatilidade venosa (IPV: relação da diferença entre a velocidade de pico sistólico e a velocidade mínima na contração atrial com a velocidade média) e o índice de resistência (IR: diferença entre a velocidade sistólica máxima e a diastólica mínima com a velocidade sistólica máxima). Cada vaso de interesse apresenta uma curva de normalidade para cada índice, correspondente à respectiva idade gestacional.

Dopplervelocimetria nas artérias umbilicais, artérias uterinas e diagnóstico de insuficiência placentária

Se houver placentação inadequada, até disfunções placentárias leves podem restringir a transferência de aporte de nutrientes e de oxigênio para o feto, o que ocasiona diferentes graus de insuficiência placentária e também restrição de crescimento fetal (RCF). Esse cenário ocorre na presença de hipertensão arterial em todas as suas formas, diabetes melito tipos I e II, trombofilias, colagenoses e cardiopatias, principalmente as cianóticas, dentre outras.

A função placentária deve ser investigada por meio da circulação placentária (representada pelas artérias uterinas) e da circulação fetoplacentária (representada pela artéria umbilical) nas gestações que podem cursar com déficit de função da placenta.

Os resultados anormais na dopplervelocimetria das artérias uterinas ocorrem como consequência da invasão trofoblástica inadequada (Fig. 20.4). O sonograma anormal revela índices dopplervelocimétricos elevados após 24 a 26 semanas de gestação. Esses achados nas gestantes de alto risco relacionam-se ao aumento da incidência de casos de restrição do crescimento fetal e de pré-eclâmpsia e, portanto, têm um significado quanto ao prognóstico da gravidez.

A análise do fluxo da artéria umbilical insonada próximo à inserção da placenta revela o perfil da circulação fetoplacentária (Fig. 20.5). Então, à medida que as vilosidades placentárias ficam comprometidas, a resistência do fluxo de sangue nesse vaso aumenta progressivamente, refletindo a alteração estrutural da placenta.

Os índices que implicam aumento da resistência vascular, como o IP, começam a elevar-se quando há acometimento de 30% da árvore vilositária. A progressão para fluxo ausente (diástole zero: DZ) ou reverso (diástole reversa: DR) acontece quando pelo menos 70% da área placentária estiver prejudicada (Fig. 20.6). O encontro de DZ e DR denuncia a falência placentária grave, em que a quase totalidade dos vasos da circulação fetoplacentária está obstruída, e esses achados estão relacionados com elevada incidência de acidemia fetal e morbidade neonatal. Diante desse diagnóstico, é preconizada vigilância fetal rigorosa para a detecção precoce de sofrimento fetal descompensado e, então, instituir a conduta obstétrica apropriada.

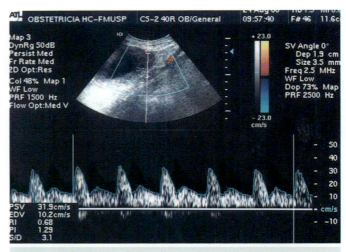

FIGURA 20.4. Sonograma anormal de artéria uterina.

Dopplervelocimetria da circulação fetal: estudo da resposta fetal à hipoxemia

O exame dopplervelocimétrico permite também o acesso à resposta fetal diante da hipóxia crônica característica no comprometimento da função placentária. No território arterial ocorre a redistribuição do fluxo sanguíneo que prioriza as glândulas adrenais, o miocárdio e o cérebro (em detrimento de áreas menos nobres, como rins e membros), chamado de centralização fetal. Na prática obstétrica, a centralização fetal se traduz como aumento do fluxo diastólico e diminuição da resistência na circulação dos vasos cerebrais.

Por apresentar melhor reprodutibilidade, o vaso analisado para diagnóstico da vasodilatação nesses territórios é a artéria cerebral média (ACM) (Fig. 20.7). Valores abaixo do percentil 5 da curva de normalidade para a idade gestacional são classificados como anormais. No entanto, a presença de centralização fetal deve ser avaliada em conjunto com os outros parâmetros dopplervelocimétricos, e a presença isolada de valor anormal

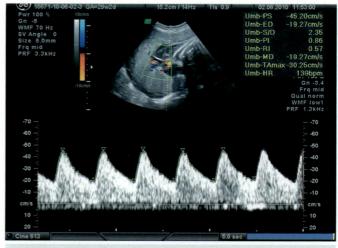

FIGURA 20.5. Sonograma normal de artéria umbilical.

da ACM não é indício de sofrimento fetal e não deve ser considerada na decisão de resolução da gestação.

A alteração dos exames de dopplervelocimetria diante de insuficiência placentária obedece a uma sequência fisiopatológica. Primeiramente, surgem as alterações do fluxo da artéria umbilical e ACM; e, com a progressão do quadro hipoxêmico e a manutenção da vasoconstrição periférica, ocorre o aumento da pressão nas câmaras cardíacas, seguido de alterações no território venoso fetal.

O ducto venoso (DV) é um *shunt* que comunica a veia umbilical à veia cava inferior e é o vaso eleito pela maioria dos estudos para representar o território venoso. O estudo dopplervelocimétrico desse vaso demonstra a resposta cardiovascular fetal ante a deterioração do quadro hipoxêmico na insuficiência placentária (Fig. 20.8). Além da idade gestacional e do peso ao nascimento, o ducto venoso emerge como principal parâmetro hemodinâmico preditor da morbidade e mortalidade neonatais, especialmente na prematuridade extrema.

O aumento da resistência vascular pela vasoconstrição periférica na hipoxia aumenta a pressão cardíaca no ventrículo direito e acarreta um fluxo retrógrado na veia cava inferior durante a contração atrial, o que promove a redução do fluxo no ducto venoso. O estudo dopplervelocimétrico desse vaso demonstra, nessa situação, o aumento dos valores do índice de pulsatilidade e, com a evolução do quadro, a onda "a" (referente à sístole atrial) torna-se ausente ou reversa. O fluxo nas veias durante a contração atrial varia consideravelmente dependendo do vaso insonado, e fluxo ausente ou reverso pode ser fisiológico na veia cava inferior, mas é sempre anormal quando relacionado ao DV.

Em 2006, Francisco et al. construíram a curva de probabilidade de ocorrência de acidose fetal segundo o IPV do DV. Esse estudo demonstrou que quanto maior o IPV, menor é o pH ao nascimento, permitindo a correlação direta da dopplervelocimetria do DV com resultados neonatais adversos (Fig. 20.9).

A curva citada demonstra uma probabilidade de acidemia fetal de 50 a 75%, quando o valor do IPV encontra-se entre 1,0 e 1,5, e tem sido utilizada na Clínica Obstétrica do HC-FMUSP como ferramenta importante na decisão do melhor momento do parto. Com base nesses resultados, a conduta ativa em relação ao parto terapêutico é indicada quando o IPV está entre 1,0 e 1,5; o que garante a possibilidade de realizar a corticoterapia

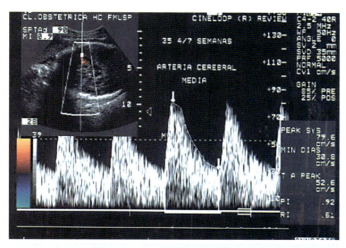

FIGURA 20.7. Sonograma de artéria cerebral média demonstrando processo de centralização da circulação fetal.

visando à maturação pulmonar (12 mg de betametasona em intervalos de 24 horas por dois dias consecutivos), quando a idade gestacional é inferior a 34 semanas. Esse tratamento é realizado desde que não haja contraindicação do quadro clínico materno e o PBF não demonstre sofrimento fetal agudo, e com vigilância fetal rigorosa até o parto. O IPV maior que 1,5 indica a necessidade de resolução imediata da gestação, devido à alta probabilidade de acidose.

Aplicabilidade clínica dos métodos de vitalidade fetaL

Para proporcionar a vigilância materno-fetal eficiente na assistência do pré-natal de alto risco, todos os parâmetros envolvidos na gestação precisam ser considerados: a evolução do quadro clínico materno em relação à doença subjacente, a escolha dos métodos de

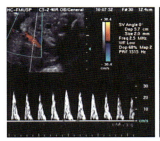 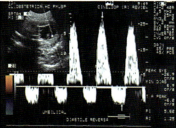

FIGURA 20.6. Sonograma de artéria umbilical com diástole zero (*esquerda*) e diástole reversa (*direita*).

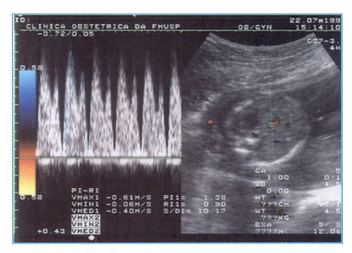

FIGURA 20.8. Sonograma de ducto venoso anormal com diminuição da velocidade de fluxo sanguíneo durante a contração atrial.

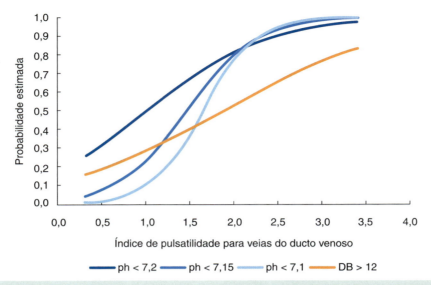

FIGURA 20.9. Probabilidade de acidose no nascimento de acordo com os valores do índice de pulsatilidade para veias do ducto venoso.

vitalidade fetal mais apropriados para a doença materna em questão, o início e a periodicidade das avaliações, a idade gestacional e a maturidade fetal, os indicadores da interrupção da gestação e o suporte neonatal de cada serviço.

Cada doença materna tem um fluxograma com intervalos específicos de realização dos exames de vitalidade fetal. Na Clínica Obstétrica do HC-FMUSP, a primeira avaliação dopplervelocimétrica nas gestantes de alto risco das artérias uterinas e umbilicais é realizada entre 20 e 26 semanas, e depois em intervalos diferentes para cada doença subjacente até, normalmente, 34 semanas. Algumas situações patológicas, como as trombofilias e a restrição de crescimento fetal, exigem o estudo dopplervelocimétrico semanal da artéria umbilical até o parto.

Na presença do diagnóstico de aumento da resistência na artéria umbilical, a paciente é reavaliada em até 72 horas. Se houver centralização fetal, diástole zero antes de 34 semanas ou quadro clínico materno instável, a gestante é sempre internada e avaliada a cada 24 horas.

O DV ganha importância principalmente nos casos de insuficiência placentária grave abaixo de 34 semanas e, acima dessa idade gestacional, o PBF e seus parâmetros agudos são fundamentais para a decisão sobre o melhor momento da resolução da gestação. Algumas das principais indicações para o parto são:

- Imediata (sem a realização de corticoterapia para a maturação pulmonar): diástole reversa na viabilidade fetal; diástole zero acima de 34 semanas; IPV do DV acima de 1,5; oligoâmnio grave (ILA < 3,0); PBF < 6; PBF = 6 em duas análises consecutivas com intervalo de 6 horas; desacelerações recorrentes na CTG; deterioração do quadro clínico materno.
- Mediata (após o uso de corticoterapia para a maturação pulmonar): presença de IPV do DV entre 1,0 e 1,5; ILA entre 3,0 e 5,0.

Conclui-se, portanto, que todos os métodos de avaliação da vitalidade fetal têm sua aplicabilidade bem definida no seguimento de gestação de alto risco e que, especialmente na insuficiência placentária associada à prematuridade extrema, todo o arsenal propedêutico da avaliação do bem-estar fetal deve ser utilizado para garantir os melhores resultados perinatais e a longo prazo.

Bibliografia

ACOG practice bulletin. Antepartum fetal surveillance. Number 9, October 1999 (replaces Technical Bulletin Number 188, January 1994). Clinical management guidelines for obstetrician-gynecologists. Int J Gynaecol Obstet. 2000; 68:175-85.

Alfirevic Z, Devane D, Gyte GM. Continuous cardiotocography (CTG) as a form of electronic fetal monitoring (EFM) for fetal assessment during labour. Cochrane Database Syst Rev. 2006;3:CD006066.

Andres RL, Saade G, Gilstrap LC, Wilkins I, Witlin A, Zlatnik F, et al. Association between umbilical blood gas parameters and neonatal morbidity and death in neonates with pathologic fetal acidemia. Am J Obstet Gynecol. 1999;181:867-71.

Arduini D, Rizzo G. Normal values of pulsatility index from fetal vessels: a cross-sectional study on 1556 healthy fetuses. J Perinat Med. 1990;18:165-72.

Baschat AA, Cosmi E, Bilardo CM, Wolf H, Berg C, Rigano S, et al. Predictors of neonatal outcome in early-onset placental dysfunction. Obstet Gynecol. 2007;109(2 Pt 1):253-61.

Baschat AA, Hecher K. Fetal growth restriction due to placental disease. Semin Perinatol. 2004;28:67-80.

Dawes GS, Moulden M, Redman CW. Criteria for the design of fetal heart rate analysis systems. Int J Biomed Comput. 1990;25:287-94.

Electronic fetal heart rate monitoring: research guidelines for interpretation. National Institute of Child Health and Human Development Research Planning Workshop. Am J Obstet Gynecol. 1997;177:1385-90.

Francisco RP, Miyadahira S, Zugaib M. Predicting pH at birth in absent or reversed end-diastolic velocity in the umbilical arteries. Obstet Gynecol. 2006;107:1042-8.

Freeman RK. Problems with intrapartum fetal heart rate monitoring interpretation and patient management. Obstet Gynecol. 2002;100:813-26.

Graca LM, Cardoso CG, Clode N, Calhaz-Jorge C. Acute effects of maternal cigarette smoking on fetal heart rate and fetal body movements felt by the mother. J Perinat Med. 1991;19(5):385-90.

Graham EM, Petersen SM, Christo DK, Fox HE. Intrapartum electronic fetal heart rate monitoring and the prevention of perinatal brain injury. Obstet Gynecol. 2006;108(3 Pt 1):656-66.

Kiserud T. Physiology of the fetal circulation. Semin Fetal Neonatal Med. 2005;10:493-503.

Macones GA, Hankins GD, Spong CY, et al. The 2008 National Institute of Child Health and Human Development workshop report on electronic fetal monitoring: update on definitions, interpretation, and research guidelines. Obstet Gynecol. 2008 112:661.

Manning FA, Platt LD, Sipos L. Antepartum fetal evaluation: development of a fetal biophysical profile. Am J Obstet Gynecol. 1980;136: 787-95.

Maulik D. Management of fetal growth restriction: an evidence-based approach. Clin Obstet Gynecol. 2006; 49:320-34.

Nielsen PV, Stigsby B, Nickelsen C, Nim J. Intra- and interobserver variability in the assessment of intrapartum cardiotocograms. Acta Obstet Gynecol Scand. 1987;66:421-4.

Pillai M, James D. The development of fetal heart rate patterns during normal pregnancy. Obstet Gynecol. 1990;76(5 Pt 1):812-6.

Vintzileos AM, Fleming AD, Scorza WE, Wolf EJ, Balducci J, Campbell WA, et al. Relationship between fetal biophysical activities and umbilical cord blood gas values. Am J Obstet Gynecol. 1991;165:707-13.

Vintzileos AM, Nochimson DJ, Antsaklis A, Varvarigos I, Guzman ER, Knuppel RA. Comparison of intrapartum electronic fetal heart rate monitoring versus intermittent auscultation in detecting fetal acidemia at birth. Am J Obstet Gynecol. 1995;173(4):1021-4.

Young BK, Katz M, Wilson SJ. Fetal blood and tissue pH with variable deceleration patterns. Obstet Gynecol 1980;56(2):170-5.

Zugaib M, Behle I. Monitorização fetal eletrônica. São Paulo: Roca; 1981.

Zugaib M, Behle, I. Cardiotocografia anteparto de repouso. Considerações sobre conceito, metodologia e interpretação. Proposição de índice cardiotocométrico. Rev Bras Ginec Obstet. 1981:72-85.

21 Anormalidades do Líquido Amniótico

Jorge Alberto Bianchi Telles

Mariana Venturini

Sistemas circulatórios intrauterinos

Podemos identificar quatro sistemas circulatórios principais no meio uterino, que apresentam relevância para estudo, sendo três diretamente fetais e um que envolve o feto (especiamente envolvendo o aparelho digestório e o aparelho urinário), placenta e membranas amnióticas. Em comum, observa-se que eles envolvem diversos defeitos e síndromes congênitas, explicando muitas vezes as suas fisiopatologias:

O Quadro 21.1 resume diversos aspectos desses sistemas, expondo aspectos siológicos e siopatológicos. Estudemos mais detalhes desses mecanismos patológicos, correlacionando com os defeitos congênitos decorrentes.

QUADRO 21.1.	Principais sistemas circulatórios
1	Sanguíneo
2	Linfático
3	Liquórico
4	Amniótico

Cada um dos sistemas acima apresenta uma homeostase, um equilíbrio entre produção, circulação e absorção. Qualquer processo obstrutivo ao longo desses sistemas vai provocar aumento da pressão a montante, com consequências específicas. Da mesma forma, sempre que aumentar ou reduzir a produção, vamos observar modificações nesses sistemas (Tabela 21.1).

Circulação amniótica

A circulação do líquido amniótico (Fig. 21.1) envolve quase todos os componentes do meio intrauterino: a membrana amniótica, a placenta e pelo menos dois importantes aparelhos fetais, o urinário e o digestório.

- *Produção*: Âmnio, inclusive na face fetal da placenta e feto, especialmente o aparelho urinário. Os rins são responsáveis quase pela totalidade da produção de líquido amniótico a partir nos segundo e terceiro trimestres. O suficiente para a agenesia ou obstrução completa do aparelho urinário provocam oligodrâmnio severa e mesmo adrâmnio. O sofrimento fetal crônico também provoca oligodrâmnio,

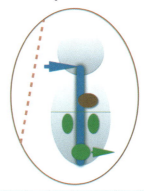

FIGURA 21.1. Circulação amniótica.

TABELA 21.1.	Sistemas circulatórios intrauterinos				
Sistema circulatório	**Produção**	**Absorção/drenagem**	**Obstrução**	**Aumento de pressão**	**Perda de pressão/bomba**
Sanguíneo	Hematopoiese	Tecidos, rins	Disrrupção, edema, hidropisia	Pré-carga: ICD pós-carga ICE/ICC	ICC, hidropisia
Linfático	Timo, baço	Sistema venoso	Linfedema/hidropisia	Linfedema hidropisia	–
Liquórico	Plexos coroides	Granulações aracnóideas (dura-máter)	Hidrocefalia localizada (não comunicante)	Hidrocefalia	Hidrocefalia secundária, sequência de Chiari II
Amniótico	Feto (urina, sistema respiratório e digestivo, pele), âmnio	Intestino fetal, membranas	Polidrâmnio	Polidrâmnio	Oligodrâmnio, Rupreme

ICC, insuficiência cardíaca congestiva; ICD, insuficiência cardíaca direita; ICE, insuficiência cardíaca esquerda.

decorrente da centralização do fluxo sanguíneo fetal, diminuindo o volume de sangue aportado ao rim.

- *Absorção/drenagem*: A homeostase do sistema depende diretamente do livre trânsito pelo aparelho digestório, desde a deglutição (comprometida em algumas doenças neurológicas) passando pelo trânsito esofágico, pelo estômago, intestino delgado, grosso e canal anal.
- *Obstrução*: qualquer obstrução, mesmo que parcial nesse trajeto provoca polidrâmnio, que é mais expressiva nas obstruções proximais. Por outro lado, a obstrução do sistema urinário baixa ou mesmo alta, se bilateral.
- *Aumento de produção/press*ão: Teoricamente provocaria polidrâmnio, mas notamos que o aumento de pressão é, via de regra, consequência do polidrâmnio no ambiente uterino. O aumento de produção de líquido amniótico acontece através poliúria, comumente decorrente do diabetes na gestação. Os quadros de anemia fetal também cursam com polidrâmnio.

OLIGODRÂMNIO

INTRODUÇÃO

Oligodrâmnio refere-se à redução do volume de líquido amniótico esperado para a idade gestacional. O líquido amniótico é uma parte importante da avaliação do bem-estar fetal, já que a sua redução está associada a resultados perinatais adversos. É tipicamente diagnosticado através da ultrassonografia e pode ser descrito qualitativamente (normal ou alterado), ou quantitativamente (índice de líquido amniótico – ILA menor ou igual a 5).

INCIDÊNCIA

A incidência de oligodrâmnio é influenciada pelas variações nos critérios diagnósticos, como a população estudada, os valores usados para diagnóstico e a idade gestacional na época do exame ultrassonográfico. A incidência de oligodrâmnio isolada varia de 0,5 a 5%. Em um estudo com 3.050 mulheres com gestação no termo, de baixo risco, foi identificado uma prevalência de 11% de oligodrâmnio entre elas.

ETIOLOGIA

A etiologia do oligodrâmnio varia amplamente de acordo com o trimestre de gestação, e a severidade do quadro. Dentre as causas, podemos citar anomalias cromossômicas, malformações estruturais e insuficiência placentária. A maioria das pacientes que apresenta líquido amniótico reduzido ou no limite inferior da normalidade não possui causa aparente.

No primeiro trimestre, a etiologia da redução do líquido é normalmente desconhecida. Um critério utilizado para o diagnóstico nesta fase é a diferença entre a medida do tamanho médio do saco gestacional e o comprimento cabeça-nádegas (CCN) ser menor que 5 mm.

No segundo e terceiro trimestres, as causas mais relacionadas a oligodrâmnio são ruptura prematura de membranas (RPMO) e insuficiência placentária. A redução do líquido frequentemente é acompanhada de restrição de crescimento ou pré-eclâmpsia. Com relação às malformações fetais, as mais comumente encontradas são as alterações do trato urinário, como agenesia renal bilateral, obstrução do trato baixo, como válvula de uretra posterior, que além de causarem anidrâmnio, aumentam muito a mortalidade fetal.

DIAGNÓSTICO

A suspeita de oligodrâmnio pode ocorrer devido à diferença entre a altura uterina e idade gestacional. A escolha entre métodos ecográficos objetivos e subjetivos para avaliação ainda possui muita divergência. A maioria dos estudos encontrou diferença significativa na morbidade quando a medida do ILA foi menor que 5 ou a medida do maior bolsão vertical menor que 2 cm. Entre 5 e 8, dizemos que o líquido está no limite inferior da normalidade. O estudo SAFE analisou 1.052 pacientes com gestações a termo, e não encontrou diferença estatisticamente significativa entre a medida do ILA ou da medida do maior bolsão para resultado perinatal desfavorável, o que torna ambos métodos adequados para avaliação.

Em gestações gemelares, a medida do ILA é tecnicamente mais difícil, então recomenda-se a medida do maior bolsão para avaliar o líquido amniótico.

AVALIAÇÃO

Uma história materna e exame físico são muito importantes para procurar condições associadas ao oligodrâmnio. Avaliar a integridade das membranas ovulares permite diagnosticar RPMO, e iniciar o manejo adequado. Avaliação ultrassonográfica deve ser realizada, na tentativa de diagnosticar anomalias fetais, restrição de crescimento intrauterino e insuficiência placentária. Se alguma malformação é detectada, pode-se proceder a realização de amniocentese para diagnóstico de trissomias, dentre elas a trissomia do 13, que é a alteração mais comumente relacionada a oligodrâmnio de início precoce.

Existem métodos que aumentam a quantidade de líquido amniótico com a intenção de melhorar a detecção de malformações fetais e prevenir sequelas da oligodrâmnio. No entanto, esses efeitos são vistos apenas a curto prazo. A hidratação materna com 1 a 2 litros de água por dia pode aumentar transitoriamente a quantidade de líquido, sem riscos adicionais ao feto ou a mãe. Já a amnioinfusão se mostrou efetiva no diagnóstico de patologias fetais que justificam o quadro de oligo ou anidrâmnio. Houve um aumento importante no número de detecção de fetos com agenesia renal bilateral de 8 para 13 casos, sirenomelia de 0 a 7 casos, espinha bífida de 0 a 3 casos segundo o estudo de Vikraman.

Os riscos do procedimento são ruptura prematura de membranas, infusão do líquido no feto ou no espaço extracelômico e sangramento intrauterino.

Novas tentativas de aumentar a quantidade de líquido amniótico estão sendo feitas, uma delas com o uso de sildenafil. O estudo da ACOG mostrou que a combinação do uso da droga com hidratação oral e intravenosa aumentou a quantidade de líquido amniótico, comparado com hidratação apenas.

CONDUTA

O prognóstico da gestação depende da causa, severidade, idade gestacional e duração da oligodrâmnio. No primeiro trimestre, normalmente as gestações terminam em aborto. O aconselhado é realizado ultrassonografias seriadas para acompanhar a evolução do quadro.

No segundo e terceiro trimestre, usualmente o prognóstico é mais reservado. Mais de 50% das pacientes acaba entrando em trabalho de parto prematuro, seja espontâneo ou induzido devido a complicações, como insuficiência uteroplacentária, compressão de cordão e aspiração de mecônio. A presença de oligodrâmnio em idades gestacionais precoces possui maior risco de eventos adversos.

Em gestações a termo, a interrupção da gestação está indicada. Deve-se realizar monitorização cardíaca fetal durante a indução do parto. Se a gestação está longe do termo, recomenta-se internação da paciente, hidratação materna, busca da causa da disfunção do líquido e realização de avaliações de bem-estar fetal diárias, com medida do ILA duas vezes por semana. O estudo doppler está indicado para identificar o oligodrâmnio idiopático, que possui melhor prognóstico.

A idade gestacional ideal para interrupção dessas gestações ainda é controversa. O sugerido é entre 36 a 37 semanas. Não é necessária avaliação de maturidade pulmonar. Apesar de existir um aumento no número de indicações de cesárea em induções com colo desfavorável, não há evidências suficiente que indique via alta para todas as pacientes.

Quando a quantidade de líquido está no limite inferior da normalidade (ILA entre 5 e 8), a conduta é expectante e o acompanhamento ultrassonográfico deve ser realizado num intervalo menor de tempo, geralmente com bom prognóstico.

POLIDRÂMNIO

INTRODUÇÃO

Polidrâmnio se refere ao aumento de líquido na cavidade amniótica. O seu grau pode ser estratificado de acordo com a severidade: leve, que é definido como ILA entre 24 e 30, moderado, ILA entre 30 e 35, e grave, com valor do ILA acima de 35. Ele está associado a aumento do risco de trabalho de parto prematuro, ruptura prematura de membranas, macrossomia e anormalidades fetais.

INCIDÊNCIA

O polidrâmnio está presente em 1 a 2% das gestações, porém seu diagnóstico pode variar em decorrência dos diferentes métodos de rastreio.

ETIOLOGIA

A etiologia do polidrâmnio normalmente está associada a anomalias fetais e defeitos genéticos (8–45%), diabetes materno (5–26%), gestação múltipla (8–10%), e anemia fetal (1–11%), porém a maioria dos casos são idiopáticos, que é definido como o excesso de líquido amniótico, sem correlação com outras alterações maternas ou fetais. O aumento do líquido que está relacionado a alterações morfológicas ocorre devido à interferência na deglutição do fetal e na absorção de líquidos, como anencefalia, atresia de esôfago, massas cervicais, hérnia diafragmática, obstrução intestinal ou outras atresias. Embora muitas vezes o feto não seja diagnosticado durante o pré-natal, após o nascimento algumas patologias fetais podem ser detectadas. Aproximadamente 9,3% deles apresentarão malformações gastrointestinais, cardíacas ou urinárias. A combinação de restrição de crescimento e polidrâmnio é sugestiva de trissomia do 18. Outras síndromes mais raras incluem síndrome de Bartter, uma rara desordem tubular autossômica recessiva.

As infecções fetais mais comumente associada ao polidrâmnio são o citomegalovírus, toxoplasmose, rubeola, sífilis e parvovirus B19. O estudo de Pasquini, encontrou associação de apenas 1% de infecções em gestações com polidrâmnio isolado, sugerindo que o *screening* para STORCH (sífilis, toxoplasmose, rubéola, citomegalovírus e herpes) não seja solicitado.

Em gestações gemelares monocoriônicas, a sequência oligodrâmnio/polidrâmnio é vista na síndrome de transfusão feto fetal. Já o mecanismo de polidrâmnio no diabetes materno é ainda incerto. Hiperglicemia fetal levando a poliúria é uma das etiologias e outra é a redução da deglutição fetal.

MANIFESTAÇÕES CLÍNICAS

O polidrâmnio deve ser suspeitado quando há discrepância entre a idade gestacional e a altura uterina. Também pode ser um achado ocasional em ultrassonografia de rotina. Ele está relacionado a desconforto respiratório materno, contrações pré-termo, ruptura prematura de membranas, apresentações fetais anômalas, macrossomia e atonia uterina pós-parto. Essas complicações são decorrentes da hiperextensão uterina decorrente do excesso de líquido.

DIAGNÓSTICO

O diagnóstico de polidrâmnio pode ser realizado subjetivamente ou através da ultrassonografia com a medida do ILA (maior que 24) ou do maior bolsão vertical (maior que 8 cm)(13). É importante, após avaliar subjetivamente, medir o ILA para poder quantificá-lo, afim de comparar evolutivamente. É imperativa a realização de ultrassonografia na busca de malformações estruturais fetais, o que ocorre em aproximadamente 17% dos casos de polidrâmnio leve, porém aumenta para 91% nos casos moderados a graves.

Mesmo não sendo identificada nenhuma causa aparente, a presença do polidrâmnio idiopático ainda é um fator independente para aumento nos desfechos adversos maternos e fetais, incluindo hemorragia pós-parto, cesariana e admissão na UTI neonatal. Segundo o estudo de Boito, existe uma associação entre polidrâmnio severo e alterações cromossômicas. Outra associação ainda mais forte foi, além do aumento severo de líquido, a redução na movimentação fetal antes do termo, o que pode indicar um subgrupo com risco aumentado que alterações cromossômicas. Nesses casos, então, está indicada a realização de amniocentese para diagnóstico.

O rastreamento para diabetes gestacional está indicado, se ainda não foi realizado, junto com uma história pregressa detalhada.

Se houver hidropisia fetal associada ao polidrâmnio, a avaliação de provável anemia fetal deve ser realizada, o que inclui o pico de velocidade sistólico da artéria cerebral média (valor normal abaixo de 1,5 múltiplos da mediana). Valores maiores que o citado indicam níveis moderados a severos de anemia e requerem o manejo adequado.

MANEJO

O manejo adequado depende da idade gestacional, grau do polidrâmnio, presença de alterações fetais e sintomas da paciente. Nos casos moderados a graves, é indicada avaliação de bem-estar fetal com medida do ILA quinzenal até 37 semanas e semanal após. Em gestações com menos de 32 semanas e polidrâmnio severa ou pacientes sintomáticas, está indicada a realização de amniodrenagem para redução do líquido amniótico. Esse procedimento se mostrou seguro, com riscos baixos de complicação. A aspiração à vácuo permite uma drenagem mais rápida, sem adição de riscos. Não existe consenso tanto da quantidade ou a velocidade de retirada do líquido, porém sugere-se a drenagem de não mais que 2 a 2,5 litros. Complicações como trabalho de parto prematuro, ruptura prematura de membranas, infecção intra-amniótica ocorrem em 1 a 3% das gestações.

Pode-se fazer uso da Indometacina em gestações com menos de 32 semanas, pois seu uso é controverso entre 32 e 34 semanas e não indicado após devido à constrição precoce do ducto arterioso. Esta é uma droga da classe das inibidoras da síntese de prostaglandinas, seu mecanismo de ação aumenta a resposta renal antidiurética e reduz o fluxo de sangue para os rins. Seu uso deve ser acompanhado da realização de ecocardiografia fetal.

A interrupção da gestação está indicada com 37 semanas se a quantidade de líquido for severa ou com 39 a 40 semanas se for leve ou moderada. Deve-se avaliar a situação e posição fetal, afim de detectar apresentações anômalas e atentar para complicações como prolapso de cordão após descompressão uterina súbita por ruptura de membranas.

Bibliografia

Boito S, Crovetto F, Ischia B, et al. Prenatal ultrasound factors and genetic disorders in pregnancies complicated by polyhydramnios. Prenat Diagn. 2016.

Bromley B, Harlow BL, Laboda LA, Benacerraf BR. Small sac size in the first trimester: a predictor of poor fetal outcome. Radiology. 1991.

Dickinson JE, Tjioe YY, Jude E, et al. Amnioreduction in the management of polyhydramnios complicating singleton pregnancies. Am J Obstet Gynecol. 2014; 211:434.e1.

Golan A, Wolman I, Sagi J, et al. Persistence of polyhydramnios during pregnancy-its significance and correlation with maternal and fetal complications. Gynecol Obstet Invest. 1994; 37:18.

Hill LM, Breckle R, Thomas ML, Fries JK. Polyhydramnios: ultrasonically detected prevalence and neonatal outcome. Obstet Gynecol. 1987.

Karahanoglu E, Ozdemirci S, Esinler D, et al. Intrapartum, postpartum characteristics and early neonatal outcomes of idiopathic polyhydramnios. J Obstet Gynaecol. 2016.

Kehl S, Schelkle A, Thomas A, et al. Single deepest vertical pocket or amniotic fluid index as evaluation test for predicting adverse pregnancy outcome (SAFE trial): a multicenter, open-label, randomized controlled trial. Ultrasound Obstet Gynecol. 2016.

Kramer WB, Van den Veyver IB, Kirshon B. Treatment of polyhydramnios with indomethacin. Clin Perinatol. 1994; 21:615.

Locatelli A, Zagarella A, Toso L, et al. Serial assessment of amniotic fluid index in uncomplicated term pregnancies: prognostic value of amniotic fluid reduction. J Matern Fetal Neonatal Med. 2004.

Magann EF, Doherty DA, Ennen CS, et al. The ultrasound estimation of amniotic fluid volume in diamniotic twin pregnancies and prediction of peripartum outcomes. Am J Obstet Gynecol .2007.

Maher MA, Sayyed TM, Elkhouly N. Sildenafil citrate therapy for oligohydramnios: a randomized controlled trial. Obstet Gynecol. 2017.

Mercer LJ, Brown LG. Fetal outcome with oligohydramnios in the second trimester. Obstet Gynecol. 1986.

Odibo IN, Newville TM, Ounpraseuth ST, et al. Idiopathic polyhydramnios: persistence across gestation and impact on pregnancy outcomes. Eur J Obstet Gynecol Reprod Biol. 2016.

Pasquini L, Seravalli V, Sisti G, et al. Prevalence of a positive TORCH and parvovirus B19 screening in pregnancies complicated by polyhydramnios. Prenat Diagn. 2016.

Shipp TD, Bromley B, Pauker S, et al. Outcome of singleton pregnancies with severe oligohydramnios in the second and third trimesters. Ultrasound Obstet Gynecol. 1996.

Shrem G, Nagawkar SS, Hallak M, Walfisch A. Isolated oligohydramnios at term as an indication for labor induction: a systematic review and meta-analysis. Fetal Diagn Ther. 2016.

Vikraman SK, Chandra V, Balakrishnan B, et al. Impact of antepartum diagnostic amnioinfusion on targeted ultrasound imaging of pregnancies presenting with severe oligo- and anhydramnios: An analysis of 61 cases. Eur J Obstet Gynecol Reprod Biol. 2017.

Wiegand SL, Beamon CJ, Chescheir NC, Stamilio D. Idiopathic polyhydramnios: severity and perinatal morbidity. Am J Perinatol. 2016.

22 Anomalias da Placenta, Cordão Umbilical e Membranas

Francisco Herlânio Costa Carvalho

Manoel Martins Neto

Helvécio Neves Feitosa

Introdução

O advento da ultrassonografia permitiu aos obstetras obterem informações não apenas sobre o embrião/feto, mas também sobre o ambiente intrauterino pela avaliação do líquido amniótico, das membranas, do cordão umbilical e da placenta. Essa avaliação deve ser parte integral de toda ultrassonografia obstétrica, por permitir a detecção de muitas anomalias que podem interferir no desenvolvimento e prognóstico fetal. Este capítulo tem por objetivo revisar as principais patologias placentárias, de cordão umbilical e de membranas e sua relação com os achados clínicos.

Anomalias placentárias

ANOMALIAS MORFOLÓGICAS DA PLACENTA

Placenta sucenturiada (Lobo acessório)

Apresenta um ou mais lobos acessórios, de tamanhos variáveis e mesma ecogenicidade de placenta, conectados ao corpo placentário principal por vasos sanguíneos. Por definição, não há parênquima placentário entre os lobos e a massa placentária principal. A incidência pode chegar a 3%. Esses vasos podem atuar como vasos prévios em caso de se localizarem por cima do orifício interno do canal cervical. Os vasos são facilmente visualizados com o Doppler colorido e devem ser pesquisados se houver qualquer anomalia morfológica placentária. Uma vez feito o diagnóstico, os lobos extras devem ser identificados após o parto para evitar sua retenção intrauterina.

Os lobos sucenturiados, em geral, são pequenos. Entretanto, eles podem alcançar o tamanho do disco placentário principal, que será identificado por ter a inserção do cordão umbilical. Se os vasos do lobo acessório estabelecerem conexão com o cordão de forma direta, trata-se de *placenta dupla ou bipartida*. Diferentemente, na *placenta bilobulada*, identifica-se sempre a ponte de parênquima entre os lobos que, em geral, estão muito próximos. Aqui a inserção do cordão umbilical se projeta somente em um deles. Pode adotar diferentes formas, de acordo com a predominância de um ou outro lobo. É relativamente frequente, podendo ser identificada em 1 a cada 350 gestações.

Placenta extracorial

Na placenta normal, a transição entre o córion frondoso (a própria placenta) e as membranas se dá na borda placentária, ou seja, a placa basal é de tamanho semelhante ao da placa corial. Na denominada *placenta extracorial*, a borda placentária encontra-se introduzida na decídua materna. Assim, a membrana corial começa a se desenvolver ainda na face fetal da placenta, a uma distância variável, ficando a borda placentária internamente a esta. Ou seja, a placa corial é menor que a basal. São descritos dois tipos:

Placenta circunvalada. Na transição do córion frondoso para as membranas, é produzido um pregueamento das membranas ao longo do contorno da placenta por uma porção de decídua. O diagnóstico ecográfico pré-natal é feito pela observação da prega próximo à borda placentária na superfície fetal ou pelo surgimento de múltiplas áreas hipoecogênicas subamnióticas na periferia da placenta. A placenta circunvalada já foi relacionada a sangramento antenatal e puerperal, parto pré-termo e aumento da mortalidade perinatal.

Placenta circum-marginada. A transição do córion frondoso para as membranas se dá sem pregas ou saliências sobre a superfície fetal da placenta. A união é lisa. O diagnóstico ecográfico é mais difícil, e em geral passa despercebido. Muito frequentemente, é de grau leve e não apresenta repercussões clínicas.

Placenta membranácea ou difusa

Embriologicamente, as vilosidades coriais que se desenvolvem no córion adjacente à decídua capsular, que posteriormente formará o córion liso, degeneram-se e atrofiam. Assim, só existem vilosidades no córion frondoso, que é o componente fetal da placenta. Quando ocorre falha nesse processo de atrofia, as vilosidades coriais permanecem na futura membrana corial. Dessa maneira, uma fina placenta se forma nessa membrana, a *placenta membranácea*. Pode ser total ou localizada. É uma condição incomum, com incidência de 1 em 3.000 nascidos vivos.

Ecograficamente, é observado tecido placentário fino (de 1 a 2 cm de espessura) em toda a superfície do saco gestacional, com um disco placentário principal pouco desenvolvido. Clinicamente, pode funcionar como placenta prévia, causando hemorragias anteparto. Há aumento da incidência de parto pré-termo e acretismo, que, por sua vez, pode causar hemorragia puerperal.

ANOMALIAS DO TAMANHO PLACENTÁRIO

O volume placentário pode ser preditor de resultado perinatal; no entanto, não há um método acurado ou aceitável para sua avaliação. A espessura da placenta deve ser avaliada em todo ultrassom obstétrico. Não existe consenso sobre o melhor local para aferir a espessura placentária, embora a maioria dos autores oriente que a medida seja realizada perto da área central da placenta. Alguns medem na inserção do cordão, outros na área de maior espessura da placenta. A placenta cresce linearmente até o termo, apresentando uma correlação mais ou menos uniforme com a idade gestacional. O ritmo de crescimento parece diminuir a partir da 36ª semana. Medidas maiores que 4,5 a 5,0 cm, em qualquer período da gestação, significam espessura aumentada.

A hiperplacentose ou *placentomegalia* é associada a várias entidades, incluindo diabetes melito, anemia materna, hidropisia fetal imune ou não imune, infecções fetais, gravidez molar e aneuploidia.

DISPLASIA MESENQUIMATOSA PLACENTÁRIA

Podem ser observadas dilatações aneurismáticas e varicosas dos vasos coriais com áreas de cistos gelatinosos que, histologicamente, correspondem a dilatações vilositárias (cisternas) de conteúdo mixomatoso com perda de tecido conjuntivo. O restante do tecido placentário é normal, sem proliferação trofoblástica.

No primeiro e segundo trimestres, ecograficamente, são identificadas imagens similares às observadas em caso de mola parcial, ou seja, imagens de múltiplas formações císticas econegativas que não captam os sinais do Doppler colorido. Durante o terceiro trimestre, elas se convertem em grandes cistos anecogênicos, principalmente embaixo da placa corial, quando então são captados sinais de fluxo vascular ao Doppler. São, portanto, dilatações vasculares. A displasia mesenquimatosa placentária já foi denominada placentomegalia com transformação hidrópica vilositária com trofoblasto normal ou mola pseudoparcial com formação angiomatosa da árvore vilositária. Em alguns casos, foi relacionada à síndrome de Beckwith-Wiedemann.

ANOMALIAS DE IMPLANTAÇÃO

Placenta prévia

A placenta prévia incide em 1 para cada 250 a 300 gestações. O diagnóstico de inserção baixa de placenta é definido pela relação da placenta com o orifício interno do canal cervical (OIC). Essa relação é difícil de ser estabelecida pela via transabdominal, sobretudo em placentas de implantação posterior. A bexiga repleta, para ajudar na visualização, pode aumentar falsamente o comprimento do canal cervical, deslocando o OIC superiormente. Contrações uterinas localizadas, miomas ístmicos, partes fetais ou coágulos sanguíneos também podem contribuir para a dificuldade na identificação da exata relação placenta-OIC. Por conseguinte, a via transvaginal é a de escolha para a avaliação quando não há contraindicação. Uma via alternativa seria a transperineal.

De acordo com sua relação com o OIC, a placenta prévia classifica-se em:

Placenta de inserção baixa. Ocorre quando a borda placentária se encontra a menos de 20 mm do OIC. Esta distância deve ser informada no laudo de ultrassom.

Placenta prévia marginal. Tem lugar quando a borda placentária se encontra na margem do OIC, sem ocluí-lo.

Placenta prévia parcial. Surge quando a borda placentária cobre uma parte do OIC, sem ocluí-lo por completo.

Placenta prévia total. Ocorre quando a borda placentária cobre totalmente o OIC (Fig. 22.1). Pode ser *assimétrica*, se as superfícies placentárias que permanecem de um e do outro lado do OIC forem muito diferentes; ou *simétrica*, se as superfícies forem similares (também chamada de *placenta prévia centrototal*).

De todas as placentas prévias, 20% são totais e 80%, parciais ou marginais. O risco de recorrência é aumentado em 10 vezes. O diagnóstico definitivo deve ser firmado (ou reavaliado) no terceiro trimestre, devido ao fenômeno de "migração placentária" (com o crescimento uterino e a formação e distensão do segmento inferior, a relação da placenta com o OIC pode modificar-se e a placenta pode deixar de ser prévia ou mudar sua classificação). A probabilidade de que a placenta prévia de primeiro ou segundo trimestre persista como tal aumenta se ela ultrapassar o OIC em mais de 15 mm.

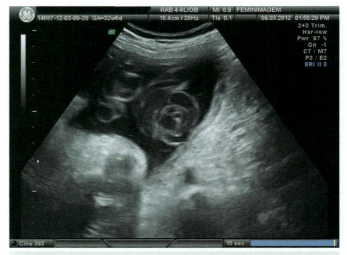

FIGURA 22.1. Placenta prévia centrototal. Ultrassonografia transvaginal mostrando placenta atingindo e recobrindo totalmente o orifício interno do canal cervical.

Acretismo placentário

O termo acretismo é utilizado para definir qualquer tipo de aderência anômala da placenta à parede uterina. Ocorre quando há ausência total ou parcial da decídua basal, com desenvolvimento anormal da camada firede u (membrana ou camada de Nitabuch), de maneira que as vilosidades coriais entram em contato e se aderem ao miométrio adjacente. Pode afetar toda a superfície de implantação (total) ou apenas um ou mais cotilédones (parcial).

Em geral, o acretismo está associado à implantação baixa da placenta. É mais frequente em pacientes multíparas e com cicatriz uterina prévia, principalmente cesárea. A morbimortalidade materna é decorrente da dificuldade ou impossibilidade de desprendimento placentário no pós-parto, que pode acarretar perda sanguínea e necessidade de histerectomia.

De acordo com a profundidade da invasão, as placentas podem ser classificadas em:

Placenta acreta. As vilosidades coriônicas entram em contato com o miométrio, mas não chegam a invadi-lo. O diagnóstico ecográfico pode ser muito difícil, principalmente nas formas parciais.

Placenta increta. As vilosidades coriônicas invadem o miométrio, mas não toda a sua espessura.

Placenta percreta. As vilosidades coriônicas invadem toda a espessura do miométrio, chegando até a camada serosa, peritônio visceral uterino. Em alguns casos graves, podem chegar a invadir órgãos vizinhos, em especial a bexiga.

O termo *placenta acreta* é utilizado de maneira genérica para fazer referência aos três tipos de acretismo. A placenta acreta é a mais comum (acreta, 78%; increta, 17%, percreta, 5%).

Pode ser ecograficamente suspeitada à ausência ou diminuição da zona hipoecogênica retroplacentária, quando não se visualiza o complexo venoso subplacentário. É mais facilmente identificada quando a placenta está inserida na parede uterina anterior. O quadro também é caracterizado por um número maior de espaços intervilosos, largos, com fluxo interno. Em casos de placenta percreta, pode-se identificar irregularidade da superfície externa, correspondente à serosa, que se torna ondulada e/ou mais ecogênica em continuidade com o tecido placentário. O Doppler colorido ajuda na identificação dos vasos placentários e a ressonância nuclear magnética pode contribuir para o diagnóstico e delimitar o grau de invasão.

DESCOLAMENTO PREMATURO DA PLACENTA (HEMATOMA RETROPLACENTÁRIO)

O descolamento prematuro da placenta (DPP), ou seja, a separação de uma placenta normalmente inserida, é definido pela separação ou desprendimento da decídua basal, que ocorre após 22 semanas de gestação e antes do terceiro estágio do parto. Complica aproximadamente 1% das gestações. O principal sinal ecográfico de DPP é a observação de um hematoma retroplacentário, de tamanho variável, que separa a placa basal placentária da parede uterina. O hematoma retroplacentário, por vezes, não é visualizado ao exame ecográfico, pois o aspecto dependerá do grau de organização do coágulo sanguíneo, ou quando o descolamento ocorre em região marginal da placenta com extravasamento sanguíneo pelo canal cervical sem provocar acúmulo retroplacentário. A acurácia do ultrassom para detectar DPP é de aproximadamente 50%.

De modo geral, as hemorragias agudas mostram áreas hiperecoicas ou isoecoicas em relação ao trofoblasto. Se houver acúmulo líquido de sangue não coagulado, a imagem será hipo ou anecoica. Com o passar do tempo, a organização do coágulo proporciona uma imagem mais ou menos heterogênea, mas com tendência à hipoecogenicidade (resolução), em geral, após duas semanas do sangramento. Às vezes, observa-se apenas uma placenta mais espessa que o habitual. Deve-se fazer diagnóstico diferencial com contração localizada e nódulo de mioma. A principal colaboração do ultrassom, ante uma suspeita de DPP, é descartar a inserção baixa de placenta.

TROMBOSE INTERVILOSITÁRIA (LAGO VENOSO)

Resulta de hemorragias (formação de coágulo) causadas por roturas dos capilares vilositários. Assim, o sangue coagulado tem origem materna e fetal. Ocorre, geralmente, no terceiro trimestre. É mostrada por achados anatomopatológicos em cerca de 36 a 40% das placentas de termo. A maior incidência se dá em casos de isoimunização Rh.

Nos estágios iniciais da trombose, ecograficamente são observadas áreas hipoecogênicas mais ou menos arredondadas em cujo interior é possível observar o movimento sanguíneo em tempo real. Ocorre processo de liquefação tissular e depósito de fibrina, com posterior conexão com a circulação intervilosa placentária. Às vezes, a baixa velocidade do fluxo sanguíneo dificulta a detecção pelo Doppler colorido. O tecido circundante costuma ser mais ecogênico devido ao acúmulo de fição p. O sangue pode chegar a coagular, passando a mostrar uma lesão ecogênica capaz de mudar a aparência ao longo do tempo.

Esse tipo de imagem já recebeu diversas nomenclaturas: trombose intervilositária ou subcorial, hematoma subcorial, lago venoso etc. Se essas lesões não se apresentam de maneira extensa, não parecem acarretar significado clínico. Quando são numerosas e de distintos tamanhos, podem sugerir diagnóstico diferencial com mola hidatiforme e displasia mesenquimatosa placentária. Caso se localizem sobre a placa basal, podem indicar acretismo placentário.

CALCIFICAÇÕES PLACENTÁRIAS

A classificação historicamente mais conhecida foi desenvolvida por Grannum e et al. em 1979. Consiste em quatro graus (0 a 3) e baseia-se nas mudanças que ocorrem na placa coriônica, no tecido placentário e na lâmina basal. Os autores encontraram correlação entre o grau de calcificação e a maturidade pulmonar fetal. Todavia, outros autores não conseguiram os mesmos achados. A avaliação das calcificações placentárias não tem sido útil em predizer maturidade ou sofrimento fetal. Aproximadamente 20% das placentas de termo têm importantes calcificações (grau III de Grannum).

É questionável se o aparecimento de calcificações em idades gestacionais mais precoces (grau III antes de 36 semanas) pode ajudar a identificar pacientes de risco para pré-eclâmpsia e fetos de risco para restrição do crescimento. Também já foi descrito em pacientes fumantes, com hipertensão arterial crônica, diabetes, lúpus eritematoso sistêmico e outras doenças vasculares.

Queiroz e Costa, em estudo nacional, avaliaram 146 gestantes com amadurecimento placentário precoce (grau II de Grannum antes de 32 semanas ou grau III antes de 35 semanas) e concluíram que o prognóstico perinatal não dependeu do amadurecimento precoce da placenta, mas sim da presença de complicações clínico-obstétricas maternas. Assim, não há necessidade de realização de exames ultrassonográficos seriados com ou sem dopplervelocimetria e antecipação do parto, pois a principal avaliação nesses casos se dá pelo perfil de crescimento fetal e pelo volume do líquido amniótico.

Tumores placentários

DOENÇA TROFOBLÁSTICA GESTACIONAL

Mola hidatiforme (completa ou parcial)

A aparência ecográfica da mola completa varia conforme a idade gestacional em que é visualizada. Classicamente, após o primeiro trimestre é descrita como uma cavidade uterina aumentada de tamanho por uma massa refringente e difusa (em cristal esmerilado), com múltiplas imagens císticas anecoicas, de diversos tamanhos, em favo de mel, tempestade ou flocos de neve, na qual nenhuma estrutura fetal/embrionária é identificada (Fig. 22.2). Podem aparecer zonas mais heterogêneas devido à presença de hemorragias. Na gestação precoce, as observações não são tão evidentes. O diagnóstico inicial é de suspeita de ausência de embrião e de presença de cavidade uterina ocupada por material moderadamente ecogênico e com áreas mais hipoecogênicas (muito similar aos achados em casos de aborto incompleto). Cistos tecaluteínicos são frequentemente observados (> 50%).

A mola parcial é detectada, ecograficamente, pela presença de uma placenta grande em relação à cavidade uterina, com diversas áreas hipoecogênicas sobre um parênquima mais refringente focalizadas em uma mesma zona. O restante da placenta é normal. Coexiste um embrião/feto morto ou vivo, que pode apresentar restrição do crescimento precoce ou algum tipo de malformação, geralmente relacionado ao caráter triploide (Fig. 22.3).

O risco de recorrência de uma gestação molar é de 1% após o primeiro episódio e de 20% após o segundo.

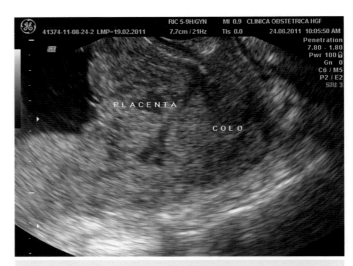

FIGURA 22.2. Neoplasia trofoblástica gestacional. Observe o aumento da espessura placentária com imagens anecoicas arredondadas de variados tamanhos.

Mola invasora

Consiste em uma invasão local do miométrio pelo tecido trofoblástico molar, podendo chegar até a serosa ou perfurar a parede uterina. Essa invasão aparece como zonas ou focos ecogênicos situados na espessura do miométrio, que se encontram envoltos em uma hipoecogenicidade irregular que corresponde às áreas de hemorragia. Podem ser detectados fluxos de baixa resistência pelo Doppler.

Coriocarcinoma

Geralmente, desenvolve-se a partir de uma mola completa, embora possa aparecer após gestação normal, aborto ou gestação ectópica. Pode metastatizar para fígado, pulmão, trato gastrointestinal, cérebro, ovários, vagina e outros órgãos.

Tumor trofoblástico de leito placentário

É a forma menos frequente de doença trofoblástica gestacional. É uma variante particular de tumor trofoblástico maligno composto por células trofoblásticas intermédias (entre o cito e o sinciciotrofoblasto), com baixa produção de gonadotrofina coriônica humana, o que o diferencia do coriocarcinoma. Também apresenta invasão do miométrio. Geralmente, está confinado ao útero, mas apresenta metástase em 10% dos casos. A imagem ecográfica é indistinguível da imagem de uma mola invasora ou do coriocarcinoma.

TUMORES NÃO TROFOBLÁSTICOS

Corioangioma (hemangioma placentário)

É o tumor placentário não trofoblástico mais frequente. Pequenos hemangiomas placentários são detectados em até 1% das placentas de termo. Com

Anomalias da Placenta, Cordão Umbilical e Membranas

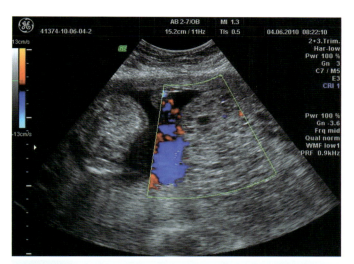

FIGURA 22.3. Mola parcial. Presença de imagem típica de neoplasia trofoblástica gestacional à direita. Observar feto à esquerda e massa placentária ecograficamente normal inserida na parede uterina posterior.

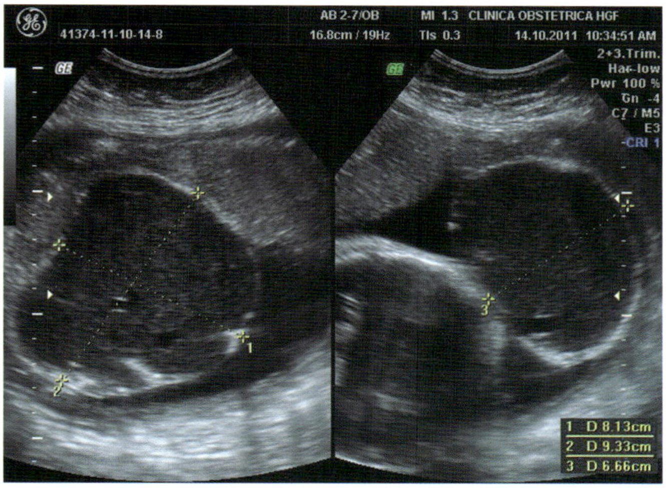

FIGURA 22.4. Tumor placentário não trofoblástico. Corioangioma. Visualiza-se massa sólida com projeção para a superfície fetal.

certa frequência, desenvolve-se próximo à placa corial. Ecograficamente, apresenta-se como uma massa mais ou menos sólida, de ecogenicidade variável, que costuma surgir sobre a face fetal da placenta, quase sempre perto da inserção do cordão umbilical (Fig. 22.4). O Doppler colorido demonstra o caráter vascular da lesão e ajuda a diferenciá-la de outras massas placentárias (Fig. 22.5).

Pode estar associado a polidrâmnio (em um terço dos casos), hidropisia fetal, crescimento intrauterino restrito, parto prematuro e morte fetal, sobretudo quando é de grande tamanho.

Teratoma placentário

Apresenta-se como uma massa heterogênea predominantemente sólida, com imagens císticas econegativas e, em muitos casos, com zonas hiperecogênicas que correspondem a calcificações. O diagnóstico pré-natal é muito pouco frequente.

Metástase placentária

A associação com algum câncer ocorre em aproximadamente 1.000 gestações, mas a metástase de uma neoplasia maligna (materna ou fetal) para a placenta é extremamente rara. Os tumores fetais mais comumente envolvidos são o neuroblastoma e o melanoma. O tumor materno que se metastatiza com mais frequência é o melanoma, seguido de leucemia–linfoma, câncer pulmonar, câncer mamário, sarcoma, tumores ginecológicos e gástricos. O diagnóstico é quase exclusivamente anatomopatológico. Não há registro de diagnóstico pré-natal.

Anomalias do cordão umbilical

O comprimento médio do cordão no termo é 60 cm. Um cordão curto é definido como menor que 35 cm no termo.

A avaliação do comprimento do cordão não é rotineiramente realizada. Acredita-se que o *espiralamento dos vasos do cordão* oferece proteção contra tensões, compressões e enovelamento. Na 20ª semana, mais de 30% dos cordões não apresentam o aspecto espiralado dos seus vasos. No termo, esse número cai a menos de 5%. Gestações com cordão umbilical não espiralado são associadas a aumento da mortalidade e morbidade perinatal, incluindo restrição do crescimento fetal, oligoidrâmnio, anomalias fetais, parto prétermo e morte fetal.

ARTÉRIA UMBILICAL ÚNICA

Os vasos do cordão umbilical normal podem ser facilmente identificados em corte transversal (Fig. 22.6) ou pela identificação das duas artérias laterais à bexiga fetal pelo Doppler colorido. A ocorrência de vasos umbilicais múltiplos é um achado de extrema raridade.

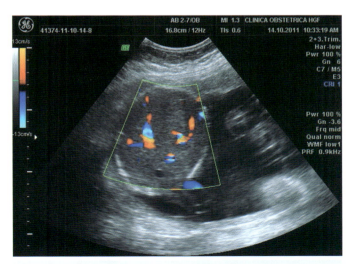

FIGURA 22.5. Corioangioma. Tumor placentário sólido bem vascularizado ao Doppler colorido.

A artéria umbilical única é um dos achados mais comuns em ultrassom obstétrico, com incidência de aproximadamente 1% de todas as gestações. A patogenia da artéria umbilical única pode advir de agenesia primária, atresia secundária ou atrofia do vaso previamente normal, ou, ainda, da persistência da artéria alantoidiana única do pedículo de fixação. A insonação com Doppler colorido na região pélvica fetal permite confirmar o achado e identificar o lado em que a artéria está ausente (direito ou esquerdo). A artéria umbilical esquerda está mais comumente ausente – em aproximadamente 70% dos casos. O risco de recorrência é desconhecido.

O diagnóstico de artéria umbilical única está associado a aumento da morbimortalidade perinatal, principalmente em virtude das anomalias fetais associadas, que podem atingir 30 a 60% desses fetos. As malformações podem envolver quase todos os órgãos e sistemas. Quando é um achado isolado não tem sido associado a aneuploidias, mas pode ocorrer restrição do crescimento fetal. Se ocorrerem outras malformações, a incidência de aneuploidias pode chegar a 8%. É preciso solicitar ecocardiograma fetal para complementar a avaliação cardíaca.

IMPLANTAÇÕES ANÔMALAS

A inserção do cordão na massa placentária, em geral, é paracentral.

Inserção velamentosa. Estado em que o cordão se insere nas membranas antes de penetrar no corpo placentário. Ocorre em 1 a 2% das gestações únicas de termo e mais frequentemente em gestações múltiplas. Clinicamente, já foi associada a compressão do cordão, crescimento fetal deficiente, placenta prévia e vasa prévia.

Vasa prévia. Pode ser detectada por ultrassom, o que diminui significativamente a mortalidade. A avaliação transvaginal com Doppler aumenta a capacidade de diagnosticar esta entidade.

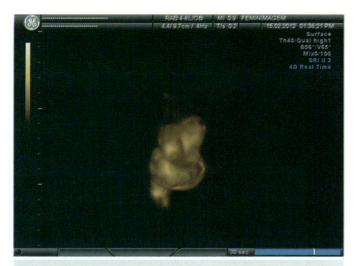

FIGURA 22.6. Artéria umbilical única. Corte transversal do cordão umbilical, no qual se observa apenas uma artéria e uma veia.

Placenta em raquete. Ocorre quando o cordão se insere marginalmente na placenta. Tem sido encontrada em até 5 a 7% das gestações de termo.

CISTOS

Na maioria das vezes, são remanescentes dos ductos onfalomesentéricos ou alantoides. Também podem originar-se de degeneração mucoide da geleia de Wharton, hematomas em fase de resolução, hemangiomas ou dilatação focal dos vasos umbilicais. A incidência é maior no primeiro trimestre (3,4%). Muitos desses cistos diagnosticados no início da gestação resolvem-se espontaneamente. Aproximadamente 20% deles persistem após o primeiro trimestre e foram associados a aneuploidias ou defeitos estruturais fetais. A presença de um cisto funicular deve orientar o examinador para a pesquisa de anomalias associadas, como onfalocele, cisto de úraco e hemangiomas.

NÓS DE CORDÃO UMBILICAL

Os nós do cordão umbilical são classificados como *falsos ou verdadeiros*. O diagnóstico pré-natal é extremamente desafiador, pois não existe característica sonográfica típica. Já foi descrito o achado de "enovelamento", que tanto é encontrado em nós verdadeiros quanto em falsos (Fig. 22.7). A ultrassonografia tridimensional pode facilitar a visualização do nó verdadeiro (Fig. 22.8).

HEMATOMAS

Originam-se, mais amiúde, como complicações de procedimentos invasivos como amniocentese ou cordocentese, sendo raros os de aparecimento espontâneo.

CIRCULARES

O cordão umbilical pode contornar várias partes fetais, em particular o pescoço. A circular cervical pode estar presente em 25% de todas as gestações. É mais comum que uma circular cervical simples (única) não seja associada a morbidade ou mortalidade fetal. A incidência de morte perinatal secundária a circular de cordão é muito baixa. A presença de múltiplas circulares foi associada a desacelerações da frequência cardíaca fetal em monitorações durante o trabalho de parto, eliminação de mecônio, necessidade de reanimação e acidemia neonatais. A sensibilidade para detecção com o Doppler colorido é maior que 80%, superior à sensibilidade pela escala de cinza.

Anomalias das membranas ovulares

MEMBRANAS INTRA-AMNIÓTICAS

As membranas intra-amnióticas são identificadas como uma imagem ecogênica de espessura muito variável,

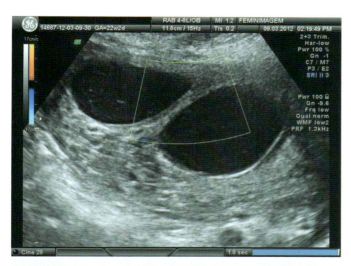

FIGURA 22.7. Nó verdadeiro do cordão umbilical. Observe, ao ultrassom bidimensional, o enovelamento anormal do cordão.

que parte da parede uterina (na verdade, das membranas aderidas à parede uterina) e vai até outra área mais ou menos afastada das membranas ou da placenta. Em geral, são compostas por quatro camadas (âmnio-córion-córion-âmnio) que lembram as membranas de separação dos gêmeos dizigóticos (consequentemente dicoriônicos). Às vezes, são relacionadas a sinéquias intrauterinas, mas nem sempre é possível identificar a causa de sua formação.

É necessário sempre realizar estudo detalhado para diagnosticar possíveis aderências a partes fetais que possam causar anomalias. As deformações fetais (de distribuição não embriológica) podem envolver membros, tronco e região craniofacial. As manifestações clínicas podem variar de malformações menores, como sindactilia, até malformações graves e letais. As malformações mais comuns são amputações de extremidades de membros previamente bem formados. Também já foi descrita constrição do cordão umbilical com óbito fetal. É preciso verificar também se existem vasos nessas membranas, uma vez que já foram descritos trajetos vasculares de inserção velamentosa do cordão ou comunicação vascular membranosa de um lobo placentário acessório (Fig. 22.9).

A conduta antenatal depende da natureza da lesão e da extensão das malformações. O cariótipo fetal deve ser oferecido, se o diagnóstico permanecer sem esclarecimento.

SEPARAÇÃO AMNIOCORIAL

Durante o desenvolvimento embrionário, a membrana amniótica não se acola de maneira completa com o córion (tanto na sua porção lisa, que forma a membrana corial, como em sua parte frondosa, que forma a placenta) até cerca de 12 a 16 semanas de gestação. Nesse momento, desaparece o celoma extraembrionário que os separa. A partir de então, qualquer separação amniocorial deve ser considerada anormal.

A separação amniocorial é ecograficamente detectada pela identificação da membrana amniótica separada da parede uterina e/ou da superfície fetal da placenta, e há entre elas um espaço anecoico (líquido amniótico geralmente introduzido por solução de continuidade da membrana amniótica). Na maioria das vezes, isso não acarreta nenhum problema. Em outros casos, a membrana amniótica mostra-se flácida e móvel no interior do saco, o que indica a existência de uma rotura mais ampla.

CISTOS AMNIÓTICOS

Os cistos amnióticos aparecem, na face fetal da placenta, como imagens econegativas únicas ou múltiplas, mais ou menos arredondadas, limitadas por uma membrana fina (membrana amniótica). Podem variar de

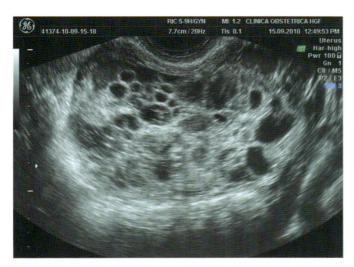

FIGURA 22.8. Nó verdadeiro do cordão umbilical. Imagem tridimensional com definição clara do nó verdadeiro. Mesmo caso da Figura 22.7.

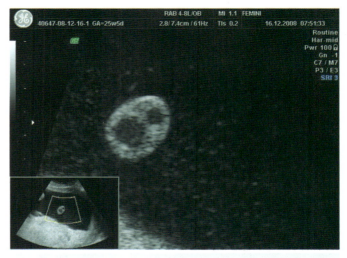

FIGURA 22.9. Brida amniótica. Não se observa fluxo vascular no trajeto da membrana ecogênica intra-amniótica.

tamanho ao longo da gestação. Geralmente, seu conteúdo é líquido claro (similar ao líquido amniótico) ou amarelo-esverdeado (se tiver ocorrido sangramento em seu interior). Não têm significação patológica.

Biblografia

Abramowicz JS, Sheiner E. In utero imaging of the placenta: importance for diseases of pregnancy. Placenta. 2007;21(suppl A):S14-22.

Abramowicz JS, Sheiner E. Ultrasound of the placenta: A systematic approach. Part I: imaging. Placenta. 2008;29:225-40.

Baergen RN. The placenta as witness. Clin Perinatol. 2007;34:393-407.

Chou MM, Ho ESC, Hwang SF, Lee YH, Chan LP, Wen MC. Prenatal diagnosis of placental chorioangioma: contribution of color Doppler ultrasound. Ultrasound Obstet Gynecol. 1994;4:332-4.

Clerici G, Di Renzo GC, Pilu GL, Lauro V, Burnelli L. Prenatal diagnosis of vasa previa presenting as amniotic band. "A not so innocent amniotic band". Ultrasound Obstet Gynecol. 1996;7:61-3.

Elsayes KM, Trout AT, Friedkin AM, Liu PS, Bude RO, Platt JF, Menias CO. Imaging of the Placenta: A Multimodality Pictorial Review. Radiographics. 2009; 29:1371-91.

Grannum PA, Berkowitz RL, Hobbins JC. The ultrasonic changes in the maturing placenta and their relation to fetal pulmonic maturity. Am J Obstet Gynecol. 1979;133:915-22.

Hasegawa J, Matsuoka R, Ichizuka K, sekizawa A, Okai T. Ultrasound diagnosis and management of umbilical cord abnormalities. Taiwan J Obstet Gynecol 2009;48:23-7.

Hasegawa J, Matsuoka R, Ichizuka K, Sekizawa A, Okai T. Velamentous cord insertion: significance of prenatal detection to predict perinatal complications. Taiwan J Obstet Gynecol. 2006 Mar;45(1):21-5.

Hata T, Tanaka H, Noguchi J, Hata K. Three-dimensional ultrasound evaluation of the placenta. Placenta. 2011 Feb;32(2): 105-15.

Kellow ZS, Feldstein VA. Ultrasound of the placenta and umbilical cord: a review. Ultrasound Q. 2011;27(3):187-97.

Marino T. Ultrasound abnormalities of the amniotic fl uid, membranes, umbilical cord, and placenta. Obstet Gynecol Clin N Am. 2004;31:177-200.

McKenna D, Tharmaratnam S, Mahsud S, Dornan J. Ultrasonic evidence of placental calcification at 36 weeks' gestation: maternal and fetal outcomes. Acta Obstet Gynecol Scand. 2005;84:7-10.

Ozcan T, Pressman EK. Imaging of the placenta. Ultrasound Clin. 2008;3:13-22.

Queiroz APS, Costa CFF. Amadurecimento precoce da placenta avaliada pela ultrasonografia e prognóstico perinatal. Rev Bras Ginecol Obstet. 2006;28:165-70.

Sebire NJ, Sepulveda W. Correlation of placental pathology with prenatal ultrasound findings. J Clin Pathol. 2008;61:1276-84.

Stafford IP, Neumann DE, Jarrell H. Abnormal placental structure and vasa previa: confirmation of the relationship. J Ultrasound Med. 2004;23:1521-2.

Triunfo S, Guariglia L, Rosati P, Scambia G. Usefulness of ultrasound in the delivery room. Minerva Ginecol. 2011;63:449-57.

Volpe G, Volpe N, Fucci L, Campobasso G, De Robertis V, Schonauer LM, Volpe P. Subamniotic hematoma: 3D and color Doppler imaging in the differential diagnosis of placental masses and fetal outcome. Minerva Ginecol. 2008;60:255-61.

23 Abordagem Integral à Restrição de Crescimento Fetal

Francesc Figueras

Eduardo Gratacos

Evaldo Trajano

Mariana Biancardi

Identificação de pequeno para idade gestacional

A identificação pré-natal de fetos apresentando alteração de crescimento muitas vezes não é feita, havendo 75% de falha no diagnóstico de fetos em risco de ser pequeno para a idade gestacional (PIG), antes do parto. Em gestações de baixo risco, a detecção é pior (cerca de 15%). Esse mau desempenho tem um ônus, uma vez que a maioria dos óbitos fetais evitáveis está ligada à não detecção pré-natal de fetos PIG.

Através da associação de dados, como dopplerfluxometria das artérias uterinas (aUts) em primeiro ou segundo trimestres, com as características maternas basais, a detecção precoce da restrição de crescimento (causadora de parto < 34 semanas) alcança níveis aceitáveis. Além disso, até 60% das gestações com RCF tardia são acometidas por pré-eclâmpsia. Infelizmente, o crescimento restrito em gestações a termo é amplamente subdiagnosticado, apesar de representarem a maior fração de complicações e óbitos fetais. Dentro deste contexto, o fator principal de correlação entre óbito fetal, complicações perinatais e alterações de neurodesenvolvimento é a restrição de crescimento grave (peso ao nascimento < percentil 3). Assim, o rastreio do crescimento fetal tardio em terceiro trimestre, principalmente para a detecção de casos graves, torna-se fundamental.

Estratégias atuais de monitoramento de crescimento fetal em terceiro trimestre de gestação envolvem determinação precisa do peso fetal.

Entretanto, apenas 16% dos bebês PIG são diagnosticados em populações de baixo risco. Consequentemente, a maioria dos nascidos PIG são de gestações a termo. A ultrassonografia (USG) de terceiro trimestre para monitoramento de crescimento fetal é feita rotineiramente em alguns países, elevando as taxas de detecção para 40 a 80%. Um recente estudo prospectivo, bem desenhado, comparando rastreio de terceiro trimestre universal vs. seletivo (baseado em fatores de risco) evidenciou que o rastreio universal triplicou a taxa de detecção de PIG e PIG grave. Porém, outro estudo observacional revelou que uma estratégia contingente de rastreio baseada na seleção apenas da metade da população para exame em terceiro trimestre, aquela de maior risco para crescimento restrito (análise de risco baseada em resultados do rastreio de primeiro e segundo trimestres) apresenta performance similar à do rastreio universal.

O impacto no desfecho perinatal continua desconhecido. Metanálises de ensaios randomizados falham em demonstrar qualquer benefício real do rastreio rotineiro de terceiro trimestre. Pode ser argumentado que dados antigos possuem validade contemporânea limitada. O estudo mais recente (parte dessa metanálise) alega uma queda em 30% na RCF quando a USG de terceiro trimestre é realizada. Além disso, muitos dos estudos não associam mudança de conduta após o diagnóstico de RCF, o que não reflete as diretrizes atuais.

E, finalmente, apenas três dos ensaios incluídos (representando apenas 12% do total) realizavam USG de rotina após 34 semanas, que é quando a RCF decorrente de insuficiência placentária tem maior probabilidade de estar fenotipicamente aparente, sendo então mais facilmente detectada pela USG. Na verdade, um estudo randomizado, comparando exame de rotina com 32 semanas *versus* 36 semanas de gestação apontou que as estratégias mais tardias dobraram a taxa de detecção de PIG e PIG severo, com taxas similares de falsos-positivos.

A detecção de PIG antes do parto possui vários benefícios em potencial. A detecção permite avanço nas investigações, como a realização de dopplerfluxometria da artéria umbilical, que já demonstrou reduzir óbito fetal e aumentar taxas de partos prematuros sem o aumento associado da mortalidade neonatal. O diagnóstico também alerta o médico e a mãe sobre os riscos envolvidos, permitindo a escolha do melhor momento para o parto. Dependendo da severidade da RCF, o risco de óbito fetal pode aumentar em 5 a 10 vezes. Um estudo de base populacional nos EUA demonstrou um aumento significativo do risco de natimortalidade em gestações complicadas por PIG quando o parto era realizado após 37 semanas; e outro na Inglaterra, onde foram avaliadas 92.218 gestações únicas e sem malformações (incluindo natimortos), relatou uma redução da taxa de natimortalidade (por 1.000 nascimentos) de 9,7 após a detecção pré-natal de RCF, em comparação com uma taxa de 19,8 quando não detectados. O impacto do tempo entre a detecção e o parto de bebês PIG ainda é ressaltado pelo fato de que nesse estudo a idade gestacional no momento do diagnóstico vs. a idade gestacional em PIG não diagnosticados variou em apenas 10 dias (270 *versus* 280 dias), mas resultou em uma redução de 50% na incidência de natimortos. Similarmente, um grande estudo retrospectivo realizado em um único centro por Lindqvist et al. concluiu que fetos com RCF severa (ou seja, desvio de peso ≤ −22% ou próximo ao percentil 3) não diagnosticados antes do parto apresentaram um aumento de quatro vezes no risco de desfecho perinatal adverso.

Problemas de definição

Distinção entre "restrição de crescimento fetal" e "pequeno para idade gestacional"

O termo pequeno para idade gestacional (PIG) representa uma população heterogênea composta por vários fenótipos:

- Aqueles com malformações (incluindo cromossomopatias) ou infecções, e são uma pequena porção; as causas genéticas devem ser suspeitas em casos graves e de instalação precoce (especialmente quando outros marcadores ou malformações estão presentes). Alguns estudos demonstraram que uma matriz genética, baseados em hibridização genômica combinada (HGC) ou genotipagem de polimorfismo de nucleotídeo único (SNPs) têm um aumento de rendimento de 3 a 10% sobre a cariotipagem convencional. Em casos severos e de instalação precoce, ou apresentando outros indicadores de infecção, deve-se excluir infecção por citomegalovírus. Em regiões endêmicas para malária, a mesma deve ser considerada hipótese causadora. O rastreio para outras TORCHs (toxoplasmose, rubéola, citomegalovírus, herpes simples) não deve ser considerado na ausência de outros marcadores de infecção;
- Alguns fetos PIG não alcançam seu potencial de crescimento devido principalmente à insuficiência placentária. Esses devem ser considerados como casos reais de restrição de crescimento;
- Finalmente, uma grande fração desses bebês são apenas constitucionalmente pequenos (ou seja, possuem menor potencial de crescimento). Por convenção, os últimos dois grupos são chamados de RCF ao invés de PIG. Do ponto de vista clínico, a distinção entre RCF tardia e PIG é relevante devido à diferença entre seus desfechos.

Enquanto a RCF representa uma condição patológica associada a complicações perinatais, PIG meramente representa uma variação no espectro de bebês saudáveis. Apesar de RCF e PIG serem condições conceitualmente bem distintas, do ponto de vista clínico sua diferenciação se faz bastante desafiadora.

Insuficiência placentária de surgimento precoce na gestação

Evidências comprovam que o Doppler da artéria umbilical é um método confiável de detecção da insuficiência placentária de surgimento precoce na gestação. Na verdade, um estudo com 45 especialistas concluiu que anormalidade severa no Doppler da artéria umbilical (definida como um fluxo diastólico final ausente ou reverso) antes de 32 semanas isoladamente pode ser considerado um critério para diagnóstico de RCF. Alternativamente, evidências demonstram que fluxo de padrão pulsátil (acima do percentil 95) associado a um crescimento fetal deficiente também funcionam como marcos diagnósticos para RCF. Evidências demonstram que o uso do Doppler de artéria umbilical em gestações de alto risco reduz o número de desfechos adversos, como por exemplo, uma queda de 30% na mortalidade perinatal. A inclusão de outros parâmetros dopplervelocimétricos para a distinção entre RCF precoce e PIG é mais controversa. Entre os candidatos, o Doppler de artérias uterinas possui a vantagem de refletir insuficiência de leito placentário e também de detectar insuficiência placentária secundária a outros mecanismos fisiopatológicos que não a falha da segunda onda de invasão trofoblástica. A inclusão deste parâmetro na definição de RCF tem seu valor.

Insuficiência placentária de surgimento tardio na gestação

Por outro lado, muitas evidências sugerem que o Doppler da artéria umbilical (AU) não detecta de forma precisa a insuficiência placentária e não prediz desfechos adversos em RCF de instalação tardia. É intrigante o fato de que a maioria dos casos PIG de instalação tardia apresenta sinais de perfusão placentária deficiente, mas que não se refletem no Doppler da artéria umbilical, podendo-se especular em função disso que é o grau de acometimento o fator determinante para esse achado. De fato, modelos experimentais animais e matemáticos de vasos placentários obliterados sugerem que o Doppler da artéria umbilical apenas se altera após o acometimento de grande extensão de área placentária.

O uso do Doppler da artéria cerebral média (ACM) dentro desse contexto foi embasado por recentes estudos, relatando que 15 a 20% dos fetos PIG com Doppler de artéria umbilical normal apresentam redução na impedância do fluxo sanguíneo da ACM, sinal este associado a piores desfechos perinatais e comportamentais, tanto ao nascimento como aos dois anos de idade. Além disso, a razão cérebro-placentária (RCP), que combina os índices de pulsatilidade da ACM e da AU, demonstrou ser um marcador mais sensível à hipóxia do que seus componentes individualmente, e tem melhor correlação com desfechos adversos. Tais parâmetros dopplervelocimétricos cerebrais somados à alteração do Doppler das artérias uterinas associam-se ao maior risco de sofrimento fetal intraparto, cesáreas emergenciais e admissões em unidades de tratamento intensivas. Finalmente, evidências sugerem que o achado isolado de peso fetal estimado (PFE) muito reduzido já funciona como preditor de maior risco de complicações perinatais em fetos PIG a termo sem sinais de redistribuição cerebral de fluxo e com Doppler de artéria umbilical e de uterinas normal.

O uso de modelos combinados tem grande relevância pois associa-se a uma melhora significativa na predição, quando comparados ao uso de um único marcador (taxa de detecção de desfechos adversos de 83% para uma de 48% de falsos-positivos); a estimativa de peso fetal é uma parte integrante do ultrassom de terceiro trimestre assim como a dopplerfluxometria de AU, ACM e aUts, todos de fácil execução na grande maioria dos casos. Tal algoritmo permite a realização de um perfil geral da população de fetos PIG de instalação tardia, classificando-os em dois diferentes grupos de risco. Enquanto fetos PIG com redução de crescimento moderada (> percentil 3) e função placentária normal tanto em leito fetal (RCP normal) como em materno (Doppler de uterinas normal) podem ser considerados de baixo risco e manejados como bebês constitucionalmente pequenos, aqueles apresentando RCF severa ou evidenciando disfunção placentária devem ser considerados de alto risco. Em nossa série, fetos constitucionalmente pequenos representam 40% da população, da qual apenas 17% apresentaram desfechos adversos, enquanto fetos com RCF tardia representam os 60% restantes, concentrando 83% de casos complicados.

Alguns resultados provenientes de estudos observacionais sugerem que a velocidade de crescimento fetal é um bom preditor de mau prognóstico em fetos PIG, superando alguns parâmetros dopplervelocimétricos a serem discutidos a seguir.

Muito provavelmente, em alguns anos, biomarcadores sanguíneos maternos serão incorporados aos critérios diagnósticos do algoritmo preditor de RCF, como indicadores de envolvimento placentário. Na verdade, sabe-se que em RCF de instalação tardia há uma correlação entre fatores angiogênicos e achados placentários secundários à baixa perfusão.

Quarenta e cinco especialistas chegaram a um consenso recente de que a RCF tardia pode ser definida quando da presença de pelo menos dois dos seguintes fatores:

i) Peso fetal estimado (PFE) ou circunferência abdominal (CA) abaixo do percentil 10 para idade gestacional;
ii) Redução do crescimento fetal (definida como redução de dois quartis na trajetória de ganho de peso) ou,
iii) Alteração da RCP (RCP abaixo do percentil 5 para idade gestacional).

DISTINÇÃO ENTRE RESTRIÇÃO DE CRESCIMENTO FETAL PRECOCE E TARDIA

Durante a última década, dois diferentes padrões de apresentação clínica têm sido mais claramente caracterizados, definidos principalmente pela idade gestacional de instalação da doença e pelo padrão dopplervelocimétrico da artéria umbilical.

A restrição de crescimento fetal quando iniciada cedo na gestação apresenta padrão fenotípico, evolução e desfecho diferentes. O padrão típico de deterioração evolui desde alterações progressivas do Doppler da artéria umbilical e do ducto venoso até as alterações dos parâmetros biofísicos. A taxa de deterioração dos parâmetros dopplervelocimétricos determinam a velocidade da progressão da doença em RCF precoce, levando geralmente ao parto prematuro. Além disso, existe grande associação com pré-eclâmpsia e mortalidade perinatal. Contrariamente, RCF tardia tem menor associação com doença placentária grave, sendo observados índices normais ou minimamente alterados no estudo Doppler de artéria umbilical. Evidente adaptação cardiovascular não se estende além da circulação cerebral, manifestando-se como redução da RCP. A associação entre RCF tardia e pré-eclâmpsia é mínima em comparação com as formas de instalação precoce.

Um estudo almejando o estabelecimento de um ponto de corte para diferenciação de formas precoces e tardias demonstrou que 32 semanas de idade gestacional no momento do diagnóstico ou 34 semanas no momento do parto delimita com maior precisão as diferenças entre RCF precoce ou tardia, mas também resultou em sobreposição de casos de características semelhantes. O Doppler de artéria umbilical discrimina os dois grupos melhor do que a idade gestacional, e esses grupos apresentam progressão, história natural e taxa de desfechos adversos diferentes entre si. Uma pesquisa com 45 especialistas em RCF chegou a um bom consenso (89%) de que RCF precoce é aquela com diagnóstico antes de 32 semanas (Tabela 23.1).

TABELA 23.1. Resumo das principais diferenças entre RCF de início precoce e tardio

RCF precoce	RCF tardia
Desafio: manejo Prevalência: ~1%	Desafio: diagnóstico Prevalência: 3-5%
Doença placentária severa: Doppler AU anormal, alta associação com PE	Doença placentária moderada: Doppler AU normal, baixa associação com PE
Hipóxia severa ++: adaptação do SCV	Hipóxia moderada: adaptação central do SCV
Alta mortalidade e morbidade	Menor mortalidade (porém causa frequente de natimortos)

AU, artéria umbilical; PE, pré-eclâmpsia; RCF, restrição de crescimento fetal; SCV, sistema cardiovascular.

MANEJO CLÍNICO

Evidências provenientes de um ensaio randomizado demonstram que o monitoramento duas vezes por semana, quando comparado ao quinzenal, resulta em mais induções, sem qualquer melhora no desfecho perinatal. Assim, o padrão acompanhamento para PIG de baixo risco seria este último regime. Entretanto, em fetos PIG de instalação tardia, essa definição "baixo" risco é feita através de Doppler de artéria umbilical, e por isso, outros marcadores se fazem necessários.

Líquido amniótico

Em um grande estudo sobre fetos PIG de instalação tardia, descobriu-se que cerca de um terço das gestações apresentava oligodrâmnio, definida por índice de líquido amniótico (ILA) menor que 5. Entretanto, pode ser questionado se tamanha proporção de casos não representa sobrediagnóstico ao invés de fetos sob maior risco. Na verdade, evidências mostram que quando comparada à avaliação do maior bolsão vertical (MBV), a análise do ILA gera mais induções de parto e cesáreas sem nenhuma melhora nos desfechos perinatais.

Uma metanálise com 18 estudos randomizados demonstrou que a redução no ILA tem associação com alterações no índice de Apgar do quinto minuto, mas falhou em demonstrar associação com acidose ou óbito perinatal em casos de fetos PIG (razão de risco – RR 1,6 [intervalo de confiança – IC 95% 0,9–2,6]).

Devido às limitadas evidências sobre o papel do oligodrâmnio na predição de complicações perinatais em casos de fetos PIG acompanhados pelo Doppler da artéria umbilical, sua inclusão em protocolos de acompanhamentos é questionável.

Parâmetros dopplervelocimétricos

Doppler de artéria umbilical

Há evidências convincentes de que a utilização do doppler de AU em gestações de alto risco melhora os resultados perinatais, com redução de 29% nos óbitos perinatais. Velocidades diastólicas ausentes ou reversas, espectro final das alterações de fluxo da AU, se fazem presentes cerca de 1 semana antes da deterioração aguda. Há uma associação entre velocidade diastólica reversa do fluxo da AU e desfechos perinatais adversos (com sensibilidade e especificidade de aproximadamente 60%), que parece ser independente da prematuridade. O risco de natimortalidade após 30 semanas em fetos apresentando Doppler de artéria umbilical com diástole reversa supera os riscos gerados pela prematuridade, e justifica a interrupção da gestação.

Doppler de artéria cerebral média (ACM)/razão cérebro-placentária)

A artéria cerebral média (ACM) informa sobre a existência de vasodilatação cerebral, marcador de hipóxia. Existe uma associação entre valores anormais do índice de pulsatilidade (IP) da ACM e desfechos perinatais e neurológicos adversos, mas ainda não é claro se a realização do parto antes do termo gera benefícios. A ACM é particularmente valiosa para a identificação e predição de desfechos adversos em fetos com RCF tardia, independente do Doppler da AU, que geralmente é normal nesses casos. Fetos com alteração do IP da ACM tinham um risco seis vezes maior de cesáreas de emergência por sofrimento fetal quando comparados àqueles PIG com IP de ACM normal, o que é especialmente relevante pois a indução de parto a termo é a conduta preconizada atual para caso de RCF tardia. Casos diagnosticados com RCF tardia com alteração do IP da ACM apresentam pior desenvolvimento neurocomportamental ao nascimento e aos dois anos de idade. Alteração na ACM é considerada uma manifestação tardia, com especificidade aceitável, mas com baixa sensibilidade, o que é melhorado pelo uso da RCP.

A RCP melhora notavelmente sensibilidade de AU e da ACM sozinhas, já estando diminuída quando seus componentes individuais sofrem alterações suaves, mas permanecem dentro dos limites da normalidade. Em fetos PIG de início tardio existe alteração na RCP em 20 a 25% dos casos antes do parto, fato associado a um maior risco de desfecho adverso no momento da indução, apesar de ser em menor grau do que quando a alteração se dá na ACM.

Doppler do ducto venoso (DV)

O DV é o melhor parâmetro dopplervelocimétrico isolado para a predição de óbito a curto prazo de fetos com RCF precoce. Estudos longitudinais demonstraram que o fluxo do DV apenas se altera em estágios avançados de comprometimento fetal. Ondas de contração atrial ausentes ou reversas estão associadas à mortalidade perinatal, independentemente da idade gestacional no momento do parto, com uma taxa de risco de 40 a 100%. Além disso, tal achado normalmente já é considerado suficiente para indicação de parto independentemente da idade gestacional, após término de terapia com corticoides. Em cerca de 50% dos casos, a alteração do DV precede a perda da variabilidade em traçados de cardiotocografia, e em cerca de 90% dos casos altera-se em 48 a 72 horas antes da alteração no perfil biofísico fetal (PBF). Ademais, é considerado bom marcador para obtenção da melhor janela para interrupção de parto de fetos prematuros extremos em condições críticas.

Doppler ístmico aórtico (AoI)

Este vaso reflete o equilíbrio entre a impedância cerebral e de sistemas vasculares sistêmicos. Doppler de istmo aórtico reverso é um sinal de deterioração avançada, e é o próximo passo na sequência de avaliação iniciada com o doppler de AU e de ACM. AoI associa-se tanto com desfecho perinatal adverso quanto com sequelas neurológicas. Entretanto, estudos longitudinais mostram que as alterações de AoI precedem as do DV em uma semana, e consequentemente não é tão bom preditor de risco de óbito a curto prazo. Em contraste, AoI parece melhorar a predição de morbidade neurológica. Entre os fetos com RCF precoce com onda A positiva em ducto venoso, um Doppler do istmo aórtico reverso indica aumento no risco de lesões neurológicas tardias neonatais. (57% versus 9,7%).

Análise da frequência cardíaca fetal (FCF) por cardiotocografia convencional (CTG) e cardiotocografia computadorizada (CTGc)

Estudos recentes em gestações de alto risco demonstraram que, apesar de altamente sensível, a cardiotocografia possui uma taxa de falsos-positivos de 50% para predição de desfechos adversos. Somada a isso, uma metanálise sobre gestações de alto risco falhou em demonstrar qualquer efeito benéfico sobre a redução da mortalidade fetal. Por conseguinte, não há provas que suportem a utilização do monitoramento cardíaco fetal tradicional ou de estresse em casos com restrição de crescimento. A principal limitação da CTG é a subjetividade de sua interpretação da FCF, principalmente em fetos muitos prematuros, que possuem uma redução fisiológica na sua variabilidade.

A CGTc representou um avanço e proporciona novos caminhos dentro da fisiopatologia e manejo da RCF. A CGTc avalia variações de curta duração da FCF, difíceis de serem estudadas subjetivamente. Evidências atuais sugerem que a CTGc é sensível para detectar deterioração avançada fetal, permitindo a predição de óbito fetal a curto prazo com valor semelhante ao do fluxo de onda reverso do DV. O surgimento de alterações da variabilidade coincide com o de anormalidades no ducto venoso, porém em 50% dos casos as alterações do ducto venoso precedem a perda da variabilidade da FCF, e na outra metade, ocorre o inverso.

Perfil biofísico fetal

Estudos observacionais recentes demonstraram um pequeno risco de falsos-positivos para acidose e óbito perinatal, porém, estudos ainda mais recentes sobre RCF precoce em fetos prematuros extremos alertam sobre a taxa de falsos-positivos, chegando a 23% em fetos com PBF > 6 e 11% naqueles com PBF > 8. Uma metanálise não demonstrou benefício com uso do PBF em gestações de alto risco. Resumindo, havendo disponibilidade de realização do Doppler associado ou não à CTGc, a incorporação do PBF ao rastreio é questionável.

Evidências sobre o momento do parto

Nenhum tratamento se mostrou eficaz para restrição de crescimento fetal. Por isso, o acompanhamento do bem-estar fetal e a decisão do momento do parto ainda configuram a melhor estratégia.

O Estudo de Intervenção na restrição de crescimento foi um ensaio controlado multicêntrico e randomizado cujo objetivo foi a comparação do efeito do parto prematuro com a postergação do parto pelo maior tempo possível. Foi observado que quando havia incerteza dos obstetras a respeito do momento da interrupção do parto, usando como base resultados do Doppler da AU, a consequências era seu adiamento por cerca de quatro dias, e embora tal atraso tenha sido associado a alguns natimortos, o parto antecipado resultou em um número quase igual de mortes adicionais. Além disso, aos dois anos de idade, houve uma maior tendência à deficiência no grupo de parto antecipado.

Um estudo randomizado comparou três estratégias para determinação de parto em RCF precoce (< 32 semanas): variabilidade curta na cardiotocografia abaixo de 3,5–4 ms (dependendo da idade gestacional); alterações precoces no DV (IP > percentil 95) e alterações tardias no DV (fluxo ausente/reverso). Ao final, foram encontrados melhores desfechos perinatais (70% de sobrevivência sem morbidade perinatal severa ao nascimento), quando comparados a casos prévios na mesma população, sugerindo que a existência de um protocolo gera melhora nos efeitos de manejo e conduta. Embora não houvesse diferenças na taxa de sobrevivência sem comprometimento neurológico, sua probabilidade era menor nos sobreviventes dos grupos acompanhados pelo DV em comparação com aqueles acompanhados por CTGc. No entanto, deve-se enfatizar que todas as gestações tiveram uma avaliação por CTGc (como uma rede de segurança) e uma fração substancial de bebês nos grupos de DV teve de fato o parto indicado por causa de alterações na CTGc. Pelo contrário, não foi realizada avaliação de DV nos bebês alocados aos grupos de CTGc. Acreditamos que a principal mensagem que poderia ser extraída a partir desse estudo é que CTGc e DV devem ser combinados no acompanhamento de fetos com restrição de crescimento precoce.

Em um ensaio de equivalência randomizado comparando o efeito da indução do trabalho de parto e o acompanhamento expectante em mulheres após 37 semanas de gestação em casos suspeitos de serem PIG, não foram encontradas diferenças significantes nos resultados perinatais e neonatais entre a indução do parto e o monitoramento expectante. Aos dois anos de idade também não foram encontradas diferenças entre as duas estratégias. Embora seja aparentemente razoável oferecer a resolução do parto após 37 semanas em casos de fetos PIG, deve ser reconhecida a necessidade de mais estudos diferenciando RCF verdadeira de outras causas de fetos PIG não associadas a desfechos adversos perinatais.

ESTADIAMENTO PARA PROTOCOLO DE MANEJO EM PIG/RCF

Embora existam fortes evidências que sustentem recomendações a respeito do momento da interrupção do parto, um protocolo que integra as melhores evidências disponíveis pode ajudar a reduzir a variação de conduta na prática clínica. Uma abordagem consiste no agrupamento dos índices ou sinais associados a riscos fetais semelhantes em estágios, uma vez que devem indicar intervalos de acompanhamento semelhantes, assim como o momento do parto.

Assim, sugerimos perfilar várias etapas, ou grupos prognósticos, sendo cada uma delas agregadora de diferentes estratégias de manejo.

PIG: Doppler quinzenal e a avaliação do crescimento são seguros (58) e constituem prática padrão. A indução do parto deve ser recomendada com 40 semanas.

RCF estágio I (pequena redução de crescimento ou insuficiência placentária leve): Alteração no Doppler de artérias uterinas, AU ou ACM, ou anormalidade na RCP. Evidências disponíveis sugerem um baixo risco de deterioração fetal antes do termo. A indução do parto após 37 semanas é aceitável, mas o risco de sofrimento fetal intraparto é aumentado.

RCF estágio II (insuficiência placentária grave): Fase definida por diástole zero de AU (e também provavelmente por AoI reverso). Parto recomendado após 34 semanas. O risco de cesárea de emergência na indução do parto é maior que 50%, logo, a cesariana eletiva é uma opção razoável. Recomenda-se monitoramento fetal duas vezes por semana.

RCF estágio III (sofrimento fetal avançado, poucos sinais sugestivos de acidose fetal): Estágio definido pelo fluxo diastólico reverso na AU ou IP de DV acima do percentil 95. Maior associação ao risco de óbito fetal e pior desfecho neurológico. Entretanto, como ainda não existem sinais sugestivos de aumento de risco de óbito fetal em curto prazo, parece razoável adiar o parto eletivo para reduzir os possíveis efeitos da prematuridade grave. Sugerimos o parto por cesariana após 30 semanas.

Recomenda-se monitorização a cada 24 a 48 horas.

RCF estágio IV (Alta suspeição de acidose e grande risco de óbito fetal): Desacelerações espontâneas da FCF, variabilidade curta (< 3 ms) na CTGc, ou fluxo alterado no Doppler do DV. Parto após 26 semanas por cesariana em centro terciário sob corticoterapia para amadurecimento pulmonar fetal (e administração profilática de sulfato de magnésio para neuroproteção). Taxas de sobrevivência são maiores que 50% somente após 26 a 28 semanas, e os pais devem ser aconselhados a procurar atendimento multidisciplinar em partos ainda mais prematuros.

Recomenda-se monitoramento a cada 12 a 24 horas.

Bibliografia

A randomised trial of timed delivery for the compromised preterm fetus: short term outcomes and Bayesian interpretation. BJOG. 2003 Jan;110(1):27-32.

Alfirevic Z, Neilson JP. Biophysical profile for fetal assessment in high risk pregnancies. Cochrane Database Syst Rev. 2000(2):CD000038.

Alfirevic Z, Neilson JP. Doppler ultrasonography in high-risk pregnancies: systematic review with meta-analysis. Am J Obstet Gynecol. 1995 May;172(5):1379-87.

Alfirevic Z, Stampalija T, Gyte GM. Fetal and umbilical Doppler ultrasound in high-risk pregnancies. Cochrane Database Syst Rev. 2010(1):CD007529.

Arbeille P, Maulik D, Fignon A, Stale H, Berson M, Bodard S, Locatelli A. Assessment of the fetal PO2 changes by cerebral and umbilical Doppler on lamb fetuses during acute hypoxia. Ultrasound Med Biol. 1995;21(7):861-70.

Aviram R, T BS, Kidron D. Placental aetiologies of foetal growth restriction: clinical and pathological differences. Early Hum Dev. 2010 Jan;86(1):59-63.

Backe B, Nakling J. Effectiveness of antenatal care: a population based study. Br J Obstet Gynaecol. 1993 Aug;100(8):727-32.

Bahado-Singh RO, Kovanci E, Jeffres A, Oz U, Deren O, Copel J, Mari G. The Doppler cerebroplacental ratio and perinatal outcome in intrauterine growth restriction. Am J Obstet Gynecol. 1999 Mar;180(3 Pt 1):750-6.

Baschat AA, Cosmi E, Bilardo CM, Wolf H, Berg C, Rigano S, Germer U, Moyano D, Turan S, Hartung J, Bhide A, Muller T, Bower S, Nicolaides KH, Thilaganathan B, Gembruch U, Ferrazzi E, Hecher K, Galan HL, Harman CR. Predictors of neonatal outcome in early-onset placental dysfunction. Obstet Gynecol. 2007 Feb;109(2 Pt 1):253-61.

Baschat AA, Gembruch U, Harman CR. The sequence of changes in Doppler and biophysical parameters as severe fetal growth restriction worsens. Ultrasound Obstet Gynecol. 2001 Dec;18(6):571-7.

Baschat AA, Gembruch U, Weiner CP, Harman CR. Qualitative venous Doppler waveform analysis improves prediction of critical perinatal outcomes in premature growth-restricted fetuses. Ultrasound Obstet Gynecol. 2003 Sep;22(3):240-5.

Benton SJ, Hu Y, Xie F, Kupfer K, Lee SW, Magee LA, von Dadelszen P. Angiogenic factors as diagnostic tests for preeclampsia: a performance comparison between two commercial immunoassays. Am J Obstet Gynecol. 2011 Nov;205(5):469 e1-8.

Boers KE, van Wyk L, van der Post JA, Kwee A, van Pampus MG, Spaanderdam ME, Duvekot JJ, Bremer HA, Delemarre FM, Bloemenkamp KW, de Groot CJ, Willekes C, Rijken M, Roumen FJ, Thornton JG, van Lith JM, Mol BW, le Cessie S, Scherjon SA, Group DS. Neonatal morbidity after induction vs expectant monitoring in intrauterine growth restriction at term: a subanalysis of the DIGITAT RCT. Am J Obstet Gynecol. 2012 Apr;206(4):344 e1-7.

Boers KE, Vijgen SM, Bijlenga D, van der Post JA, Bekedam DJ, Kwee A, van der Salm PC, van Pampus MG, Spaanderman ME, de Boer K, Duvekot JJ, Bremer HA, Hasaart TH, Delemarre FM, Bloemenkamp KW, van Meir CA, Willekes C, Wijnen EJ, Rijken M, le Cessie S, Roumen FJ, Thornton JG, van Lith JM, Mol BW, Scherjon SA. Induction versus expectant monitoring for intrauterine growth restriction at term: randomised equivalence trial (DIGITAT). Bmj. 2010;341:c7087.

Boers KE, Vijgen SM, Bijlenga D, van der Post JA, Bekedam DJ, Kwee A, van der Salm PC, van Pampus MG, Spaanderman ME, de Boer K, Duvekot JJ, Bremer HA, Hasaart TH, Delemarre FM, Bloemenkamp KW, van Meir CA, Willekes C, Wijnen EJ, Rijken M, le Cessie S, Roumen FJ, Thornton JG, van Lith JM, Mol BW, Scherjon SA, group Ds. Induction versus expectant monitoring for intrauterine growth restriction at term: randomised equivalence trial (DIGITAT). BMJ. 2010;341:c7087.

Bricker L, Neilson JP, Dowswell T. Routine ultrasound in late pregnancy (after 24 weeks' gestation). Cochrane Database Syst Rev. 2008(4):CD001451.

Chang TC, Robson SC, Spencer JA, Gallivan S. Prediction of perinatal morbidity at term in small fetuses: comparison of fetal growth and Doppler ultrasound. Br J Obstet Gynaecol. 1994 May;101(5):422-7.

Chauhan SP, Sanderson M, Hendrix NW, Magann EF, Devoe LD. Perinatal outcome and amniotic fluid index in the antepartum and intrapartum periods: A meta-analysis. Am J Obstet Gynecol. 1999 Dec;181(6):1473-8.

Clausson B, Cnattingius S, Axelsson O. Preterm and term births of small for gestational age infants: a population-based study of risk factors among nulliparous women. Br J Obstet Gynaecol. 1998 Sep;105(9):1011-7.

Clausson B, Gardosi J, Francis A, Cnattingius S. Perinatal outcome in SGA births defined by customised versus population-based birthweight standards. BJOG. 2001 Aug;108(8):830-4.

Cnossen JS, Morris RK, ter Riet G, Mol BW, van der Post JA, Coomarasamy A, Zwinderman AH, Robson SC, Bindels PJ, Kleijnen J, Khan KS. Use of uterine artery Doppler ultrasonography to predict pre-eclampsia and intrauterine growth restriction: a systematic review and bivariable meta-analysis. CMAJ. 2008 Mar 11;178(6):701-11.

Cosmi E, Ambrosini G, D'Antona D, Saccardi C, Mari G. Doppler, cardiotocography, and biophysical profile changes in growth-restricted fetuses. Obstet Gynecol. 2005 Dec;106(6):1240-5.

Crovetto F, Crispi F, Scazzocchio E, Mercade I, Meler E, Figueras F, Gratacos E. First-trimester screening for early and late small-for-gestational-age neonates using maternal serum biochemistry, blood pressure and uterine artery Doppler. Ultrasound Obstet Gynecol. Jan;43(1):34-40.

Crovetto F, Crispi F, Scazzocchio E, Mercade I, Meler E, Figueras F, Gratacos E. Performance of first trimester integrated screening for early and late small for gestational age newborns. Ultrasound in Obstetrics and Gynecology (accepted). 2013.

Crovetto F, Crispi F, Scazzocchio E, Mercade I, Meler E, Figueras F, Gratacos E. First-trimester screening for early and late small-for-gestational-age neonates using maternal serum biochemistry, blood pressure and uterine artery Doppler. Ultrasound Obstet Gynecol. 2014 Jan;43(1):34-40.

Cruz-Lemini M, Crispi F, Van Mieghem T, Pedraza D, Cruz-Martinez R, Acosta-Rojas R, Figueras F, Parra-Cordero M, Deprest J, Gratacos E. Risk of perinatal death in early-onset intrauterine growth restriction according to gestational age and cardiovascular Doppler indices: a multicenter study. Fetal Diagn Ther. 2012;32(1-2):116-22.

Cruz-Martinez R, Figueras F, Hernandez-Andrade E, Oros D, Gratacos E. Fetal brain Doppler to predict cesarean delivery for nonreassuring fetal status in term small-for-gestational-age fetuses. Obstet Gynecol. 2011 Mar;117(3):618-26.

Cruz-Martinez R, Figueras F, Hernandez-Andrade E, Oros D, Gratacos E. Changes in myocardial performance index and aortic isthmus and ductus venosus Doppler in term, small-for-gestational age fetuses with normal umbilical artery pulsatility index. Ultrasound Obstet Gynecol. 2011 Oct;38(4):400-5.

Cruz-Martinez R, Figueras F, Hernandez-Andrade E, Puerto B, Gratacos E. Longitudinal brain perfusion changes in near-term small-for-gestational-age fetuses as measured by spectral Doppler indices or by fractional moving blood volume. Am J Obstet Gynecol. 2010 Jul;203(1):42 e1-6.

Cruz-Martinez R, Figueras F, Oros D, Padilla N, Meler E, Hernandez-Andrade E, Gratacos E. Cerebral blood perfusion and neurobehavioral performance in full-term small-for-gestational-age fetuses. Am J Obstet Gynecol. 2009 Nov;201(5):474 e1-7.

De Wit MC, Srebniak MI, Joosten M, Govaerts LC, Kornelisse RF, Papatsonis DN, De Graaff K, Knapen MF, Bruggenwirth HT, De Vries FA, Van Veen S, Van Opstal D, Galjaard RJ, Go AT. Prenatal and postnatal findings in small for gestational age fetuses without structural ultrasound anomalies at 18–24 weeks. Ultrasound Obstet Gynecol. Apr 22.

Del Rio M, Martinez JM, Figueras F, Bennasar M, Olivella A, Palacio M, Coll O, Puerto B, Gratacos E. Doppler assessment of the aortic isthmus and perinatal outcome in preterm fetuses with severe intrauterine growth restriction. Ultrasound Obstet Gynecol. 2008 Jan;31(1):41-7.

Duff GB. A randomized controlled trial in a hospital population of ultrasound measurement screening for the small for dates baby. Aust N Z J Obstet Gynaecol. 1993 Nov;33(4):374-8.

Eixarch E, Batalle D, Illa M, Munoz-Moreno E, Arbat-Plana A, Amat-Roldan I, Figueras F, Gratacos E. Neonatal neurobehavior and diffusion MRI changes in brain reorganization due to intrauterine growth restriction in a rabbit model. PloS one. 2012;7(2):e31497.

Eixarch E, Meler E, Iraola A, Illa M, Crispi F, Hernandez-Andrade E, Gratacos E, Figueras F. Neurodevelopmental outcome in 2-year-old infants who were small-for-gestational age term fetuses with cerebral blood flow redistribution. Ultrasound Obstet Gynecol. 2008 Dec;32(7):894-9.

Evertson LR, Gauthier RJ, Schifrin BS, Paul RH. Antepartum fetal heart rate testing. I. Evolution of the nonstress test. Am J Obstet Gynecol. 1979 Jan 1;133(1):29-33.

Ferrazzi E, Bozzo M, Rigano S, Bellotti M, Morabito A, Pardi G, Battaglia FC, Galan HL. Temporal sequence of abnormal Doppler changes in the peripheral and central circulatory systems of the severely growth-restricted fetus. Ultrasound Obstet Gynecol. 2002 Feb;19(2):140-6.

Figueras F, Benavides A, Del Rio M, Crispi F, Eixarch E, Martinez JM, Hernandez-Andrade E, Gratacos E. Monitoring of fetuses with intrauterine growth restriction: longitudinal changes in ductus venosus and aortic isthmus flow. Ultrasound Obstet Gynecol. 2009 Jan;33(1):39-43.

Figueras F, Savchev S, Triunfo S, Crovetto F, Gratacos E. An integrated model with classification criteria to predict small-for-gestational fetuses at risk of adverse perinatal outcome. Ultrasound Obstet Gynecol. 2014 Oct 31.

Fouron JC, Gosselin J, Raboisson MJ, Lamoureux J, Tison CA, Fouron C, Hudon L. The relationship between an aortic isthmus blood flow velocity index and the postnatal neurodevelopmental status of fetuses with placental circulatory insufficiency. Am J Obstet Gynecol. 2005 Feb;192(2):497-503.

Fouron JC, Skoll A, Sonesson SE, Pfizenmaier M, Jaeggi E, Lessard M. Relationship between flow through the fetal aortic isthmus and cerebral oxygenation during acute placental circulatory insufficiency in ovine fetuses. Am J Obstet Gynecol. 1999 Nov;181(5 Pt 1):1102-7.

Fratelli N, Valcamonico A, Prefumo F, Pagani G, Guarneri T, Frusca T. Effects of antenatal recognition and follow-up on perinatal outcomes in small-for-gestational age infants delivered after 36 weeks. Acta Obstet Gynecol Scand. Feb;92(2):223-9.

Gardosi J, Madurasinghe V, Williams M, Malik A, Francis A. Maternal and fetal risk factors for stillbirth: population based study. BMJ. 2013;346:f108.

Ghosh GS, Gudmundsson S. Uterine and umbilical artery Doppler are comparable in predicting perinatal outcome of growth-restricted fetuses. Bjog. 2009 Feb;116(3):424-30.

Gordijn SJ, Beune IM, Thilaganathan B, Papageorghiou A, Baschat AA, Baker PN, Silver RM, Wynia K, Ganzevoort W. Consensus definition for placental fetal growth restriction: a Delphi procedure. Ultrasound Obstet Gynecol. 2016 Feb 23.

Gramellini D, Folli MC, Raboni S, Vadora E, Merialdi A. Cerebral-umbilical Doppler ratio as a predictor of adverse perinatal outcome. Obstet Gynecol. 1992 Mar;79(3):416-20.

Gulmezoglu AM, Hofmeyr GJ. Betamimetics for suspected impaired fetal growth. Cochrane Database Syst Rev. 2001(4):CD000036.

Gulmezoglu AM, Hofmeyr GJ. Plasma volume expansion for suspected impaired fetal growth. Cochrane Database Syst Rev. 2000(2):CD000167.

Hecher K, Bilardo CM, Stigter RH, Ville Y, Hackeloer BJ, Kok HJ, Senat MV, Visser GH. Monitoring of fetuses with intrauterine growth restriction: a longitudinal study. Ultrasound Obstet Gynecol. 2001 Dec;18(6):564-70.

Hepburn M, Rosenberg K. An audit of the detection and management of small-for-gestational age babies. Br J Obstet Gynaecol. 1986 Mar;93(3):212-6.

Hershkovitz R, Kingdom JC, Geary M, Rodeck CH. Fetal cerebral blood flow redistribution in late gestation: identification of compromise in small fetuses with normal umbilical artery Doppler. Ultrasound Obstet Gynecol. 2000 Mar;15(3):209-12.

Karagiannis G, Akolekar R, Sarquis R, Wright D, Nicolaides KH. Prediction of small-for-gestation neonates from biophysical and biochemical markers at 11-13 weeks. Fetal Diagn Ther. 2011;29(2):148-54.

Kaur S, Picconi JL, Chadha R, Kruger M, Mari G. Biophysical profile in the treatment of intrauterine growth-restricted fetuses who weigh <1000 g. Am J Obstet Gynecol. 2008 Sep;199(3):264 e1-4.

Kean L, Liu D. Antenatal care as a screening tool for the detection of small for gestational age babies in the low risk population. Journal of Obstetrics and Gynaecolology. 1996;16::77-82.

Laurin J, Persson PH. The effect of bedrest in hospital on fetal outcome in pregnancies complicated by intra-uterine growth retardation. Acta Obstet Gynecol Scand. 1987;66(5):407-11.

Lees C, Marlow N, Arabin B, Bilardo CM, Brezinka C, Derks JB, Duvekot J, Frusca T, Diemert A, Ferrazzi E, Ganzevoort W, Hecher K, Martinelli P, Ostermayer E, Papageorghiou AT, Schlembach D, Schneider KT, Thilaganathan B, Todros T, van Wassenaer-Leemhuis A, Valcamonico A, Visser GH, Wolf H. Perinatal morbidity and mortality in early-onset fetal growth restriction: cohort outcomes of the trial of randomized umbilical and fetal flow in Europe (TRUFFLE). Ultrasound Obstet Gynecol. 2013 Oct;42(4):400-8.

Lees CC, Marlow N, van Wassenaer-Leemhuis A, Arabin B, Bilardo CM, Brezinka C, Calvert S, Derks JB, Diemert A, Duvekot JJ, Ferrazzi E, Frusca T, Ganzevoort W, Hecher K, Martinelli P, Ostermayer E, Papageorghiou AT, Schlembach D, Schneider KT, Thilaganathan B, Todros T, Valcamonico A, Visser GH, Wolf H. 2 year neurodevelopmental and intermediate perinatal outcomes in infants with very preterm fetal growth restriction (TRUFFLE): a randomised trial. Lancet. 2015 May 30;385(9983):2162-72.

Lindqvist PG, Molin J. Does antenatal identification of small-for-gestational age fetuses significantly improve their outcome? Ultrasound Obstet Gynecol. 2005 Mar;25(3):258-64.

Llurba E, Turan O, Kasdaglis T, Harman CR, Baschat AA. Emergence of late-onset placental dysfunction: relationship to the change in uterine artery blood flow resistance between the first and third trimesters. Am J Perinatol. 2013 Jun;30(6):505-12.

Makikallio K, Jouppila P, Rasanen J. Retrograde aortic isthmus net blood flow and human fetal cardiac function in placental insufficiency. Ultrasound Obstet Gynecol. 2003 Oct;22(4):351-7.

McCowan LM, Harding JE, Roberts AB, Barker SE, Ford C, Stewart AW. A pilot randomized controlled trial of two regimens of fetal surveillance for small-for-gestational-age fetuses with normal results of umbilical artery doppler velocimetry. Am J Obstet Gynecol. 2000 Jan;182(1 Pt 1):81-6.

McKenna D, Tharmaratnam S, Mahsud S, Bailie C, Harper A, Dornan J. A randomized trial using ultrasound to identify the high-risk fetus in a low-risk population. Obstet Gynecol. 2003 Apr;101(4):626-32.

Moraitis AA, Wood AM, Fleming M, Smith GC. Birth weight percentile and the risk of term perinatal death. Obstet Gynecol. 2014 Aug;124(2 Pt 1):274-83.

Morrow RJ, Adamson SL, Bull SB, Ritchie JW. Effect of placental embolization on the umbilical arterial velocity waveform in fetal sheep. Am J Obstet Gynecol. 1989 Oct;161(4):1055-60.

Nabhan AF, Abdelmoula YA. Amniotic fluid index versus single deepest vertical pocket as a screening test for preventing adverse pregnancy outcome. Cochrane Database Syst Rev. 2008(3):CD006593.

Neilson JP, Munjanja SP, Whitfield CR. Screening for small for dates fetuses: a controlled trial. Br Med J (Clin Res Ed). 1984 Nov 3;289(6453):1179-82.

Oros D, Figueras F, Cruz-Martinez R, Meler E, Hernandez-Andrade E, Gratacos E. Middle versus anterior cerebral artery Doppler for the prediction of adverse outcome in term small-for-gestational-age fetuses. Ultrasound in Obstetrics and Gynecology (submitted 2009). 2008.

Oros D, Figueras F, Cruz-Martinez R, Meler E, Munmany M, Gratacos E. Longitudinal changes in uterine, umbilical and fetal cerebral Doppler indices in late-onset small-for-gestational age fetuses. Ultrasound Obstet Gynecol. 2011 Feb;37(2):191-5.

Parra-Saavedra M, Crovetto F, Triunfo S, Savchev S, Parra G, Sanz M, Gratacos E, Figueras F. Added value of umbilical vein flow as a predictor of perinatal outcome in term small-for-gestational-age fetuses. Ultrasound Obstet Gynecol. 2013 Jan 3.

Pattison N, McCowan L. Cardiotocography for antepartum fetal assessment. Cochrane Database Syst Rev. 2000(2):CD001068.

Richardus JH, Graafmans WC, Verloove-Vanhorick SP, Mackenbach JP, EuroNatal International Audit P, EuroNatal Working G. Differences in perinatal mortality and suboptimal care between 10 European regions: results of an international audit. BJOG. 2003 Feb;110(2):97-105.

Roma E, Arnau A, Berdala R, Bergos C, Montesinos J, Figueras F. Ultrasound screening for fetal growth restriction at 36 vs 32 weeks' gestation: a randomized trial (Route). Ultrasound Obstet Gynecol. 2015 Oct;46(4):391-7.

Savchev S, Figueras F, Cruz-Martinez R, Illa M, Botet F, Gratacos E. Estimated weight centile as a predictor of perinatal outcome in small-for-gestational-age pregnancies with normal fetal and maternal Doppler indices. Ultrasound Obstet Gynecol. 2012 Mar;39(3):299-303.

Savchev S, Figueras F, Sanz-Cortes M, Cruz-Lemini M, Triunfo S, Botet F, Gratacos E. Evaluation of an optimal gestational age cut-off for the definition of early- and late-onset fetal growth restriction. Fetal Diagn Ther. 2014;36(2):99-105.

Say L, Gulmezoglu AM, Hofmeyr GJ. Maternal nutrient supplementation for suspected impaired fetal growth. Cochrane Database Syst Rev. 2003(1):CD000148.

Say L, Gulmezoglu AM, Hofmeyr GJ. Maternal oxygen administration for suspected impaired fetal growth. Cochrane Database Syst Rev. 2003(1):CD000137.

Schwarze A, Gembruch U, Krapp M, Katalinic A, Germer U, Axt-Fliedner R. Qualitative venous Doppler flow waveform analysis in preterm intrauterine growth-restricted fetuses with ARED flow in the umbilical artery-correlation with short-term outcome. Ultrasound Obstet Gynecol. 2005 Jun;25(6):573-9.

Severi FM, Bocchi C, Visentin A, Falco P, Cobellis L, Florio P, Zagonari S, Pilu G. Uterine and fetal cerebral Doppler predict the outcome of third-trimester small-for-gestational age fetuses with normal umbilical artery Doppler. Ultrasound Obstet Gynecol. 2002 Mar;19(3):225-8.

Shaffer LG, Rosenfeld JA, Dabell MP, Coppinger J, Bandholz AM, Ellison JW, Ravnan JB, Torchia BS, Ballif BC, Fisher AJ. Detection rates of clinically significant genomic alterations by microarray analysis for specific anomalies detected by ultrasound. Prenat Diagn. 2012 Oct;32(10):986-95.

Skrastad RB, Eik-Nes SH, Sviggum O, Johansen OJ, Salvesen KA, Romundstad PR, Blaas HG. A randomized controlled trial of third-trimester routine ultrasound in a non-selected population. Acta Obstet Gynecol Scand. 2013 Dec;92(12):1353-60.

Souka AP, Papastefanou I, Pilalis A, Michalitsi V, Kassanos D. Performance of third-trimester ultrasound for prediction of small-for-gestational-age neonates and evaluation of contingency screening policies. Ultrasound Obstet Gynecol. 2012 May;39(5):535-42.

Sovio U, White IR, Dacey A, Pasupathy D, Smith GC. Screening for fetal growth restriction with universal third trimester ultrasonography in nulliparous women in the Pregnancy Outcome Prediction (POP) study: a prospective cohort study. Lancet. 2015 Nov 21;386(10008):2089-97.

Sovio U, White IR, Dacey A, Pasupathy D, Smith GC. Screening for fetal growth restriction with universal third trimester ultrasonography in nulliparous women in the Pregnancy Outcome Prediction (POP) study: a prospective cohort study. Lancet. 2015 Sep 7.

Thompson RS, Stevens RJ. Mathematical model for interpretation of Doppler velocity waveform indices. Med Biol Eng Comput. 1989 May;27(3):269-76.

Thornton JG, Hornbuckle J, Vail A, Spiegelhalter DJ, Levene M, Group GS. Infant well-being at 2 years of age in the Growth Restriction Intervention Trial (GRIT): multicentred randomised controlled trial. Lancet. 2004 Aug 7-13;364(9433):513-20.

Triunfo S, Crovetto F, Scazzocchio E, Parra-Saavedra M, Gratacos E, Figueras F. Contingent versus routine third-trimester screening for late fetal growth restriction. Ultrasound Obstet Gynecol. 2015 Jan;47(1):81-8.

Triunfo S, Lobmaier S, Parra-Saavedra M, Crovetto F, Peguero A, Nadal A, Gratacos E, Figueras F. Angiogenic factors at diagnosis of late-onset small-for-gestational age and histological placental underperfusion. Placenta. 2014 Jun;35(6):398-403.

Trudell AS, Cahill AG, Tuuli MG, Macones GA, Odibo AO. Risk of stillbirth after 37 weeks in pregnancies complicated by small-for-gestational-age fetuses. Am J Obstet Gynecol. 2013 May;208(5):376 e1-7.

Turan OM, Turan S, Gungor S, Berg C, Moyano D, Gembruch U, Nicolaides KH, Harman CR, Baschat AA. Progression of Doppler abnormalities in intrauterine growth restriction. Ultrasound Obstet Gynecol. 2008 Aug;32(2):160-7.

van Wyk L, Boers KE, van der Post JA, van Pampus MG, van Wassenaer AG, van Baar AL, Spaanderdam ME, Becker JH, Kwee A, Duvekot JJ, Bremer HA, Delemarre FM, Bloemenkamp KW, de Groot CJ, Willekes C, Roumen FJ, van Lith JM, Mol BW, le Cessie S, Scherjon SA. Effects on (neuro)developmental and behavioral outcome at 2 years of age of induced labor compared with expectant management in intrauterine growth-restricted infants: long-term outcomes of the DIGITAT trial. Am J Obstet Gynecol. 2012 May;206(5):406 e1-7.

Vergani P, Roncaglia N, Andreotti C, Arreghini A, Teruzzi M, Pezzullo JC, Ghidini A. Prognostic value of uterine artery Doppler velocimetry in growth-restricted fetuses delivered near term. Am J Obstet Gynecol. 2002 Oct;187(4):932-6.

Westergaard HB, Langhoff-Roos J, Lingman G, Marsal K, Kreiner S. A critical appraisal of the use of umbilical artery Doppler ultrasound in high-risk pregnancies: use of meta-analyses in evidence-based obstetrics. Ultrasound Obstet Gynecol. 2001 Jun;17(6):466-76.

24 Anemia Fetal: Diagnóstico e Conduta

Anselmo Verlangieri Carmo

Fernando Maia Peixoto Filho

Eduardo Borges da Fonseca

Introdução

A anemia fetal é uma das raras condições que podem ser tratadas com elevada taxa de sucesso em medicina fetal. A etiologia da anemia fetal pode ser dividida em dois grandes grupos: imune e não imune. Entre as imunes, a principal etiologia é a aloimunização RhD, cuja prevalência vem se reduzindo no mundo em virtude da profilaxia por meio da administração de imunoglobulina RhD. No Brasil, apesar da disponibilidade da imunoglobulina RhD, ainda observamos muitos casos de aloimunização, decorrentes do uso inadequado da imunoglobulina RhD.

Entre as etiologias não imunes, observamos as anemias fetais de causa infecciosa (parvovírus B19), hemoglobinopatias (talassemias), hemorragia fetomaterna excessiva, tumores fetais e placentários, além das anemias fetais de origem genética e as específicas das gestações monocoriônicas (Fig. 24.1).

Anemia fetal não imune

INFECÇÕES CONGÊNITAS

A infecção materna pelo parvovírus B19 é a causa mais comum de anemia não imune no nosso meio, apesar de outras infecções também cursarem com anemia fetal, como a sífilis congênita e o citomegalovírus. O parvovírus B19 pode causar anemia fetal por hemólise e supressão da medula óssea. A anemia resultante desses mecanismos é transitória. Trombocitopenia e cardiomiopatia fetal são comumente observadas. A forma clínica mais comum é a hidropisia fetal no exame de rotina, embora as gestantes devidamente orientadas possam apresentar inicialmente apenas sinais clínicos ou sorológicos da infecção.

O tratamento é de suporte, visto que ocorre recuperação espontânea com a passagem transplacentária de imunoglobulina G (IgG) materno antiparvovírus.

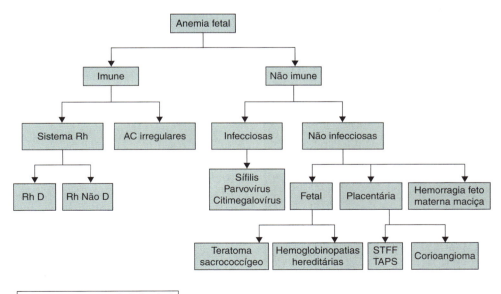

FIGURA 24.1. Etiologia da anemia fetal. STFF, síndrome de transfusão feto-fetal; TAPS, sequência anemia-policitemia.

Os casos com pior prognóstico ocorrem nas infecções abaixo de 20 semanas. O risco de morte fetal é de 15% entre 13 e 20 semanas e de 6% após 20 semanas. A hidropisia fetal tem sido relatada em até 12 semanas após a infecção materna. Portanto, são recomendados exames ultrassonográficos semanais durante esse período em fetos não hidrópicos. Quando o diagnóstico de anemia é suspeitado por meio da elevação da velocidade de pico sistólico (PSV) da artéria cerebral média (ACM; Fig. 24.2) ou hidropisia (Fig. 24.3), tendo sido afastadas outras causas, deveria ser realizada a cordocentese para confirmar o diagnóstico de anemia por parvovírus e transfusão intrauterina (TIU) de sangue e plaquetas, se indicado. Nos casos acima de 34 semanas, o parto deve ser considerado. A elevação na contagem de reticulócitos sinaliza recuperação espontânea em andamento, e transfusões subsequentes em geral não são necessárias. A resolução da hidropisia pode levar várias semanas. A sobrevida para hidropisia não imune devido ao parvovírus B19 congênito tratado com transfusão intravascular (TIV) é de 80%.

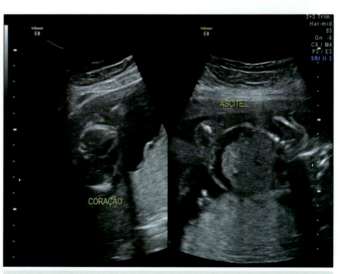

FIGURA 24.3. Imagem ultrassonográfica em feto anêmico com cardiomegalia (*esquerda*) e ascite (*direita*) submetido à transfusão intrauterina por aloimunização Rh.

HEMORRAGIA FETOMATERNA MACIÇA

A hemorragia fetomaterna maciça (HFM) acontece quando há perda de sangue fetal superior a 30 mL, e ocorre em 0,3% dos nascimentos. Pode resultar em anemia fetal grave, hidropisia e morte. Na maioria das vezes, acontece de forma inesperada e os sintomas clínicos são inespecíficos.

A redução dos movimentos fetais e o padrão sinusoidal na frequência cardíaca fetal à cardiotocografia podem levantar a suspeita. A elevação da PSV da ACM também pode ser encontrada. O diagnóstico é confirmado pelo teste de Kleihauer-Betke ou citometria de fluxo. Existem fórmulas para o cálculo do volume perdido de sangue fetal, mas o desempenho dessas fórmulas é limitado pelo fato de que o volume total de sangue fetal e materno é estimado. Quando a HFM maciça é diagnosticada durante a gestação e há repercussões hemodinâmicas no feto, hidropisia ou PSV-ACM compatível com anemia grave, temos duas opções, parto de emergência ou tratamento intrauterino por transfusão intrauterina (TIU). O tratamento intrauterino só se justifica nos casos de prematuridade extrema. O prognóstico na HFM grave nas maiores séries de casos descreve morte ou sequelas neurológicas em 31 a 46% dos casos.

TUMORES PLACENTÁRIOS

Corioangiomas placentário são relativamente comuns, ocorrendo em 1% das gestações. Embora tumores pequenos sejam clinicamente insignificantes, corioangiomas medindo mais de 5 cm podem funcionar como *shunts* arteriovenosos de alto débito e determinar insuficiência cardíaca e anemia fetal. Várias formas de tratamento foram descritas com resultados pouco satisfatórios. O *laser* intersticial guiado por ultrassom oferece os melhores resultados. Cheng et al. (2017) descrevem a desvascularização imediata e completa de um corioangioma de 8 cm com a embolização com Cyanoacrylate. Os autores descrevem ainda a resolução das características anêmicas fetais (PVS da ACM compatível com anemia grave) e cardiomegalia após três semanas, sem a necessidade de TIU. Entretanto, encontramos relatos de TIU em casos de anemia por corioangioma placentário. O estudo da PVS da ACM e a ecocardiografia fetal também são recomendadas na avaliação sonográfica desses casos.

HEMOGLOBINOPATIAS HEREDITÁRIAS

A talassemia homozigótica α_1 é herdada como doença recessiva autossômica com 25% da taxa de recorrência para gestações subsequentes. A α-talassemia é causa comum de hidropisia entre asiáticos do sudeste. Um anormal tetrâmero de hemoglobina (hemoglobina

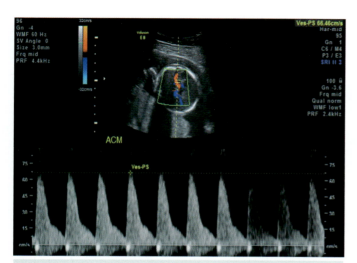

FIGURA 24.2. Insonação da artéria cerebral média no segmento proximal e com ângulo de insonação zero para aferição do seu pico de velocidade sistólica na artéria cerebral média.

Bart) é formado como resultado da deficiência na síntese de cadeia α. A hemoglobina Bart tem tanta afinidade por oxigênio que não o libera suficientemente para os tecidos. Isso causa hipóxia, falência cardíaca e hidropisia não imune.

A hidropisia não imune causada por α-talassemia homozigótica é quase universalmente fatal ao feto e produz morbidade significativa. A gestante com feto que apresenta α-talassemia pode apresentar hipertensão e edema (pré-eclâmpsia), leve anemia microcítica (sem deficiência de ferro e não responsiva à terapia), falência cardíaca congestiva e polidrâmnio.

Classicamente, gestantes com risco de α-talassemia são aconselhadas a pesquisar o DNA (ácido desoxirribonucleico) fetal por teste invasivo (biópsia de vilo corial – BVC, amniocentese ou cordocentese). No entanto, em face do risco de perda fetal, tem sido desenvolvida uma proposta alternativa não invasiva. Lee et al., em 2017, propuseram o uso da relação cardiotorácica entre 12 e 15 semanas e o uso da PSV da ACM entre 16 e 20 semanas na predição de anemia em fetos sob risco de α-talassemia. Apenas os fetos com esses exames alterados seriam investigados por testes invasivos. Nesse sentido, os recentes estudos bem-sucedidos do DNA fetal no plasma materno podem permitir a redução significativa dos procedimentos diagnósticos invasivos também na α-talassemia.

TUMORES FETAIS

O teratoma sacrococcígeo é um tumor originário da região sacrococcígea, frequentemente apresenta as três camadas germinativas e se origina de células somáticas totipotentes na região caudal do embrião. Essas células não sofrem a diferenciação típica e evoluem como uma massa aberrante, crescente, composta por uma variedade de tecidos que podem invadir a pelve e o abdome do feto. A incidência é de 1 em cada 35.000 nascidos vivos.

Geralmente, os teratomas sacrococcígeos são massas grandes, com crescimento rápido e altamente vascularizadas. Tais características determinam um aumento da circulação sanguínea, com maior pré-carga retornando ao coração, com o objetivo de suprir o tumor. Essas mudanças circulatórias podem levar o feto à insuficiência cardíaca de alto débito. O tumor também funciona como um sistema vascular de baixa resistência desviando o fluxo placentário.

A mortalidade fetal está relacionada aos efeitos de massa tumoral, levando ao trabalho de parto prematuro, polidrâmnio, insuficiência cardíaca de alto débito e hidropisia fetal. Outra causa de óbito fetal é a hemorragia espontânea que leva à anemia fetal. As opções de tratamento intrauterino para teratomas sacrococcígeos incluem a aspiração das porções císticas do tumor, ablação fetoscópica a *laser* (ou *laser* intersticial) reduzindo o suprimento vascular do tumor, além de cirurgia fetal aberta. O tratamento da anemia fetal por TIV é uma medida adjuvante, tornando obrigatória a investigação da PVS da ACM na avaliação sonográfica desses fetos, com intervalo entre as avaliações de 7 a 15 dias na dependência da gravidade do caso.

Anemia fetal de causas específicas da gestação gemelar monocoriônica

SEQUÊNCIA ANEMIA-POLICITEMIA

A sequência anemia-policitemia (TAPS) foi descrita por Robyr et al., em 2006, é definida pela discordância significativa da hemoglobina fetal (>8 g/dL) entre gêmeos monocoriônicos sem a discordância do líquido amniótico que caracteriza a síndrome de transfusão feto-fetal. A TAPS é um evento raro, acontece em torno de 6% das gestações monocoriônicas diamnióticas, mas também pode acometer as gestações monoamnióticas e os trigêmeos. Essa condição resulta da transfusão crônica, de pequena monta, através de anastomoses placentárias de baixo débito. Ocorre espontaneamente a partir do final do segundo trimestre ou após ablação fetoscópica a *laser* para tratamento da síndrome de transfusão feto-fetal.

O diagnóstico pré-natal de TAPS é suspeitado na presença de diferença na PSV da ACM entre os gêmeos doadores e receptores. A maioria dos autores preconiza o uso de um PSV da ACM de 1,5 múltiplo da mediana (MoM) para o gêmeo doador e 0,8 MoM no gêmeo receptor como critério diagnóstico. No entanto, alguns autores têm proposto que a diferença do PSV da ACM entre os gêmeos seria um parâmetro diagnóstico mais confiável para TAPS do que o valor absoluto do PSV da ACM.

Não existe consenso sobre o melhor tratamento para TAPS. As propostas variam desde feticídio seletivo à conduta expectante. O uso de cirurgia a *laser* fetoscópica nos casos espontâneos e a TIV parecem ser as melhores opções nos casos mais prematuros.

Anemia fetal de etiologia imune

DOENÇA HEMOLÍTICA PERINATAL

A doença hemolítica perinatal (DHPN) é um tipo de anemia hemolítica causada por incompatibilidade sanguínea materno-fetal, resultado da agressão provocada pelos anticorpos maternos contra antígenos das hemácias do concepto. A aloimunização é uma pré-condição para a DHPN.

FISIOPATOLOGIA DA ALOIMUNIZAÇÃO RHD

A aloimunização é a resposta imunológica contra antígenos da mesma espécie. Sabe-se que a hemorragia fetomaterna espontânea aumenta em volume e frequência com o avançar da idade gestacional. Bowman et al. encontraram volumes maiores ou iguais a 0,01 mL de células fetais em 3%, 12% e 46% no primeiro, segundo e terceiro trimestres de gestação, respectivamente.

Em casos de hemorragia fetomaterna importante ou hemorragia no parto, há a formação de clones de linfócitos B maternos que reconhecem o antígeno Rh.

A produção inicial de imunoglobulina M (IgM) anti-D é curta, seguida de rápida mudança para IgG. Os linfócitos B de memória aguardam novo estímulo antigênico em uma gravidez subsequente. Nesse caso, quando estimulados pelo antígeno D do sistema Rh nos eritrócitos fetais, essas células plasmáticas podem proliferar rapidamente e produzir anticorpos de imunoglobulinas G e elevar os títulos de anticorpos. A IgG pode atravessar a placenta e destruir os eritrócitos positivos para o antígeno RhD, o que resulta em anemia fetal.

PREVENÇÃO DA ALOIMUNIZAÇÃO RH

Toda gestante Rh-negativa deve ser submetida a rastreamento de anticorpos na primeira visita pré-natal. O teste de Coombs indireto indica apenas a presença do anticorpo sem a sua especificação. Caso o rastreamento para a presença de anticorpos anti-Rh seja negativo, deve-se administrar a imunoglobulina Rh na dose de 300 µg por via intramuscular com 28 semanas de gestação, que reduz a incidência de aloimunização para aproximadamente 0,1%. Tal dose deve ser repetida até 72 horas pós-parto caso o sangue do recém-nascido seja Rh-positivo.

Outras indicações para mãe Rh-negativa não sensibilizada devem ser feitas em casos de aborto, gravidez ectópica, sangramentos de primeiro e segundo trimestres, amniocentese genética, BVC, mola hidatiforme, versão cefálica externa, cordocentese, óbito fetal no segundo ou terceiro trimestre e trauma fechado abdominal. Cerca de 15 a 20% das pacientes que receberam a imunoglobulina anti-Rh com 28 semanas apresentarão título fraco anti-D (1/2 ou 1/4) na ocasião do trabalho de parto a termo.

O estudo da genotipagem RhD no sangue materno tem se mostrado custo-efetivo na determinação de quais gestantes devem usar a profilaxia com imunoglobulina RhD antenatal a partir do diagnóstico pré-natal dos fetos RhD positivos.

Identificação das gestações com risco de anemia na doença hemolítica perinatal

TIPAGEM SANGUÍNEA E TÍTULO DE ANTICORPOS

Toda gestante Rh-negativa deve ser submetida à pesquisa de anticorpos irregulares (PAI) para identificar e titular os anticorpos presentes. Deve-se solicitar a tipagem ABO e Rh do marido, e, caso não esteja disponível, deve-se considerá-lo Rh-positivo. Em caso de marido Rh-negativo, deve-se considerar normal a gestação da paciente, e assim fazer o seu acompanhamento.

Em relação ao título de anticorpos, valores entre 1/8 e 1/32 podem ser utilizados como nível crítico, conforme o limite estabelecido localmente para o rastreio de anemia fetal grave.

CONDUTA NA GESTAÇÃO RH-NEGATIVA SENSIBILIZADA

O objetivo principal é predizer qual gestação necessitará de TIU antes de se tornar hidrópica. A condução de uma gestação até que a hidropisia se desenvolva é, atualmente, considerada uma falha. A Figura 24.1 descreve a estratégia proposta na condução de uma gestação de risco e pode ser sumarizada em três primícias: história obstétrica prévia, genotipagem paterna e estado da dopplervelocimetria da artéria cerebral média (ACM).

História obstétrica

É relevante levar em consideração o grau de acometimento nas gestações anteriores: *leve* (fototerapia neonatal); *moderado* (exsanguineotransfusão em recém-nascido a termo) e *grave* (transfusão intrauterina, óbito intrauterino, exsanguineotransfusão em recém-nascido pré-termo).

Genotipagem paterna

É a determinação do genótipo paterno. Caso o marido seja heterozigoto para o antígeno D, pode-se prosseguir a investigação do Rh fetal no sangue materno. Se o feto for Rh-negativo, a gestação é considerada de baixo risco. A verificação do fator Rh fetal no sangue materno é factível e se encontra disponível para uso clínico em nosso meio. Esse método, descrito inicialmente por Lo et al. demonstraram acurácia de 97%.

Dopplervelocimetria da ACM

A avaliação do pico sistólico de velocidade (PSV) da ACM) para o rastreamento de anemia fetal, especialmente nas gestantes aloimunizadas, apresenta resultados bastante satisfatórios. Apesar do valor histórico da espectrofometria, atualmente o PSV-ACM é universalmente aceito como o método de escolha para a investigação de anemia fetal grave nas gestantes aloimunizadas com anticorpos em nível crítico ou com antecedentes de gravidez em DHPN.

TÉCNICA

A ACM deve ser insonada a um ângulo o mais próximo possível de zero entre o raio da ultrassonografia e a direção de fluxo sanguíneo e, consequentemente, a velocidade real de fluxo pode ser determinada (Fig. 24.2). O segmento proximal da ACM logo após a sua saída da artéria carótida interna é o preferido pela menor variabilidade intra e interobservador.

Não se aconselha o uso de correção de ângulo superior a 30 graus pela maior possibilidade de erro. O tamanho da amostra do Doppler deve ser de 1 a 2 mm. Idealmente, sugere-se a realização de três medidas em cada grupo de sonograma com tempo aproximado de 5 a 10 minutos por paciente. No caso de a PSV ser semelhante em cada grupo de sonogramas, ele pode ser utilizado para auxiliar na tomada de decisões clínicas. Considera-se anemia fetal grave quando a PSV-ACM é superior a 1,5 (MoM) para determinada idade gestacional. Embora vários vasos e territórios fetais tenham sido pesquisados, a medida do pico de velocidade máxima da artéria cerebral média apresentou os melhores resultados na avaliação da anemia fetal severa, presente ou não a hidropisia. Segundo este autor, Mari et al., 2000, o método tem 100% de sensibilidade na predição de anemia moderada ou severa, para uma taxa de falsos-positivos entre 12 e 15%. O teste é positivo quando encontrados valores maiores que 1,5 múltiplos da mediana para a idade gestacional (Fig. 24.3). A adoção desta técnica em vários centros tem gerado maior experiência e novas propostas diagnósticas, como o seu emprego na programação das sucessivas TIU (ainda com resultados desanimadores) e sua correlação com o valor da hemoglobina fetal.

É importante notar que tal abordagem diagnóstica visa à realização de transfusões em fetos com anemia com hemoglobina entre 4 e 6 DP (desvio padrão) abaixo da média. A hidropisia somente aparece quando a hemoglobina fetal cai abaixo de 6 a 7 DP abaixo da média para a idade gestacional.

ULTRASSONOGRAFIA

Algumas alterações ultrassonográficas podem estar presentes em casos de anemia grave, como derrame pericárdico, redução da contratilidade cardíaca e cardiomegalia (Fig. 24.3) e, mais tardiamente, observam-se aumento da ecogenicidade e espessura da placenta, ascite e edema de tecido subcutâneo. Esses achados demonstram a gravidade da anemia fetal, nosso principal objetivo é que a terapêutica fetal (TIU) seja instituída antes da presença desses sinais.

TRANSFUSÃO INTRAUTERINA

O pioneiro na transfusão intrauterina foi Liley, por meio da transfusão intraperitoneal percutânea com transfusão intraperitoneal guiada por raios X. Nesses casos, fetos hidrópicos não conseguiam boa reabsorção das hemácias. Em 1981, Rodeck et al. conseguiram realizar duas transfusões nos vasos umbilicais por meio de fetoscopia. Em seguida, Bang et al. e Daffos et al. descreveram a cordocentese guiada por ultrassonografia.

A TIU, idealmente, deve ser realizada entre 18 e 34 semanas de gestação. Após esse período, deve-se realizar o parto em fetos com suspeita de anemia.

O local de punção depende da posição fetal, localização placentária e preferência do operador. Os locais mais comuns são a veia umbilical na inserção da placenta ou a veia umbilical intra-hepática. Uma vantagem desta última técnica é que se minimiza a perda sanguínea no local da punção e, em caso de extravasamento sanguíneo, o sangue pode ser reabsorvido na cavidade peritoneal. A punção de alça livre pode ter como complicações a lesão do cordão umbilical causada por movimentação fetal e a perda de uma quantidade de sangue de difícil mensuração após a remoção da agulha. Caso se puncione a artéria umbilical pode haver espasmo, que causa bradicardia. A punção cardíaca é raramente utilizada devido ao risco de hemopericárdio e arritmia (Quadro 24.1).

QUADRO 24.1. A transfusão intrauterina: passos importantes a serem observados

- Equipe: dois obstetras, um para guiar o procedimento com ultrassonografia e fazer a punção e o segundo para injetar o sangue.
- Assepsia da pele com degermante tópico, colocação de campos, localização do cordão umbilical com ultrassonografia, botão anestésico com lidocaína a 1% sem vasoconstritor, punção do cordão (veia umbilical) com agulha calibre 20 G.
- Coleta de amostra de sangue fetal (2 mL) para determinação imediata da hemoglobina (hemoglobinômetro portátil na sala do procedimento).
- Deve-se enviar 1 mL do sangue coletado para determinação do hemograma completo e 1 mL para tipagem sanguínea.
- Injeção de 1 mL de soro fisiológico para confirmar a punção da veia umbilical, deve-se dar preferência para transfundir na veia e, no caso de punção arterial, remanejar a agulha ou realizar nova punção para tentar a veia. A punção em veia apresenta menor risco, pois é mais calibrosa, não apresenta vasospasmo e permite melhor visualização do fluxo sanguíneo durante o procedimento, uma vez que na veia ele flui para o feto e na artéria para a placenta. Na punção venosa, as bradicardias são menos frequentes e de menor duração, e o sangramento após a retirada da agulha é menor.
- Curarização do feto com pancurônio na dose de 0,1 mg/kg de peso fetal, caso o feto apresente movimentação excessiva
- Injeção de papa de hemácias, do tipo O Rh negativo, lavadas e irradiadas com concentração do hematócrito de 85 a 90%.
- Visualização intermitente da frequência cardíaca fetal durante o procedimento.
- O volume a ser utilizado na transfusão baseia-se na concentração da hemoglobina pré-transfusão, na concentração da hemoglobina do sangue a ser transfundido, na fetoplacentário médio para a idade gestacional. Procura-se transfundir um volume que não levaria a uma expansão do volume fetoplacentário maior do que 50%, para que não haja sobrecarga cardíaca muito grande.
- Em fetos hidrópicos, nos quais pode haver algum grau de insuficiência cardíaca, é realizada a exsanguineotransfusão para evitar sobrecarga de volume.
- A transfusão intraperitoneal (TIP) é realizada quando não se consegue o acesso vascular, calculando-se o volume a ser injetado de acordo com a seguinte fórmula: volume = (idade gestacional − 20) × 10 mL (para idade gestacional. acima de 20 semanas) e volume de 5 mL quando antes da 20ª semana de gestação
- Verificada a viabilidade fetal, recomenda-se a realização do procedimento em centro cirúrgico devido à eventual necessidade de cesárea de emergência.

O objetivo da transfusão intravascular (TIV) é elevar o hematócrito a 35 a 40%. A expansão do volume fetoplacentário não deve ser maior que 50% para evitar sobrecarga cardíaca. O volume de sangue a ser absorvido na TIV pode ser estimado inicialmente medindo-se o volume fetoplacentário (VFP) calculado com a seguinte fórmula: 1.046 + peso fetal (g) × 0,14. O volume (em mL) a ser transfundido pode ser calculado pela seguinte fórmula:

$$V = \frac{VFP \times (\text{hematócrito pós-TIV} - \text{hematócrioto pré-TIV})}{\text{hematócrito doador}}$$

A fórmula para a transfusão intraperitoneal (TIP) é a seguinte:

Volume de sangue a ser infundido (mL) = idade gestacional em semanas – 20 e 5 mL antes da 20ª semana de gestação.

Nesse caso, a absorção do sangue é mais lenta (7 a 10 dias), evitando o aumento brusco da viscosidade sanguínea como ocorre na TIV.

O sangue a ser utilizado para transfusão deve ser papa de hemácias do tipo "O" Rh-negativo, pareada (*cross matched*) com o sangue materno, rastreado para hepatites B e C, citomegalovírus e vírus da imunodeficiência humana (HIV), lavadas, irradiadas e com hematócrito de 75 a 85%. A velocidade de infusão na TIV pode ser rápida (10 mL/minuto) e deve ser lenta na TIP (2 mL/minuto).

O sangue materno também pode ser utilizado para a TIU. Tem a vantagem de reduzir a sensibilização a novos antígenos das hemácias. A realização de transfusões *top up* comparada à exsanguineotransfusão tem sido questão de debate. Na primeira modalidade, o sangue é injetado diretamente no feto sem se remover qualquer sangue, o que pode levar à sobrecarga de volume e comprometimento cardíaco. Na segunda modalidade, operadores aspiram pequenos volumes de sangue (1 a 15 mL, segundo a idade gestacional, de acordo com a seguinte fórmula: 5% da massa sanguínea avaliada a 16 mL/100 g de peso fetal estimado) que são alternativamente retirados (sangue fetal) e injetados (concentrado de hemácias), até se obter uma taxa de hemoglobina em torno de 16 g/100 mL. A duração da exsanguineotransfusão é de 45 a 60 minutos. Na prática, muitos centros realizam transfusões *top up* há mais de 20 anos e parece que o feto a tolera sem qualquer efeito colateral.

Em geral, não é recomendado transfundir um feto hidrópico a um hematócrito final acima de 25% ou maior que quatro vezes o hematócrito inicial. Isso tem sido associado a sobrecarga de volume e morte súbita fetal intrauterina. Em casos de hidropisia secundária à anemia, o objetivo da primeira transfusão deveria ser um hematócrito de 20 a 25%, e a transfusão deveria ser repetida em 48 a 72 h para levar o hematócrito a 45 a 50%. Procedimentos subsequentes deveriam ser realizados com intervalos de 2 a 3 semanas até 34 a 35 semanas.

Na TIV, buscamos atingir a hemoglobina final acima de 15 g/dL, ou acima do percentil 75 para a idade gestacional. O intervalo para a próxima transfusão é calculado de acordo com a taxa de hemoglobina final pós-transfusional e a expectativa de queda de 0,3 a 0,4 g/dL por dia, que na maioria dos casos varia de 1 a 3 semanas.

Uma via alternativa para punção intravascular é a intraperitoneal, na qual se injeta o sangue do doador na cavidade peritoneal, que é absorvido para a circulação fetal através dos linfáticos subdiafragmáticos e ducto torácico. Tal absorção é variável e se encontra dificultada nos casos de hidropisia. Uma das poucas indicações para a TIP seria a anemia em gestações precoces (antes de 18 a 20 semanas), embora operadores experientes sejam capazes de realizar cordocentese a partir de 17 semanas.

As complicações da TIU são poucas, com baixa taxa de mortalidade perinatal. Bradicardia transitória durante a transfusão é a complicação mais comum (8%). Pode ocorrer sofrimento fetal após acidentes de cordão (rotura, espasmo, tamponamento por hematoma), hemorragia no local de punção, sobrecarga de volume, corioamnionite, rotura prematura de membranas ou parto prematuro. Em grandes centros, a taxa de complicações relacionada à TIV chega a 2,9% na ausência de hidropisia e 3,9% na presença de hidropisia.

PROGNÓSTICO DO TRATAMENTO COM TRANSFUSÃO INTRAUTERINA

A maioria dos estudos apresenta seguimento que varia de seis meses a seis anos. Resultados mostraram que o desenvolvimento neurológico dessas crianças não foi diferente dos controles, mesmo em crianças que se apresentavam inicialmente hidrópicas. Por outro lado, um estudo incluindo 12 fetos hidrópicos com aloimunização Rh que sobreviveram aos 10 anos de idade demonstrou que duas crianças (12,5%) tiveram grave comprometimento neurológico. Perda auditiva é mais comum nesses pacientes devido, provavelmente, à exposição aos elevados níveis de bilirrubina e seu efeito tóxico no desenvolvimento do oitavo par de nervos cranianos. Testes auditivos deveriam ser realizados ao nascimento e anualmente nos primeiros anos de vida.

Bibliografia

Bellussi F1, Perolo A, Ghi T, Youssef A, Pilu G, Simonazzi G. Diagnosis of Severe Fetomaternal Hemorrhage with fetal cerebral doppler: case series and systematic review. Fetal Diagn Ther. 2017;41(1):1-7.

Bowman JM. The management of Rh-Isoimmunization. Obstet Gynecol. 1978;52:1-16.

Carmo AV, Silva LGP, Rezende Filho J, Montenegro CAB. Doppler da artéria cerebral média do feto. Valores normais do índice de pulsatilidade e da velocidade máxima. J Bras Ginecol. 1988;108:3-24.

Cheng YK, Yu SC, So P. Ultrasound-guided percutaneous embolisation of placental choriangioma using cyanoacrylate. Fetal Diagn Ther. 2017;41(1):76-79.

Daffos F, Capella-Pavlovsky M, Forestier F. A new procedure for fetal blood sampling in utero: preliminary results of fifty-three cases. Am J Obstet Gynecol 1983;146:985-87.

Haak MC, Oosterhof H, Mouw RJ, Oepkes D, Vandenbussche FP. Pathophysiology and treatment of fetal anemia due to placental choriangioma. Ultrasound Obstet Gynecol. 1999;14:68-70.

Harper DC, Swingle HM, Weiner CP, Bonthius DJ, Aylward GP, Widness JA. Long-term neurodevelopmental outcome and brain volume after treatment for hydrops fetalis by in utero intravascular transfusion. Am J Obstet Gynecol. 2006;195:192-200.

Hudon L, Moise KJ, Jr., Hegemier SE, Hill RM, Moise AA, Smith EO et al. Long-term neurodevelopmental outcome after intrauterine transfusion for the treatment of fetal hemolytic disease. Am J Obstet Gynecol. 1998;179:858-63.

Janssens HM, de Haan MJ, van K, I, Brand R, Kanhai HH, Veen S. Outcome for children treated with fetal intravascular transfusions because of severe blood group antagonism. J Pediatr. 1997;131:373-80.

Kempe A, Rosing B, Berg C, Kamil D, Heep A, Gembruch U et al. First-trimester treatment of fetal anemia secondary to parvovirus B19 infection. Ultrasound Obstet Gynecol. 2007;29:226-28.

Lee HH, Mak AS, Poon CF, Leung KY. Prenatal ultrasound monitoring of homozygous α0-thalassemia-induced fetal anemia. Best Pract Res Clin Obstet Gynaecol. 2017 Feb;39:53-62.

Li DZ, Yang YD. Invasive prenatal diagnosis of fetal thalassemia. Best Pract Res Clin Obstet Gynaecol. 2017 Feb;39:41-52.

Lo YM, Hjelm NM, Fidler C, Sargent IL, Murphy MF, Chamberlain PF et al. Prenatal diagnosis of fetal RhD status by molecular analysis of maternal plasma. N Engl J Med. 1998;339:1734-38.

Lo YM, Tein MS, Lau TK, Haines CJ, Leung TN, Poon PM et al. Quantitative analysis of fetal DNA in maternal plasma and serum: implications for noninvasive prenatal diagnosis. Am J Hum Genet. 1998;62:768-75.

Maier JT1, Schalinski E, Schneider W, Gottschalk U, Hellmeyer L. Fetomaternal hemorrhage (FMH), an update: review of literature and an illustrative case. Fetomaternal hemorrhage (FMH), an update: review of literature and an illustrative case. Arch Gynecol Obstet. 2015 Sep;292(3):595-602.

Mari G, Deter RL, Carpenter RL, Rahman F, Zimmerman R, Moise KJ, Jr. et al. Noninvasive diagnosis by Doppler ultrasonography of fetal anemia due to maternal redcell alloimmunization. Collaborative Group for Doppler Assessment of the Blood Velocity in Anemic Fetuses. N Engl J Med 2000; 342:9-14.

Moise KJ, Jr. Management of rhesus alloimmunization in pregnancy. Obstet Gynecol. 2008;112:164-76.

Moise KJ. Fetal RhD typing with free DNA in maternal plasma. Am J Obstet Gynecol. 2005;192:663-65.

Nicolaides KH, Soothill PW, Clewell WH, Rodeck CH, Mibashan RS, Campbell S. Fetal haemoglobin measurement in the assessment of red cell isoimmunisation. Lancet. 1988;1:1073-75.

Peters MT, Nicolaides KH. Cordocentesis for the diagnosis and treatment of human fetal parvovirus infection. Obstet Gynecol. 1990;75:501-04.

Radunovic N, Lockwood CJ, Alvarez M, Plecas D, Chitkara U, Berkowitz RL. The severely anemic and hydropic isoimmune fetus: changes in fetal hematocrit associated with intrauterine death. Obstet Gynecol. 1992;79:390-93.

Robyr R, Lewi L, Salomon LJ, et al. Prevalence and management of late fetal complications following successful selective laser coagulation of chorionic plate anastomoses in twin-to-twin transfusion syndrome. Am J Obstet Gynecol. 2006;194(3):796-803.

Sueters M, Arabin B, Oepkes D. Doppler sonography for predicting fetal anemia caused by massive fetomaternal hemorrhage. Ultrasound Obstet Gynecol. 2003;22:186-89.

Vyas S, Nicolaides KH, Campbell S. Doppler examination of the middle cerebral artery in anemic fetuses. Am J Obstet Gynecol. 1990;162:1066-68.

Westgren M, Selbing A, Stangenberg M. Fetal intracardiac transfusions in patients with severe rhesus isoimmunisation. Br Med J. (Clin Res Ed). 1988;296:885-86.

25 Síndrome de Transfusão Feto-fetal

Denise Araújo Lapa Pedreira

Renato Augusto Moreira de Sá

Juliana Silva Esteves

Síndrome de transfusão feto-fetal

DEFINIÇÃO

A síndrome de transfusão feto-fetal (STFF), ou síndrome transfusor-transfundido (STT), ocorre quando, numa gestação gemelar monocoriônica, um fluxo preferencial de sangue torna um feto doador e o outro receptor de maior volume sanguíneo. Isto ocorre em consequência de um fluxo preferencial que se estabelece através de anastomoses placentárias, presentes em todas as gestações monocoriônicas.

O feto doador torna-se hipovolêmico, urinando menos e produzindo menor quantidade de líquido amniótico, o que vai resultar em oligoâmnio. O feto receptor torna-se hipervolêmico, produzindo mais urina, o que leva ao excesso de líquido amniótico caracterizado por polidrâmnio (Fig. 25.1).

A síndrome acomete em 15 a 20% das gestações monocoriônicas. O diagnóstico é realizado através de ultrassonografia obstétrica a partir de 15 a 16 semanas, quando se observa discordância de volume de líquido entre as bolsas, um feto obrigatoriamente com polidrâmnio, associada à discordância entre as bexigas, obrigatoriamente uma das bexigas deve estar aumentada.

No primeiro trimestre (11 a 14 semanas), é possível classificar as gestações monocoriônicas quanto ao risco para a STFF. Alguns sinais, quando presentes, podem identificar as gestações de alto risco para a STFF: discordância entre a medida da translucência nucal entre os fetos e/ou do fluxo sanguíneo no ducto venoso identificado pela dopplervelocimetria.

ACOMPANHAMENTO ULTRASSONOGRÁFICO NA GESTAÇÃO MONOCORIÔNICA

Considerando-se que a STFF pode surgir rapidamente, com intervalo de dias, a gestação gemelar monocoriônica deve ser acompanhada de forma diferenciada, por profissional especialista em medicina fetal, sempre pensando no diagnóstico da STFF.

Existe controvérsia sobre a frequência com que deve ser feita a repetição da ultrassonografia, já que o exame clínico pode ajudar no diagnóstico do polidrâmnio, entretanto, a maioria dos autores julga como oportuno o intervalo de 15 dias entre as ultrassonografias, entre 16 e 26 semanas de gestação. No entanto, o diagnóstico da STFF, e das outras complicações das gestações monocoriônicas, só pode ser realizado por ultrassonografia.

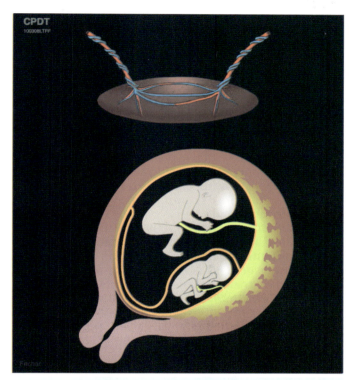

FIGURA 25.1. Representação do desequilíbrio entre os fetos na síndrome da transfusão feto-fetal. (Imagens cedidas pelo Centro Pré-natal de Diagnóstico e Tratamento, desenvolvido por Artes Médicas.)

A Sociedade Internacional de Ultrassom em Ginecologia e Obstetrícia preconiza o seguimento quinzenal. Porém, se houver *sinais indicativos de desequilíbrio hemodinâmico*, a saber: no ultrassom de primeiro trimestre (11 a 14 semanas) presença de discordância entre as medidas da translucência nucal e/ou fluxo reverso no ducto venoso; se no ultrassom acima de 16 semanas houver a observação de "dobramento" da membrana amniótica, peso fetal de um ou de ambos abaixo do percentil 10 e discordância de peso superior a 25%, esse acompanhamento deverá se tornar semanal.

De acordo com a sua gravidade, a STFF foi classificada por Quintero et al. (1999), em cinco estágios e a mortalidade fetal pode chegar a 90%, se a doença não for tratada. Há que se considerar que a classificação de

Quintero não é necessariamente a sequência de evolução da STFF, em outras palavras, uma gestação classificada como Quintero I, pode evoluir para Quintero III, sem necessariamente passar pelo estágio II.

TERAPIA POR FETOSCOPIA – UMA URGÊNCIA EM MEDICINA FETAL

Em decorrência da sobrecarga circulatória, a que ambos os fetos ficam submetidos, e à presença de polidrâmnio progressivo podem ocorrer complicações como o trabalho de parto prematuro, rotura prematura das membranas, hidropisia e/ou o óbito de um ou de ambos os fetos.

A terapia deve ser realizada idealmente entre 16 e 26 semanas de idade gestacional, podendo ser realizada até a 28ª semana de gestação em algumas situações especiais. A partir da viabilidade fetal, o parto torna-se uma melhor alternativa.

A evolução da doença pode ser muito rápida, portanto o seu diagnóstico é considerado uma *URGÊNCIA em medicina fetal*. Como existem poucos centros de referência em cirurgia fetal espalhados pelo país, o encaminhamento pode ser realizado através do *site* da rede fetal brasileira (www.redefetal.com.br), onde também há informação sobre os centros para o quais a paciente pode ser encaminhada.

Até o início da década de 1990, várias abordagens foram propostas no manejo da STFF: o sacrifício seletivo de um dos fetos (feticídio), a perfuração da membrana que separa os gêmeos (septostomia) e a amniodrenagem seriada. No entanto, nenhuma delas tratava efetivamente a fisiopatologia da doença.

Em 1992, Ville et al., relatam o primeiro caso de sucesso terapêutico utilizando o laser, através de uma nova abordagem percutânea, muito menos invasiva sono-endoscópica denominada *fetoscopia*.

A coagulação a *laser* dos vasos da superfície placentária tem grau de Recomendação A, sendo este considerado o padrão-ouro para o tratamento dessa doença. Existe controvérsia em relação à indicação de terapia fetal no estágio I, porém ainda não existem estudos conclusivos sobre o tema e na opinião deste autor ela deve ser sempre tratada (Fig. 25.2).

O diagnóstico da STFF baseia-se na ultrassonografia, quando se observa a presença polidrâmnio no saco amniótico do receptor associado a oligoidrâmnio na bolsa do doador. No entanto, existe discreta discrepância quanto aos critérios para diagnóstico: segundo Quintero (1999) a medida do maior bolsão vertical deve ser igual ou maior que 8 cm; segundo Senat (2004), utiliza a medida do maior bolsão acima de 8 cm até 20 semanas e acima de 10 cm a partir desta idade gestacional. Quanto ao maior bolsão vertical no bolsão com oligoâmnio, ambos os autores utilizam a medida igual ou menor a 2 cm. Estes autores preferem a classificação de Quintero.

É muito importante saber que quando o oligoâmnio no doador é acentuado torna-se difícil a identificação da membrana que separa os gêmeos, dando a falsa impressão de que a gestação é monoamniótica. Nestes

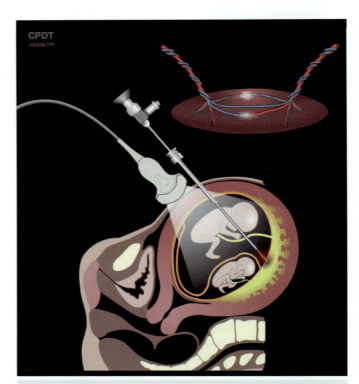

FIGURA 25.2. Representação da fetoscopia para tratamento da síndrome da transfusão feto-fetal. (Imagens cedidas pelo Centro Pré-natal de Diagnóstico e Tratamento, desenvolvido por Artes Médicas.)

casos, particularmente difíceis, Quintero et al. (2004), descreveram um sinal ultrassonográfico chamado "sinal do casulo" (*cocoon sign*), chamando a atenção para o local correto onde deve ser medido o maior bolsão de líquido.

DIAGNÓSTICO DIFERENCIAL

Muitas vezes, o diagnóstico diferencial da transfusão feto-fetal e do crescimento intrauterino restrito seletivo pode ser difícil na gestação gemelar. Na STFF, observa-se aumento de líquido amniótico em uma das bolsas, associado à redução de líquido amniótico na outra. Isto é o que se denomina sequência POLI/OLIGO, porém para a indicação de terapia fetal é necessário que o maior bolsão seja superior a 8 cm e o menor inferior a 2 cm (acima de 16 semanas de gestação).

Recentemente, foi descrita uma sequência de achados neonatais que foi denominada TAPS (do inglês, *twin anemia policytemia sequence*), ou sequência anemia-policitemia, em que ao nascimento um feto ainda está anêmico e o outro policitêmico, porém não se encontra hipervolemia ou hipovolemia associadas, ou seja, não se observa polidrâmnio ou oligoâmnio. A diferença entre a contagem de reticulócitos dos gêmeos é evidente, sugerindo uma transfusão crônica, ocorrendo através de vasos de pequeno calibre. Esta sequência de anemia e policitemia em gêmeos, cuja sigla em português poderia ser SAPG, pode ocorrer em gestação gemelar monocoriônica, mas pode ser desencadeada após o tratamento da STFF.

PROGNÓSTICO

Os estágios I e II têm melhor prognóstico com sobrevida geral de 86%, enquanto os estágios III e IV tem sobrevida geral de 66%. No entanto, resultados diferentes podem ser obtidos utilizando-se diferentes técnicas de fetoscopia e também podem variar com a experiência do operador. Chmait et al. (2011) relatam que a sobrevida de pelo menos um feto após o tratamento foi de aproximadamente 90%, e não variou com o estadiamento. Porém, neste mesmo estudo com 682 casos, foi demonstrado que a dupla sobrevida sofreu o impacto do estadiamento, sendo maior nos estágios I e II (92 e 93%, respectivamente) e menor no estágio III, aproximadamente 59%. Desta forma, o encaminhamento precoce dos casos suspeitos (mesmo que haja dúvida do diagnóstico) deve ser realizado, pois quanto menor o estadiamento no momento da cirurgia, melhor o prognóstico fetal.

A medida transvaginal do colo uterino inferior a 2 cm e a idade gestacional abaixo de 18 semanas são sinais de pior prognóstico.

A amniodrenagem ou septostomia *não devem ser realizadas* antes de se encaminhar o caso a um centro de terapia fetal, pois isto piora as condições para o *laser* (podendo até mesmo impedir sua realização), quando ocorre descolamento âmnio-corial após o esvaziamento. A septostomia é fortemente desaconselhada, pois além do nível de evidência ser inferior ao *laser* ela pode impossibilitar uma fetoscopia subsequente, além de aumentar o risco de enovelamento dos cordões (introduzindo um novo fator de risco).

SEGUIMENTO PÓS-OPERATÓRIO

O seguimento ultrassonográfico após a fetoscopia com *laser* deve ser *semanal* para avaliar principalmente a recidiva da STFF, que pode acontecer na evolução pós-operatória em até 20% dos casos (Figs. 25.3 e 25.4). Também devem ser avaliados o crescimento fetal e alterações da sua vitalidade, que indicariam a antecipação do parto. Dentre as causas conhecidas para a recidiva da STFF, encontram-se as dificuldades em identificar e coagular todas as anastomoses durante a cirurgia. Estudo anatomopatológico das placentas após *laser* mostram de 4 a 20% de anastomoses ainda patentes, dependendo também da técnica utilizada na coagulação.

COMPLICAÇÕES

As principais complicações ocorrem durante a cirurgia, quando podem acontecer sangramentos que podem levar ao óbito de um ou de ambos os fetos. Na evolução pós-operatória a amniorrexe prematura ocorre em 10 a 20% dos casos. Os riscos maternos estão relacionados a sangramentos uterinos no local da punção e muito raramente a infecção.

O óbito de um, ou de ambos, ainda pode ocorrer em qualquer momento até o parto, e suas causas são pouco conhecidas, mas devem estar principalmente relacionadas ao novo equilíbrio cardiocirculatório das unidades fetoplacentárias, "dicorionizadas" após a terapia a *laser*. A antecipação do parto eletivo entre 34 e 35 semanas de gestação é indicada por alguns autores, porém não recomendada rotineiramente por outros.

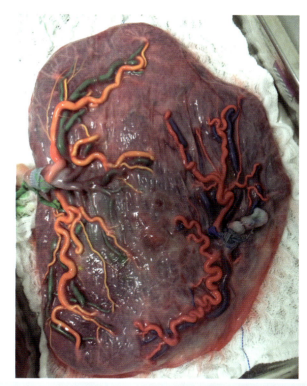

FIGURA 25.3. Placenta após coloração dos vasos para análise das anastomoses remanescentes. Observa-se ausência de anastomoses residuais após fetoscopia com ablação a laser dos vasos da placa corial (Imagens cedidas pelo Centro de Cirurgia Fetal e Neonatal da Perinatal.)

Os índices de sucesso são altos, mas a doença é grave e mesmo quando o *laser* é realizado, a possibilidade de óbito de ambos os fetos pode chegar a 20%. Como regra geral, podemos dizer que a sobrevida de pelo menos um feto varia de 70 a 80% e a sobrevida de ambos depende do estadiamento inicial.

Sequência de perfusão arterial inversa gemelar

A sequência de perfusão arterial inversa gemelar (*twin reversed arterial perfusion – TRAP sequence*), previamente denominada "gestação acárdica" é uma complicação rara e exclusiva da gestação gemelar monocoriônica. De acordo com dados da literatura, ela pode complicar 1 a cada 35.000 gestações, o que responde a 1% das gestações gemelares monocoriônicas, sendo cerca de ¾ dos casos em gestações monocoriônicas diamnióticas. Esta condição representa uma variante da gemelaridade unida (gêmeos siameses). A circulação coriônica é compartilhada por meio de anastomoses arterioarteriais e venovenosas, geralmente pela inserção comum dos cordões umbilicais, estabelecendo então uma relação parasitária entre um feto aparentemente

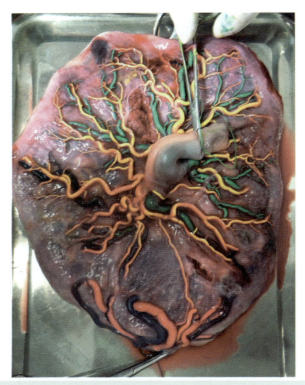

FIGURA 25.4. Placenta após coloração dos vasos para análise das anastomoses remanescentes. Observa-se presença de anastomoses residuais após fetoscopia com ablação a laser dos vasos da placa corial (Imagens cedidas pelo Centro de Cirurgia Fetal e Neonatal da Perinatal.)

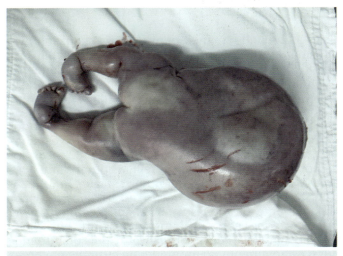

FIGURA 25.5. Massa acárdica.

normal (feto bomba) e uma massa acárdica, que pode apresentar diferentes graus de diferenciação tecidual (Fig. 25.5 e Quadro 25.1). Tal arranjo vascular peculiar predispõe o feto bomba a um estado circulatório hiperdinâmico e consequente instalação progressiva de insuficiência cardíaca de alto débito, o que pode levar a seu óbito em 50 a 75% dos casos.

QUADRO 25.1	Gestação acárdica	
Pseudocardia	Presença de estruturas cardíacas rudimentares.	
Halocardia	Acardia acefálica (mais comum) (Fig. 25.1)	Observam-se apenas pelve e membros inferiores desenvolvidos
	Acardia anceps (20%) Figura 02	Observam-se a cabeça e a face malformadas, enquanto o tronco e os membros são desenvolvidos
	Acardia acormus (10%)	Observa-se apenas a cabeça desenvolvida
	Acardia amorfa (mais rara)	Observa-se uma massa amorfa

Adaptado de Buyukkaya et al.

O manejo conservador desse quadro apresenta risco de óbito do feto bomba em torno de 18 semanas de gestação de 30%, ao passo que a aplicação de técnicas de cirurgia fetal minimamente invasivas pode elevar a sobrevida para 80%, principalmente quando é realizado um diagnóstico precoce que permita tal intervenção antes de 16 semanas. Entretanto, deve-se atentar para a pequena quantidade de evidências científicas acerca desse tópico e a natureza observacional de estudos conduzidos até este momento. O manejo adequado ainda não é consenso e até o momento não foram estabelecidos protocolos padronizados.

FISIOPATOLOGIA

O mecanismo fisiopatológico responsável pela formação do gêmeo acárdico não está completamente elucidado. A principal hipótese é que ocorra a perfusão retrógrada de um feto previamente malformado (possivelmente, aneuploide) por um feto estruturalmente normal ("bomba"). O feto acárdico recebe sangue não oxigenado através das artérias umbilicais, o que contribui para a ocorrência de todo o espectro de anomalias, usualmente letais, que caracterizam a patologia (acardia, acefalia, anormalidades graves na parte superior do corpo, redução variável dos membros e órgãos, edema do tecido conjuntivo).

DIAGNÓSTICO

O diagnóstico pré-natal é feito através de ultrassonografia, no final do primeiro trimestre. Deve-se suspeitar de sequência TRAP quando, em uma gestação gemelar monocoriônica, observa-se um feto de aspecto normal e outro com diversas alterações anatômicas em que não são identificados o coração ou os batimentos cardíacos, além de fluxo reverso na aorta e na artéria umbilical. Este padrão paradoxal das alterações fetais e a presença de anastomoses placentárias identificáveis ao Doppler permitem o diagnóstico definitivo.

Os diagnósticos diferenciais incluem morte fetal intrauterina e neoplasias intra-amnióticas ou placentárias, principalmente os teratomas. No Quadro 25.2 são listados os achados ultrassonográficos mais comuns.

QUADRO 25.2. Achados ultrassonográficos mais comuns na sequência de síndrome da perfusão arterial inversa gemelar – TRAP	
Feto acárdico	▪ Membros inferiores relativamente normais ▪ Anormalidade de desenvolvimento de membros superiores, tronco, coração e cabeça ▪ Higroma cístico ▪ Hidropisia ▪ Fluxo aórtico paradoxal ▪ Fluxo umbilical reverso ▪ Artéria umbilical única em até 30%
Feto bomba	▪ Malformações em até 10% ▪ Cardiomegalia ▪ Derrame pericárdico e/ou pleural ▪ Ascite ▪ Diástole zero ou negativa no doppler umbilical ▪ Onda a reversa no ducto venoso ▪ Regurgitação tricúspide
Outros	▪ Polidrâmnio ▪ Anastomoses placentárias

PROGNÓSTICO

Sem a implantação de uma propedêutica adequada, uma grande proporção de fetos bomba morre antes da décima oitava semana de gestação; e metade dos que sobrevivem vão a óbito tardiamente ou no período neonatal, em decorrência da prematuridade. Nesses casos, menos de 1/4 desses fetos nascem após as 36 semanas.

Entre os fatores prognósticos propostos, destacam-se:

Weight ratio (WR)

É a razão entre o peso do feto acárdico e o peso do feto bomba. O peso do feto acárdico pode ser calculado pela fórmula:

Peso (gramas) = (1,21 × maior eixo) – (1,66 × maior eixo)

Uma diferença de peso maior que 50% entre os gêmeos tem sensibilidade de até 86% para parto prematuro e de até 74% para óbito do feto bomba, porém com menor especificidade. Na presença de uma diferença maior que 70% entre os pesos fetais, o risco de insuficiência cardíaca é de 30%, de parto pré-termo 90% e de polidrâmnio 40%, enquanto na diferença entre os pesos fetais inferior a 50%, o risco de prematuridade se reduz para 35%, com 18% de chance de polidrâmnio e é praticamente nulo o de insuficiência cardíaca.

Por esse raciocínio, o aumento do *weight ratio* em decorrência do crescimento de feto acárdico ou restrição de crescimento do feto bomba também é considerado um fator de mau prognóstico.

Polidrâmnio

O polidrâmnio deve ser verificado pela presença de maior bolsão vertical (MBV) maior que 8 cm e se relaciona com risco aumentado de parto prematuro.

INSUFICIÊNCIA CARDÍACA

Devem ser avaliados os sinais precoces de colapso cardiovascular, como polidrâmnio, cardiomegalia e sinais de hidropisia (derrame pericárdico, pleural e ascite) no feto bomba.

Ao Doppler, são avaliados os fluxos da artéria e veia umbilicais e do ducto venoso. A verificação de diástole zero ou negativa na artéria umbilical, fluxo pulsátil na veia umbilical e/ou onda a negativa no ducto venoso corroboram para a determinação da gravidade do desequilíbrio hemodinâmico fetal.

GEMELARIDADE MONOCORIÔNICA MONOAMNIÓTICA

Há risco de entrecruzamento dos cordões umbilicais.

Quando a terapêutica é necessária, deve ser realizada, preferivelmente, até as 16 semanas, uma vez que evidências recentes sugerem que a idade gestacional ao tratamento seja inversamente proporcional à idade gestacional ao nascimento. A próxima seção destaca as indicações de intervenção intrauterina.

MANEJO OBSTÉTRICO E TRATAMENTO

Não está estabelecido o protocolo ideal no seguimento dos casos da sequência TRAP.

Até o momento é recomendado o monitoramento por ultrassonografia obstétrica com doppler seriada, visando identificar precocemente sinais de deterioração circulatória do feto bomba. Os achados ultrassonográficos sugestivos de descompensação hemodinâmica estão expostos no Quadro 25.3.

QUADRO 25.3. Achados ultrassonográficos que corroboram para a hipótese de descompensação hemodinâmica e, portanto, podem indicar a necessidade de intervenção cirúrgica ou término da gestação, na gravidez mais avançada
Achados sugestivos de colapso circulatório e/ou mau prognóstico ▪ Polidrâmnio ▪ Cardiomegalia ▪ Derrame pericárdico ▪ Derrame pleural ▪ Ascite ▪ Regurgitação tricúspide ▪ Restrição de crescimento uterino do feto bomba (aumento do WR) ▪ Diástole zero ou negativa à dopplerfluxometria umbilical ▪ Aumento do IP arterial umbilical ▪ Fluxo pulsátil na veia umbilical ▪ Onda a reversa no ducto venoso ▪ Crescimento do feto acárdico (aumento do WR)

Ainda que se monitore cuidadosamente a evolução dessas gestações, isto não parece evitar ou prevenir a morte fetal súbita. De acordo com a ISUOG, não está claro, até o momento, o papel da ecocardiografia fetal no *follow-up* da sequência TRAP.

Tendo em vista a alta probabilidade da ocorrência de trabalho de parto pré-termo ou necessidade de interrupção precoce da gravidez devido à degradação do feto bomba, a realização da corticoterapia para maturação pulmonar está indicada para as pacientes entre 24 e 34 semanas de gestação, podendo ainda ser estendida diante da complexidade do quadro para 23 semanas e 36 semanas, de acordo com o American College of Obstetrics and Gynecology.

A chance de sobrevivência do feto bomba é aumentada através do tratamento por meio de técnicas minimamente invasivas, chegando, em algumas coortes reportadas, a 90%. A escolha do procedimento ideal e o momento da intervenção variam de acordo com a idade gestacional e o local onde será realizado o procedimento. Dentre as opções terapêuticas, ressaltam-se:

- Coagulação do cordão umbilical;
- Ligadura do cordão umbilical;
- Fotocoagulação das anastomoses placentárias;
- Ablação intrafetal da aorta e/ou artérias ilíacas.

Atualmente, a fetoscopia guiada por ultrassonografia é o método de escolha para o acesso ao ambiente intrauterino e execução da técnica selecionada, com o objetivo der interromper o suprimento sanguíneo para o feto acárdico. Alguns ensaios sugerem, ainda, a administração de digoxina a fim de controlar a insuficiência cardíaca do feto bomba.

FETOSCOPIA NA SEQUÊNCIA TRAP

A fetoscopia (endoscopia fetal, fetoendoscopia) é um procedimento endoscópico, transabdominal, guiado por ultrassonografia, que permite o acesso ao feto (Fig. 25.6). Tem indicações diagnósticas e/ou terapêuticas e ainda é empregada no estudo da fisiologia fetal e fisiopatologia de uma gama de doenças.

Nos últimos anos, vem sendo bem definida como conduta terapêutica de primeira linha para algumas patologias fetais bem definidas, sendo a sequência TRAP uma delas.

O objetivo principal do tratamento cirúrgico fetal é a interrupção da circulação do feto acárdico. Recomenda-se, quando possível, realizar a cariotipagem do gêmeo bomba para comprovar sua normalidade. As principais técnicas cirúrgicas estão listadas a seguir:

Ligadura do cordão umbilical com fio

Consiste na inserção de trocater de 3,5 mm na cavidade uterina, preferencialmente no saco amniótico do acárdico, com posterior introdução do fio para ligadura (Vicryl 3-0). O fio deve ser passado em torno do cordão umbilical do acárdico, próximo da inserção abdominal e, então, realizada a ligadura. Esse procedimento pode ser feito sob orientação fetoscópica ou ultrassonográfica.

Coagulação do cordão com pinça bipolar

Consiste na eletrocoagulação do cordão umbilical do acárdico, com pinça bipolar, sob orientação ultrassonográfica.

A principal limitação da técnica é a espessura do cordão, sendo mais eficiente em gestações maiores que 18 semanas.

Oclusão do cordão por fotocoagulação

É a coagulação dos vasos do cordão umbilical do acárdico com *laser*, sob orientação endoscópica (Fig. 25.6).

Ligadura e secção do cordão umbilical

Após a ligadura do cordão do acárdico com fio cirúrgico, este é seccionado a *laser* ou com tesoura endoscópica. Esta técnica foi desenvolvida para ser utilizada, preferencialmente, nas gestações monoamnióticas, visando evitar o embaralhamento dos cordões.

Coagulação das anastomoses artério-arteriais (AA) e venovenosas (vv)

Consiste na utilização do laser para coagulação das anastomoses da placa corial. Esta técnica está indicada nos casos de fácil identificação das anastomoses e na impossibilidade de acesso ao cordão do acárdico. Inicialmente, são coaguladas as anastomoses AA e, a seguir, as VV (Fig. 25.7).

Obliteração da circulação com álcool absoluto

Consiste na injeção de álcool absoluto na circulação do acárdico, sob orientação ultrassonográfica. Esta técnica tem demonstrado taxa de sobrevida em torno de 45%,

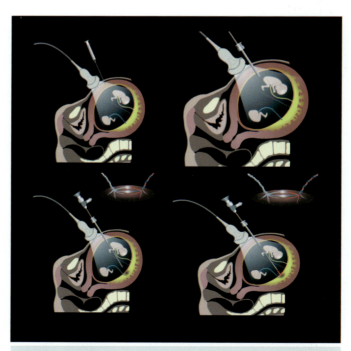

FIGURA 25.6. Representação da oclusão do cordão por fotocoagulação na sequência TRAP. (Imagens cedidas pelo Centro Pré-natal de Diagnóstico e Tratamento, desenvolvido por Artes Médicas.)

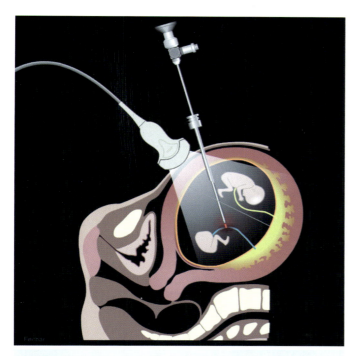

FIGURA 25.7. Representação da sequência de eventos na abordagem fetoscópica do sequência de síndrome da perfusão arterial inversa gemelar (TRAP) para ablação a *laser* dos vasos da placa corial. (Imagens cedidas pelo Centro Pré-natal de Diagnóstico e Tratamento, desenvolvido por Artes Médicas.)

a conduta conservadora. O Quadro 25.4 exibe as principais opções de tratamento e suas evidências.

QUADRO 25.4. Força da evidência científica das principais opções de tratamento para o gêmeo acárdico – Força da evidência III: evidência obtida de estudo descritivo bem feito como coorte, caso-controle ou de correlação

Opção de tratamento para o gêmeo acárdico	Força da evidência
▪ Conduta conservadora na ausência de polidrâmnio ou hidropisia – vigilância do feto "bomba" quanto ao desenvolvimento de hidropisia, polidrâmnio e em relação ao momento do parto.	III
▪ Conduta intervencionista na presença de polidrâmnio ou hidropisia – obstrução do fluxo em direção ao acárdico	III
▪ Coagulação do cordão do acárdico	III
▪ Ligadura do cordão do acárdico	III
▪ Obliteração da circulação com álcool absoluto	
▪ Tratamento invasivo antes de 21 semanas como método efetivo para a interrupção do fluxo	III
▪ Maior efetividade da coagulação com pinça bipolar na presença de hidroposia até 21 semanas	III

Modificado de Liesbeth e Deprest, 2005.

o que a coloca em segundo plano quando comparada às demais.

Existem ainda as técnicas intrafetais de ablação vascular, guiadas também por ultrassom, e que não dependem da posição da placenta, volume de líquido amniótico ou da posição do feto acárdico; e, portanto, mais fáceis. Estão relacionadas a menor taxa de falha e idade gestacional mais tardia no momento do parto. Não apresentam, contudo, menor risco de mortalidade fetal *in* útero. Estas técnicas consistem em interromper o fluxo sanguíneo da aorta abdominal ou dos vasos pélvicos do feto acárdico. As principais técnicas são:

Radioablação (radiofrequência – RFA)

Coagulação da parede abdominal na base do cordão umbilical, ao invés de realizar a coagulação direta do cordão. Não apresenta risco de lesão térmica.

Coagulação com *laser*

Coagulação direta da porção intra-abdominal do cordão, sendo a escolha em gestações com menos de 16 semanas (Fig. 25.8).

Atualmente, a RFA e a coagulação com *laser* são consideradas a primeira linha de tratamento.

Em alguns casos, pode ocorrer oclusão espontânea do cordão umbilical do feto acárdico, o que permitiria considerar a conduta expectante. Entretanto, as taxas de sobrevivência das técnicas cirúrgicas (aproximadamente 80%) são bem superiores, quando comparadas às obtidas com

Não existe consenso sobre quando intervir na sequência TRAP. Alguns autores sugerem oferecer tratamento a todas as gestantes diagnosticadas assim que possível, enquanto outros indicam aguardar o surgimento de sinais de descompensação. Desde a implantação da ultrassonografia morfológica do primeiro trimestre, a condição vem sendo diagnosticada

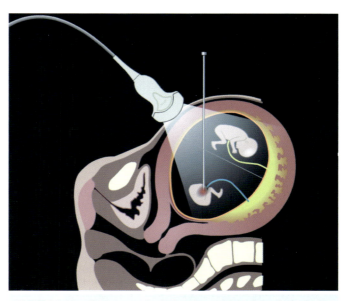

FIGURA 25.8. Representação do *laser* intersticial na sequência de síndrome da perfusão arterial inversa gemelar – TRAP. (Imagens cedidas pelo Centro Pré-natal de Diagnóstico e Tratamento, desenvolvido por Artes Médicas.)

precocemente, quando os tratamentos fetoscópicos tradicionais não são aplicáveis e indícios de deterioração do feto bomba são sutis. A proposta mais aceita é que se trate profilaticamente todas as pacientes entre as 16 e 18 semanas de gestação. Porém, a conduta expectante nos casos em que a diferença ponderal entre os gemelares é inferior a 50%, ou na ausência de sinais de mau prognóstico, também é reconhecida. O fluxograma na Figura 25.9, a seguir, fornece uma proposta de seguimento dos casos.

PROGNÓSTICO APÓS O TRATAMENTO

Os estudos que avaliam os resultados dos tratamentos são limitados a desfechos curtos. Na literatura, descreve-se uma sobrevida de 80 a 90% dos fetos bombas em pacientes submetidas à intervenção cirúrgica. Tanto a terapia com *laser* quanto a RFA parecem seguras e eficazes e a escolha de uma delas é baseada na disponibilidade de recursos e experiência da equipe.

As complicações maternas não são comuns, mas podem incluir sangramento com necessidade de intervenção por laparotomia, lesão térmica, corioamnionite levando a sepse e coagulação intravascular disseminada. Além do risco de ruptura prematura de membranas, trabalho de parto prematuro e consequente prematuridade.

Conclusões

A síndrome da perfusão arterial inversa gemelar, *twin reverse arterial perfusion sequence* ou gestação acárdia é uma complicação rara da monocorionicidade, com prognóstico reservado assim como manejo e tratamento controversos. Não existem pesquisas suficientes na área para sustentar a criação e aplicação de um protocolo unificado e, sendo assim, a conduta ótima considera cada caso individualmente, de acordo com os recursos do centro de referência e a equipe envolvida no acompanhamento da paciente.

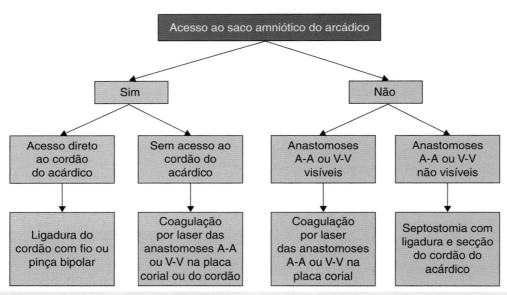

FIGURA 25.9. Fluxo de decisão para o tratamento do gêmeo acárdico. (Modificada de Quintero et al., 2006.)

Bibliografia

Aggarwal N, Suri V, Saxena S, et al. Acardiac acephalus twins: a case report and review of literature. Acta Obstet Gynecol Scand. 2002;81:983.

Benson CB, Bieber FR, Genest DR, Doubilet PM. Doppler demonstration of reversed umbilical blood flow in an acardiac twin. J Clin Ultrasound. 1989;17:291.

Bornstein E, Monteagudo A, Dong R, et al. Detection of twin reversed arterial perfusion sequence at the time of first-trimester screening: the added value of 3-dimensional volume and color Doppler sonography. J Ultrasound Med. 2008;27:1105.

Brassard M, Fouron JC, Leduc L, et al. Prognostic markers in twin pregnancies with an acardiac fetus. Obstet Gynecol. 1999; 94:409.

Buyukkaya A, Tekbas G, Buyukkaya R. Twin reverse arterial perfusion (TRAP) sequence; characteristic gray-scale and doppler ultrasonography findings. Iran J Radiol. 2015;12(3):e14979.

Chmait, R. H., E. V. Kontopoulos, L. M. Korst, A. Llanes, I. Petisco & R. A. Quintero (2011) Stage-based outcomes of 682 consecutive cases of twin-twin transfusion syndrome treated with laser surgery: the US Fetus experience. Am J Obstet Gynecol, 204, 393.e1-6.

Gillim Dl, Hendricks CH. Holoacardius; review of the literature and case report. Obstet Gynecol. 1953;2:647.

ISUOG Practice Guidelines: role of ultrasound in Twin pregnancy. Ultrasound Obstet Gynecol 2016; 47:247-263.

Lee H, Wagner AJ, Sy E, Ball R, Feldstein VA, Goldstein RB, et al. Efficacy of radiofrequency ablation for TRAP Sequence. Am J Obstet Gynecol 2007;196:459.

Livingston JC, Lim FY, Polzin W, Mason J, Crombleholme TM. Intrafetal radiofrequency ablation for TRAP: a single-center experience. Am J Obstet Gynecol 2007;197:399.

Lopriore E, Middeldorp JM, Oepkes D, et al. Twin anemia-polycythemia sequence in two monochorionic twin pairs without oligo-polyhydramnios sequence. Placenta. 2007; 28(1):47-51.

Lopriore E, Slaghekke F, Middeldorp JM, et al. Residual anastomoses in twin-to-twin transfusion syndrome treated with selective fetoscopic laser surgery: localization, size, and consequences. Am J Obstet Gynecol. 2009;201(1):66.e1-4.

Moore TR, Gale S, Benirschke K. Perinatal outcome of forty-nine pregnancies complicated by acardiac twinning. Am J Obstet Gynecol. 1990;163:907.

Pedreira DA, Acácio GL, Drummond CL, Oliveira R de C, Deustch AD, Taborda WG. Laser for the treatment of twin to twin transfusion syndrome. Acta Cir Bras. 2005;20:6:478-481.

Pedreira DAL, Maria RS. Perspectivas em cirurgia fetal: abordagem sono-endoscópica. Acta Cir Bras. 1999;14(3).

Peralta CF, Ishikawa LE, Bennini JR, Braga AF, Rosa IR, Biondi MC [Laser ablation of placental vessels for treatment of severe twin-twin transfusion syndrome-experience from an university center in Brazil]. Rev Bras Ginecol Obstet. 2010;32:214-21.

Quintero RA, Chmait RH, Bornick PW, Kontopoulos EV. Trocar-assisted selective laser photocoagulation of communicating vessels: a technique for the laser treatment of patients with twin-twin transfusion syndrome with inaccessible anterior placentas. J Matern Fetal Neonatal Med. 2010;23:330-4.

Quintero RA, Chmait RH, Murakoshi T, et al. Surgical management of twin reversed arterial perfusion sequence. Am J Obstet Gynecol 2006; 194:982.

Quintero RA, Morales WJ, Allen MH, et al. Staging of twin-twin transfusion syndrome. J Perinatol. 1999;19:550-55.

Quintero RA, Puder KS, Cotton DB. Embryoscopy and fetoscopy. Obstet Gynecol Clin North Am 1993;20:563-81.

Sá RAM. Tratamento cirúrgico. In: Chaves Netto H, Sá RAM. Obstetrícia básica 2.ed, 2007:695-705.

Senat MV, Deprest J, Boulvain M, Paupe A, Winer N, Ville Y. Endoscopic laser surgery versus serial amnioreduction for severe twin-to-twin transfusion syndrome. N Engl J Med 2004; 8;351(2):136-44.

Sullivan AE, Varner MW, Ball RH, Jackson M, Silver RM. The management of acardiac twins: a conservative approach. Am J Obstet Gynecol. 2003,189(5):1310-3.

Van Allen MI, Smith DW, Shepard TH. Twin reversed arterial perfusion (TRAP) sequence: a study of 14 twin pregnancies with acardius. Semin Perinatol. 1983; 7:285.

van Gemert MJ, van den Wijngaard JP, Vandenbussche FP. Twin reversed arterial perfusion sequence is more common than generally accepted. Birth Defects Res A Clin Mol Teratol. 2015;103:641.

Vico I, Rodríguez N, López S. Secuencia TRAP. Diagnostico y manejo. In: Calderón MA, Romero B, Montoya F (eds). Avances en obstetrícia, ginecología y reprodución.. Educatori Granada. 2014; ISBN: 978-84-92782-27-7. p. 155-165.

Yamamoto M, Ville Y. Recent findings on laser treatment of twin-to-twin transfusion syndrome. Curr Opin Obstet Gynecol. 2006;18:87-92.

Yamamoto M, Ville Y. Twin-to-twin transfusion syndrome: management options and outcomes. Clin Obstet Gynecol. 2005;48:973-80.

Yamamoto M; Ville Y. Recent findings on laser treatment of twin-to-twin transfusion syndrome. Current Opinion in Obstetrics & Gynecology: April 2006 – Volume 18 – Issue 2 – p. 87-92.

26 Derrame Pleural

Gregório Lorenzo Acácio

Definição

É o acúmulo excessivo de líquido no espaço entre a pleura visceral e parietal.

Introdução

As células da pleura têm grande permeabilidade, o que permite que uma pequena quantidade de transudato se acumule entre as pleuras viscerais e parietais ocasionando menor atrito entre elas durante os movimentos respiratórios. O acúmulo excessivo é chamado de derrame pleural ou segundo alguns autores hidrotórax. Deve-se evitar o uso do termo quilotórax como um sinônimo para derrame pleural, pois quilotórax pressupõe a presença de lipoproteínas que são formadas nas células do epitélio intestinal a partir das gorduras da dieta chamadas de quilomícrons. Os quilomícrons ganham o sistema linfático dando um aspecto leitoso a esse líquido, fato que só ocorre no período pós-natal, após o início da amamentação. Por outro lado, a caracterização bioquímica dos componentes presentes no derrame pleural podem ser úteis na definição de sua etiologia.

Há associação entre o derrame pleural e o desenvolvimento de hipoplasia pulmonar, principalmente se o derrame for bilateral, acentuado e já estiver presente entre 18 e 28 semanas de idade gestacional, fase canalicular do desenvolvimento do pulmão com diferenciação para o chamado pulmão potencialmente viável que pode promover trocas gasosas. Os três principais acontecimentos durante essa fase encontram-se na Tabela 26.1[1].

Etiologia

É decorrente do aumento da produção de linfa ou diminuição na sua absorção. As causas dessas alterações são múltiplas e incluem mais de 50 doenças gênicas, além de doenças cardíacas, renais, intestinais, placentárias, hepáticas, infecções fetais, síndromes esporádicas, malformações pulmonares, arritmias, displasias esqueléticas e alterações cromossômicas, entre as quais se destaca a trissomia do cromossomo 21.

A análise dos seus componentes após aspiração pode ser útil no raciocínio etiológico do derrame pleural. Nesse aspecto a quantidade de proteína presente no líquido o diferencia entre transudato e exsudato.

- Transudato: é caracterizado pela baixa quantidade de proteínas. Sua causa provém do aumento da pressão hidrostática ou redução das proteínas plasmáticas. Pode ser decorrente de insuficiências cardíaca, renal ou hepática.
- Exsudato: caracterizado pela alta quantidade de proteína decorrente de lesão celular mecânica ou inflamatória.

Prevalência

A prevalência é de 1 em 12.000 a 15.000 gestações.

Classificação

Pode ser unilateral, sendo mais frequente à direita, ou bilateral.

PRIMÁRIO

Achado isolado, em geral associado a alterações linfáticas, deve ser considerado um diagnóstico de exclusão

TABELA 26.1. Resumo das etapas do desenvolvimento pulmonar na sua fase canalicular	
Surgimento do ácino	Tufo distal das vias aéreas provenientes de um bronquíolo terminal, primeiro passo crítico para o desenvolvimento da superfície da troca gasosa pulmonar futura.
Desenvolvimento potencial da barreira ar-sangue	Nesta etapa, os capilares que são inicialmente uma rede capilar dupla entre os espaços aéreos futuros se fundem para formar um único leito capilar entre as superfícies futuras das trocas gasosas. Se o contato capilar duplo não se fundir, a criança apresentará hipoxemia grave.
Diferenciação epitelial	Transformação de células cuboides em células que revestem os tubos finos em largura. Os tubos crescem tanto em comprimento como em largura, com atenuação do mesênquima, que é vascularizado simultaneamente. Depois de cerca de 20 semanas de gestação no feto humano, as células imaturas do tipo II contendo glicogênio começam a ter corpos lamelares no seu citoplasma, indicando o início da produção de surfactante.

Adaptada de Job e Kamath-Rayne, 2016[1].

quando não identificada uma outra causa desencadeante. Tem entre suas causas a linfangiectasia pulmonar interlobar e subpleural, caracterizada por dilatação linfática perivascular ou peribrônquica e atresia do ducto torácico. Mesmo como achado isolado há risco de 12% de cromossomopatia e metade desses casos consistirá em trissomia do 21.

SECUNDÁRIO

É decorrente de alterações pulmonares como doença adenomatoide cística, sequestro pulmonar ou em outros órgãos ou sistemas com por exemplo na hérnia diafragmática ou taquiarritmias cardíacas que evoluem com o derrame pleural. Frequentemente associado a doenças que levam à hidropisia fetal, sendo parte integrante do quadro.

Diagnóstico

Achado ultrassonográfico de líquido anecoico que circunda o pulmão (Fig. 26. 1). Pode ser detectado em qualquer trimestre da gestação, uni ou bilateral, podendo levar a desvio do mediastino, compressão cardíaca e até inversão do diafragma. A associação com acúmulo de líquido em mais de uma cavidade (ascite, derrame pleural), ou ainda edema subcutâneo, caracteriza a hidropisia fetal. O achado de polidrâmnio é comum mesmo nas formas isoladas, decorrente do aumento de pressão torácica que leva a maior dificuldade de deglutição assim como a desvio do mediastino que comprime o esôfago. Múltiplas malformações fetais podem ser identificadas nos derrames pleurais secundários.

Diagnóstico diferencial

O principal diagnóstico diferencial se dá com derrame pericárdico; nesta situação os pulmões são rechaçados posteriormente e o fluido circunda apenas o coração e não os pulmões como no derrame pleural (Fig. 26.2).

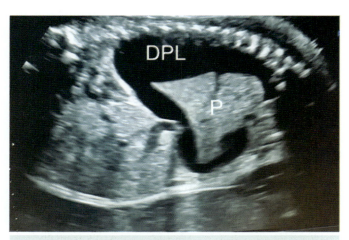

FIGURA 26.1. Imagem ultrassonográfica, corte longitudinal do tórax fetal. Derrame pleural (DPL). Observar que o DPL circunda todo o pulmão fetal (P). (Cortesia de Dr. Javier Miguelez – Laboratório Fleury.)

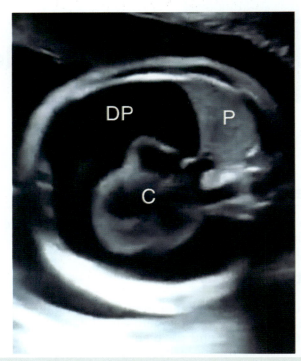

FIGURA 26.2. Imagem ultrassonográfica, corte transverso do tórax fetal. Derrame pericárdico. Observar que o pulmão (P) está rechaçado posteriormente e o derrame pericárdico (DP) circunda o coração (C).

Apesar de morfologicamente diferente, o cisto pulmonar isolado deve ser lembrado como diagnóstico diferencial ainda que neste caso a imagem anecoica se encontre em meio ao parênquima pulmonar.

Conduta

Inicia-se com a investigação das causas maternas e fetais que possam desencadear o derrame pleural.

Materna

- Anamnese em busca de quadros infecciosos que possam ter desencadeado o derrame pleural.
- Exames laboratoriais: Hemograma completo, teste de Kleihauer-Betke para se excluir hemorragia feto-materna, tipagem sanguínea e pesquisa de anticorpos irregulares, pesquisa de infecções do chamado grupo STORCH (sífilis, toxoplasmose, rubéola, citomegalovírus e herpes), além de parvovírus.

Fetal

- Ultrassonografia morfológica, fundamental na busca de malformações fetais ou marcadores que se associem a infecções ou cromossomopatias, circunstâncias que se associam ao derrame pleural ou até o desencadeiam.

- Avaliação dos fluxos fetais pelo estudo dopplervelocimétrico: destacam-se o Doppler das artérias umbilicais para avaliação de vitalidade fetal e a artéria cerebral média tanto na avaliação da vitalidade fetal como na determinação do pico de velocidade sistólica útil na identificação de anemia fetal, por exemplo na isoimunização Rh e na infecção fetal por parvovírus.
- Ecocardiografia fetal nível II: realizado por especialista em coração fetal. Útil na avaliação estrutural, hemodinâmica e de ritmo cardíaco.
- Amniocentese: procedimento realizado com agulha 20 G que permite retirada de líquido amniótico para avaliação do cariótipo fetal e pesquisa de infecções fetais pela reação em cadeia da polimerase (PCR). Na otimização dos custos envolvidos na investigação das causas do derrame, sugerimos que inicialmente se realize a avaliação do cariótipo fetal com solicitação ao laboratório de que seja armazenada uma alíquota do líquido para exames futuros baseados nos demais achados laboratoriais maternos e fetais.
- Toracocentese: pode ser realizada para diferenciação entre transudato e exsudato, mas deve ser reservada aos casos nos quais se pretende o esvaziamento do derrame pleural. Nesse aspecto, o manejo do derrame pleural permite diferentes condutas sumarizadas a seguir:
- Expectante: possível quando o acompanhamento ultrassonográfico seriado (a cada 2 semanas) mostra derrames unilaterais, bilaterais pequenos que não progridam ou que regridam.
- Modificações dietéticas da paciente: uso de dietas hiperproteicas e uso de triglicérides de cadeia média, além do uso de octreotida, derivado sintético de somatostatina que inibe a secreção do hormônio de crescimento, glucagon e insulina tem sido descritos em relatos de casos isolados na literatura com reversão de derrame pleural. Como ainda não apresentam dados robustos de sua utilidade não devem portanto ser utilizados como regra, podendo-se discutir essa alternativa como coadjuvante em casos graves em que os tratamentos melhores estabelecidos não funcionaram.
- Toracocentese esvaziadora (Fig. 26.3): realizada com agulha 20 G ou 18 G, deve ser em geral a abordagem inicial, pois permite a pesquisa citológica e bioquímica do material, tem efeito descompressivo imediato, auxilia na melhor avaliação cardíaca quando há desvio de mediastino associado a derrame pleural e ainda pode ser resolutiva em alguns casos. Alguns autores referem que pode ser preditora da hipoplasia pulmonar, caso o pulmão não se expanda após o procedimento. A toracocentese seriada só deve ser proposta se a derivação toracoamniótica não está disponível. Pode ser utilizada no periparto imediato para facilitar as condições respiratórias do recém-nascido.
- Derivação toracoamniótica (*shunt*): consiste na colocação de um cateter de silicone com as extremidades espiraladas (*pigtail*) (Fig. 26.4) para dificultar a saída acidental do cateter. Uma das técnicas mais utilizada para a colocação do cateter foi descrita por Rodeck em 1988 e consiste na utilização de um *set* com cânula metálica (Fig. 26.5)[2]. O cateter é retificado dentro da cânula e, com a ajuda de um aplicador curto, uma das extremidades fica no interior do tórax fetal, na região do derrame, em seguida a cânula é recuada até o líquido amniótico e, com a ajuda de um introdutor longo, a outra extremidade é posicionada fora da pele fetal no líquido amniótico. O procedimento, desde que mantidas as condições de assepsia, raramente se associa a infecções maternas e fetais. Descolamento prematuro de placenta, rotura prematura de membranas e trabalho de parto prematuro podem ocorrer, mas a complicação

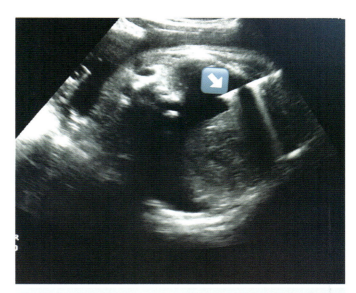

FIGURA 26.3. Toracocentese – Imagem ultrassonográfica, corte transverso tórax com derrame pleural. Agulha no interior do tórax (*seta*).

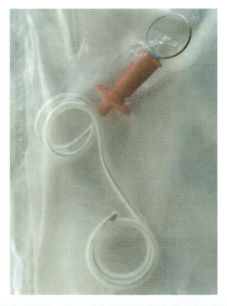

FIGURA 26.4. Cateter tipo *pigtail*. (Cortesia de Dra. Denise Pedreira – Grupo de cirurgia fetal Hospital Israelita Albert Einstein.)

mais frequente é a migração total do cateter para o líquido amniótico ou para o tórax fetal, perdendo-se assim a eficácia de drenagem. É considerado o padrão-ouro no tratamento de derrames pleurais que reapareçam após toracocentese, em casos com aumento evolutivo do derrame e de hidropisia fetal. Sua utilização é justificada em gestações com menos de 34 semanas pois a prematuridade associada ao derrame pleural se associa a mauprognóstico neonatal.

- Pleurodese: ainda não pode ser considerada uma alternativa terapêutica de rotina, mas um estudo utilizou, em 43 fetos, um agente chamado de OK-432, produzido pela liofilização da cultura de cepas de baixa virulência de *Streptococcus pyogenes* do grupo A. Os autores concluíram que esse método não é eficiente em derrames pleurais com hidropisia fetal e mesmo nos sem hidropisia as taxas de sucesso são inferiores às da derivação pleuroamniótica. Reforçam ainda que sua utilização não está estabelecida devendo se restringir a protocolos de pesquisa nos quais não haja a possibilidade de colocação do *shunt* toracoamniótico.

As condutas invasivas são indicadas, na tentativa de diminuir o risco de desenvolvimento de hipoplasia pulmonar, para melhor avaliação cardíaca em casos com desvio de mediastino e na tentativa da reversão da hidropisia secundária ao derrame pleural. Casos em que o diagnóstico de derrame pleural é tardio e não há ultrassonografias prévias que permitam definir o momento do surgimento são um desafio para a decisão de se realizar ou não um procedimento invasivo na tentativa de prevenir a hipoplasia pulmonar.

Prognóstico

Ainda que muito variado e dependente de etiologia, idade gestacional do achado, malformações associadas e idade gestacional do nascimento entre outras, o prognóstico é considerado reservado pelo risco de desenvolvimento de hipoplasia pulmonar, achado mais comum quando o derrame pleural é bilateral, acentuado e já está presente entre 18 ae 28 semanas de idade gestacional. Os dados da literatura sobre o prognóstico baseiam-se em pequenas séries de casos. A sobrevida geral varia de 51 a 63% nos casos submetidos a procedimentos cirúrgicos pré-natais. Em derrame pleural primário, pequenos e sem hidropisia, a sobrevida pode chegar a 100%.

São considerados fatores de melhor prognóstico:

- Achado unilateral
- Isolado
- Surgimento no segundo trimestre tardio e no terceiro trimestre
- Ausência de hidropisia fetal
- Resolução após toracocentese única
- Regressão espontânea antes do nascimento
- Nascimento na prematuridade tardia ou no termo

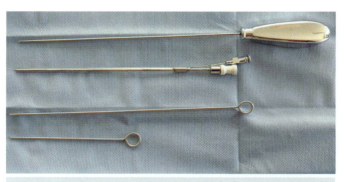

FIGURA 26.5. *Kit* metálico para introdução do cateter *pigtail*. (Cortesia de Dra. Denise Pedreira – Grupo de cirurgia fetal Hospital Israelita Albert Einstein.)

Conclusão

O derrame pleural é uma condição rara, heterogênea na sua manifestação e evolução, podendo, desde regredir espontaneamente, até evoluir com hidropisia fetal e óbito por hipoplasia pulmonar. É fundamental cuidadosa ultrassonografia morfológica em busca de malformações que possam ser o fator predisponente ao derrame pleural. Os casos com hidropisia fetal têm pior prognóstico fetal e neonatal. A prematuridade, associada a essa condição, agrava o prognóstico neonatal de forma importante. A abordagem invasiva inicial em geral é a toracocentese, que pode ser realizada na mesma punção para coleta do líquido amniótico para avaliação do cariótipo fetal. O padrão-ouro em casos bilaterais evolutivos ou com hidropisia fetal é a derivação toracoamniótica. A seguir, uma proposta de fluxograma na abordagem invasiva do derrame pleural (Fig. 26.6) na tentativa de otimizar a conduta terapêutica frente o derrame pleural.

Referências bibliográficas

1. Job AH, Kamath-Rayne BD. Desenvolvimento pulmonar fetal e surfactante. 7.ed. In: Creasy & Resnick medicina materno-fetal; 2016. Cap. 15.
2. Rodeck CH, Fisk NM. Long-term in utero drainage of fetal hydrothorax. N Engl J Med. 1988;319; 1135-9.

Leitura recomendada

Bartha JL, Comino-Delgado R. Fetal chylothorax response to maternal dietary treatment. Obstet Gynecol. 2001;97:820-823.
Beghetti M, La Scala G, Belli D, Bugmann P, Kalangos A, Le Coultre C. Etiology and management of pediatric chylothorax. J Pediatr. 2000 May;136(5):653-8.
Castagno R, Carreras E, Toran N, Higueras T, Sánchez MA, Cabero, L. Fetal pleural effusion. Donald School Journal of Ultrasound in Obstetrics and Gynecology 2007; 1(1): 28 – 39.
Derderian SC, Trivedi S, Farrell J, Keller RL, Rand L, Goldstein R, Feldstein VA, Hirose S, MacKenzie TC. Outcomes of fetal intervention for primary hydrothorax. J Pediatr Surg. 2014 Jun;49(6):900-3.
Deurloo KL, Devlieger R, Lopriore E, Klumper FJ, Oepkes D. Isolated fetal hydrothorax with hydrops: a systematic review of prenatal treatment options. Prenat Diagn. 2007 Oct;27(10):893-9.

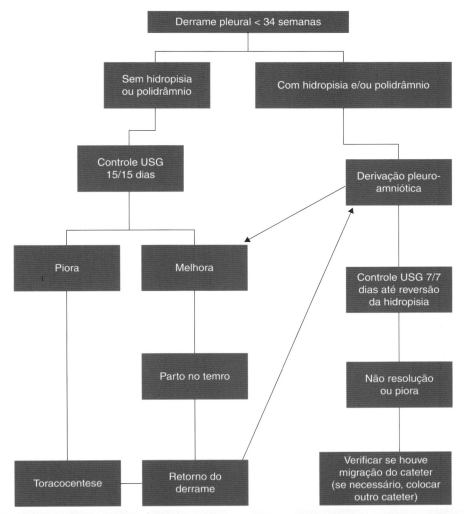

FIGURA 26.6. Fluxograma de abordagem de derrame pleural em gestação com menos que 34 semanas de gestação. USG, ultrassonografia.

Gratacós E. Terapia fetal: indicaciones y técnicas actuales. Ediciones Mayo; 2002. p. 147-54

Klam S, Bigras JL, Hudon L. Predicting outcome in primary fetal hydrothorax. Fetal Diagn Ther. 2005 Sep-Oct;20(5):366-70.

Petersen S, Kaur R, Thomas JT, Cincotta R, Gardener G. The outcome of isolated primary fetal hydrothorax: a 10-year review from a tertiary center. Fetal Diagn Ther. 2013;34(2):69-76.

Rustico MA, Lanna M, Coviello D, Smoleniec J, Nicolini U. Fetal pleural effusion. Prenat Diagn 2007;27:793-799.

Wada S, Jwa SC, Yumoto Y, Takahashi Y, Ishii K, Usui N, Sago H. The prognostic factors and outcomes of primary fetal hydrothorax with the effects of fetal intervention. Prenat Diagn. 2017 Feb;37(2):184-192.

Waller K, Chaithongwongwatthana S, Yamasmit W, Donnenfeld AE. Chromosomal abnormalities among 246 fetuses with pleural effusions detected on prenatal ultrasound examination: factors associated with an increased risk of aneuploidy. Genet Med. 2005 Jul-Aug;7(6):417-21.

Yang YS, Ma GC, Shih JC, Chen CP, Chou CH, Yeh KT, Kuo SJ, Chen TH, Hwu WL, Lee TH, Chen M. Experimental treatment of bilateral fetal chylothorax using in-utero pleurodesis. Ultrasound Obstet Gynecol. 2012 Jan;39(1):56-62.

27 | Obstrução Congênita do Trato Urinário

Adriano Pienaro Chrisostomo

Introdução

As anomalias congênitas do trato urinário são relativamente comuns, uma vez que afetam aproximadamente 1 em cada 500 gestações, e as uropatias obstrutivas representam a maioria dos casos incluindo ampla variedade de condições patológicas caracterizadas pela dilatação de parte ou de todo o trato urinário. O mau desenvolvimento do sistema coletor resultante da obstrução do trato urinário é a principal causa identificável de doença renal crônica em crianças. As etiologias específicas são desconhecidas e a maioria dos casos é suspeitada pela descoberta de hidronefrose e/ou dilatações do trato urinário nas avaliações ultrassonográficas durante o acompanhamento pré-natal.

A obstrução congênita do trato urinário (OCTU) pode ocorrer em diferentes níveis: alto quando ocorre ao nível da junção ureteropélvica (JUP) ou quando ocorre ao nível da junção ureterovesical (JUV) e baixo quando ocorre ao nível da uretra. As obstruções do trato urinário alto podem ser unilaterais ou bilaterais, com diferentes consequências, dependendo da sua lateralidade e gravidade.

Quando a obstrução é bilateral ou baixa (obstrução ao nível da uretra), o prognóstico é reservado em função das repercussões que podem ser ocasionadas pelo grau da obstrução, tais como alterações no volume de líquido amniótico com redução significativa do mesmo, alterações no desenvolvimento do trato urinário e alterações no desenvolvimento pulmonar. A OCTU baixa requer intervenção fetal ou pós-natal imediata e a taxa de progressão para doença renal crônica é altamente variável.

Na maioria das vezes o diagnóstico é feito durante a avaliação ultrassonográfica do segundo trimestre, porém quadros graves de OCTU baixa já podem ser diagnosticados no estudo morfológico do primeiro trimestre, realizado entre 11 e 14 semanas de gestação.

Devido à alta qualidade do estudo ultrassonográfico na avaliação da morfologia fetal e do trato urinário, o diagnóstico das OCTU tem se tornado cada vez mais precoce, possibilitando um aconselhamento a respeito das possibilidades de avaliação da função renal, seguimento ultrassonográfico personalizado e de terapêutica fetal, quando necessário.

Como a OCTU começa na vida fetal, a transferência suave dos cuidados do perinatologista para as equipes de neonatologia, urologia e nefrologia pediátricas deve otimizar a qualidade de vida e os resultados finais desses pacientes.

Neste capítulo, nosso principal objetivo é abordar o diagnóstico e a conduta diante dos quadros mais frequentes de OCTU.

Avaliação do trato urinário fetal – sistematização

PRIMEIRO TRIMESTRE

Na avaliação morfológica do primeiro trimestre, entre 11 e 14 semanas de gestação, deve ser observada presença da bexiga e dos rins. A ultrassonografia transvaginal e o Doppler com mapeamento colorido permitem melhor *performance* na identificação das estruturas (Fig. 27.1). Medidas da bexiga superiores a 7 mm são consideradas alteradas (megabexiga) com aumento de risco para OCTU baixas e para cromossomopatias (Fig. 27.2).

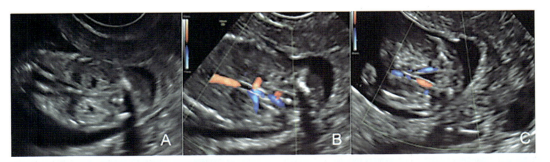

FIGURA 27.1. Avaliação do trato urinário no primeiro trimestre: rins (*A*), rins e artérias renais (*B*) e bexiga e artérias umbilicais (*C*).

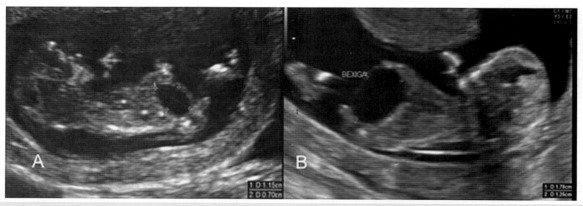

FIGURA 27.2. Avaliação do trato urinário no primeiro trimestre: megabexiga < 15 mm (A) e >15 mm (B).

SEGUNDO E TERCEIRO TRIMESTRES

- Identificar os dois rins e caracterizar sua topografia.
- Morfologia dos rins e bexiga.
- Dimensões renais.
- Textura ultrassonográfica – ecogenicidade.
- Presença de dilatações. É considerada normal a medida da pelve renal no sentido anteroposterior: < 4 mm até 32 semanas e < 7 mm a partir da 32ª semana.
- Os ureteres normais nunca são vistos ao ultrassom. Se os ureteres estiverem dilatados, devem ser considerados quadros de obstrução, refluxo ou megaureter primário.
- A bexiga deve encher e esvaziar durante o curso do exame. Sempre verificar a bexiga no início e no final do exame para se certificar de que ela permanece "muito distendida" ou "vazia" durante todo o exame.

Classificação das obstruções congênitas do trato urinário

OCTU ALTA

A obstrução alta do trato urinário pode ser detectada de forma consistente no segundo trimestre pelo acompanhamento ultrassonográfico. A hidronefrose isolada incide em aproximadamente 5% das gestações, contudo no período pós-natal a maioria dos recém-natos não apresenta obstrução mecânica ou funcional, levando-nos a constatar que essas dilatações em grande parte são transitórias.

A obstrução ao nível da JUP é a causa mais comum de hidronefrose com prevalência de 39 a 64%, o refluxo vesicoureteral (RVU) é a segunda causa com prevalência ao redor de 33% e a obstrução ao nível da JUV é a terceira causa com prevalência de 9 a 14%.

Anomalias da JUP

Definição. Consiste na presença de hidronefrose sem dilatação do ureter e da bexiga urinária.

É a causa mais comum de hidronefrose. Representa entre 40 e 60% das anomalias do trato urinário. Na maioria das vezes, a manifestação é unilateral, e somente em 10% é bilateral. É mais frequente no sexo masculino (M3:F1).

Etiologia. A etiologia não é clara, contudo existem três tipos de anomalias JUP: extraluminal, parietal e intraluminal. As anomalias extraluminais são causadas principalmente por vasos aberrantes ou mais raramente por torções, bandas, aderências e malformações vasculares que abrangem a JUP, reduzindo intermitentemente o fluxo de urina, explicando dessa forma por que a dilatação também pode ser intermitente. As anomalias parietais são os achados mais comuns e são devidas a uma distribuição anormal das fibras musculares e de colágeno ao nível da JUP. As anomalias intraluminais são raras e são essencialmente causadas por pólipos fibroepiteliais benignos. Associações entre anomalias extraluminais e parietais são comuns, daí a dificuldade em se estabelecer a causa exata da dilatação.

Diagnóstico. Presença de hidronefrose moderada sem dilatação ureteral e vesical na avaliação ultrassonográfica. A dilatação termina abruptamente ao nível da JUP. O rim acometido habitualmente está aumentado. Se progressiva, pode causar aumento da

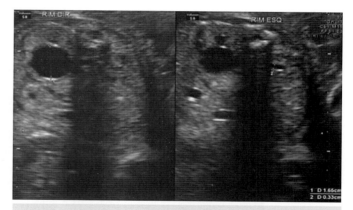

FIGURA 27.3. Estenose da junção ureteropélvica (JUP) unilateral, diâmetro anteroposterior (AP) no corte transverso.

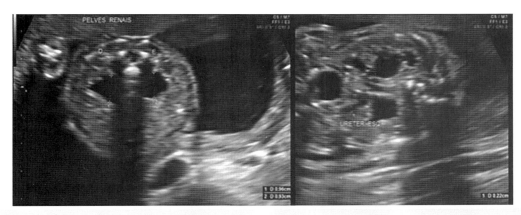

FIGURA 27.4. Anomalias da junção ureterovesical (JUV).

ecogenicidade, cistos renais e até urinoma perinéfrico nos casos em que ocorre rotura capsular. Atenção especial na avaliação do rim contralateral, pois anomalias como rim multicístico, agenesia renal e RVU podem estar associadas em até 25% dos casos, além de anomalias extrarrenais em 10% (Fig. 27.3).

Conduta. O controle ultrassonográfico deve ser realizado a cada 3 a 4 semanas. Raramente há indicação de terapêutica fetal. Os casos com medidas da pelve renal superiores a 15 mm tem maior incidência de necessidade de terapêutica cirúrgica pós-natal.

Anomalias da JUV

Definição. Consiste na presença de hidronefrose moderada acompanhada de dilatação ureteral e bexiga com aspecto normal. Pode ser dividida em megaureter primário sem RVU, dilatação com RVU e duplicação do sistema coletor.

O megaureter primário acomete ao redor de 10% das OCTU altas e é causado por estreitamento da porção distal do ureter, associado a disfunção ou obstrução localizada. É mais frequente no sexo masculino (M2:F1) e com manifestação bilateral em torno de 25% dos casos. O megaureter pode ser causado por uma anomalia estrutural do segmento distal do ureter pela deposição de colágeno, hipoplasia celular, desordem muscular ou alguma outra lesão ainda não bem esclarecida (Fig. 27.4).

O RVU é um fluxo retrógrado permanente ou intermitente de urina da bexiga para o trato urinário superior devido à JUV defeituosa, levando a insultos urodinâmicos e/ou bioquímicos do rim. A JUV anormal pode ser causada por um distúrbio anatômico da junção (RVU primário), contudo na maioria dos casos, é causada por uma disfunção do trato urinário inferior (RVU secundário). O RVU incide em aproximadamente 9 a 15% das dilatações pielocaliciais diagnosticadas no período pré-natal.

A duplicação do sistema coletor é quando se observa a presença de dois sistemas pielocalicias separados no rim, com duplicação completa ou parcial dos ureteres. É uma das anomalias renais mais comuns, ocorrendo na população em geral com uma incidência de 1:125. Quando está presente a duplicação completa, habitualmente o ureter do polo superior é ectópico e se une ao trato urinário inferior em um local inferior ao do ureter que drena o polo inferior (regra de Weigerte Meyer). Como consequência, a obstrução da JUV (com ou sem ureterocele) é mais provável de ser encontrada no final do ureter do polo superior, enquanto o refluxo é frequentemente visto no ureter do polo inferior (Fig. 27.5).

Etiologia. A etiologia da estenose da JUV é multifatorial, sendo a causa mais comum o megaureter primário. Outras causas são estenoses ureterais, atresia ureteral, ureter retrocava, obstrução vascular, divertículo, válvulas, ureterocele ou refluxo vesicoureteral.

Diagnóstico. No caso do megaureter primário, a ultrassonografia pré-natal mostra um ureter dilatado comunicando-se com a pelve renal dilatada. A aparência da bexiga e o volume de líquido amniótico são normais. O principal diagnóstico diferencial é o RVU, contudo de difícil caracterização durante o período fetal, e a obstrução ureteral por ureterocele ou a implantação ectópica do ureter. Anormalidades associadas ocorrem em 16% e incluem obstrução de JUP, rim multicístico, rim pélvico, agenesia renal e RVU.

A apresentação ultrassonográfica típica do RVU é a da dilatação intermitente e variável da pelve renal, com

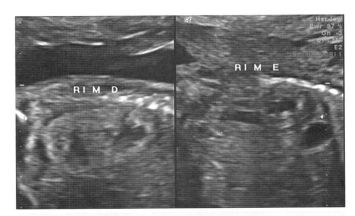

FIGURA 27.5. Duplicação do sistema coletor bilateral.

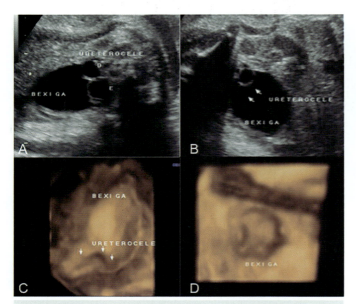

FIGURA 27.6. Ureterocele bilateral: modo B (A e B) e renderização tridimensional – 3D (C e D).

OCTU BAIXA

OCTU baixa, ou obstrução da saída da bexiga fetal ao nível da uretra, representa um espectro de anomalias caracterizadas pela presença de dilatação da bexiga urinária (megabexiga) e do colo vesical (bexiga em forma de raquete ou *keyhole sign*), dilatação dos ureteres, hidronefrose bilateral e redução do volume de líquido amniótico (índice de líquido amniótico – ILA – abaixo do percentil 5 para idade gestacional) causadas por obstrução no trato urinário inferior. A incidência é de aproximadamente 2,2 por 10.000 nascidos vivos, e cerca de 90% dos afetados são do sexo masculino (Fig. 27.8).

As etiologias de OCTU baixa incluem válvula de uretra posterior, atresia uretral e estenose uretral. A obstrução completa está associada a altos índices de mortalidade perinatal por hipoplasia pulmonar e comprometimento renal grave.

A válvula de uretra posterior (VUP) representa pelo menos 70 a 80% dos casos, e os demais casos se devem a atresia ou estenose uretral, no entanto, quando o diagnóstico é feito no primeiro trimestre da gravidez, a incidência de estenose ou atresia uretral se eleva para cerca de 50% dos casos.

aumento pós-miccional e/ou a impressão de uma bexiga cheia persistentemente.

Várias características ultrassonográficas são necessárias para sugerir o diagnóstico de duplicação do sistema coletor, como presença de duas pelves renais sem comunicação; uma delas habitualmente está dilatada, os ureteres dilatados e com formação cística intravesical compatível com ureterocele (Fig. 27.6).

Conduta. O controle ultrassonográfico deve ser realizado a cada 3 a 4 semanas. Raramente indica-se terapêutica fetal, à exceção do quadro de obstrução da uretra por volumosa ureterocele (Fig. 27.7).

Obstrução uretral

Em geral, a obstrução uretral no sexo masculino é causada pela VUP, enquanto no sexo feminino é secundária à atresia uretral.

A VUP é a causa mais comum de uropatias obstrutivas que levam a danos renais em recém-natos do sexo masculino. A uretra masculina normal é anatomicamente dividida nas porções prostática e membranosa (uretra posterior) e na uretra esponjosa (uretra anterior). A forma clássica de VUP é encontrada na uretra prostática, abaixo ou proximal ao *verumontanum*.

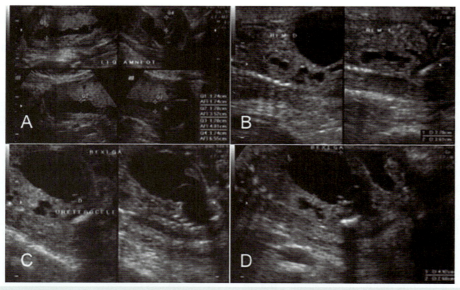

FIGURA 27.7. Volumosa ureterocele causando OCTU baixa. Líquido amniótico reduzido (A), rins dilatados e com duplicação do sistema coletor (B), volumosa ureterocele ocluindo a uretra (C) e bexiga distendida (D).

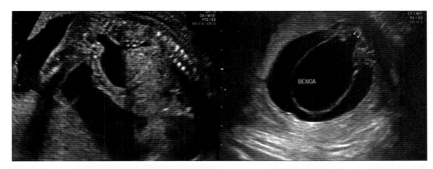

FIGURA 27.8. Bexiga em formato de raquete (*keyhole sign*).

Etiologia. Embora o mecanismo embriológico preciso do VUP permaneça desconhecido, quatro teorias foram propostas para explicar seu desenvolvimento: hipertrofia das dobras da mucosa uretral, persistência e continuação da membrana urogenital, desenvolvimento anormal do ducto de Wolff ou mülleriano e fusão do *verumontanum* ou do epitélio posterior do teto da uretra.

Diagnóstico. O estudo ultrassonográfico demonstra com grande precisão achados que caracterizam a OCTU baixa (Tabela 27.1).

TABELA 27.1. Critérios ultrassonográficos para o diagnóstico da OCTU baixa

Parâmetro	Achado
Bexiga	Distendida
Colo vesical	Dilatado (*keyhole sign*)
Ureteres	Dilatados
Hidronefrose	Presente e bilateral
ILA	< do percentil 5

ILA, índice de líquido amniótico; OCTU, obstrução congênita do trato urinário.

A hipótese diagnóstica da OCTU baixa é altamente dependente do sexo fetal. Como mencionado anteriormente, no feto masculino o diagnóstico mais provável é VUP; contudo, outras causas raras, como a oclusão uretral por volumosa ureterocele nos casos de duplicação do sistema coletor deve sempre ser considerado. No feto feminino, a atresia uretral é a causa mais comum, contudo deve-se sempre descartar como diagnósticos diferenciais a persistência de cloaca, regressão caudal e síndrome de megabexiga-microcólon-hipoperistaltismo intestinal (MMHI). Quadro de persistência de cloaca geralmente apresenta bexiga aumentada antes de 16 semanas de gestação e frequentemente acompanhará a presença de detritos dentro da cloaca e calcificações intraluminais nas alças intestinais (enterocolitos). O quadro de regressão caudal geralmente apresenta volume normal de líquido amniótico, defeitos vertebrais e de membros inferiores e extrofia da bexiga. A síndrome MMHI apresenta líquido amniótico normal ou aumentado, bexiga dilatada com adelgaçamento de sua parede, bem como dilatação de alças intestinais.

Conduta. Impõem-se algumas etapas na avaliação para o feto com suspeita de OCTU baixa:

- Estudo ultrassonográfico morfológico para descartar malformações associadas.
- Estudo das características ultrassonográficas do trato urinário: grau de dilatação pielocalicial renal, ecogenicidade do parênquima renal e presença de sinais de displasia cística renal (ecogenicidade aumentada do parênquima, presença de cistos corticais e perda da diferenciação corticomedular).
- Determinação do sexo fetal.
- Ecocardiografia fetal.
- Avaliação do volume do líquido amniótico.
- Pesquisa do cariótipo fetal, uma vez que mais de 10% dos casos de OCTU baixa grave (bexiga com mais de 15mm) estão associados a cromossomopatias.
- Punção vesical (vesicocentese) fetal para avaliação bioquímica da função renal (sódio, cloro, cálcio, osmolaridade e β_2-microglobulina (Tabela 27.2).
- Consulta de aconselhamento para orientações a respeito das hipóteses diagnósticas, sobre as etapas de avaliação da função renal fetal e possibilidades terapêuticas.

TABELA 27.2. Parâmetros bioquímicos de bom prognóstico

Parâmetro	Achado
Sódio	<100 mEq/L
Cloro	<90 mEq/L
Osmolalidade	<200 mEq/L
Cálcio	<8 mg/dL
Proteína total	<20 md/dL
β_2-microglobulina	<6 mg/L

Uma vez realizadas as etapas anteriormente descritas, serão selecionados os fetos com potencial benefício para serem submetidos a intervenções terapêuticas.

A determinação do estado da função renal fetal continua a ser um desafio.

Estudos recentes sugerem que a seleção de candidatos para intervenção fetal precisa ser baseada em uma avaliação multidisciplinar de múltiplos parâmetros de acordo com a idade gestacional. Tanto a bioquímica urinária fetal como as características ultrassonográficas dos rins do feto precisam ser consideradas para definição da "função renal fetal estimada". A presença de bioquímica urinária fetal alterada, cistos corticais renais fetais e/ou sinais de displasia renal fetal podem ser características de disfunção renal fetal. Neste grupo de fetos com função renal alterada, a intervenção fetal deve ser questionada.

Diante de ausência de sinais ultrassonográficos de alteração da função renal e presença de alteração do perfil bioquímico da urina fetal, sugere-se a repetição da vesicocentese para reavaliação bioquímica da função renal fetal, como critério de inclusão para intervenção fetal. Ruano em estudo em 2016 propõe classificar a OCTU baixa em três estágios, de acordo com a gravidade[1].

- Estágio I tem volume de líquido amniótico normal (após 18 semanas de gestação) e sinais de função renal normal (ultrassonográficos e bioquímicos). Conduta expectante com tratamento conservador.
- Estágio II tem volume de líquido amniótico alterado com oligoidrâmnio ou anidrâmnio (após 18 semanas de gestação) e presença de hidronefrose com aumento da ecogenicidade do parênquima, contudo sem cistos corticais ou sinais de displasia renal cística e com bioquímica urinária normal em três punções vesicais seriadas. Conduta ativa com intervenção terapêutica fetal para preservação do desenvolvimento pulmonar e da função renal.
- Estágio III tem volume de líquido amniótico alterado com anidrâmnio (após 18 semanas de gestação) e presença de hidronefrose com aumento da ecogenicidade do parênquima, presença de cistos corticais e/ou sinais de displasia renal cística e/ou com bioquímica urinária alterada em três punções vesicais seriadas. A conduta ativa com intervenção terapêutica fetal é questionável, pois não há redução na gravidade da lesão renal fetal.

TERAPÊUTICA

A descompressão pré-natal da bexiga fetal tem sido proposta em casos selecionados desde o início dos anos 1980, com o objetivo principal de normalizar o volume de líquido amniótico para prevenir a hipoplasia pulmonar e, secundariamente, para diminuir a compressão do parênquima renal reduzindo dessa forma o comprometimento de sua função. Durante anos, a principal opção de tratamento foi a derivação vesico-amniótica, embora sua eficácia nunca tenha sido comprovada. Com taxas de sobrevida entre 40 e 50% e taxas de insuficiência renal em fase terminal entre os sobreviventes entre 30 e 40%.

Atualmente existem três potenciais intervenções terapêuticas pré-natais para OCTU baixa:

- Vesicocentese seriada (rara).
- Derivação vesicoamniótica (colocação de *shunt* vesicoamniótico fetal): o uso de cateteres vesicoamniótico e o procedimento da vesicocentese foram relatados pela primeira vez em 1982 por Golbus et al. e atualmente é o método mais comum utilizado para aliviar a obstrução do trato urinário. Sua eficácia, contudo, ainda não se comprova. O procedimento envolve a colocação de um cateter do tipo *double pig-tail* na bexiga fetal por via percutânea.
- Cistoscopia fetal com ablação a *laser*: intervenção proposta há uma década como uma alternativa para melhorar os resultados da derivação vesicoamniótica. Teoricamente, a terapia por cistoscopia aborda o problema mecânico que causa a obstrução e, se bem-sucedida, envolve um único procedimento. Nos últimos anos, foram publicadas duas séries com 10 casos, cujos resultados preliminares sugerem que a desobstrução uretral por cistoscopia é factível de ser realizada na maioria dos casos e com resultados similares ou ligeiramente superiores aos relatados com a descompressão por derivação vesicoamniótica.

O prognóstico da OCTU baixa está associado à causa da doença, independentemente do tipo de intervenção terapêutica fetal. Portanto, a cistoscopia fetal pode ter uma vantagem sobre a derivação vesicoamniótica fetal, pois permite elucidar o diagnóstico da etiologia da OCTU baixa.

A OCTU baixa está associada a elevados índices de morbidade e mortalidade fetal. Embora existam modalidades de intervenções terapêuticas fetais, incluindo a derivação vesicoamniótica e a cistoscopia fetal, estudos em grande escala são necessários para validar sua eficácia na prevenção da hipoplasia pulmonar e preservação da função renal.

PERSPECTIVAS FUTURAS

Novos marcadores biológicos e aprimoramento no instrumental cirúrgico permitirão um diagnóstico e uma intervenção mais eficazes em períodos precoces, minimizando as repercussões do quadro de OCTU baixa.

Conclusão

É de grande importância para o controle a longo prazo dos portadores de OCTU, o conhecimento do ciclo de evolução das patologias desde o período fetal. A equipe multidisciplinar integrada é fundamental para se alcançar os melhores resultados.

- Perinatologista
  - Acompanhamento ultrassonográfico: classificação, avaliação dos sinais de função renal, prevenção do parto prematuro pode reduzir lesões renais associadas à prematuridade.
  - Intervenção terapêutica fetal, quando necessária.
- Neonatologista
  - Otimizar cuidados cardiopulmonares e gerais no período crítico pós-natal (evitando uso de drogas nefrotóxicas) para reduzir danos no rim acometido.
- Nefro/urologista pediátrico
  - A correção cirúrgica oportuna da obstrução, o ajuste da ingestão dietética, controle da pressão arterial e de condições que favoreçam o crescimento renal podem preservar os néfrons funcionais.

Referência bibliográfica

1. Ruano R, Sananes N, Wilson C, et al. Fetal lower urinary tract obstruction: proposal for standardized multidisciplinary prenatal management based on disease severity. Ultrasound Obstet Gynecol. 2016;48:476-482.

Leitura recomendada

Abdennadher W, Chalouhi G, Dreux S, et al. Fetal urine biochemistry at 13-23 weeks of gestation in lower urinary tract obstruction: criteria for in-utero treatment. Ultrasound Obstet Gynecol. 2015;46:306-311.

Casella DP, Tomaszewski JJ, Ost MC. Posterior urethral valves: renal failure and prenatal treatment. International Journal of Nephrology. Volume 2012, Article ID 351067, 4 pages.

Chevalier RL. Congenital urinary tract obstruction: the long view. adv chronic kidney dis. 2015 July;22(4):312-319.

Godinho AB, Nunes C, Janeiro M, et al. Ureterocele: antenatal diagnosis and management. Fetal Diagn Ther. 2013;34:188-191.

Haeri S. Fetal lower urinary tract obstruction (LUTO): a practical review for providers. Haeri Maternal Health, Neonatology, and Perinatology 2015;1:26 DOI 10.1186/s40748-015-0026-1.

Hindryckx A, De Catte L. Prenatal diagnosis of congenital renal and urinary tract malformations – Review. F, V & V in Obgyn. 2011;3(3):165-174.

Martínez JM, Masoller N, Devlieger, et al. Laser ablation of posterior urethral valves by fetal cystoscopy. Fetal Diagn Ther. 2015;37:267-273.

Morris RK, Malin GL, Quinlan-Jones E, et al. Percutaneous vesico-amniotic shunting versus conservative management for fetal lower urinary tract obstruction (PLUTO): a randomised Trial. Lancet. 2013;382:1496-506.

Mure PY and Mouriquand P. Upper urinary tract dilatation: prenatal diagnosis, management and outcome. Seminars in Fetal & Neonatal Medicine. 2008;13:152-163.

Nassr AA, Koh KC, Shamshirsaz AA, et al. Are ultrasound renal aspects associated with urinary biochemistry in fetuses with lower urinary tract obstruction? Prenat Diagn. 2016;36: 1206-1210.

Nassr AA, Shazly SAM, Abdelmagied AM, et al. Effectiveness of vesico-amniotic shunt in fetuses with congenital lower urinary tract obstruction: An updated systematic review and meta-analysis. Ultrasound Obstet Gynecol. 2016 Jun 7. [Epub ahead of print].

Nguyen HT, Benson CB, Bromley B, et al. Multidisciplinary consensus on the classification of prenatal and postnatal urinary tract dilation (UTD classification system). Journal of Pediatric Urology 2014 November 10, 982-999.

Ruano R. Fetal surgery for severe lower urinary tract obstruction. Prenat Diagn. 2011;31:667-674.

Ruano R, Yoshizaki CT, Giron AM, et al. Cystoscopic placement of transurethral stent in a fetus with urethral stenosis. Ultrasound Obstet Gynecol. 2014;44:238-240.

Ruano R, Sananes N, Sangi-Haghpeykar H, et al. Fetal intervention for severe lower urinary tract obstruction: a multicenter case–control study comparing fetal cystoscopy with vesicoamniotic shunting. Ultrasound Obstet Gynecol. 2015;45: 452-458.

Trnka P, Hiatt MJ, Tarantal F, et al. Congenital urinary tract obstruction: defining markers of developmental kidney injury. Pediatric Research. 2012 Nov;2(5):446-454.

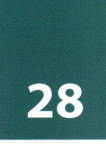

28 Hérnia Diafragmática: Diagnóstico e Conduta

Renato Augusto Moreira de Sá

Francisco Nicanor A. Macedo

Introdução

A hérnia diafragmática congênita (HDC) é caracterizada por um defeito no diafragma que leva à protrusão do conteúdo abdominal para a cavidade torácica, afetando o desenvolvimento normal dos pulmões. A condição pode apresentar-se como uma lesão isolada ou como parte de uma síndrome.

O desenvolvimento do diafragma está normalmente completo na nona semana de gestação. Na presença de diafragma defeituoso, pode ocorrer herniação de víscera abdominal para o tórax por volta de 10 a 12 semanas de gestação, quando o intestino retorna à cavidade abdominal pelo cordão umbilical. Porém, em alguns casos, a herniação intratorácica da víscera pode ser adiada até o segundo ou terceiro trimestre de gestação, ou mesmo após o nascimento.

Apesar dos avanços no manejo médico e cirúrgico da HDC, a mortalidade e a morbidade permanecem altas. Os recém-nascidos portadores de HDC têm um tempo de permanência prolongado na unidade de terapia intensiva (UTI) neonatal, exigindo uma abordagem multidisciplinar para a sua gestão e seguimento após alta hospitalar.

São descritos três tipos diferentes de hérnia diafragmática congênita:

- Hérnias posterolaterais também conhecidas como hérnias de Bochdalek: são o tipo mais comum (70–75%). A maioria ocorre no lado esquerdo (85%) e menos frequentemente no lado direito (13%) ou são bilaterais (2%).
- Os defeitos anteriores ou hérnias de Morgagni (23–28%)
- Hérnias centrais (2–7%)

Incidência

A incidência de HDC varia de aproximadamente 0,8 a 5/10.000 nascimentos e varia de acordo com a população. Ocorrem mais frequentemente do lado esquerdo (85%), podem envolver o lado direito (13%) ou ser bilaterais (2%). As hérnias à esquerda, a despeito de serem mais frequentes, são menos graves que as hérnias à direita.

Os órgãos herniados mais comuns são: intestino grosso (88%), baço (81%) e estômago (59%). Há predominância masculina ligeiramente mais alta.

Etiologia

A etiologia da HDC permanece pouco esclarecida e atualmente é considerada multifatorial. A maioria dos casos apresenta defeito diafragmático isolado com hipoplasia pulmonar e hipertensão pulmonar persistente do recém-nascido. Múltiplos fatores genéticos, juntamente com exposições ambientais e deficiências nutricionais, têm sido propostos como possíveis etiologias para HDC.

As HDC complexas, não isoladas ou sindrômicas correspondem a 30 a 50 dos casos e estão associados a anormalidades adicionais, incluindo malformações estruturais importantes, anormalidades cromossômicas e/ou alterações de um único gene. As malformações ocorrem em todos os principais sistemas orgânicos, sem padrão específico. Anomalias cromossômicas são identificadas em 10 a 20% dos casos, mais comumente trissomias do 18, 13 e 21. Outras anomalias do cariótipo, como a monossomia X, a tetrassomia 12p (isocromossoma 12p), trissomia parcial do 5, trissomia parcial do 20 e poliploidias também foram relatadas.

A HDC é um componente esporádico de muitas síndromes, incluindo: Fryns, Apert, Killian/Teschler-Nicola (Pallister-Killian), CHARGE, Coffin-Siris, Goltz, Perlman, Swyer, Brachmann-Cornelia De Lange, Goldenhar, Beckwith Wiedemann, Simpson-Golabi-Behmel, Donnai-Barrow, Mathew-Wood, Jarcho-Levin, Fraser, Stickler, Pierre Robin e outras.

Diagnóstico

O diagnóstico pré-natal por ultrassonografia identifica mais de 50% dos casos de HDC com uma idade gestacional média de 24 semanas e permite o panejamento do local adequado do parto e do suporte neonatal necessário, na dependência da gravidade e das malformações associadas. A ultrassonografia tem sido o método de escolha para o diagnóstico da HDC. Com a utilização de equipamentos de alta resolução e o aumento do rastreamento pré-natal, é possível diagnosticar dois em cada três casos de HDC. O diagnóstico pode ser realizado através de ultrassonografia morfológica (Fig. 28.1) a partir de 16 semanas, mas a suspeita pode ser levantada no exame morfológico do primeiro trimestre (11 a 14 semanas).

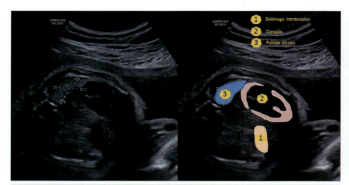

FIGURA 28.1. Feto de 21 semanas com hérnia diafragmática e desvio do coração.

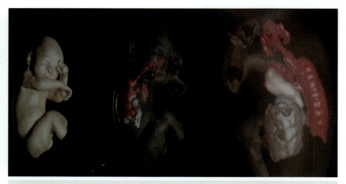

FIGURA 28.3. Reconstrução tridimensional (3D) da ressonância magnética fetal (RMF) de hérnia diafragmática e desvio do coração (Cortesia de Dr. Heron Werner – Centro de Diagnósticos por Imagem – CDPI). *Em vermelho*, as vias aéreas fetais.

A ultrassonografia tridimensional (3D), a ecocardiografia fetal e a ressonância magnética fetal (RMF) são outras modalidades de diagnóstico pré-natal utilizadas na avaliação da gravidade e do resultado (Figs. 28.2 e 28.3). A HDC do lado esquerdo pode ser caracterizada pela presença de massa heterogênea que pode estar preenchida pelo estômago com líquido ou intestinos.

Em contraste, a HDC isolada do lado direito é extremamente difícil de diagnosticar por ultrassom se o fígado for o único órgão herniado. Sinais indiretos, como a mudança no eixo cardíaco, identificação da vesícula biliar e da vascularização hepática por Doppler pode ajudar no diagnóstico. A RMF é útil na identificação de anomalias fetais e pode ser valiosa na avaliação da posição do fígado e na estimativa do volume do conteúdo herniado.

O diagnóstico baseia-se na visualização por ultrassom das vísceras abdominais no interior do tórax e não diretamente pela visualização da cúpula diafragmática. Observa-se o desvio do eixo do coração e a presença de estômago e fígado e/ou intestinos dentro do tórax. Os achados mais relevantes encontrados são: deslocamento do mediastino (71%), polidrâmnio por compressão do esôfago (86%) e impossibilidade de demonstrar a anatomia do abdome superior (100%). Outro parâmetro importante a ser analisado é o corte das quatro câmaras cardíacas pelo risco de hipoplasia.

A ultrassonografia apresenta um índice de falha diagnóstica de 41% dos casos de hérnia diafragmática. No entanto, esse índice cai para 28% quando associado a outras anomalias. A capacidade de diagnosticar HDC e determinar a posição do fígado com o ultrassom, depende também da habilidade e experiência do examinador.

HDC esquerda. Caracteriza-se pela presença de uma massa heterogênea no tórax que frequentemente resulta no deslocamento do mediastino para a direita. O estômago cheio de líquido pode ser identificado na cavidade torácica ao lado ou atrás do coração, associado à ausência da imagem gástrica no abdome. O estômago nem sempre está deslocado para o tórax. O peristaltismo do intestino no tórax ajuda a distinguir a HDC de uma massa intratorácica, como a malformação adenomatoide cística. Fluido no intestino delgado também ajuda a distinguir o intestino de pulmão ou outra neoplasia torácica. O fígado também pode estar herniado; e apresenta-se como uma massa homogênea no tórax no nível do coração em contiguidade com o fígado intra-abdominal. A vesícula biliar e as veias hepáticas ou umbilicais podem estar localizadas em posição anômala dentro do abdômen.

HDC direita. É caracterizada pela presença de uma massa homogênea correspondente ao fígado no hemitórax direito que, muitas vezes, resulta em deslocamento mediastinal esquerdo. A identificação do desvio do mediastino para a esquerda é um sinal importante para o diagnóstico, pois o fígado tem ecogenicidade semelhante à do pulmão fetal. A identificação da vesícula biliar no tórax também é compatível com HDC direita. O Doppler colorido pode ser usado para documentar a localização do fígado, demonstrando o curso dos vasos intra-hepáticos.

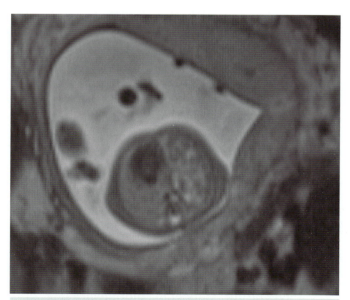

FIGURA 28.2. Ressonância magnética fetal (RMF) de hérnia diafragmática e desvio do coração (Cortesia de Dr. Heron Werner – Centro de Diagnósticos por Imagem – CDPI).

Diante do diagnóstico de HDC, devem ser excluídas anomalias associadas e investigadas as causas genéticas e cromossômicas. O cariótipo deverá fazer parte da investigação.

Diagnóstico diferencial. Considerar a malformação adenomatoide cística congênita (CCAM), sequestro broncopulmonar, cistos broncogênicos, atresia brônquica, cistos entéricos e teratomas.

Prognóstico

RELAÇÃO PULMÃO-CABEÇA FETAL

A relação da área pulmonar (avaliada por ultrassom bidimensional – 2D do pulmão contralateral) com a circunferência cefálica (do inglês, LHR – *lung-to-head ratio*). A LHR é calculada dividindo-se a área pulmonar fetal (mm^2) pela circunferência cefálica (mm). A área pulmonar fetal é geralmente medida ao nível do corte das quatro câmaras do coração, multiplicando o maior diâmetro do pulmão pelo seu maior diâmetro perpendicular. Alternativamente, é possível avaliar a área pulmonar pelo contorno.

- LHR > 1,35 associada a 100% de sobrevida;
- LHR 1,35 a 0,6 associada a 61% de sobrevivência;
- LHR < 0,6 – sem sobrevivência.

RELAÇÃO PULMÃO-CABEÇA OBSERVADA/ ESPERADA

A LHR observada comparada à esperada (O/E LHR), em que a LHR é corrigida para a idade gestacional usando valores pulmonares normais esperados. A O/E LHR é uma razão que não se altera significativamente com a idade gestacional. Esta razão não apenas fornece a avaliação do tamanho pulmonar independente da gestação, mas também tem boa predição do desfecho pós-natal. A O/E LHR é calculada dividindo a LHR observada pela razão esperada para a idade gestacional (Tabela 28.1). A área pulmonar fetal aumenta 16 vezes em comparação com o aumento de quatro vezes na circunferência cefálica entre 12 e 32 semanas de gestação:

- O/E LHR < 25% é considerada uma HDC grave (sobrevida 10% com fígado intratorácico e 25% com fígado intra-abdominal)
- O/E LHR < 15% com fígado intratorácico – 100% de mortalidade

HERNIAÇÃO HEPÁTICA INTRATORÁCICA

A herniação hepática tem sido demonstrada como preditor independente de desfecho. A identificação pré-natal do fígado intratorácico apresenta correlação com pior taxa de sobrevida. Os fetos cujo fígado permanece intra-abdominal (*liver down*) relacionam-se a uma a taxa de sobrevida pós-natal de até 93%, enquanto naqueles com fígado intratorácico (*liver up*) a taxa cai para 43%. Também é um fator altamente preditivo de necessidade de ECMO (oxigenação por membrana extracorpórea), com 80% dos pacientes que apresentam *liver up* necessitando de ECMO, comparados com 25% daqueles sem herniação hepática. Herniação do fígado com LHR <1,0 – 60% de mortalidade.

ÍNDICE PULMONAR QUANTITATIVO

Fórmula para cálculo do QLI (do inglês, *quantitative lung index*):

$$QLI = AP \times 100 / (CC^2)$$

AP = área do pulmão
CC = circunferência cefálica
QLI < 0,6 indica pulmão pequeno (percentil < 1) para a idade gestacional, portanto casos com prognóstico pós-natal reservado e com indicação de cirurgia fetal.

ANOMALIA ASSOCIADA

A presença de uma anomalia adicional apresentou-se com forte impacto na mortalidade e é um indicador prognóstico clinicamente forte. A existência de anomalia associada aumenta a mortalidade em quase 20%.

IDADE GESTACIONAL AO NASCIMENTO

Em hérnias diafragmáticas isoladas à esquerda, a taxa de sobrevida aumenta de 15% se o parto ocorrer antes de 32 semanas para 60% se o parto ocorrer após 32 semanas.

Conduta

Quando se suspeita de HDC no exame pré-natal, deve-se indicar:

TABELA 28.1. Fórmula para área do pulmão fetal esperada para O/E LHR (*observada/esperada lung-to-head ratio*) em hérnias diafragmáticas esquerda e direita pelos diferentes métodos de medida da área pulmonar baseada na idade gestacional em semanas com decimais

Medida da área pulmonar	RPC à direita em HDC esquerda	RPC à esquerda em HDC direita
Maior diâmetro	– 3.4802 + (0,3995 × GA) – (0,0048 × GA2)	– 2.5957 + (0,3043 × GA) – (0,0042 × GA2)
Diâmetro anteroposterior	– 3.1597 + (0,3615 × GA) – (0,0041 × GA2)	– 1.0224 + (0,1314 × GA) – (0,0011 × GA2)
Traçado manual	– 2.3271 + (0,27 × GA) – (0,0032 × × GA2)	– 1.4994 + (0,1778 × GA) – 0,0021 × GA2)

HDC, hérnia diafragmática congênita; RPC, relação pulmão-cabeça.

- RMF para avaliar anomalias associadas e herniação hepática, e para estimar volume pulmonar.
- Ecocardiograma fetal para avaliar anormalidades estruturais e funcionais com potencial de deterioração hemodinâmica.
- Estudos genéticos do feto. A avaliação do cariótipo, por amniocentese, fetal deve ser indicada. A hibridização genômica comparativa baseada em *microarrays* (aCGH) é uma poderosa ferramenta para a detecção de anomalias cromossômicas submicroscópicas.
- Monitoramento fetal. Não existem dados de estudos bem concebidos sobre os quais se baseiem as recomendações ao segmento obstétrico pré-parto. O risco intrauterino de morte fetal é de 2 a 8%, mas maior quando outras anomalias estão presentes. Sugere-se o acompanhamento:
    - Ultrassom com Doppler a cada duas semanas a partir de 28 semanas para avaliar o crescimento fetal e o volume de líquido amniótico.
    - Cardiotocografia (CTG) basal e perfil biofísico semanal a partir de 32 semanas.
- Oclusão traqueal. O procedimento é indicado para fetos com pior prognóstico pós-natal, sendo esses os que apresentam herniação hepática; relação O/E LHR abaixo de 25% (*liver up ou down*), o que corresponde a uma LHR menor que 1,0 no início do terceiro trimestre ou QLI < 0,6. A colocação do balão para oclusão traqueal deve se dar entre 26 e 28 semanas (Figs. 28.4 e 28.5), já a desobstrução traqueal (*plug-unplug sequence*) com o restabelecimento da via aérea pode ser feita de forma eletiva, geralmente com 34 semanas de idade gestacional, utilizando a fetoscopia (Fig. 28.6), ou através de punção percutânea guiada por ultrassonografia. Quando a paciente entra em trabalho de parto prematuro, antes que o balão tenha sido retirado, opta-se pela sua remoção enquanto o feto ainda estiver sob circulação placentária (procedimento EXIT – do inglês, *ex utero intrapartum treatment*) ou, em último caso, pós-natal por broncoscopia.

MOMENTO E VIA DE PARTO

A via de parto e a idade gestacional para o parto de um feto com diagnóstico pré-natal de HDC é incerto. A proposta mais aceita é a indução planejada do parto entre 38 e 39 semanas de gestação para que o feto seja monitorado desde o estágio inicial do trabalho de parto e, portanto, os serviços de cirurgia e neonatologia pediátrica estejam preparados para a assistência pós-natal.

O infográfico da conduta é apresentado na Figura 28.7.

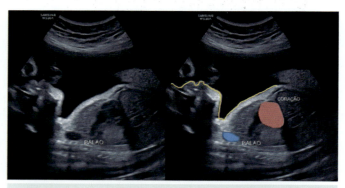

FIGURA 28.5. Feto de 29 semanas com hérnia diafragmática e balão na traqueia.

Conduta pós-natal

A assistência neonatal nas horas ou dias que precedem o tratamento cirúrgico é de grande importância para o sucesso da cirurgia pós-natal, dois são os princípios básicos que norteiam esse período: aguardar a estabilização do recém-nascido antes de indicar o procedimento cirúrgico e abordagem neonatal criteriosa, evitando intervenções invasivas desnecessárias durante esse período.

A reparação cirúrgica do defeito diafragmático pós-natal é o procedimento-chave para a sobrevivência, independentemente da gravidade da HDC. O reparo da HDC é realizado usando uma das várias abordagens, que se dividem em duas categorias gerais: cirurgia aberta e cirurgia minimamente invasiva (CMI). A abordagem mais comum é a laparotomia, geralmente através de uma incisão subcostal. A abordagem aberta alternativa menos comum é a toracotomia. Mais recentemente, a abordagem CMI, mais comumente através da toracoscopia, está sendo utilizada com sucesso crescente (Fig. 28.8). A abordagem de CMI para o reparo da HDC está associada a maior recorrência de hérnia, porém há menor prevalência de aderência do intestino delgado requerendo reabordagem e diminuição do tempo de internação hospitalar.

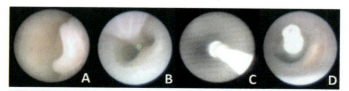

FIGURA 28.4. Fetoscopia para colocação do balão traqueal. (*A*) Epiglote. (*B*) Carina. (*C*) Balão inflado conectado ao introdutor. (*D*) Cordas vocais e balão *in situ*.

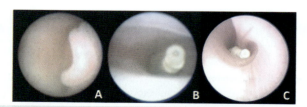

FIGURA 28.6. Fetoscopia para retirada do balão traqueal. (*A*) Epiglote. (*B*) Cordas vocais e balão *in situ*. (*C*) Balão vazio.

Hérnia Diafragmática: Diagnóstico e Conduta

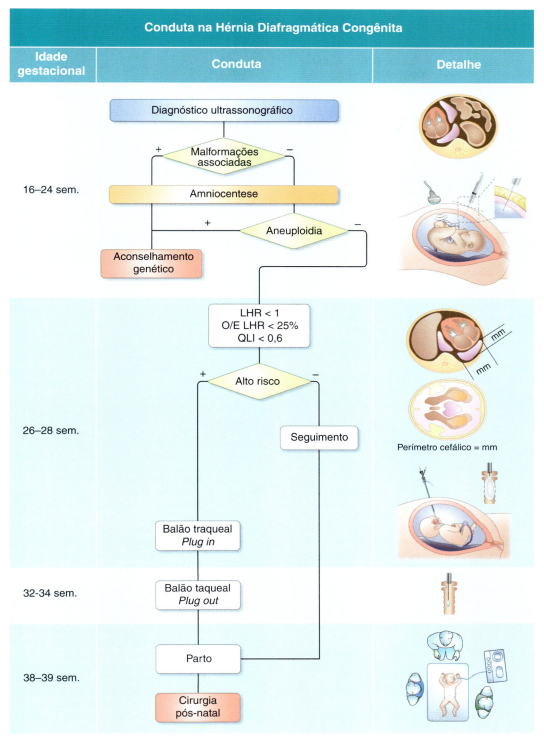

FIGURA 28.7. Infográfico resumindo a conduta na hérnia diafragmática congênita (HDC). (De Centro de Cirurgia Fetal e Neonatal da Perinatal.)

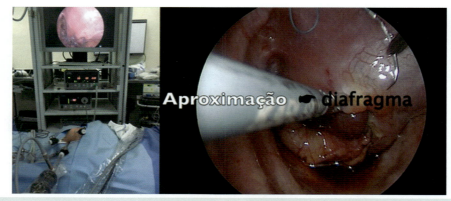

FIGURA 28.8. Toracoscopia para correção pós-natal da hérnia diafragmática congênita (HDC).

Bibliografia

Bebbington M, Victoria T, Danzer E, et al. Comparison of ultrasound and magnetic resonance imaging parameters in predicting survival in isolated left-sided congenital diaphragmatic hernia. Ultrasound Obstet Gynecol. 2014;43:670.

Belfort MA, Olutoye OO, Cass DL, et al. Feasibility and outcomes of fetoscopic tracheal occlusion for severe left diaphragmatic hernia. Obstet Gynecol. 2017;129:20.

Breysem L, Debeer A, Claus F, et al. Cross-sectional study of tracheomegaly in children after fetal tracheal occlusion for severe congenital diaphragmatic hernia. Radiology. 2010;257:226-232. Epub 2010 Aug 16.

Burgos CM, Frenckner B, Luco M, et al. Prenatally diagnosed congenital diaphragmatic hernia: optimal mode of delivery? J Perinatol. 2017;37:134.

Butler N, Claireaux AE. Congenital diaphragmatic hernia as a cause of perinatal mortality. Lancet 1962;1:659-663.

Cruz-Martinez R, Hernandez-Andrade E, Moreno-Alvarez O, et al. Prognostic value of pulmonary Doppler to predict response to tracheal occlusion in fetuses with congenital diaphragmatic hernia. Fetal Diagn Ther. 2011;29:18-24. Epub 2010 Sep 29.

DeKoninck P, Gomez O, Sandaite I, et al. Right-sided congenital diaphragmatic hernia in a decade of fetal surgery. BJOG. 2015;122:940.

Deprest J, Nicolaides K, Done' E, et al. Technical aspects of fetal endoscopic tracheal occlusion for congenital diaphragmatic hernia. J Pediatr Surg 2011;46:22-32.

Deprest JA, Nicolaides K, Gratacos E. Fetal surgery for congenital diaphragmatic hernia is back from never gone. Fetal Diagn Ther. 2011;29:6-17.

Garne E, Haeusler M, Barisic I, et al. Congenital diaphragmatic hernia: evaluation of prenatal diagnosis in 20 European regions. Ultrasound Obstet Gynecol. 2002;19:329-333.

Harrison MR, et al: Congenital diaphragmatic hernia: the hidden mortality. J Pediatr Surg. 1978;13:227-230.

Hedrick HL, Adzick NS. Congenital diaphragmatic hernia: prenatal diagnosis and management. Rose BD (ed.), UpToDate in medicine, UpToDate, Wellesley (2017).

Jani J, Cannie M, Sonigo P, et al. Value of prenatal magnetic resonance imaging in the prediction of postnatal outcome in fetuses with diaphragmatic hernia. Ultrasound Obstet Gynecol. 2008;32:793-799.

Jani J, Nicolaides KH, Keller RL, et al. Observed to expected lung area to head circumference ratio in the prediction of survival in fetuses with isolated diaphragmatic hernia. Ultrasound Obstet Gynecol. 2007;30:67-71.

Jani JC, Nicolaides KH, Gratacós E, et al. Severe diaphragmatic hernia treated by fetal endoscopic tracheal occlusion. Ultrasound Obstet Gynecol. 2009;34:304-310.

Khan PA, Cloutier M, Piedboeuf B. Tracheal occlusion: a review of obstructing fetal lungs to make them grow and mature. Am J Med Genet C Semin Med Genet. 2007;145:125-138.

Klaassens M, de Klein A, Tibboel D. The etiology of congenital diaphragmatic hernia still largely unknown? Eur J Med Genet. 2009;52:281-286.

Metkus AP, Filly RA, Stringer MD, et al. Sonographic predictors of survival in fetal diaphragmatic hernia. J Pediatr Surg. 1996;31:148-151; discussion 151-152.

Mullassery D, Ba'ath ME, Jesudason EC, et al. Value of liver herniation in prediction of outcome in fetal congenital diaphragmatic hernia: a systematic review and metaanalysis. Ultrasound Obstet Gynecol. 2010;35:609-614.

Peralta CF, Cavoretto P, Csapo B, et al. Assessment of lung area in normal fetuses at 12-32 weeks. Ultrasound Obstet Gynecol. 2005;26:718-724.

Peralta CF, Sbragia L, Bennini JR, et al. Oclusão traqueal para fetos com hérnia diafragmática esquerda grave isolada: um estudo experimental controlado não randomizado. Rev Bras Ginecol Obstet. 2011;33:381-387.

Pilu G, Nicolaides K, Ximenes R, et al. Diagnosis of fetal abnormalities – The 18-23 weeks scan 2002.

Putnam LR, Tsao K, Lally KP, et al. Minimally invasive vs open congenital diaphragmatic hernia repair: is there a superior approach? J Am Coll Surg. 2017; 224:416-422.

Ruano R, Peiro JL, da Silva MM, et al. Early fetoscopic tracheal occlusion for extremely severe pulmonary hypoplasia in isolated congenital diaphragmatic hernia: preliminary results. Ultrasound Obstet Gynecol. 2013; 42:70.

Sharland GK, Lockhart SM, Hewars AJ, et al. Prognosis en fetal diaphragmatic hernia. Am J Obstet Gynecol. 1992;166:9-13.

Skari H, Bjornland K, Haugen G, et al. Congenital diaphragmatic hernia: a meta-analysis of mortality factors. J Pediatr Surg 2000;35:1187-1197.

Slavotinek AM. The genetics of congenital diaphragmatic hernia. Semin Perinatol 2005;29:77–85.

Witters I, Legius E, Moerman P, et al. Associated malformations and chromosomal anomalies in 42 cases of prenatally diagnosed diaphragmatic hernia. Am J Med Genet. 2001;103:278-282.

29 Conduta nos Tumores Fetais

Luciana de Barros Duarte

Cleisson Fábio Andrioli Peralta

Eduardo Borges da Fonseca

Introdução

Os tumores fetais são massas de tecidos que crescem em local ou quantidade fora dos padrões normais de desenvolvimento, e são de rara ocorrência. O diagnóstico histológico de malignidade é difícil (os tecidos fetais têm atividade exacerbada e estruturas imaturas comuns a neoplasias malignas). Hoje, esses tumores são potencialmente diagnosticados pela ultrassonografia, que detecta a maioria dos tumores durante o final do segundo ou terceiro trimestre de gestação.

A ultrassonografia é ferramenta indispensável na condução desses casos, pois auxilia o diagnóstico, norteia a estratégia terapêutica e favorece o seguimento da lesão, o que permite determinar o prognóstico fetal. A ultrassonografia também auxilia no diagnóstico de malformações fetais associadas à presença de tumor, hidropisia fetal e falência cardíaca congestiva.

A localização do tumor e suas características ultrassonográficas, como seu conteúdo (cístico, sólido, misto ou calcificado), auxiliam no diagnóstico diferencial, embora a literatura relate que os tumores malignos e os benignos têm aparência semelhante, geralmente se apresentando como uma massa cística ou heterogênea, distorcendo ou comprimindo a anatomia adjacente.

A maioria desses tumores necessitará do médico apenas a vigilância ultrassonográfica rigorosa como conduta primária. Todavia, diante do diagnóstico de hidropisia fetal, comum em alguns tipos específicos de tumor, a terapia fetal poderá ser indicada ou a antecipação do parto, possibilitando ação específica pós-natal. Além disso, alguns tumores podem apresentar associação com alterações genéticas ou herança gênica familiar (Tabela 29.1).

Devido à raridade e heterogeneidade dessas doenças, a experiência mundial com o tratamento do feto é pequena, o que enfraquece as evidências científicas favorecendo as intervenções intrauterinas. Este capítulo resume a conduta nos tumores congênitos mais comuns que podem ser diagnosticados durante o período fetal.

Conduta nos tumores intracranianos

Nos tumores intracranianos, a avaliação da morfologia fetal deve ser realizada em todos os casos, em especial nos teratomas, devido à associação desse tumor com malformações congênitas.

A visualização de uma lesão cerebral à ultrassonografia obriga à exclusão do diagnóstico de hemorragia, feito com o auxílio do estudo dopplervelocimétrico, visto que o hematoma tem a aparência de uma massa intracraniana heterogênea e não apresenta fluxo, ao contrário do tumor, que tipicamente apresenta vascularização (Fig. 29.1). Entretanto, ressalta-se que os tumores frequentemente sangram, o que pode dificultar o diagnóstico.

TABELA 29.1. Considerações genéticas dos principais tumores diagnosticáveis durante o desenvolvimento fetal

Tipo do tumor	Consideração genética
Teratoma sacrococcígeo	Maioria esporádico. História familiar: doença autossômica dominante
Teratoma cervical	Solicitar cariótipo
Teratoma intracraniano	
Teratoma mediastinal	
Papiloma de plexo coroide	Síndrome Aicardi – Herança ligada ao X dominante
Linfangioma	Solicitar cariótipo (45, X0)
	Síndrome de Noonan
	Herança autossômica dominante
Fígado	Solicitar cariótipo (trissomia do 21)
Renal (nefroblastoma – Wilms)	Solicitar cariótipo (trissomias do 21, 13 e 18 XY com fenótipo feminino 11p) (11p13.11p15). Síndromes genéticas (< 5% dos RN terão uma síndrome genética reconhecida com o tumor de Wilms)

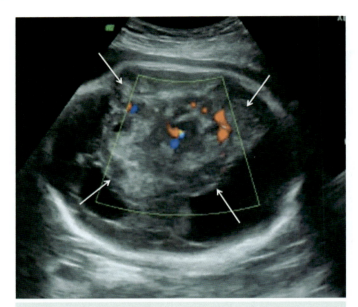

FIGURA 29.1. Teratoma intracraniano em feto com 32 semanas. A suspeita na ultrassonografia obstétrica foi confirmada na necropsia. O neonato foi a óbito com 1 semana de vida.

Uma vez diagnosticada a lesão, ultrassonografias seriadas deverão ser realizadas com o objetivo de:

- Acompanhar o crescimento fetal e o perímetro cefálico (aumentado em decorrência do tamanho do tumor), no intuito de determinar o momento e a via de parto adequada (preferencialmente parto cesáreo).
- Avaliar o volume de líquido amniótico, visto que o volume de líquido amniótico pode estar aumentado por comprometimento da deglutição fetal em decorrência de comprometimento cerebral.
- Diagnosticar e seguir as complicações fetais decorrentes da presença do tumor, como compressão de estruturas adjacentes com destruição do parênquima cerebral, hidrocefalia e falência cardíaca congestiva (uma das principais causas de morte fetal), resultado da anemia causada pelo sequestro sanguíneo em tumores altamente vascularizados.

O prognóstico dos fetos acometidos por esses tumores depende da natureza obstrutiva do tumor, mas geralmente é letal. Não há terapia fetal para esses casos.

Conduta nos tumores da face e pescoço

Os tumores fetais localizados na face e pescoço devem ser avaliados em relação a tamanho, características e quanto ao seu potencial de compressão das estruturas adjacentes e obstrução das vias aéreas.

Os teratomas são os tumores mais comuns de face e pescoço e, por essa razão, a conduta a seguir será basicamente determinada de acordo com esse tumor.

Nos tumores de face e pescoço, avaliações ecográficas seriadas devem ser realizadas com o objetivo de:

- Avaliar o crescimento tumoral (são tumores de crescimento rápido, mas que raramente se malignizam).
- Avaliar o volume de líquido amniótico. Mais da metade dos casos evolui com polidrâmnio, especialmente os tumores de grande volume que comprimem o esôfago e a traqueia, o que aumenta o risco de trabalho de parto pré-termo.

Nos casos em que a ultrassonografia não demonstrar, de forma adequada, o comprometimento das vias aéreas e o grau de invasão das estruturas adjacentes, a ressonância magnética (RM) poderá ser útil como diagnóstico complementar.

A via de parto preferida nesses tumores é a via alta, devido ao tamanho do tumor e à hiperextensão da cabeça fetal, que frequentemente causam distocia. O parto deve ser programado e realizado em unidade terciária.

Durante o parto, a principal preocupação é assegurar a permeabilidade das vias aéreas do neonato, prevenindo as lesões por hipóxia. A não visualização da bolha gástrica à ultrassonografia associada ao polidrâmnio levanta a suspeita de oclusão esofagotraqueal e não permeabilidade das vias aéreas. Entretanto, independentemente desse achado, para que a permeabilidade das vias aéreas seja mantida, é realizado um procedimento denominado EXIT (*ex utero intrapartum treatment*).

O EXIT foi inicialmente usado para retirar clipes traqueais fetais no momento do parto nos casos de fetos com hérnia diafragmática, submetidos à oclusão traqueal. Atualmente, a principal indicação para o procedimento é a presença de tumores orofaríngeos (*epignathus*) ou cervicais (teratomas e linfangiomas) que podem ocluir a traqueia, impedindo a respiração espontânea do neonato.

Assim, o EXIT garante a permeabilidade das vias aéreas do feto/neonato antes que o cordão umbilical seja clampeado. Para tanto, a gestante recebe anestesia geral com altas doses de agentes inalatórios e tocolíticos, que promovem relaxamento uterino durante o parto cesáreo. Isso permite que, após a histerotomia, a circulação maternofetal seja mantida, para que somente a parte superior do feto (polo cefálico, região cervical e tórax) seja exteriorizada e ele possa receber a intubação orotraqueal.

Independentemente do grande volume tumoral, o índice de sobrevivência em fetos acometidos por esses tumores é alto, acima de 90%, e os melhores índices são atingidos com a completa remoção do tumor no pós-parto.

Conduta no bócio fetal

O bócio fetal é a hipertrofia focal ou global da glândula tireoide (Fig. 29.2), mas, como faz parte do conjunto de causas de massas tumorais cervicais fetais, foi incluído neste capítulo como tumor fetal.

O bócio fetal é diagnosticado quando, à ultrassonografia entre a 22ª e a 32ª semana de gestação, revela massa cervical anterior com o diâmetro médio e circunferência da glândula tireoide maior que o percentil 95 para a idade gestacional.

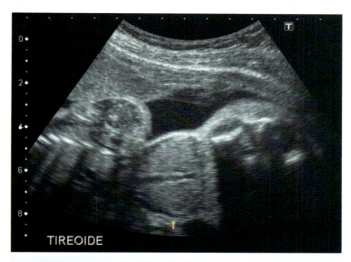

FIGURA 29.2. Bócio fetal identificado na 26ª semana de gestação. O tratamento *intraútero* com levotiroxina sódica de 29 até 36 semanas levou à redução do bócio e do polidrâmnio. A gestante não apresentava alterações nos hormônios tiroidianos e os anticorpos antitireoidianos não foram identificados.

O bócio pode decorrer da passagem *transplacentária de anticorpos maternos antitireoidianos* (anticorpos antirreceptor de TSH – *TRAb*), *passagem transplacentária de medicamentos utilizados pela gestante*, ou *disgenesias* ou *defeitos enzimáticos específicos da tireoide do feto*.

A conduta pré-natal, a princípio, só deve ser realizada se o aumento tireoidiano causar polidrâmnio e/ou à suspeita de que possa levar à distocia no parto ou prejudicar a respiração do neonato.

Se a causa do bócio for o uso materno de medicação, o ajuste da dose pode resultar em diminuição do tamanho da glândula. Por outro lado, se as prováveis causas forem a passagem transplacentária de anticorpos ou problemas próprios da tireoide fetal, deve-se investigar o estado hormonal do concepto. A dosagem de TSH e T4 livre pode ser realizada no líquido amniótico após amniocentese ou por coleta de sangue na veia umbilical fetal (cordocentese). A coleta do sangue fetal é preferida em relação à dosagem desses hormônios no líquido amniótico devido à acurácia dos resultados. Estudos relatam que dosagens realizadas simultaneamente no líquido amniótico e no sangue fetal demonstraram resultados discordantes.

Se confirmado hipotireoidismo fetal, em primeiro lugar, o tratamento medicamentoso materno com tiroxina é indicado, e a dose ajustada em 30 a 40% ao longo da gestação. Uma alternativa é a injeção intra-amniótica de levotiroxina, pois a ingestão de levotiroxina pelo feto ocorrerá de forma mais efetiva, diminuindo o bócio fetal, e a melhora do polidrâmnio será mais rápida.

Nos casos em que não houver remissão do quadro, depois de repetidas injeções intra-amnióticas, está indicada a administração de levotiroxina na veia fetal. Deve-se sempre levar em consideração que os procedimentos invasivos fetais não estão livres de complicações, podendo desencadear o trabalho de parto pré-termo, rotura prematura de membranas e infecções. Por essa razão, os riscos e benefícios devem ser avaliados.

Nas pacientes com *doença de Graves* (quando o hipertireoidismo fetal decorre da passagem transplacentária dos hormônios tireoidianos ou de anticorpos antirreceptores do hormônio tireoidiano), o tratamento em geral não é invasivo e sim baseado no adequado tratamento materno com propiltiouracil, que é eficiente e seguro.

O funcionamento da glândula tireoide fetal na presença da doença materna de Graves é avaliado pela dosagem de medicamentos usada pela mãe, pelo aspecto ultrassonográfico da glândula e pelos títulos maternos do anticorpo antirreceptor do hormônio tireoidiano. Raramente é necessária a coleta de sangue fetal, que é feita apenas quando esses parâmetros não podem ser avaliados.

Conduta nos tumores do tórax fetal

Independentemente da etiologia, qualquer tumor torácico pode causar desvio do mediastino, compressão pulmonar que leva a hipoplasia pulmonar, compressão cardíaca e dos grandes vasos induzindo hidropisia, e compressão do esôfago e traqueia associados a polidrâmnio e trabalho de parto pré-termo.

A avaliação ultrassonográfica seriada está indicada principalmente para diagnosticar e acompanhar a evolução das complicações fetais decorrentes da presença do tumor, como a compressão e o grau de invasão de estruturas adjacentes. A RM pode ser utilizada como diagnóstico complementar, na aferição dos volumes pulmonares, predição da hipoplasia pulmonar e delimitação de estruturas vascularizadas e não vascularizadas do mediastino.

Em alguns casos de lesões com conteúdo predominantemente cístico, a toracocentese com esvaziamento do cisto pode ser o tratamento definitivo. Se o líquido se reacumular rapidamente, a colocação de um *shunt* pode ser considerada, para atenuar ou evitar a hidropisia fetal (principal fator prognóstico dessas lesões).

As lesões pulmonares não estão associadas a aneuploidias, portanto não há indicação para a realização do cariótipo fetal.

A conduta na gestação depende basicamente da presença de hidropisia e do risco de obstrução das vias aéreas. Na presença de hidropisia fetal em fetos com idade gestacional inferior a 32 semanas, a terapia fetal mais invasiva, como a histerectomia e a excisão de tumores sólidos, deve ser definida e não deve ser indicada na rotina. Todavia, bons resultados foram relatados após tais cirurgias em um pequeno número de casos; o risco potencial para a mãe, tanto durante a gravidez quanto no pós-parto, é grande.

Outra alternativa menos invasiva, para tratar fetos hidrópicos com malformação pulmonar microcística congênita das vias aéreas, é realizar a cauterização com *laser* guiada por ultrassonografia.

Recentemente passou a ser demonstrado, para os casos de malformação adenomatoide cística (MAC) sem cistos dominantes, que o uso de corticosteroides na gestante contribui para a redução do tamanho da MAC e o desaparecimento da hidropisia fetal em aproximadamente 80% dos casos. Todavia, não há dados na literatura de apoio a essa medida isolada em casos com cistos dominantes. Se os resultados preliminares se confirmarem, é provável que o uso de corticosteroides se torne a primeira opção terapêutica para todos os casos que mereçam conduta pré-natal por não necessitarem de intervenção intrauterina.

As opções terapêuticas para os casos de sequestro pulmonar (Fig. 29.3) com hidropisia e/ou derrame pleural são a toracocentese, a colocação de drenos toracoamnióticos e a cauterização do tumor e/ou de seu vaso nutridor com *laser* guiado pela ultrassonografia.

A sobrevida neonatal após o tratamento do feto se aproxima de 80%. Entre os três procedimentos mencionados, o menos eficaz é a toracocentese, que frequentemente requer procedimentos adicionais por novo acúmulo de líquido pleural ou persistência da hidropisia.

Os fetos sem hidropisia podem ser seguidos com ultrassonografias seriadas e vigilância ecocardiográfica.

Conduta nos tumores do coração fetal

Os tumores cardíacos fetais são raros, sendo os rabdomiomas os mais comuns. A descoberta do rabdomioma deve dar início a uma pesquisa familiar em busca de sinais de esclerose tuberal. A esclerose tuberal é uma doença autossômica dominante, embora dois terços dos casos resultem de novas mutações. Assim, mesmo na ausência de história familiar da doença, está indicada a pesquisa dessa condição no feto ou no recém-nascido.

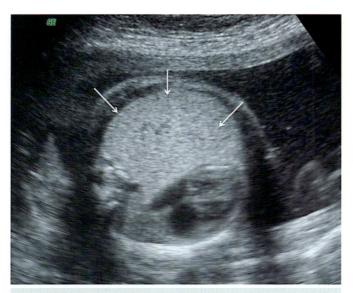

FIGURA 29.3. Sequestro pulmonar à esquerda, em feto com 20 semanas.

Devido à associação dos tumores cardíacos a várias síndromes genéticas, como a síndrome de Beckwith-Wiedemann, a síndrome de Gorlin e a neurofibromatose, a avaliação da morfologia fetal em busca dos achados dessas síndromes se faz necessária.

Uma vez diagnosticado o tumor, o seguimento ultrassonográfico fetal está indicado para realizar a avaliação do crescimento tumoral, o diagnóstico e a evolução das complicações fetais, decorrentes da presença do tumor, como compressão de estruturas adjacentes. O rápido crescimento do tumor pode levar ao comprometimento cardíaco com hidropisia ou arritmia fetal. Grandes tumores e hidropisia fetal são sinais de mau prognóstico.

A maioria dos rabdomiomas regride espontaneamente após o nascimento e, na ausência de complicações, a conduta deve ser expectante e o parto realizado em centro terciário.

Conduta nos tumores do abdome fetal

A conduta nos tumores abdominais fetais deve ser feita com ultrassonografia seriada com o objetivo de identificar sinais de compressão de estruturas adjacentes. O grande volume tumoral pode causar compressão com sintomatologia clínica no início da vida, entretanto a maioria dos pacientes é completamente assintomática e o tumor costuma ser descoberto acidentalmente durante um procedimento cirúrgico realizado por outras razões.

Tumores do fígado fetal

Não existe terapia fetal para os tumores hepáticos. Ultrassonografias seriadas estão indicadas para monitorar o crescimento tumoral, o volume de líquido amniótico, os sinais precoces de hidropisia fetal, as possíveis metástases (hepatoblastoma) e a hemorragia intra-abdominal como consequência da ruptura de um hemangioma (Fig. 29.4).

Polidrâmnio pode ocorrer devido à compressão gastrointestinal nas grandes massas. O parto deve ocorrer em centro com equipe de neonatologista, cirurgiões e oncologistas pediátricos. Dependendo do tamanho do tumor e da vascularização, o parto cesáreo deve ser considerado. O parto deve ser realizado no termo.

Não existe tratamento intrauterino para os tumores hepáticos fetais.

Conduta nos tumores do rim fetal

Não existe terapia fetal disponível para os tumores renais. Ultrassonografias seriadas estão indicadas para acompanhar a evolução tumoral e avaliar o volume de líquido amniótico. A RM está indicada para auxiliar no diagnóstico.

Polidrâmnio (secundário à poliúria) pode determinar trabalho de parto prematuro, podendo ser indicada amniodrenagem quando a sintomatologia materna se exacerba.

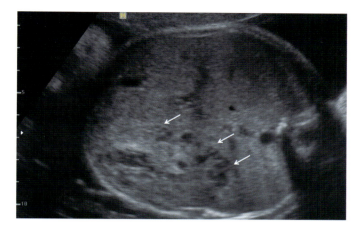

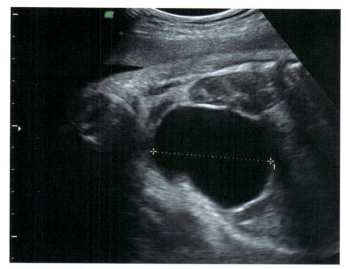

FIGURA 29.5. Cisto ovariano em feto com 32 semanas.

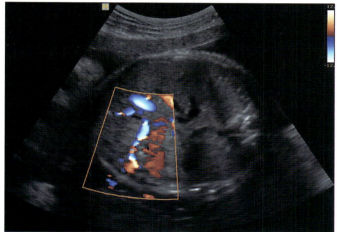

FIGURA 29.4. Tumor hepático fetal.

Conduta no cisto ovariano fetal

Na maior parte dos casos, os cistos são benignos, funcionais, unilaterais e pequenos, sem significado clínico e com resolução espontânea no final da gestação (Fig. 29.5).

A realização de ultrassonografias seriadas está indicada se for diagnosticado um cisto ovariano fetal. O objetivo é detectar qualquer alteração estrutural no cisto (tamanho e aparência) ou complicações como polidrâmnio, ascite e torção devido ao aumento exagerado do cisto. Nesses casos, a punção aspirativa do cisto, guiada por ultrassonografia, pode estar indicada com o objetivo de descomprimir o abdome e preservar a função ovariana, reduzindo o risco de torção e evitando a cirurgia pós-natal.

Um cisto ovariano normal à ultrassonografia apresenta paredes finas, sem estruturas internas e conteúdo hipoecoico, e é localizado no abdome inferior do feto. Em geral, cistos com menos de 4 cm regridem espontaneamente. Caso ocorra sangramento intracístico ou torção, o cisto adquire uma estrutura heterogênea, em parte com septos internos (cistos complexos). O sangramento de um cisto pode significar o início de uma torção.

Devido ao risco de torção, a cirurgia pós-natal deve ser realizada em todos os cistos complexos independentemente do seu tamanho. No entanto, alguns trabalhos relatam que mesmo os cistos complexos podem regredir.

O diagnóstico diferencial não pode ser feito *intra utero*, mas no período pós-natal pode ser realizado, e deve ser feito com os cistos mesentéricos e do úraco, anomalias das duplicações intestinais, teratoma cístico e obstrução intestinal.

Conduta no tumor da adrenal fetal

NEUROBLASTOMA

Não existe indicação para terapêutica fetal nesse tumor. À suspeita do tumor e na presença de hipertensão materna, a dosagem dos metabólicos da catecolamina no líquido amniótico pode elucidar o diagnóstico.

Ultrassonografias seriadas estão indicadas para avaliar a evolução do tumor e a possibilidade de metástases hepáticas (aumento do volume hepático). A RM auxilia nessa avaliação.

O parto cesáreo está indicado para evitar distocia ou possível rotura tumoral durante o parto.

Conduta no teratoma sacrococcígeo

O teratoma sacrococcígeo é uma das neoplasias congênitas mais frequentes, em geral presente como extensa massa exofítica no eixo médio, na região sacrococcígea. Pode ser completamente externa (tipo I), interna e externa em partes iguais (tipo II), principalmente interna (tipo III) ou completamente interna (tipo IV). Essa classificação permite o aconselhamento, o planejamento cirúrgico e a possível intervenção fetal.

A hidropisia é o principal fator prognóstico, porém o tamanho do tumor, o grau de vascularização, a porcentagem de componente sólido e o polidrâmnio também interferem na morbidade e mortalidade perinatal.

Os teratomas sacrococcígeos requerem evolução ultrassonográfica semanal do tumor devido ao seu rápido padrão de crescimento. Além disso, a avaliação do bem-estar fetal e da função cardíaca por especialista em ecocardiografia fetal devem ser preconizadas.

Nos fetos com crescimento adequado e sem evidências de comprometimento cardíaco, o parto é programado para o termo em centro terciário. Nos casos de comprometimento cardíaco precoce, a corticoterapia antenatal deve ser realizada, seguida do parto em centro terciário. Fetos hidrópicos com menos de 28 semanas de gestação não têm bom prognóstico.

As opções terapêuticas para os fetos pré-viáveis com mau prognóstico (hidropisia) são a ressecção do tumor a céu aberto (realizada em alguns centros americanos, porém com elevada morbimortalidade materna), ou a ablação de vasos nutridores com radiofrequência ou *laser* guiada por ultrassonografia. No entanto, os dados na literatura são escassos; os relatos de casos e os resultados apresentados até o momento são desanimadores. Assim sendo, não é possível concluir sobre as vantagens de qualquer intervenção pré-natal nesses casos.

Gestações de fetos com teratomas com mais de 5 cm de diâmetro devem ser interrompidas eletivamente por cesariana segmentar, pelo risco de rotura, trauma ou sangramento tumoral. Após o parto, a ressecção tumoral é realizada geralmente nos primeiros dias de vida em recém-nascido estável.

O prognóstico a longo prazo depende da habilidade do cirurgião em ressecar o tumor, visto que tumores residuais podem recidivar após a cirurgia.

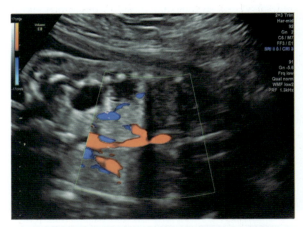

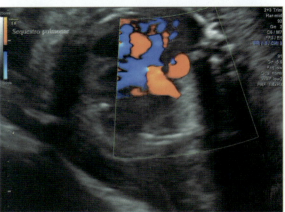

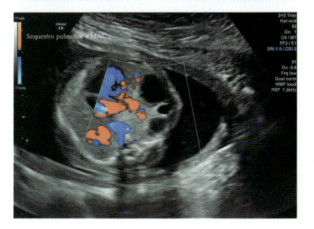

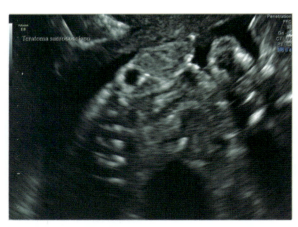

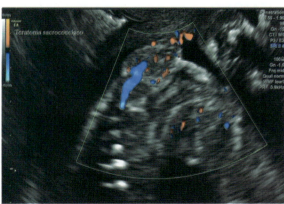

Bibliografia

Altman RP, Randolph JG, Lilly JR. Sacrococcygeal teratoma: American Academy of Pediatrics Surgical Section Survey – 1973. J Pediatr Surg. 1974;9:389-98.

Applegate KE, Ghei M, Perez-Atayde AR. Prenatal detection of a Wilms' tumor. Pediatr Radiol. 1999;29:65-7.

Apuzzio JJ, Unwin W, Adhate A, et al. Prenatal diagnosis of fetal renal mesoblastic nephroma. Am J Obstet Gynecol. 1986;154:636-7.

Avni FE, Massez A, Cassart M. Tumours of the fetal body: a review. Pediatr Radiol. 2009;39:1147-57.

Bader JL, Miller R.W. US cancer incidence and mortality in the first year of life. Am J Dis Child. 1979;133:157-161.

Biyyam DR, Chapman T, Ferguson MR, Deutsch G, Dighe MK. Congenital lung abnormalities: embryologic features, prenatal diagnosis, and postnatal radiologic-pathologic correlation. Radiographics. 2010;30:1721-38.

Bond SJ, Harrison MR, Schmidt KG, et al. Death due to high output failure in fetal sacrococcygeal teratoma. J Pediatr Surg. 1990;25:1287-1291.

Buetow PC, Smirniotopoulos JG, Done S. Congenital brain tumors: a review of 45 cases. AJR Am J Roentgenol. 1990;155:587-93.

Carter R. Pulmonary sequestration. Ann Thorac Surg. 1969;7:68-88.

Chen WY, Lin CN, Chao CS, et al. Prenatal diagnosis of congenital mesoblastic nephroma in mid-second trimester by sonography and magnetic resonance imaging. Prenat Diagn. 2003;23:927-31.

Chuang YM, Guo WY, Ho DM, et al. Skew ocular deviation: a catastrophic sign on MRI of fetal glioblastoma. Childs Nerv Syst. 2003;19(5-6):371-5.

Chuileannain FN, Rowlands S, Sampson A. Ultrasonographic appearances of fetal hepatic hemangioma. J Ultrasound Med 1999;18:379-381.

Crombleholme TM, Craigo SD, Garmel S, D'Alton ME. Fetal ovarian cyst decompression to prevent torsion. J Pediatr Surg. 1997;32:1447-49.

De Perrot M, Rostan O, Morel P, Le Coultre C. Abdominal lymphangioma in adults and children. Br J Surg. 1998;85:395-39.

Dimaggio HD, Farrell EE, Sholl J, et al. Congenital mesoblastic nephroma: prenatal ultrasonic findings and surgical excision in avery-low-birth-weight infant. J Clin Ultrasound. 1985;13:506-508.

Dreyfus M, Baldauf JJ, Dadoun K, Becmeur F, Berrut F, Ritter J. Prenatal diagnosis of hepatic hemangioma. Fetal Diagn Ther. 1996;11:57-60.

Ferraro EM, Fakhry J, Aruny J. Prenatal adrenal neuroblastoma: a case report with review of the literature. J Ultrasound Med. 1988;7:275-278.

Fishman SJ, Mulliken JB. Hemangiomas and vascular malformations of infancy and childhood. Pediatr Clin North Am 1993;40:177-200.

Froberg MK, Brown RE, Maylock J, et al. In utero development of a mediastinal teratoma: a second-trimester event. Prenat Diagn. 1994;14:884-7.

Gauderer MW, Jassani MN, Izant RJ., Jr Ultrasonographic antenatal diagnosis: will it change the spectrum of neonatal surgery? J Pediatr Surg. 1984;19:404-40.

Geirsson RT, Ricketts NE, Taylor DJ, et al. Prenatal appearance of a mesoblastic nephroma associated with polyhydroamnios. J Clin Ultrasound. 1985;13:488-90.

Geraghty AV, Knott PD, Hanna HM. Prenatal diagnosis of fetal glioblastoma multiforme. Prenat Diagn. 1989;9:613-6.

Giacoia GP. Fetal rhabdomyoma: a prenatal echocardiographic marker of tuberous sclerosis. Am J Perinatol. 1992;9:111-4.

Göktolga U, Karaşahin KE, Gezginç K, Fidan U, Ergün A, Başer I. Intrauterine fetal goiter: diagnosis and management. Taiwan J Obstet Gynecol. 2008;47:87-90.

Gonçalves LF, Rojas MV, Vitorello D, et al. Klippel-Trenaunay-Weber syndrome presenting as massive lymphangiohemangioma of the thigh: prenatal diagnosis. Ultrasound Obstet Gynecol 2000;15:537-41.

Granata C, Fagnani AM, Gambini C, et al. Features and outcome of neuroblastoma detected before birth. J Pediatr Surg. 2000;35:88-91.

Green KW, Bros-Koefoed R, Pollack P, et al. Antepartum diagnosis and management of multiple fetal cardiac tumors. J Ultrasound Med. 1991;10:697-699.

Guibaud L, Champion F, Buenerd A, et al. Fetal intraventricular glioblastoma: ultrasonographic, magnetic resonance imaging, and pathologic findings. J Ultrasound Med. 1997;16:285-8.

Hayashi A, Kikuchi A, Matsumoto Y, et al. Massive cystic lymphangiomas of a fetus. Congenit Anom (Kyoto). 2005;45:154-6.

Heckel S, Favre R, Gasser B, et al. Prenatal diagnosis of a congenital astrocytoma: a case report and literature review. Ultrasound Obstet Gynecol. 1995;5:63-6.

Hedrick HL, Flake AW, Crombleholme TM, et al. Sacrococcygeal teratoma: prenatal assessment, fetal intervention, and outcome. J Pediatr Surg. 2004;39:430-8.

Holley D, Martin G, Brenner J, et al. Diagnosis and management of fetal cardiac tumors: a multicenter experience and review of published reports. J Am Coll Cardiol. 1995;26:516-20.

Huel C, Guibourdenche J, Vuillard E, Ouahba J, Piketty M, Oury JF, Luton D. Use of ultrasound to distinguish between fetal hyperthyroidism and hypothyroidism on discovery of a goiter. Ultrasound Obstet Gynecol. 2009;33:412-20.

Irsutti M, Puget C, Baunin C, Duga I, Sarramon MF, Guitard J. Mesoblastic nephroma: prenatal ultrasonographic and MRI features. Pediatr Radiol. 2000;30:147-50.

Isaacs H Jr. Perinatal (congenital and neonatal) neoplasms: a report of 110 cases. Pediatr Pathol. 1985;24:247-253.

Isaacs H Jr. Congenital and neonatal malignant tumors. A 28-year experience at Children's Hospital of Los Angeles. Am J Pediatr Hematol Oncol.1987;9:121-9.

Isaacs H Jr. I. Perinatal brain tumors: a review of 250 cases. Pediatr Neurol 2002;27:249-61.

Jafri SZ, Bree RL, Silver TM, Ouimette M. Fetal ovarian cysts: sonographic detection and association with hypothyroidism. Radiology. 1984;150:809-12.

Kamitomo M, Sameshima H, Uetsuhara K, et al. Fetal glioblastoma: rapid growth during the third trimester. Fetal Diagn Ther. 1998;13:339-42.

Kerner B, Flaum E, Mathews H, et al. Cervical teratoma: prenatal diagnosis and long-term follow-up. Prenat Diagn 1998;18:51-9.

Kirkinen P, Partanen K, Merikanto J, et al. Ultrasonic and magnetic resonance imaging of fetal sacrococcygeal teratoma. Acta Obstet Gynecol Scand. 1997;76:917-22.

Kozlowski KJ, Frazier CN, Quirk JG Jr. Prenatal diagnosis of abdominal cystic hygroma. Prenat Diagn 1988; 8: 405-9.

Lager DJ, Kuper KA, Haake GK. Subdiaphragmatic extralobar pulmonary sequestration. Arch Pathol Lab Med. 1991;115:536-538.

Lee DY, Kim YM, Yoo SJ, et al. Congenital glioblastoma diagnosed by fetal sonography. Childs Nerv Syst.1999;15:197-201.

Liang RI, Wang P, Chang FM, et al. Prenatal sonographic characteristics and Doppler blood flow study in a case of a large fetal mediastinal teratoma. Ultrasound Obstet Gynecol. 1998;11:214-8.

Lipman SP, Pretorius DH, Rumack CM, et al. Fetal intracranial teratoma; US diagnosis of three cases and a review of the literature. Radiology. 1985;157:491-194.

Mahony R, McParland P. Approaches to the management of antenatally diagnosed congenital tumours. Pediatr Radiol. 2009;39:1173-8.

Meizner I, Shalev J, Mashiach R, et al. Prenatal ultrasound diagnosis of infantile myofibromatosis – a case report. Ultrasound Obstet Gynecol. 2000;16:84-6.

Newman B. Congenital bronchopulmonary foregut malformations: concepts and controversies. Pediatr Radiol. 2006;36:773-91.

Nguyen KT, Reid RL, Sauerbrei E. Antenatal sonographic detection of a fetal theca lutein cyst: a clue to maternal diabetes mellitus. J Ultrasound Med. 1986;5:665-66.

Paladini D, Lamberti A, Teodoro A, et al. Prenatal diagnosis and hemodynamic evaluation of Klippel-Trenaunay-Weber syndrome. Ultrasound Obstet Gynecol. 1998;12:215-7.

Parkes SE, Muir KR, Southern L et al (1994) Neonatal tumours: a thirty-year population-based study. Med Pediatr Oncol 22:309-317.Prenat Diagn. 1989;9:613-6.

Pui MH, Li ZP, Chen W, Chen JH. Lymphangioma: imaging diagnosis. Australasian Radiology. 1997;41:324-8.

Roberts RV, Dickinson JE, Hugo PJ, et al. Prenatal sonographic appearances of Klippel-Trenaunay-Weber syndrome. Prenat Diagn. 1999;19:369-71.

Rosenfeld CR, Coln CD, Duenhoelter JH. Fetal cervical teratoma as a cause of polyhydramnios. Pediatrics. 1979;64:176-179.

Sabet LM. Congenital glioblastoma multiforme associated with congestive heart failure. Arch Pathol Lab Med 1982;106:31-34.

Sandler MA, Smith SJ, Pope SG, Madrazo BL. Prenatal diagnosis of septated ovarian cysts. J Clin Ultrasound 1985;13:55-5.

Sebire N. J., Jauniaux E. Fetal and placental malignancies: prenatal diagnosis and management. Ultrasound Obstet Gynecol 2009;33:235-44.

Sheth S, Nussbaum AR, Sanders RC, Hamper UM, Davison AJ. Prenatal diagnosis of sacrococcygeal teratoma: Sonographic pathologic correlation. Radiology. 1988;169:131-136.

Shipp TD, Bromley B, Benacerraf B. The ultrasonographic appearance and outcome for fetuses with masses distorting the fetal face. J Ultrasound Med. 1995;14:673-8.

Stocker JT. Congenital pulmonary airway malformation: a new name for and an expanded classification of congenital cystic adenomatoid malformation of the lung. Symposium 24: non-neoplastic lung disease. Histopathology. 2002;41(Suppl 2):424-30.

Stoupos C, Ros PR, Abbit PL, Burton SS, Gauger J. Bubbles in the belly: Imaging of cystic mesenteric or omental masses. RadioGraphics.1994;14: 729-37.

Takiff H, Calabria R, Yin L, Stabile BE. Mesenteric cysts and intra- abdominal cystic lymphangiomas. Arch Surg .1985;120:1266-9.

Teal LN, Angtauco TL, Jimenez JF, Quirk JG. Fetal teratomas: antenatal diagnosis and clinical management. J Clin Ultrasound 1988;16:329-36.

Thomas RL. Prenatal diagnosis of giant cystic hygroma: prognosis, counselling, and management; case presentation and review of the recent literature. Prenat Diagn. 1992;12:919-23.

Tongsong T, Wanapirak C, Piyamongkol W, Sudasana J. Prenatal sonographic features of sacrococcygeal teratoma. Int J Gynaecol Obstet. 1999;67:95-101.

Tseng JJ, Chou MM, Li MC, et al. Prenatal sonographic appearance of congenital axillary fibrosarcoma with intrathoracic invasion. Ultrasound Obstet Gynecol. 2002;20:98-100.

Vazquez E, Enriquez G, Castellote A, Lucaya J, Creixell S, Aso C, Regas J. US, CT, and MR imaging of neck lesions in children. Radiographics. 1995;15:105-22.

Wienk MA, Van Geijn HP, Copray FJ et al. Prenatal diagnosis of fetal tumours by ultrasonography. Obstet Gynecol Surv. 1990;45:639-653.

Williams G, Coakley FV, Qayyum A, et al. Fetal relative lung volume: quantification by using prenatal MR imaging lung volumetry. Radiology. 2004;233:457-62.

Wilson RD. Management of fetal tumors. Best Pract Res Clin Obstet Gynaecol. 2008;22:159-73.

Winters WD, Effmann EL. Congenital masses of the lung: prenatal and postnatal imaging evaluation. J Thorac Imaging. 2001;16:196-06.

Woodward PJ, Sohaey R, Kennedy A, et al. From the archives of the AFIP: a comprehensive review of fetal tumors with pathologic correlation. Radiographics. 2005;25:215-42.

Yilmaz N, Unal O, Kiymaz N, Yilmaz C, Etlik O. Intracranial lipomas – a clinical study. Clin Neurol Neurosurg. 2006;108:363-8.

30 Cirurgia Fetal na Mielomeningocele

Denise Araújo Lapa Pedreira

Nicole Bevilaqua

Meningomielocele

Os defeitos abertos do tubo neural (DATN) associam-se principalmente à deficiência de folato na gestação e sua incidência na América do Sul é de aproximadamente 1,5:1.000 nascimentos, segundo o Estudo Colaborativo Latino-Americano de Malformações Congênitas (ECLAMC). A mielomeningocele (MMC) ou espinha bífida é o tipo mais comum dos DATN, é definida como protrusão dos elementos neurais e das meninges através de arcos vertebrais que não se fecharam durante a embriogênese.

REPERCUSSÕES DA DOENÇA

Os indivíduos afetados podem apresentar variados graus de dificuldade de locomoção, incontinência urinária e fecal. A associação com hidrocefalia, que era bastante frequente antes da cirurgia fetal, pode levar a alterações do desenvolvimento cognitivo, principalmente quando ocorrem complicações de seu tratamento quando é necessária a realização de derivação ventrículo-peritoneal (DVP). As complicações mais frequentes da DVP são a parada de funcionamento da válvula, normalmente por obstrução, ou infecção; ambas associadas ao aumento de risco de morte antes dos dois anos de idade.

Uma complicação tardia do tratamento da MMC é o desenvolvimento da síndrome da medula presa ou medula ancorada. A aderência da medula aos tecidos adjacentes (pele e músculo) no momento da correção pré ou pós-natal leva ao estiramento medular progressivo, consequente ao crescimento normal das estruturas ósseas da coluna. Esse estiramento progressivo pode levar à perda de funções adquiridas, alteração de marcha, dor local e escoliose, necessitando de novo tratamento cirúrgico para liberação da medula.

DIAGNÓSTICO ULTRASSONOGRÁFICO

A MMC é geralmente diagnosticada por ultrassonografia entre 16 e 22 semanas de gestação. Tanto pela observação da falta de fechamento dos arcos posteriores da coluna, quanto pela identificação de sinais cerebrais indiretos da malformação de Chiari II (Fig. 30.1); a saber: o "sinal do limão", que corresponde a alteração do formato do crânio, associada à herniação do cerebelo que também muda de forma ("sinal da banana"). O achado local mais frequente é o achado de uma bolsa de conteúdo anecoide que corresponde à protrusão da medula e meninges contendo líquido (Fig. 30.2), porém em aproximadamente um terço dos casos a lesão pode ser plana ou até "deprimida", tornando o diagnóstico pré-natal mais difícil. Estas lesões correspondem a raquisquises, nas quais não há coleção líquida deslocando o placódio para fora do canal medular, normalmente há espículas ósseas em seus limites laterais e pouca pele para o fechamento através de sutura do defeito na linha média (Fig. 30.3). São lesões de correção tecnicamente mais desafiadoras, que exigem rotação de retalhos ou uso de substitutos de pele.

Recentemente, foi descrito o sinal que indica a presença de herniação do cerebelo já na ultrassonografia de primeiro trimestre, em alguns casos o próprio defeito na coluna já foi identificado nessa idade gestacional. Em alguns anos, o diagnóstico de MMC pode migrar

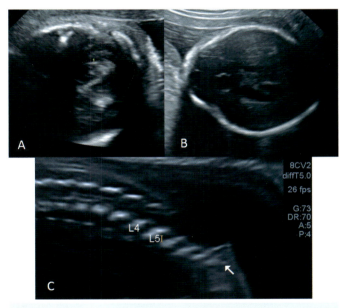

FIGURA 30.1. Imagem ultrassonográfica de mielomeningocele (MMC) e os sinais cerebrais decorrentes de Chiari II. (A) Sinal de banana. Corte transversal da fossa posterior mostrando a obliteração da cisterna magna e a mudança do formato do cerebelo. (B) Sinal do limão. Corte transversal do polo cefálico, mostrando a mudança do seu formato, pelo acavalgamento dos parietais sobre os frontais. (C) Corte longitudinal em que se permite estabelecer o nível anatômico do defeito, a partir de onde não existe mais a correspondência entre as apófises posteriores e o corpo vertebral. Contando a partir de S5, podemos determinar o nível anatômico como L5.

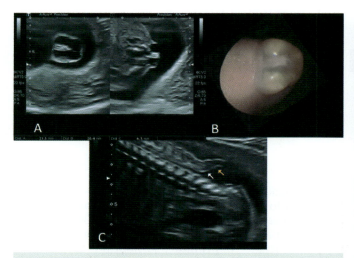

FIGURA 30.2. Imagem ultrassonográfica de mielomeningocele (MMC) na 23ª semana de gestação. (A) Corte coronal e transversal do defeito em que se observa a protrusão dos elementos neurais contidos no interior de uma estrutura cística. (B) Imagem direta da lesão, obtida por fetoscopia no momento da correção realizada na 25ª semana em que se observa o aspecto abaulado da lesão. (C) Corte longitudinal, as setas indicam a protrusão do placódio através da falha de fechamento dos arcos posteriores da coluna em nível lombossacral.

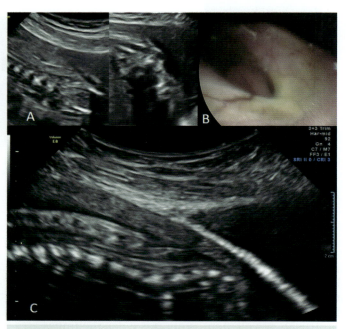

FIGURA 30.3. Imagem ultrassonográfica de raquisquise na 27ª semana de gestação. (A) Corte coronal e transversal do defeito em que não se observa protrusão dos elementos neurais, não há estrutura cística. (B) Imagem direta da lesão obtida por fetoscopia no momento da correção realizada na 27ª semana em que se observa o aspecto "deprimido" da lesão e as espículas ósseas. (C) Corte longitudinal, observa-se a falha de fechamento dos arcos posteriores da coluna, em nível lombossacral, porém a medula está contida no canal, não há abaulamento, a lesão é plana.

para o exame morfológico realizado entre 12 e 13 semanas de gestação já que a objetivação da avaliação da fossa posterior deve ser validada na literatura em breve, através da mensuração de uma relação entre o tronco cerebral e a fossa posterior (Fig. 30.4) que costuma ser inferior a 0,45, estudo ainda em fase de publicação.

A ressonância magnética fetal pode ser útil particularmente na demonstração e na mensuração da herniação cerebelar para dentro do canal medular. No entanto, ela não é necessária para confirmar o diagnóstico, visto que a ultrassonografia realizada por operador experiente pode dar as mesmas informações de forma segura. A indicação de cariótipo fetal em fetos portadores de MMC tem sido controversa, pois a associação com aneuploidias fetais, principalmente quando é um achado isolado, é baixa. No entanto, este autor defende que, se houver indicação de correção cirúrgica do defeito, não se deve submeter a gestante ao risco cirúrgico sem afastar as principais aneuploidias fetais. Particularmente, a trissomia do 18, que tem associação com a MMC, pelo seu prognóstico reservado, não deve ser candidata à correção cirúrgica pré-natal. Em nossa opinião, todos os fetos candidatos à correção cirúrgica devem ser submetidos à avaliação do cariótipo.

INTERVENÇÃO FETAL

O objetivo da terapia fetal é evitar a progressão da lesão neurológica, resultante da exposição da medula ao líquido amniótico, assumindo-se que esta lesão é progressiva durante a vida intrauterina. Vários estudos em modelo animal apoiavam essa teoria em 2011, foram publicados os resultados do estudo MOMS – *Management of Myelomeningocele Study*) (www.spinabifidamoms.com)[1], que mostrou a superioridade em nível motor dos fetos operados antes do nascimento, quando comparados aos corrigidos após o nascimento. Por isso, hoje a *terapia fetal é considerada o padrão-ouro no tratamento da MMC*.

Experiência inicial

Em 1999, foi realizada a primeira tentativa de correção da MMC em fetos humanos, quando Bruner et al., em 1999, utilizaram uma técnica endoscópica para a correção pré-natal[2]. No entanto, devido à alta taxa de complicações e de mortalidade fetal, a técnica endoscópica foi abandonada, em favor da correção a céu aberto.

Na técnica a céu aberto, o útero materno é exposto através de laparotomia, sendo realizada a abertura do miométrio e das membranas amnióticas até a exposição direta do feto. A técnica neurocirúrgica clássica é utilizada para a correção do defeito através da dissecção e sutura em três planos. Porém, os riscos maternos associados a esse procedimento utilizando a técnica a céu aberto são consideráveis e novas alternativas menos invasivas vêm sendo desenvolvidas.

Estudos em animal

A ovelha é considerada um excelente modelo para o estudo de cirurgia fetal da MMC, tanto pela semelhança do defeito criado com o humano, quanto pelo tamanho do feto no momento da cirurgia.

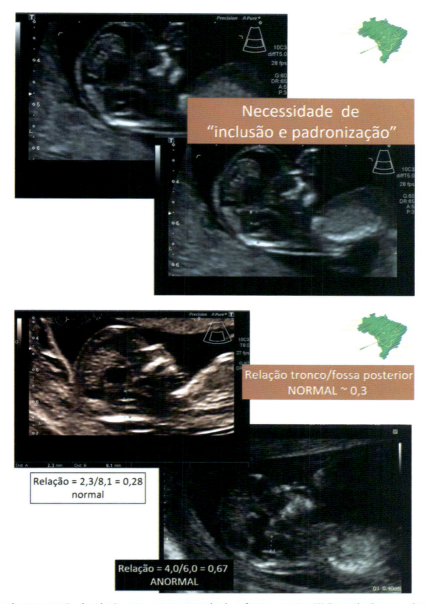

FIGURA 30.4. (A) Imagem da mensuração da relação entre o tronco cerebral e a fossa posterior. (B) Exemplo de uma relação normal e alterada.

Nos últimos dez anos, várias técnicas foram desenvolvidas para simplificar a correção do defeito, propriamente dito, com o objetivo de atingir um reparo minimamente invasivo. Várias interfaces foram estudadas para "cobrir" o defeito, protegendo a medula da exposição ao líquido amniótico.

Em nosso meio, foi testada uma película de celulose biossintética (Biofill®-Fibrocel, Paraná, Brasil ou o Bionext®-Bionext, Paraná-Brasil) produzida em nosso país. Após a validação do modelo de criação do defeito em ovino, o material foi testado em ovelhas. A celulose estimulou a formação de uma camada de fibroblastos envolvendo a película, em continuidade anatômica com a dura-máter, uma neodura-máter. Este material evitou a aderência entre a medula e a cicatriz, apresentando uma vantagem teórica de evitar a "síndrome da medula presa" que acomete 20 a 30% das crianças operadas de MMC ao longo de suas vidas.

Posteriormente, o grupo comparou a técnica que emprega a celulose, com a técnica de correção neurocirúrgica do defeito que foi utilizada no estudo MOMS. O estudo demonstrou que a técnica nova, além de induzir a formação da neodura-máter, evitava aderências entre a medula e a cicatriz da pele, e tinha uma superioridade incomparável na preservação da citoarquitetura medular. Tudo levava a crer que a preservação neuronal seria superior na técnica com celulose, que poderia se traduzir por melhor preservação motora dos recém-nascidos.

O estudo MOMS

Em 2011, os resultados do estudo MOMS foram publicados. Nesse estudo foram analisados efeitos primários (morte fetal ou neonatal ou necessidade de DVP até 12 meses) e efeitos secundários (complicações cirúrgicas e gestacionais, morbidade e mortalidade neonatal, componentes de malformação de Arnold-Chiari II, necessidade de colocação de DVP, locomoção, desenvolvimento psicomotor pela escala Bayley, grau de concordância funcional entre nível da lesão e nível de funcionalidade O critério de inclusão dos casos foi: lesão entre T1 e S1; evidência de herniação cerebelar; idade gestacional entre 19 e 25,9 semanas no momento da randomização; cariótipo normal; residente nos Estados Unidos; idade materna de 18 anos ou mais.

Este foi um estudo prospectivo e randomizado, que acabou sendo interrompido pelo melhor prognóstico no grupo de fetos operados antes do nascimento. No grupo de cirurgia fetal foi demonstrada a regressão ainda intraútero da herniação do cerebelo, que se traduziu por uma redução de 50% da necessidade de DVP na evolução pós-natal. A derivação parece ser um fator importante de piora do prognóstico, quando são comparados fetos com lesões de mesmo nível, submetidos ou não à derivação pós-natal. Do ponto de vista motor, a correção intrauterina dobrou as chances de deambulação, sem qualquer auxílio, das crianças submetidas à cirurgia pré-natal. No entanto, o estudo MOMS utilizou a via a "céu aberto" para cirurgia fetal, que consiste em histerotomia e exposição direta do dorso fetal. A lesão é submetida a reparo convencional pelo neurocirurgião, utilizando a mesma técnica de correção pós-natal, ou seja, fechamento por planos: dura-máter, aponeurose/musculatura e pele.

Risco materno

O estudo MOMS demonstrou alto risco de complicações maternas, a saber: um quarto das pacientes tiveram deiscência ou cicatriz uterina muito fina, 6% tiveram que receber sangue no momento do parto e 6% tiveram edema agudo de pulmão após a cirurgia fetal, consequente à associação de anestesia profunda associada à necessidade de inibição agressiva das contrações uterinas.

A esses riscos se somam os riscos de deiscência e rotura uterina em gestações subsequentes, que atingem 14% para ambas as complicações[3]. Além disto, a cicatriz da histerotomia constitui uma contraindicação formal a partos vaginais, limitando o futuro reprodutivo das gestantes submetidas a esse tipo de cirurgia altamente invasiva. Esses resultados demonstram a importância de se pesquisar uma técnica com menos morbidade materna. Em nossa opinião, essa alternativa seria a abordagem fetoscópica, baseada em princípios de videocirurgia.

Os autores do MOMS ainda ressaltaram a importância dessas cirurgias serem realizadas em centros adequadamente equipados e por uma equipe treinada, para que os resultados sejam semelhantes. A introdução dessa técnica de forma menos padronizada poderia levar a riscos maternos ainda maiores. Segundo os autores, foi importante notar que nem todos os pacientes foram beneficiados pela cirurgia fetal, com a técnica empregada, e somente um seguimento em longo prazo dessas crianças poderá estabelecer se os resultados positivos serão duradouros. Este seguimento de longo prazo ainda ocorre no presente momento.

Após a publicação do MOMS, pelo menos dois centros na Europa passaram a oferecer a cirurgia fetal utilizando a via a céu aberto, Suíça e Bélgica. Porém, o Brasil já havia sido pioneiro na aplicação desta técnica fora dos Estados Unidos, desde 2002 pelo grupo de Moron et al.[4], seguido por Peralta et al. em 2015[5]. Em 2013, o Brasil era o segundo país no mundo com maior casuística na utilização da via a céu aberto para correção da MMC.

Cirurgia fetal endoscópica

A correção endoscópica da MMC, já havia sido tentada por dois grupos americanos independentes. Em 1998, Bruner et al. publicaram os resultados da correção em quatro fetos humanos[6]. Porém, somente dois fetos sobreviveram e ambos necessitaram de correção neurocirúrgica, imediatamente após o nascimento. Em 2003, Farmer et al.[7], descrevem a tentativa de correção em três casos humanos, e apenas um dos fetos sobreviveu. O terceiro caso dessa série foi convertido para uma correção neurocirúrgica clássica, realizada a céu aberto. Após esse fracasso inicial, ambos os grupos partiram para uma correção definitiva utilizando essa via, sem testar os efeitos dessa correção neurocirúrgica clássica sobre o feto. Vale lembrar que após 1995, a segurança na utilização da via a céu aberto para correção fetal estava sendo bastante questionada pelo risco de lesão neurológica associados à técnica *per se*. Bealer et al. haviam encontrado aproximadamente 20% de sequelas neurológicas em recém-nascidos submetidos à cirurgia fetal[8].

Somente em 2005, Kohl et al. obtiveram sobrevida de todos os três fetos operados utilizando a via endoscópica. A dissecção do defeito por planos não foi realizada e a correção neurocirúrgica pós-natal foi necessária em todos os casos. Subsequentemente, a técnica de correção foi modificada permitindo atingir uma correção definitiva, sem a necessidade de cirurgia após o nascimento. Em 2012, Kohl relatou sucesso na correção em 16, de um total de 19 casos. O seguimento pós-natal dos 13 fetos sobreviventes mostrou o mesmo benefício fetal encontrado no estudo MOMS, porém sem as principais morbidades maternas graves relatadas nesse estudo[9].

Em 2011, o mesmo grupo na Alemanha publicou os resultados do tratamento de 19 gestantes cujos fetos eram portadores de espinha bífida, utilizando a via endoscópica percutânea com três orifícios de entrada, para o tratamento fetal. A técnica levou à redução do risco materno, quando comparada ao estudo MOMS, sem qualquer prejuízo aos ganhos fetais, que foram semelhantes. Embora os números ainda fossem pequenos, não houve casos de hemorragia materna que necessitassem de histerectomia ou transfusão de sangue, não se observou edema agudo de pulmão ou embolia materna em nenhum dos casos. Em 2014, mais de 50 casos foram reportados pelo mesmo grupo e os resultados foram mantidos[9-11].

Em nosso meio, Pedreira et al., em fevereiro de 2013, realizaram a primeira cirurgia endoscópica para tratamento da MMC no Brasil utilizando a técnica alemã, tornando o segundo centro do mundo a oferecer a técnica minimamente invasiva. Em maio desse mesmo ano, após a liberação pela Comissão de Ética em Pesquisa (CONEP), foi operado o primeiro feto com a técnica brasileira, utilizando a celulose por via fetoscópica, dentro do estudo piloto chamado CECAM (Cirurgia Endoscópica para Correção Antenatal da Mielomeningocele em Humanos), cujos resultados finais foram publicados em 2016[12].

O ESTUDO CECAM – SAFER UMA TÉCNICA BRASILEIRA

Estudos experimentais

Em nosso meio, com o objetivo de desenvolver uma nova metodologia endoscópica para o tratamento pré-natal, este autor e seu grupo estudaram a simplificação da técnica cirúrgica para a correção do defeito, tornando-a de mais fácil aplicação por via endoscópica. O sucesso na correção do defeito dessa nova técnica de correção foi demonstrado inicialmente em feto de coelho[13,14] e, recentemente, em feto de ovelha[15-18].

Ests nova técnica utiliza um produto nacional, a celulose biossintética (Bionext®, Bionext, Brasil), para proteger a medula da ação deletéria do líquido amniótico e pressupõe o fechamento da pele para tratamento do defeito. A interposição desse material pode evitar também a "medula presa" no futuro. Nossos estudos ainda demonstraram um efeito favorável adicional desse produto que foi a formação de uma camada de fibroblastos envolvendo a película de celulose. Pela sua continuidade física com a dura-máter fetal remanescente, essa nova dura-máter ou "neodura-máter", traduziria a capacidade de autorreparação do feto, dispensando o reparo neurocirúrgico clássico de fechamento por planos, incluindo a sutura da dura-máter (Fig. 30.5)[19].

Em 2012, comparamos a técnica simplificada utilizando apenas a interposição da biocelulose com a técnica neurocirúrgica clássica utilizada no estudo MOMS, para o fechamento do defeito em ovelhas[18]. A técnica com biocelulose demonstrou resultados superior em todos os aspectos estudados: preservação neuronal, ausência de aderência da medula à cicatriz e indução da formação de neodura-máter.

Em 2014 foram publicados os resultados iniciais[20] e, posteriormente em 2016[21] os resultados finais do nosso estudo denominado CECAM, em que utilizamos a técnica fetoscópica nomeada SAFER (do inglês, *skin-over-biocellulose for the antenatal fetoscopic repair*). Em dez gestações consecutivas, a correção por fetoscopia completamente percutânea, foi realizada através da introdução de três trocateres de 11 a 14 Fr, guiado por ultrassonografia. Após a retirada do líquido amniótico, injetou-se dióxido de carbono (CO_2) na cavidade amniótica e após posicionamento do feto o defeito foi corrigido. O placódio foi solto da pele através da dissecção das meninges na zona de transição. A pele foi dissecada ao redor do defeito para acomodação da biocelulose, suturando-se pele suturada na linha média com sutura contínua, utilizando fio que dispensa a realização de nós cirúrgicos (Fig. 30.6).

Após a cirurgia, as gestantes não necessitaram de inibição de contrações ou de unidade de terapia intensiva (UTI), tendo alta após 2 a 3 dias para seguimento semanal ambulatorial sem necessidade de repouso absoluto. Apenas a progesterona foi mantida até o parto. Do ponto de vista materno, não houve complicações significativas e o sucesso na correção fetal ocorreu em oito casos. A rotura prematura da membrana ocorreu em todos os casos, porém apesar disto a idade gestacional média do parto foi de 32 3/7 semanas. Ocorreu uma morte fetal e uma morte neonatal restando sete fetos corrigidos para análise de longo prazo. A reversão completa do cerebelo ocorreu em 6/7 casos (Fig. 30.7), três bebês foram submetidos à derivação ventrículo-peritoneal e uma terceiroventriculostomia. O nível motor foi o mesmo ou melhor que o nível anatômico da lesão em 6/7 casos[21].

Atualmente nosso grupo operou 53 casos e a evolução tem sido praticamente a mesma do grupo inicial. Comparando os nossos resultados atuais em 23 fetos avaliados a longo prazo, observamos 67% de reversão completa da herniação cerebelar e 70% de nível motor melhor ou igual ao nível anatômico, nossos resultados do ponto de vista fetal já são estatisticamente superiores aos do estudo MOMS e, do ponto de vista materno, já temos seis casos de parto vaginal sem complicações maternas. A pele fetal estava completamente fechada em quase 90% dos casos e nenhuma correção adicional foi necessária após o parto. Isto mostra que a nossa técnica pode atingir a *correção definitiva* em apenas um tempo cirúrgico, ao contrário do que havíamos

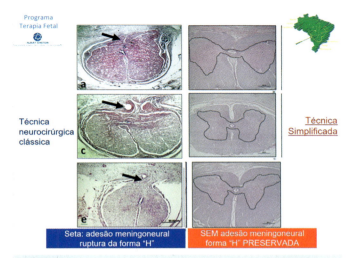

FIGURA 30.5. Anatomopatológico da medula em fetos de ovelha submetidos à correção cirúrgica de uma lesão medular, coloração hematoxilina e eosina (H/E). À *esquerda*, fetos submetidos à correção neurocirúrgica clássica, à direita, utilizando apenas a biocelulose. Observar a diferença de preservação neuronal entre os grupos.

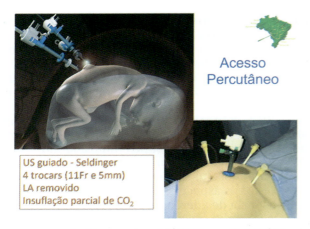

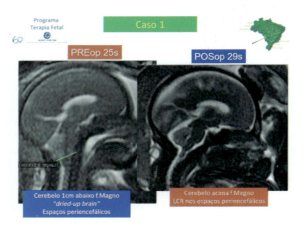

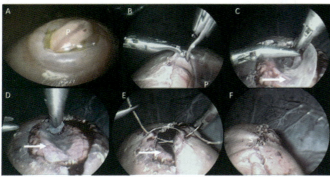

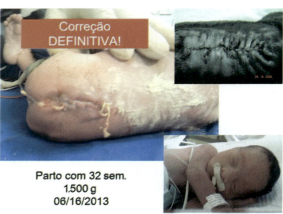

FIGURA 30.7. (A) Imagens de ressonância magnética pré e pós-operatórias, mostrando a reversão completa da herniação cerebelar no primeiro caso operado pela técnica SAFER. (B) Ao nascimento, a pele se encontra cicatrizada, demonstrando que a correção é definitiva. *No detalhe*, a mesma correção obtida em feto de ovelha em estudo concluído 7 anos antes. CO_2, dióxido de carbono.

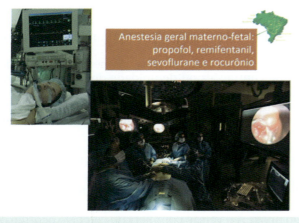

FIGURA 30.6. Imagens da correção pré-natal por fetoscopia com a técnica SAFER.

teorizado inicialmente, que a cirurgia teria que ser realizada em dois tempos.

A nossa abordagem difere da alemã, por ser de aplicação técnica mais simples, apenas um plano de sutura simples e contínua é utilizado e a celulose empregada facilita que a reparação seja realizada pelo próprio feto (neodura-máter demonstrada em animais). Além de mais barata, essa técnica demonstrou maior preservação neuronal, em nível medular, traduzida pela melhora do nível motor na maioria dos casos operados. Ela tem também o potencial de reduzir a ocorrência de medula presa, pela presença da própria celulose entre a medula e a cicatriz da pele.

Outros grupos, Carreras et al. e Belfort et al. estão iniciando seus estudos com outras técnicas menos invasivas que poderíamos denominar de semifetoscópicas, pois o acesso não é percutâneo, mas através de laparotomia[22,23].

No entanto, acreditamos que a técnica brasileira seja a mais promissora, pois une o menor risco materno, ao maior benefício fetal, melhor e mais segura (*SAFER and better*)[12]. Esta técnica, desenvolvida 100% no país, pode levar a uma mudança de paradigma na correção intrauterina desse defeito nos próximos anos.

CRITÉRIOS DE INDICAÇÃO DE CIRURGIA PELA TÉCNICA SAFER

- MMC ou raquisquise de até 5,5 cm de extensão com ou sem herniação cerebelar.
- Mielocistocele com presença de herniação cerebelar.
- Idade gestacional inferior a 30 semanas.
- Cariótipo fetal normal.

Diferente da cirurgia a céu aberto, os seguintes de exclusão NÃO se aplicam

- Cesárea anterior ou histerotomia prévia.
- Índice de massa corpórea (IMC) acima de 35.
- Diabetes e hipertensão arterial, desde que bem controladas.
- Cifose fetal superior a 30 graus.
- Presença de outras malformações fetais não associadas a síndromes genéticas, exceto sequência VACTERL (anomalias vertebrais, atresia anorretal, malformações cardíacas, fístula traqueoesofágica, anomalias renais e malformações de membro).
- História de incompetência istmocervical.
- Parto espontâneo abaixo de 37 semanas em gestação anterior.
- Presença de mioma ou anomalia mülleriana.

CRITÉRIOS DE EXCLUSÃO MANTIDOS

- IMC acima 45.
- Colo abaixo de 1 cm.
- Presença de aloimunização por antígenos irregulares ou plaquetários.
- Antígenos virais presentes para hepatites B e C e vírus da imunodeficiência humana (HIV).
- Malformações combinadas sugerindo síndromes com prognóstico reservado.
- Contraindicações clínicas maternas para cirurgia ou anestesia.

Referências bibliográficas

1. Adzick NS et al. A randomized trial of prenatal versus postnatal repair of myelomeningocele. N Engl J Med. 2011 Mar;364(11):993-1004. ISSN 1533-4406. Disponível em: < http://www.ncbi.nlm.nih.gov/pubmed/21306277 >.
2. Bruner JP et al. Endoscopic coverage of fetal myelomeningocele in utero. American Journal of Obstetrics and Gynecology. 1999 Jan;180(1):153-158. ISSN 0002-9378. Disponível em: <<Go to ISI>://000078224200029 >.
3. Wilson RD et al. Reproductive outcomes in subsequent pregnancies after a pregnancy complicated by open maternal-fetal surgery. Am J Obstet Gynecol. 1996-2007;203(3):209.e1-6, Sep 2010. ISSN 1097-6868. Disponível em: < http://www.ncbi.nlm.nih.gov/pubmed/20537307 >.
4. Hisaba WJ. et al. Intrauterine myelomeningocele repair postnatal results and follow-up at 3.5 years of age--initial experience from a single reference service in Brazil. Childs Nerv Syst. 2012 Mar;28(3):461-7. ISSN 1433-0350. Disponível em: < http://www.ncbi.nlm.nih.gov/pubmed/22205531 >.
5. Peralta CF, Barini R. [Fetal surgery in Brazil]. Rev Bras Ginecol Obstet. 2011 Apr; 33(4):153-6. ISSN 1806-9339. Disponível em: < http://www.ncbi.nlm.nih.gov/pubmed/21845345 >.
6. Bruner JP et al., 1998.
7. Farmer DL et al. In utero repair of myelomeningocele: experimental pathophysiology, initial clinical experience, and outcomes. Arch Surg. 2003 Aug;138(8):872-8. ISSN 0004-0010. Disponível em: < http://www.ncbi.nlm.nih.gov/pubmed/12912746 >.
8. Bealer et al.
9. Kohl T. Percutaneous minimally invasive fetoscopic surgery for spina bifida aperta. Part I: surgical technique and perioperative outcome. Ultrasound Obstet Gynecol. 2014 Nov;44(5):515-24. ISSN 1469-0705. Disponível em: < http://www.ncbi.nlm.nih.gov/pubmed/24891102 >.
10. Degenhardt J. et al. [Peri- and postoperative management for minimally invasive fetoscopic surgery of spina bifida]. Z Geburtshilfe Neonatol. 2014 Dec;218(6):244-7. ISSN 1439-1651. Disponível em: <http://www.ncbi.nlm.nih.gov/pubmed/25518829>.
11. Degenhardt J et al. Percutaneous minimal-access fetoscopic surgery for spina bifida aperta. Part II: maternal management and outcome. Ultrasound Obstet Gynecol. 2014 Nov;44(5):525-31. ISSN 1469-0705. Disponível em: < http://www.ncbi.nlm.nih.gov/pubmed/24753062 >.
12. Pedreira DAL et al. Fetoscopic repair of spina bifida: safer and better? Ultrasound Obstet Gynecol. 2016 Aug;48(2):141-7. ISSN 1469-0705. Disponível em: < https://www.ncbi.nlm.nih.gov/pubmed/27273812 >.
13. Pedreira DAL et al. A different technique to create a 'myelomeningocele-like' defect in the fetal rabbit. Fetal Diagnosis and Therapy. 2002 Nov-Dec;17(6):372-376, ISSN 1015-3837. Disponível em: < <Go to ISI>://000178861000011 >.
14. Pedreira DAL et al. Successful fetal surgery for the repair of a 'myelomeningocele-like' defect created in the fetal rabbit. Fetal Diagn Ther. 2003 May-Jun;18(3):201-6, 2003. ISSN 1015-3837. Disponível em: < http://www.ncbi.nlm.nih.gov/pubmed/12711877 >.
15. Pedreira DAL et al., 2007.
16. Pedreira DAL et al. Gasless fetoscopy: a new approach to endoscopic closure of a lumbar skin defect in fetal sheep. Fetal Diagnosis and Therapy. 2008;23(4):293-298. ISSN 1015-3837. Disponível em: < <Go to ISI>://000255078400009 >.
17. Abou-Jamra RC et al. Simplified correction of a meningomyelocele-like defect in the ovine fetus. Acta Cir Bras. 2009 May-Jun;24(3):239-44. ISSN 1678-2674. Disponível em: < http://www.ncbi.nlm.nih.gov/pubmed/19504009 >.
18. Herrera SR. et al. Comparison between two surgical techniques for prenatal correction of meningomyelocele in sheep. Einstein (Sao Paulo). 2012 Dec;10(4):455-61. ISSN 1679-4508. Disponível em: < http://www.ncbi.nlm.nih.gov/pubmed/23386086 >
19. Sanchez e Oliveira REC et al. Biosynthetic cellulose induces the formation of a neoduramater following pre-natal correction of meningomyelocele in fetal sheep. Acta Cir Bras. 2007 May-Jun;22(3):174-81. ISSN 0102-8650. Disponível em: < http://www.ncbi.nlm.nih.gov/pubmed/17546289 >.
20. Pedreira DAL et al. Fetoscopic single-layer repair of open spina bifida using a cellulose patch: preliminary clinical experience. J Matern Fetal Neonatal Med. 2014 Jan. ISSN 1476-4954. Disponível em: < http://www.ncbi.nlm.nih.gov/pubmed/24299030 >.
21. Pedreira DAL et al. Endoscopic surgery for the antenatal treatment of myelomeningocele: the CECAM trial. Am J Obstet Gynecol. 2016 Jan;214(1):111.e1-111.e11,. ISSN 1097-6868. Disponível em: < http://www.ncbi.nlm.nih.gov/pubmed/26386383 >.
22. Carreras E. et al. Prenatal ultrasound evaluation of segmental level of neurological lesion in fetuses with myelomeningocele: development of a new technique. Ultrasound Obstet Gynecol. 2016 Feb;47(2,):162-7. ISSN 1469-0705. Disponível em: < http://www.ncbi.nlm.nih.gov/pubmed/26306897 >.
23. Belfort MA et al. Fetoscopic repair of meningomyelocele. Obstet Gynecol. 2015 Oct;126(4):881-4,. ISSN 1873-233X. Disponível em: < http://www.ncbi.nlm.nih.gov/pubmed/25923030 >.

31 Aspectos Éticos da Terapêutica Fetal

Seizo Miyadahira

Rossana Pulcinelli Vieira Francisco

Marcelo Zugaib

Introdução

A conduta do profissional de medicina, a sua atitude, o seu comportamento e a qualidade de seus atos são conduzidos por leis e códigos que, no conjunto, orientam o cumprimento das obrigações desse cidadão perante a sociedade. São de três tipos as normas norteadoras das ações médicas: éticas, deontológicas e jurídicas. As deontológicas estipulam o que "deve ser", expressam proibições e impedimentos aos profissionais (códigos profissionais). As regras éticas, por seu turno, preveem o livre pensar, as ações voluntárias, conscientes e isentas de quaisquer imposições. As jurídicas não exigem convicção pessoal às suas normas, pois são obrigatórias, impostas e comportam "coerção estatal" (Constituição, Código Penal, Código Civil etc.).

Na tocoginecologia, o médico lida com grande gama de conflitos oriundos da fantasia parental da geração de um filho perfeito, à semelhança do casal. Diante da possibilidade real de um diagnóstico pré--natal muito preciso, vivências de sentimentos ambivalentes se alternam diante das incertezas dessa perfeição ou da certeza de uma imperfeição diagnosticada. A ansiedade relacionada ao diagnóstico de normalidade confunde-se com a angústia de um diagnóstico de malformação, grande foco de conflitos diante das restritas possibilidades de resolução serena. Com isso, pode-se ratificar que a gravidez introduz, nas mulheres ou nos casais, um período de maior vulnerabilidade devido aos aspectos que lhes são intrínsecos e peculiares, como os biológicos e os psicológicos, sob forte influência de fatores sociais. Compete aos profissionais de obstetrícia a compreensão dessas *nuances* que servem de guia para o acolhimento e o direcionamento dos cuidados a serem prestados. O advento da medicina fetal ocorre na pauta dessas necessidades no âmbito da tocoginecologia.

Na esteira desses fatos, cabe lembrar que da revolução tecnológica e das transformações sociais emergiram ajustes, com a necessária introdução e aprovação de novos códigos, estatutos e leis que passam a permear a atividade profissional. A gestante, mais bem informada, modifica a relação com seu médico diante do acréscimo de suas demandas, tornando-se mais reivindicadora sob a proteção desse novo *status quo*. Por outro lado, o feto, apesar de ainda não ter identidade jurídica, ganha novo *status*: o de um paciente. Com isso, o exercício da atividade médica adquiriu novo arcabouço com a extinção forçosa da postura paternalista apregoada pelo juramento hipocrático. O respeito à autonomia do paciente introduz o conceito de parceria no cuidar em Saúde, acrescentando, na pauta das ações médicas, a vontade expressa do cliente. O médico deixa de ter o monopólio absoluto das decisões, tanto nos procedimentos preventivos e nos diagnósticos quanto nos terapêuticos.

Em medicina fetal, no conteúdo das discussões éticas devem ser incluídos, necessariamente, os magníficos avanços tecnológicos (ultrassonografia, ressonância magnética) que permitiram diagnósticos de altíssima precisão e a proposta de novas terapêuticas, como, por exemplo, o uso da cirurgia fetal por técnica minimamente invasiva, como a realizada pela fetoscopia. Obviamente, devido à amplitude de possibilidades diagnósticas e por envolver uma multiplicidade de órgãos e sistemas do feto e anexos, a medicina fetal deve ser praticada por equipe multidisciplinar e multiprofissional.

Papel da deontologia médica

Na necessária distinção entre Ética e Deontologia, cabe mencionar que esta última é a ciência dos deveres. Constitui um conjunto de normas que indicam como se devem comportar indivíduos na qualidade de membros de um determinado corpo socioprofissional. É denominada habitualmente como "ética profissional".

O Código de Ética Médica (CEM) preceitua, no artigo 1º, Inciso I do Capítulo I, dos Princípios Fundamentais, que "a Medicina é uma profissão a serviço da saúde do ser humano e da coletividade e deve ser exercida sem discriminação de qualquer natureza". A seguir, no Inciso II, prevê que: "o alvo de toda a atenção do médico é a saúde do ser humano, em benefício da qual deverá agir com máximo zelo e o melhor de sua capacidade profissional". Percebe-se que, para o cumprimento desses princípios fundamentais, é necessária formação médica de boa qualidade, com capacitação adequada aos atuais conhecimentos científicos, que sua assistência ocorra em âmbito democrático e que os recursos necessários sejam disponibilizados.

A propósito do CEM, convém observar que a maioria dos códigos deontológicos profissionais pretende, originalmente, manter e proteger o prestígio de seus profissionais perante a sociedade. Em subsequência, vem a conveniência de serem punidos e excluídos aqueles que, ao transgredi-lo com conduta inadequada, desprestigiam a imagem da profissão. Entretanto, expressões como "punir", "disciplinar", "fiscalizar" e "fazer denúncia", tão frequentes nos códigos deontológicos, relacionam-se pobremente com a linguagem da ética, mas muito mais com assuntos do Código Penal.

Em medicina fetal, particularmente, em relação à terapêutica fetomaterna, os especialistas, obrigatoriamente integrados a um sistema terciário de cuidados, devem certificar-se de toda a conjuntura legal e deontológica brasileira, uma vez que, majoritariamente, as novidades nessa área de atuação têm origem em outros países, com outras perspectivas legislativas, e devem ser corretamente adaptadas ao País. Isso é especialmente verdadeiro nos casos de mau prognóstico nos quais a conduta externa é muito liberal. Nem sempre as convicções éticas do médico, que são pessoais, têm respaldo na cartilha (CEM), que ele deve seguir, e muito menos no Código Penal.

A ética médica e a profissão

Sobre ética, Fortes, em conceituação genérica das relações humanas, define: "é um dos mecanismos de regulação das relações sociais do homem que visa garantir a coesão social e harmonizar interesses individuais e coletivos". Para ele, os atos éticos devem ser livres, voluntários e conscientes. A ética implica opção individual, escolha ativa, requer adesão íntima da pessoa a valores, princípios e normas morais; é ligada intrinsecamente à noção de autonomia individual[1,2]. A tarefa da ética é procurar e estabelecer as razões que justificam o que "deve ser feito" e não "o que pode ser feito". É a procura das razões de fazer ou deixar de fazer algo, de aprovar ou desaprovar algo, do que é bom e do que é mau, do justo e do injusto.

A ética pode ser considerada uma questão de indagações e não de normatização do que é certo e do que é errado. É o que se define para a competência da ética teórica. Diferentemente, o estudo que se ocupa das ações das pessoas, se o seu agir pode ser qualificado como bom ou mau, é conteúdo da ética prática. A ética normativa apresenta como doutrina uma série de normas para agir bem ou de modo correto, embasadas em teoria do dever vinculado ao imperativo categórico de Kant e à teoria dos deveres em uma primeira consideração de Williams David Ross – está muito vinculada ao principialismo. A ética normativa e a ética deontológica (CEM) influenciam a ética prática. A Bioética integraliza ou completa a ética prática. A Bioética abarca a ética, mas não se limita a ela.

Papel da bioética

A Bioética é a ética da vida, isto é, de todas as ciências e derivações técnicas que pesquisam, manipulam e curam os seres vivos. A ética da saúde tem lugar de destaque nesse conjunto, uma vez que se ocupa de questões que se relacionam com a manutenção da vida no caso dos seres humanos. A Bioética é um privilegiado espaço teórico de humanização da tecnologia.

Desse modo, a Bioética pode abrigar as discussões como reflexão transdisciplinar, focalizada prioritariamente no fenômeno da vida humana ligada aos grandes avanços da tecnologia, das ciências biomédicas e do cuidado à saúde de todas as pessoas que dela precisam, independentemente de sua condição social. É, hoje, objeto de atenção e diálogo nos mais diversos âmbitos. A medicina fetal, com suas novas conquistas e novas propostas, recheia-se de conflitos, o que gera muita ansiedade em todos que nela se envolvem como pacientes ou como cuidadores de Saúde.

A Bioética objetiva a busca de uma articulação clara, consistente, coerente e aplicável entre a conduta e o caráter moral. Enfoca um dado conflito sob um contexto livre de preconceitos e aberto à pluralidade da sociedade, consentâneo com o momento histórico que vivencia. A melhor maneira de expressar o relacionamento entre a saúde e a bioética é caracterizá-la como a arte de acolher e conquistar o bem-estar.

O pluralismo do pensamento ético ou a diversidade de valores morais dominantes torna difícil a concretização de soluções harmônicas e generalizadas no que se refere a problemas ligados à área de saúde, particularmente a muitos conflitos que a obstetrícia e a Assistência Pré-natal abrigam. Expõe, de um lado, os direitos da gestante, de outro, o feto, também com seus direitos, atualmente aceitos como inalienáveis ("o feto como paciente"), sem se esquecer de que o próprio médico também detém seus próprios direitos no exercício de sua profissão. O nascimento do principialismo tem seu substrato básico nessas diversidades.

Assim, o papel da Bioética não é a resolução obrigatória dos conflitos, mesmo porque existem conflitos (p. ex., o aborto) que simplesmente não são solucionáveis sob a ótica de uma ética que se queira universal. Entre indivíduos de moralidades diversas, o importante não é a resolução obrigatória para os conflitos, mas a capacidade de desenvolver uma tolerância respeitosa que permita a convivência pacífica entre eles em um mundo secularizado e complexo que deixou, há muito, de ser canônico.

Atualmente, distingue-se *ética* de *moral*, considerando-se que moral seja o conjunto de princípios, valores e normas que regulam a conduta humana em suas relações sociais, existentes em determinado momento histórico. Moral fala principalmente do coletivo e, na sociedade contemporânea, coexistem, em um mesmo contexto social, diferentes morais, fundadas em valores e princípios diferenciados. Nessa pluralidade moral, a ética implica opção individual, escolha ativa, requer adesão íntima da pessoa a valores, princípios e normas morais; é ligada intrinsecamente à noção da autonomia individual. Visa à interioridade do ser humano, solicita convicções próprias que não podem ser impostas de fontes exteriores ao indivíduo. Assim, cada pessoa é responsável por definir a sua ética.

O obstetra e a bioética: relação com o paciente

Ser bom obstetra significa, além de ter os vários atributos esperados (competência, responsabilidade, afetividade etc.), saber interagir com a paciente/casal, ou seja, tratar dignamente seu organismo e respeitar seus valores, suas crenças e suas aspirações. À ótica do pluralismo ético, o cuidado com a saúde às vezes torna-se muito conflitante, porém, além dos diagnósticos, prognósticos e terapias, o médico não pode deixar de fazer juízos morais, pois os problemas da saúde do ser humano não se restringem apenas às coisas de natureza biológica, mas também incluem as de natureza moral.

Em Bioética, a relação médico-paciente pode reduzir-se a três tipos de agentes: o médico, o paciente e a sociedade. Cada um tem um sentido moral específico: o paciente atua guiado pelo princípio da autonomia, o médico pelo da beneficência e a sociedade pelo da justiça. Em analogia aos princípios básicos, para a existência de uma sociedade humana justa, estabelecidos pela Revolução Francesa, a autonomia corresponde ao princípio de liberdade, a beneficência ao de fraternidade e a justiça ao de igualdade.

Em obstetrícia, forçosamente, um quarto agente deve compor essa relação: o feto. Embora o nascituro não seja ativamente reivindicante, seus direitos são reconhecidos e, em consequência, ele é guindado à condição de paciente, embora isso ainda não seja totalmente aceito nas legislações por não ser ainda reconhecida a sua identidade jurídica.

Autonomia da paciente (casal)

Autonomia significa autodeterminação, autogoverno, o poder da pessoa humana de tomar decisões que afetem sua vida, sua saúde, sua integridade físico-psíquica, suas relações sociais. Refere-se à capacidade do ser humano de decidir o que é "bom", o que é seu "bem-estar", de acordo com valores, expectativas, necessidades, prioridades e crenças próprias. A pessoa autônoma é aquela que tem liberdade de pensamento, é livre de coações internas ou externas para escolher entre as alternativas apresentadas. Além disso, a ação autônoma também pressupõe liberdade de ação, requer que a pessoa seja capaz de agir conforme as escolhas feitas e as decisões tomadas. O Código de Ética Médica, no seu artigo 22, veda ao médico "deixar de obter consentimento do paciente ou de seu representante legal após esclarecê-lo sobre o procedimento a ser realizado, salvo em caso de risco iminente de morte".

A autonomia se expressa como princípio de liberdade moral, que pode assim ser formulado: todo ser humano é agente moral autônomo e, como tal, deve ser respeitado por todos os que mantêm morais distintas. Nenhuma moral pode impor-se aos seres humanos contra os ditames da consciência de cada um.

Lidar com as imperfeições reprodutivas do ser humano faz com que a medicina fetal carregue um pesado fardo, pois se compromete a propiciar o melhor porvir ao nascituro, muitas vezes uma incógnita indecifrável. A paciente pode não conseguir exercitar plenamente sua autonomia, e disso pode emergir um clima de insegurança e estresse exacerbado. A divisão de tarefas por equipe multiprofissional é imprescindível para a boa fluência nessa relação entre profissionais de saúde e cliente/casal. As alternativas para a solução do problema diagnosticado, as perspectivas positivas e negativas, os resultados a curto e longo prazos, incluindo a qualidade de vida (futura) do nascituro, devem ser metodicamente elucidados. A explanação sobre os riscos e os benefícios, para a mãe e para o feto, de cada intervenção não deve figurar em plano secundário. Daí a necessidade de uma equipe multidisciplinar e multiprofissional.

Consentimento livre e esclarecido

A pessoa autônoma tem o direito de consentir ou recusar propostas de caráter preventivo, diagnóstico ou terapêutico que afetem ou venham a afetar sua integridade físico-psíquica ou social. O consentimento deve ser dado livremente, conscientemente, sem ser obtido mediante práticas de coação física, psíquica ou moral, por meio de simulação ou práticas enganosas. O consentimento livre requer que o paciente seja estimulado a perguntar, a manifestar suas expectativas e preferências aos profissionais de saúde.

A conduta para a obtenção do consentimento livre e esclarecido, em medicina fetal, também aplicável a todos os atos obstétricos, consiste em: a) conhecer o nível de informação que a paciente tem sobre seu encaminhamento, e as relativas ao seu feto; b) estabelecer diagnóstico, prognóstico e alternativas de tratamento; c) corrigir as informações errôneas eventualmente existentes; d) explicar a situação e propor a conduta a ser aplicada; e) comentar sobre as alternativas existentes, os efeitos colaterais, as vantagens e desvantagens; f) trabalhar em parceria com a paciente/casal, para garantir a compreensão abrangente do quadro e da condição fetal; g) ajudar a paciente dentro de uma postura ética, considerando seus valores. Não cabem atitudes coercitivas.

A formalização do consentimento (Termo de Consentimento Livre e Esclarecido – TCLE) é uma atitude que se preconiza previamente à consecução de vários procedimentos obstétricos, mormente em Medicina Fetal, na instituição de terapias. Esse termo representa, oficialmente, a manifestação da autonomia da paciente/casal, nos atos propostos, tanto nos procedimentos propedêuticos quanto nos terapêuticos. Representa, também, o compartilhamento da paciente que se torna parceira na tomada de decisão, dividindo responsabilidades.

Direitos do feto

Os avanços nos diagnósticos pré-natais despertaram interesse no desenvolvimento de técnicas de tratamento intrauterino para a correção de várias anormalidades fetais. Os problemas éticos emergem quando se focam as questões jurídicas. O feto é um paciente? O feto tem direitos? Quem fornece o consentimento para o nascituro? Se o feto for prejudicado, recebe alguma compensação? A gestante pode ser forçada a se submeter a tratamento que lhe exponha a risco para beneficiar o feto?

As respostas a essas questões não são unânimes e geralmente são pouco claras, além de criarem muitas outras indagações. Logicamente, uma vez que a terapêutica instituída seja consagrada, essas questões deixam de existir e passam para a rotina de atividades do serviço como protocolo de conduta.

O fórum de discussão a respeito do "feto como um paciente" reside na esfera da medicina fetal, pois, em que pesem as exaustivas discussões no entorno da tocoginecologia de forma genérica, restam muitas outras questões a serem resolvidas, que demandam conhecimentos muito específicos. Nessa especialidade obstétrica, o princípio da autonomia deve ser enfocado de forma peculiar porque há o envolvimento de dois pacientes a quem deve ser direcionado o ato médico: a gestante e seu feto. Outra discussão pertinente é o *status* moral independente do feto, cuja existência ou reconhecimento geraria obrigações para si por parte da gestante e do médico-assistente.

Em respeito à necessidade de propiciar cuidados adequados, a prudência ensina que o tocoginecologista deve encaminhar (sem falsas promessas) os seus casos de anormalidades fetais, particularmente as estruturais, para os grupos consolidados de medicina fetal afeitos à abordagem desses sujeitos.

Direitos fetais *versus* direitos da gestante

Quando a gestante manifestar o desejo de agir de maneira oposta ao bem-estar de seu feto, o médico pode enfrentar um sério dilema ético. Qual é o dever do médico: respeitar a autonomia da grávida ou promover um comportamento em favor do interesse do feto? Essas indagações remetem à ideia de que o feto seja um paciente *sui generis*, mais ou menos independente da mãe e, talvez, repleto de direitos, inclusive o da terapia.

Em muitos países, a definição ainda incerta e controversa dos direitos do feto ou do feto como paciente contribui para reforçar o conceito de que mãe e feto são potenciais adversários. Em alguns países, como no Canadá, as leis dão apoio aos direitos da mulher quanto à vida, liberdade e segurança e não reconhecem os direitos do feto. Sua decisão deve ser considerada a despeito de o médico acreditar que ela possa trazer danos ao concepto. Atos coercitivos não são permitidos, independentemente de serem ou não direcionados para o melhor interesse do feto.

Por outro lado, conforme opinam Deprest et al., distintamente da inviabilidade, se o feto atingir a condição de sobrevida extrauterina, alcança um *status* independente e cria uma aura de forte obrigação moral em seu favor, tanto por parte do médico quanto da mãe[3]. Todavia, não há como instituir terapias direcionadas ao bem-estar fetal, a não ser por meio do envolvimento do organismo da gestante, razão pela qual, mais uma vez, destaca-se a importância do consentimento materno para qualquer tipo de intervenção. Isso garante a ela a opção de recusa, independentemente da viabilidade fetal.

No Brasil, a legislação não aborda o assunto em pauta. Entretanto, aceitando-se a premissa de que o feto tenha o *status* moral independente e, por isso, direitos como paciente, muitos desajustes maternos devem ser coercitivamente desencorajados em função do potencial risco a danos ao produto conceptual – por exemplo, o hábito de fumar.

DIAGNÓSTICO DE MALFORMAÇÕES E LESÕES FETAIS

"A existência do diagnóstico pré-natal abriu portas que jamais serão fechadas novamente. A gravidez jamais será a mesma". Com essas palavras de Green, Quayle enfatiza as profundas transformações no seio do diagnóstico pré-natal e suas consequências emocionais à parentalidade[4].

A outorga de direitos de um paciente ao feto, possibilitada pelo diagnóstico pré-natal, ao mesmo tempo que traz benefícios inegáveis, adiciona novos ingredientes. Então, recomenda-se mais prudência na relação médico-paciente, notadamente com respeito ao zelo e bom senso perante o diagnóstico de malformações fetais.

Da mesma forma, as lesões sofridas pelo feto em consequência de doenças maternas devem ser aquilatadas adequadamente e, quando pertinente, a terapêutica invasiva ou não invasiva deve ser claramente discutida.

Nos casos graves a dimensão do problema deve ser exposta de forma bastante transparente, evitando-se os exageros e a omissão de dados. O desempenho da autonomia pela paciente e/ou pelo casal depende estritamente do fornecimento, a eles, de informações verdadeiras e cristalinas.

Revelação do diagnóstico

Até recentemente, o diagnóstico da imperfeição da criança era revelado apenas após seu nascimento. Atualmente, a revelação do diagnóstico de normalidade ou anormalidade é feita, majoritariamente, no período antenatal. Além das alterações estruturais e cromossômicas no feto, as anormalidades em seu desenvolvimento, vinculadas à nutrição, também têm relevo. Desse modo, a revelação de quaisquer diagnósticos de desvios do curso normal do desenvolvimento fetal devem ser feita com cuidado, porque um mínimo deslize pode gerar estresse emocional extremado, com consequências danosas à gestante.

Para que os exames de rastreamento e diagnóstico transcorram de forma irretorquível, recomenda-se orientação precisa desde o ato do pedido do exame até a revelação de seus resultados, obtendo-se sempre o consentimento livre e esclarecido, cuja importância é indiscutível. Como destaca Quayle, para os pais, o conceito popular de que "boas árvores dão bons frutos", simboliza a qualidade do "eu" parental projetado na prole. A condição de imperfeição, mesmo a mínima, pode representar uma ferida narcísea, um ataque à integridade psíquica do indivíduo ou do casal, além de provocar sentimentos de perda e inadequação.

Terapêutica fetal

A clareza e a abrangência da meta da terapia fetal são inegáveis: há melhora da saúde do feto por meio de intervenções antes do parto para corrigir ou tratar, na vida intrauterina, as anormalidades diagnosticadas. Desafortunadamente, a maioria das anomalias estruturais passíveis de serem diagnosticadas não oferece alternativas de reversão.

Entretanto, entre os vários tratamentos realizados com inegável sucesso destacam-se aqueles consagrados e de consecução há longa data, desde antes da consolidação da medicina fetal como importante área de atuação na medicina nos moldes atuais. A transfusão sanguínea intrauterina para corrigir anemia nos casos de aloimunização e parvovirose; a administração de antiarrítmicos para a gestante, a fim de reverter taquiarritmias; a corticoterapia para acelerar a maturidade pulmonar fetal e para tratar a hiperplasia congênita das suprarrenais; a antibioticoterapia materna para proteger o feto em algumas infecções (toxoplasmose); a ablação das intercomunicações vasculares placentárias na síndrome de transfusão feto-fetal, e outros, procedimentos, estão consolidados e são, portanto, de manejo ético pouco complicado quando obedecidos todos os passos preconizados.

Algumas das outras formas de terapêutica ainda têm em débito a comprovação inequívoca e mais convincente, por meio de *trials*. No presente momento, a intervenção de maior impacto é aquela indicada para a reversão do prognóstico das hérnias diafragmáticas isoladas. O procedimento denomina-se FETO (*temporary fetoscopic endoluminal tracheal occlusion*) e consiste na introdução, por fetoscopia (cirurgia minimamente invasiva), de um balão endotraqueal para impedir a saída do fluido pulmonar para a cavidade amniótica. Os resultados têm sido muito alentadores, com aumento de sobrevida em mais de 50% em casos cujos prognósticos eram < 20%. De particular interesse no campo da ética é a dificuldade na constituição de grupos de estudos randomizados, pois, no exterior, nessa malformação a interrupção da gestação é a regra, tendo-se em vista a alta taxa de mortalidade (> 80%).

A única cirurgia a céu aberto aceitável é a que repara o defeito aberto do tubo neural, em ascensão nos Estados Unidos da América. Em casos selecionados, essa cirurgia traz benefícios comprovados para o feto. Todavia, os graves riscos maternos desse procedimento a curto, médio e longo prazo devem ser pesados e claramente explicitados ao casal.

Quanto à cirurgia fetal, a IFMSS (International Fetal Medicine and Surgery Society) definiu, por consenso, os critérios para a sua indicação: a) diagnóstico acurado com exclusão de outras anomalias; b) história natural da doença documentada e o prognóstico preestabelecido; c) ausência de terapia pós-natal atual; d) exequibilidade previamente demonstrada em modelos animais; e) intervenção efetuada em centros multidisciplinares de tratamento fetal utilizando protocolos aprovados por comitê de ética da instituição. Estão sob essa orientação várias cirurgias que são aceitáveis no aspecto ético, na atualidade: hérnia diafragmática congênita; obstrução do trato urinário baixo; teratoma sacrococcígeo; lesões torácicas que ocupam espaço (derrame pleural); malformações cardíacas; corioangioma; banda amniótica; síndrome da transfusão fetofetal; gêmeos monocoriônicos anormais; fetos acárdicos.

Analgesia fetal durante procedimentos

A dor é uma experiência subjetiva que ocorre paralelamente à resposta fisiológica em reação a uma ameaça ou dano tecidual real. Essa experiência requer a nocicepção e desencadeia reação emocional. A nocicepção só ocorre com a via sensorial intacta, enquanto a reação emocional exige alguma forma de consciência. Como é impossível captar, no feto, as reações de emoção em resposta a estímulos dolorosos utilizando métodos convencionais, o conceito da dor fetal tem sido muito questionado. Porém, existem várias evidências indiretas sugestivas de que o feto pode ao menos sentir dor, particularmente em procedimentos invasivos, demonstrando respostas a esse estresse. Assim como ocorre com os neonatos, o estresse na vida intrauterina pode trazer repercussões negativas ao neurodesenvolvimento extrauterino. Mesmo que essa hipótese não tenha o devido crédito, o alívio dessa possível sensação perniciosa em procedimentos invasivos deve ser defendido, até em feticídios, especialmente após 18 a 20 semanas de gestação.

Recomendações

Para salvaguardar os interesses da gestante e do feto, o Comitê de Ética da ACOG e a American Academy of Pediatrics Committees on Bioethics elaboraram algumas recomendações quanto aos aspectos éticos relativos aos procedimentos terapêuticos[5]:

- Como não existem meios de estabelecer tratamentos fetais sem a participação do organismo materno, a obtenção do consentimento livre e esclarecido é obrigatória
- É essencial o esclarecimento do tipo de terapia a ser aplicada (protocolos padrões; baseada em evidências; pesquisas etc.)
- Na obtenção do consentimento é importante a discussão das alternativas existentes, dos riscos e benefícios (para a mãe e para o feto), dos eventuais procedimentos pós-natais complementares, dos cuidados paliativos e evitar a coerção
- Devem existir salvaguardas para a proteção materna nas pesquisas fetais, incluindo um defensor nos casos de alto risco para a gestante
- Deve haver suporte emocional em situações de extremo estresse à gestante e familiares
- Os procedimentos terapêuticos devem ocorrer em ambientes de composição multidisciplinar e multiprofissional, incluindo fetólogo, neonatologista, geneticista, cirurgião pediátrico, neurocirurgião, eticista, capelão etc.

- Os centros de cuidados fetais devem trabalhar em cooperação, especialmente em doenças e procedimentos raros para a constituição de amostragem mais robusta.

Referências bibliográficas

1. Fortes P. O consentimento informado na atividade médica e a resposta dos tribunais. Rev Justiça Democracia. 1996;2:185-97.
2. Fortes P. O que é ética. In: Fortes P (ed). Ética e saúde. São Paulo: EPU; 1998.
3. Deprest J, Toelen J, Debyser Z et al. The fetal patient – ethical aspect of fetal therapy. Obst & Gyn. 2011;3(3):221-227.
4. Quayle J. Repercussões psicológicas: parentalidade e Medicina fetal. In: Zugaib M, et al. (eds). Medicina fetal. São Paulo: Atheneu; 1997.
5. ACOG Committee Opinion – American College of Obstetricians and Gynecologists Committee on Ethics; American Academy of Pediatrics Committee on Bioethics. Maternal-Fetal Intervention and Fetal Care Centers. August 2011;501.

Leitura recomendada

Adams SF, Mahowald MB, Gallagher J. Refusal of treatment during pregnancy. Clin Perinatol 2003;30:127-40. Adzick, NS. Open fetal surgery for life-threatening fetal anomalies. Semin Fetal Neonatal Med. 2010;15:1-8.

Anjos M. Dicionário de bioética. Rev Bioética. 2002;10.

Baumann-Holzle R. Ethical problems in the use of prenatal diagnosis. Schweiz Med Wochenschr. 1997;127:31-9.

Bayer H. Medical, moral, ethical and legal problems in modern Obstetrics. Wien Klin Wochenschr. 1990;102:354-8.

Beauchamp T, Childress J. Principles of biomedical ethics. New York: Oxford University Press; 1994.

Brodner RA, Shuster E. Fetal therapy: ethical and legal implications of prenatal intervention and clinical application. Fetal Ther. 1987;2:57-64.

Chervenak F. Ethical issues in Perinatology. In: Reece EA, Hobbins JC, Mahoney MJ, et al. (eds) Medicine of the fetus and mother. Philadelphia: Lippincott; 1992.

Chervenak FA, McCullough LB. Perinatal ethics: a practical method of analysis of obligations to mother and fetus. Obstet Gynecol. 1985;66:442-6.

Chervenak FA, McCullough LB, Skupski D, et al. Ethical issues in the management of pregnancies complicated by fetal anomalies. Obstet Gynecol Surv. 2003;58:473-83.

Conselho Regional de Medicina do Estado de São Paulo. Referência ética para tocoginecologistas. In: Ética em ginecologia e obstetrícia. São Paulo: Cremesp; 2002.

Costa SIF, Garrafa V, Oselka G. Apresentando a bioética. In: Iniciação à bioética. Brasília: Conselho Federal de Medicina; 1998.

Eisenberg VH, Schenker JJ. The moral aspects of prenatal diagnosis. Eur J Obstet Gynecol Reprod Biol 1997;72:35-45.

Flagler E, Baylis F, Rodgers S. Bioethics for clinicians: 12. Ethical dilemmas that arise in the care of pregnant women: rethinking "maternal-fetal conflicts". CMAJ 1997;156:1729-32.

Gates EA. Ethical considerations in prenatal diagnosis. West J Med 1993;159:391-5.

Kipper DC. Princípios da beneficência e não maleficência. In: Costa SIF, Garrafa V, Oselka G, eds. Iniciação à bioética. Brasília: Conselho Federal de Medicina; 1998.

Leopoldo e Silva F. Da ética filosófica à ética em saúde. In: Iniciação à bioética. Brasília: Conselho Federal de Medicina; 1998.

Martin LM. Saúde e bioética: a arte de acolher e conquistar o bem-estar. O Mundo da Saúde. 1996;20:368-73.

Moore G. Principia ethica. Cambridge: Cambridge University Press; 1971.

Muñoz DR, Fortes PAC. O princípio da autonomia e o consentimento livre e esclarecido. Brasília: Conselho Federal de Medicina. 1998.

Pellegrino ED, Thomasma DC. The virtues in medical practice. New York: Oxford University Press. 1993.

Pessini L, Barchifontaine CP. Problemas atuais de bioética. São Paulo: Loyola; 2000.

Singer P. Ética prática. São Paulo: Martins Fontes. 1994.

Siqueira JE. O princípio da Justiça. In: Costa SIF, Garrafa V, Oselka G (eds). Iniciação à bioética. Brasília: Conselho Federal de Medicina; 1998.

Skupski DW, Chervenak FA, McCullough LB. Routine obstetric ultrasound. Int J Gynaecol Obstet. 1995;50:233-42.

Strauss RP. Beyond easy answers: prenatal diagnosis and counseling during pregnancy. Cleft Palate Craniofac J. 2002;39:164-8.

Wagner W, Plinkert PK. Fetal surgery in the head-neck area. Current status and new possibilities with the endoscope. HNO. 1998;46:903-13.

Zugaib M, Quayle J, Bunduki V. A Ética em Medicina fetal. In: Zugaib M, et al. (eds). Medicina fetal. São Paulo: Atheneu; 1997.

32 Ecocardiografia Fetal

Lilian M. Lopes

Introdução

A ultrassonografia é utilizada em cardiologia desde a década de 1960. A primeira modalidade utilizada foi o Modo M, que registrava o movimento das estruturas cardíacas fetais em uma única linha sonora, disposta como um traçado contínuo em papel. A imagem bidimensional (2D) foi criada na década de 1970, mas, por ser estática, tinha valor limitado para a análise cardíaca. Entretanto, ao final dessa mesma década, os avanços tecnológicos dos equipamentos de ultrassom permitiram a visualização da imagem cardíaca em tempo real. Essa tecnologia foi aplicada inicialmente em ecocardiografia de adultos e mais tarde na de crianças, permitindo que a ecocardiografia pediátrica revolucionasse a abordagem das cardiopatias congênitas, não só por ser método não invasivo e repetível, mas também por demonstrar com precisão as alterações estruturais que caracterizam as malformações congênitas. Concomitantemente, a ultrassonografia obstétrica progredia rapidamente, florescendo publicações de casos de malformações fetais de vários sistemas ao final dos anos 1970.

No início da década de 1980, a anatomia normal do coração fetal foi descrita por vários autores e, a seguir, todas as formas de cardiopatias congênitas fetais foram sendo identificadas. No meio da década de 1980, a avaliação detalhada do coração fetal estava restrita aos especialistas em ecocardiografia fetal e para um grupo de pacientes de alto risco para cardiopatias congênitas. Este grupo incluía pacientes com história familiar de cardiopatias congênitas, diabetes materno e fetos com outras malformações extracardíacas.

Uma profunda modificação no potencial diagnóstico das cardiopatias congênitas em vida fetal ocorreu em 1985, quando o grupo francês liderado por Fermont propôs que os ultrassonografistas de toda a França incorporassem uma nova visão do coração fetal em sua rotina. Esse novo tipo de imagem foi chamado de posição de quatro câmaras e criou uma rede de ensino voltada para o treinamento desses profissionais. Embora essa posição não detecte todas as formas de cardiopatia congênita, teoricamente, se aplicada de maneira sistemática, pode detectar cerca de 60% dos casos. Esse grupo, então, introduziu o conceito de "rastreamento" das cardiopatias congênitas na população normal de baixo risco, feito pelo ultrassom obstétrico de rotina.

Vários centros do mundo iniciaram nessa época a análise da posição das quatro câmaras e, anos mais tarde, a incorporação das posições das vias de saída e três vasos com traqueia foi proposta por centros avançados em medicina fetal.

Mesmo nas gestações de baixo risco, o diagnóstico de uma cardiopatia fetal deve ser lembrado porque ela se situa entre as malformações que acometem com mais frequência o feto, ocorrendo em aproximadamente 8 em cada 1.000 nascidos vivos. Diante desse quadro, pode-se considerar que o diagnóstico pré-natal da cardiopatia fetal é de grande importância porque possibilita melhor acompanhamento desse tipo de gravidez e estima riscos materno-fetais. Assim, o diagnóstico permite o planejamento do parto do feto cardiopata em centros de referência de cardiologia e cirurgia cardíaca infantil, o que aumenta as chances de sobrevida do recém-nascido.

Rastreamento básico das cardiopatias

O conceito do rastreamento ou *screening* das cardiopatias congênitas na população de *baixo risco* ganhou força nos últimos anos, principalmente porque a maioria dos defeitos cardíacos congênitos não é detectada antes do nascimento. Desde que o rastreamento cardíaco foi, pela primeira vez, sugerido pelo grupo francês, por meio de um método simplificado que usa a posição de quatro câmaras, a avaliação do coração fetal pelo ultrassom obstétrico de rotina tem sido recomendada na prática clínica.

O rastreamento ou *screening* básico estendido envolve a análise não só da posição das quatro câmaras como também das vias de saída e suas respectivas artérias. Segundo Paladini et al. (1996)[1], defeitos das grandes artérias estariam associados à posição das quatro câmaras anormal em apenas 30% dos casos. O rastreamento estendido inclui a análise da via de saída do ventrículo esquerdo no ponto de emergência da aorta e a análise da via de saída do ventrículo direito no ponto de emergência da artéria pulmonar.

Planos de corte

- Posição de quatro câmaras – Analisar a presença das quatro cavidades cardíacas, átrios direito e esquerdo, ventrículos direito e esquerdo. Elas deverão ter dimensões e espessura proporcionais (Fig. 32.1).

- Posição de saída de aorta ou eixo longo – Analisar a aorta emergindo do ventrículo esquerdo. Esta posição pode ser comparada a um pé de bailarina para facilitar a memorização, em que a sapatilha representa o ventrículo esquerdo e o tornozelo, a aorta (Fig. 32.2).
- Posição de saída de pulmonar ou eixo curto – Esta posição pode ser comparada a uma margarida, em que o miolo representaria a aorta em corte transversal, que é o centro do corte, e a artéria pulmonar ao lado, vista longitudinalmente (Fig. 32.3). Uma variação deste corte muito utilizada é obtida pelo simples deslizamento do transdutor em direção ao mediastino superior, obtendo-se a artéria pulmonar emergindo do ventrículo direito em 90° (Fig. 32.4).
- Posição dos três vasos com traqueia – A partir das quatro câmaras, uma varredura em sentido cranial demonstra este corte (Fig. 32.5).

Ecocardiografia fetal especializada

A ecocardiografia fetal especializada consiste em exame realizado por médico especializado que utiliza todas as modalidades da ultrassonografia e todos os planos de cortes existentes para a análise cardíaca completa.

- Modo bidimensional (2D) – Avaliação segmentar sequencial das estruturas cardíacas por meio dos seguintes planos de corte:
  - Posição do coração no tórax e do *situs* cardíaco e abdominal.
    - Quatro câmaras: observação das cavidades atriais e o septo interatrial, a lâmina do forame oval dentro do átrio esquerdo, a conexão das veias pulmonares no átrio esquerdo, a conexão atrioventricular, as cavidades ventriculares, o septo interventricular e a banda moderadora do ventrículo direito.
    - Via de saída do ventrículo esquerdo (eixo longo): avaliação da conexão ventriculoarterial esquerda e a integridade do septo interventricular.
    - Via de saída do ventrículo direito (eixo curto): avaliação da via de saída do ventrículo direito, a artéria pulmonar e seus ramos e a valva aórtica.
    - Arco ductal: observação da artéria pulmonar, canal arterial e aorta descendente.
    - Arco aórtico: demonstração do arco aórtico e a saída dos grandes vasos da base.
    - Eixo das veias cavas: as veias cavas superior e inferior são vistas entrando posteriormente

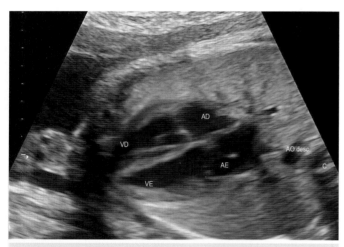

FIGURA 32.1. Posição das quatro câmaras em posição anatômica. AD, átrio direito; AE, átrio esquerdo; VD, ventrículo direito; VE, ventrículo esquerdo.

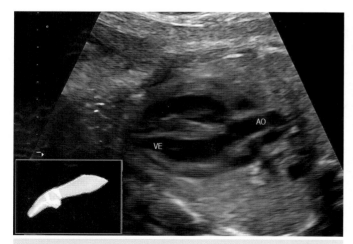

FIGURA 32.2. Posição da saída da aorta ou "pé de bailarina". Corte longitudinal, em que se observa a aorta emergindo do ventrículo esquerdo e a similaridade do corte com um "pé de bailarina". Nota-se a parede anterior da aorta em continuidade com o septo interventricular e a parede posterior em continuidade com o folheto anterior da valva mitral. Essa posição demonstra o septo perimembranoso logo abaixo da aorta e parte do septo muscular. AO, aorta; VE, ventrículo esquerdo.

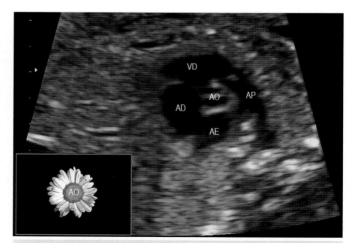

FIGURA 32.3. Posição da saída da artéria pulmonar ou "margarida". Corte transversal que mostra a artéria pulmonar emergindo do ventrículo direito e a similaridade do corte com uma "margarida". Nessa posição, a aorta é o centro do corte e se parece com o miolo de uma margarida. Os dois átrios e a via de saída do ventrículo direito também são vistos nesse corte. AO, aorta; AD, átrio direito; AP, tronco de artéria pulmonar; VD, ventrículo direito.

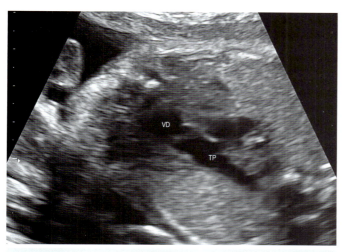

FIGURA 32.4. Corte do ventrículo direito dando origem à artéria pulmonar, ao se bascular o transdutor. Observa-se o ângulo de saída da aorta (AO) de 90° em relação à saída da artéria pulmonar (AP) nesse tipo de varredura. O ventrículo direito é mais anterior e próximo ao esterno. VD, ventrículo direito; VE, ventrículo esquerdo.

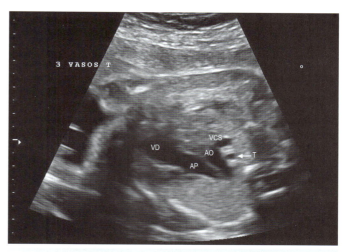

FIGURA 32.5. Posição dos três vasos com traqueia. Aorta e artéria pulmonar mais alongadas e confluindo para a mesma direção do canal arterial, formando a impressão de uma letra "Y", principalmente ao mapeamento de fluxo em cores. Esse corte é ideal para o estudo do calibre da aorta transversa e possíveis regiões coarctadas. AO, aorta; AP, artéria pulmonar; C, coluna; T, traqueia; VCS, veia cava superior.

no átrio direito neste plano de corte, assim como o apêndice atrial direito, com sua base larga, e pequena porção do átrio esquerdo.
- Doppler pulsátil e contínuo – Para análises qualitativa e quantitativa dos aspectos hemodinâmicos nos fluxos intracardíacos e arteriais.
- Mapeamento do fluxo colorido – Utilizado para avaliar a velocidade e a direção do fluxo sanguíneo, facilitando o diagnóstico das estenoses, regurgitações e *shunts*.
- Modo M – Com a melhora da qualidade de imagem bidimensional (2D) e do Doppler pulsátil, o modo M foi sendo menos utilizado na avaliação do coração do feto e da criança. A avaliação das valvas cardíacas foi abandonada, uma vez que a correlação com as anormalidades funcionais era muito pobre, ao contrário das medidas realizadas pelo Doppler espectral, que se mostraram bastante acuradas. Modernamente, sua aplicação se restringe a:
  - Medidas de dimensões de cavidades e espessura de paredes ventriculares.
  - Estimativa de função ventricular.
  - Estudo das arritmias cardíacas.
- Modo tridimensional/quadridimensional – 3D/4D – A alta tecnologia 3D de aquisição de volumes independentemente da frequência cardíaca (*non-gated*), com subsequente reconstrução 3D, resultou em imagens estáticas do coração fetal dispostas simultaneamente em três planos perpendiculares entre si (X, Y, Z; Fig. 32.6). O plano X tem a melhor resolução e equivale à imagem 2D que foi ponto de partida para a aquisição do volume 3D. O plano Y dispõe a imagem perpendicular ao plano X, em orientação vertical. Este plano tem menor resolução que o plano X por ser reconstruído de voxels a partir dos dados do volume capturado. Cada voxel consiste nos componentes X, Y e Z. Um volume de pixels que contém o plano Z é perpendicular e horizontal ao plano X. A imagem 3D em tempo real ou ecocardiografia 4D, que tem no tempo sua 4ª dimensão, é a demonstração dos dados 3D com a presença dos movimentos sistólico e diastólico do coração. Modalidades de processamento da imagem 4D apresentam imagens com alto nível de sofisticação, como o TUI (*tomographic ultrasound imaging*, reconstrução em planos paralelos semelhante à da tomografia computadorizada), o B-Flow (demonstração de fluxo mais sensível que o Doppler colorido e menos dependente de ângulo de insonação); o Invert-flow (modo invertido, reconstrução semelhante à angiotomografia) e o HDlive e HD-flow (demonstração da imagem e fluxo em alta definição, Fig. 32.7).

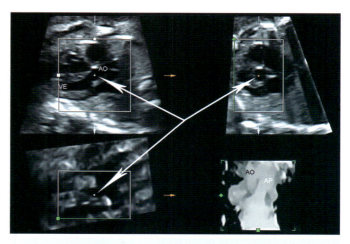

FIGURA 32.6. Modo tridimensional (3D). Aquisição a partir do plano bidimensional (2D) de eixo longo (saída de aorta), que consiste no plano X. O plano Y tem eixo curto e demonstra a aorta central. O plano Z é menos nítido. O ponto branco é a referência e, neste caso, está posicionado na aorta nos três planos. No canto inferior, a reconstrução em modo invertido do cruzamento das artérias. AO, aorta; AP, tronco de artéria pulmonar.

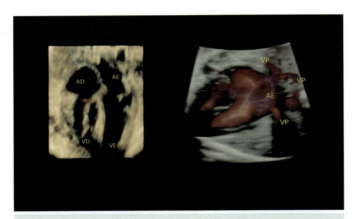

FIGURA 32.7. Reconstrução tridimensional em modo alta definição HD-live e HD-flow após aquisição de volume com STIC. Posição de quatro câmaras em coração normal. Nota-se à esquerda reconstrução em alta definição, mimetizando coloração de pele humana e à direita reconstrução do fluxo em alta definição por coloração monocromática. AD, átrio direito; AE, átrio esquerdo; V, veia pulmonar; VD, ventrículo direito; VE, ventrículo esquerdo.

Indicações para a ecocardiografia fetal especializada e fatores de risco

As indicações para a ecocardiografia fetal estão intimamente relacionadas com o reconhecimento de possíveis fatores etiológicos e grupos de risco para cardiopatia congênita.

Sabendo-se que o risco da cardiopatia na população em geral é de cerca de 1%, é considerada boa prática médica a indicação da ecocardiografia fetal especializada pelo menos em situações cujo risco seja maior que o da população geral. A Tabela 32.1 apresenta as situações associadas à cardiopatia fetal agrupados conforme os riscos absolutos dos fatores de risco[2].

Espectro das cardiopatias detectadas em vida fetal

O espectro das cardiopatias congênitas diagnosticadas na vida fetal mostra sempre um desvio para as formas mais graves, que são rastreadas pela posição de quatro câmaras durante a ultrassonografia obstétrica. Neste grupo de anomalias que alteram profundamente a posição de quatro câmaras estão principalmente as hipoplasias ventriculares com atresia tricúspide ou mitral, o ventrículo único e a anomalia de Ebstein.

Com a introdução do conceito do rastreamento estendido, através da análise das vias de saída e grandes artérias, tem ocorrido aumento do rastreamento de cardiopatias do tipo transposição, tetralogia de Fallot e *truncus*.

A Figura 32.8 mostra a prevalência das principais cardiopatias congênitas fetais diagnosticadas em uma série de 1.078 casos encaminhados para a Clínica Ecokid, durante seus 15 anos de funcionamento (1999-2014).

Tabela 32.1. Fatores de risco para cardiopatia congênita

Risco absoluto > 2%
Diabetes melito materna pré-gestacional
Diabetes melito materna diagnosticada no primeiro trimestre
Fenilcetonúria materna (de difícil controle)
Anticorpos maternos anti-RO e anti-LA (SSA/SSB)
Ingestão materna de medicações • Inibidores da enzima conversora de angiotensina (ECA) • Ácido retinoico • Anti-inflamatórios não hormonais em terceiro trimestre
Rubéola materna em primeiro trimestre
Infecção materna com suspeita de miocardite fetal
Gestação por reprodução assistida
Cardiopatia congênita em parente de primeiro grau (mãe, pai ou irmão portador)
Herança mendeliana associada à cardiopatia congênita em parente de primeiro ou segundo grau
Suspeita de cardiopatia congênita pelo ultrassom obstétrico/morfológico
Suspeita de anomalia extracardíaca pelo ultrassom obstétrico/morfológico
Cariótipo fetal anormal
Ritmo cardíaco fetal irregular, bradicardia ou taquicardia
Translucência nucal aumentada > 95% (≥ 3 mm)
Gestação gemelar monocoriônica
Hidropisia fetal ou derrames
Risco absoluto entre 1 e 2%
Ingestão materna de medicações • Anticonvulsivantes • Lítio • Vitamina A • Inibidores seletivos da recaptação da serotonina (somente paroxetina) • Anti-inflamatórios não hormonais em primeiro e segundo trimestre
Cardiopatia congênita em parente de segundo grau
Anormalidade fetal do cordão umbilical ou da placenta
Anomalia venosa intra-abdominal fetal
Risco absoluto ≤ 1%
Diabetes melito materno gestacional com HbA1c < 6%
Ingestão materna de medicações • Inibidores seletivos da recaptação da serotonina (todos exceto paroxetina) • Agonistas da vitamina K (varfarina)
Infecção materna diferente da rubéola com apenas soroconversão
Cardiopatia congênita isolada em algum parente distante (sem ser de primeiro ou segundo grau)

Fonte: Donofrio MT, Moon-Grady AJ, Hornberger LK et al. Diagnosis and treatment of fetal cardiac disease a scientific statement from the American Heart Association. Circulation. 2014;129(21):2183[2].

Essa prevalência foi comparada com a prevalência pós-natal esperada da mesma cardiopatia, sendo possível perceber que anomalias como transposição das grandes artérias, atresia pulmonar com septo íntegro e coarctação da aorta ainda são pouco diagnosticadas em vida fetal. As quatro cardiopatias rastreadas com maior frequência foram a comunicação interventricular (Fig. 32.9), a síndrome de hipoplasia do coração esquerdo (Fig. 32.10), o defeito do septo atrioventricular (Fig. 32.11) e a tetralogia de Fallot (Fig. 32.12).

Por outro lado, são diagnosticadas mais frequentemente as comunicações interventriculares, pelo fato de estarem amplamente associadas às síndromes cromossômicas, gênicas e outras malformações, o que induz o ultrassonografista a um maior detalhamento da parte cardíaca fetal. É importante enfatizar que a maior parte das comunicações associadas às síndromes e malformações, estão na via de entrada dos ventrículos, sendo portanto diagnosticadas pela posição de quatro câmaras.

As razões para o encaminhamento desses 1.078 casos nesses 15 anos são mostradas na Figura 32.13. Perto de 82,2% dos casos foram diagnosticados após a indicação do ecocardiograma especializado por suspeita de cardiopatia ao exame ultrassonográfico obstétrico de rotina.

A evolução dos fetos portadores de cardiopatias mostrou uma taxa de sobrevivência de 63% após um ano no período de 1999 a 2014 (Fig. 32.14). A taxa de sobrevivência desse grupo de pacientes, que nos primeiros cinco anos foi de 41%, tem aumentado com o passar dos anos em razão de um melhor suporte em termos de assistência intensiva neonatal, assim como pelo domínio de técnicas complexas de cirurgia cardíaca em neonatos. Casos encaminhados para ecocardiografia fetal precoce, antes de 17 semanas de gestação, têm aumentado consideravelmente nos últimos cinco anos, mostrando tendência de queda da idade gestacional por ocasião do diagnóstico da cardiopatia.

Ecocardiografia fetal: análise segmentar sequencial do coração fetal

A análise segmentar sequencial é uma sistemática de análise do coração passo a passo, criada no final da década de 1970 por meio de um consenso mundial para simplificar a compreensão e a descrição dos complexos corações afetados por defeitos congênitos. Parte do princípio de que todos os corações, normais ou anormais, são constituídos por três segmentos:

- Átrios
- Ventrículos
- Artérias

A forma como essas estruturas básicas se relacionam deve ser analisada e descrita no laudo ecocardiográfico em primeiro lugar e, depois disto, todas as malformações associadas devem ser identificadas.

São considerados achados usuais os componentes do coração normal que se encontram habitualmente à direita ou à esquerda, cada um com características próprias em relação à sua lateralidade. Uma das principais características de muitos corações malformados é que nem sempre as câmaras atriais, ventriculares ou artérias estão situadas no local habitual. Os termos "morfologicamente direito" e "morfologicamente esquerdo" devem, portanto, ser usados para descrever tais estruturas, fazendo sentido quando as mesmas estiverem malposicionadas. As principais características das câmaras e artérias são:

- Átrio direito: apêndice atrial direito é triangular de base larga, sua junção com o átrio direito é larga.
- Átrio esquerdo: apêndice atrial esquerdo é tubular e em forma de gancho, sua junção com o átrio esquerdo é estreita.
- Ventrículo direito: trabeculações grosseiras com banda moderadora preenchendo sua ponta, valva tricúspide mais próxima do ápex e com cordas tendíneas inserindo-se no septo interventricular.
- Ventrículo esquerdo: trabeculações finas com ponta livre de músculo, o que torna seu contorno elíptico; valva mitral mais distante do ápex e sem cordas tendíneas inserindo-se no septo interventricular.
- Aorta: dá origem às artérias coronárias e ramos sistêmicos.
- Artéria pulmonar: bifurca-se em ramos direito e esquerdo.

Situs

Situ em latim significa "situado", ou seja, posicionado. O primeiro passo da análise segmentar sequencial é a identificação do *situs* atrial, cada tipo correspondendo às formas específicas de lateralização dos órgãos toracoabdominais. Existem três tipos de *situs* atrial:

- *Situs solitus*: posição atrial normal onde o átrio morfologicamente direito está situado à direita e o átrio morfologicamente esquerdo está situado à esquerda. É habitualmente encontrado com lateralização normal dos órgãos toracoabdominais: a) pulmão

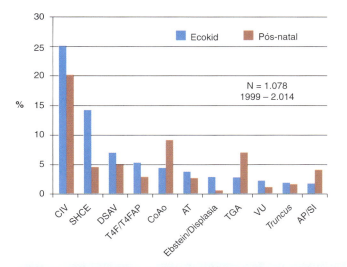

FIGURA 32.8. A prevalência das 12 principais cardiopatias congênitas fetais diagnosticadas em uma série de 1078 casos referidos para a Clínica Ecokid entre 1999 e 2014 é comparada à prevalência esperada para a mesma cardiopatia em estudos pós-natais. CIV, comunicação interventricular; SHCE, síndrome de hipoplasia de coração esquerdo; DVSVD, dupla via de saída de ventrículo direito; DSAV, defeito do septo atrioventricular; T4F, tetralogia de Fallot; T4F AP, tetralogia de Fallot com atresia pulmonar; CoAo, coarctação da aorta; AT, atresia tricúspide; TGA, transposição das grandes artérias; VU, ventrículo único; *Truncus, truncus arteriosus*; AP/SI, atresia pulmonar com septo íntegro.

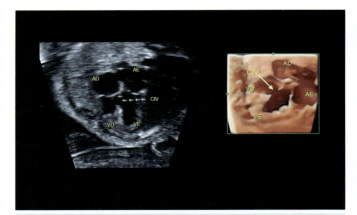

FIGURA 32.9. Comunicação de via de entrada. Grande comunicação interventricular (CIV) na posição de quatro câmaras (setas) em feto com trissomia do 18. Nota-se à esquerda imagem bidimensional e à direita tridimensional em modo alta definição HD-live. AD, átrio direito; AE, átrio esquerdo; VD, ventrículo direito; VE, ventrículo esquerdo.

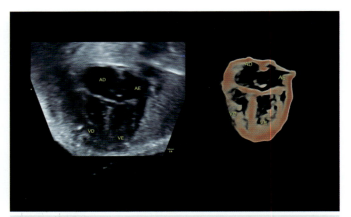

FIGURA 32.11. Defeito do septo atrioventricular forma total tipo C. Posição de quatro câmaras com valva atrioventricular única fechada durante a sístole, retificada e sem inserção de cordoalhas no nível do topo do septo interventricular. Nota-se à esquerda imagem bidimensional (2D) e à direita tridimensional (3D) em modo alta definição HD-live. AD, átrio direito; AE, átrio esquerdo; VD, ventrículo direito; VE, ventrículo esquerdo.

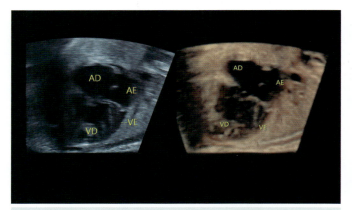

FIGURA 32.10. Síndrome de hipoplasia de coração esquerdo. Posição de quatro câmaras com figura de ventrículo esquerdo hipoplásico. Nota-se à esquerda imagem bidimensional e à direita tridimensional em modo alta definição HD-live. AD, átrio direito; AE, átrio esquerdo; VD, ventrículo direito; VE, ventrículo esquerdo.

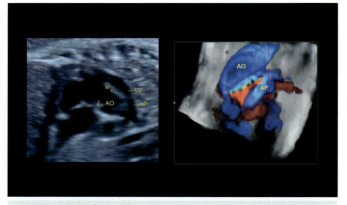

FIGURA 32.12. Tetralogia de Fallot clássica. À esquerda, posição de eixo curto mostrando o desvio anterior do septo infundibular (si) e a desproporção entre a aorta (AO) e a artéria pulmonar (AP) hipoplásica. À direita, reconstrução tridimensional do fluxo em modo alta definição HD-flow após aquisição de volume com STIC.

trilobado, brônquio curto, lobo maior do fígado e veia cava inferior à direita; b) pulmão bilobado, brônquio alongado, estômago, baço e aorta abdominal à esquerda.

- *Situs inversus*: é o arranjo invertido, como uma imagem em espelho do *situs solitus*, estando também invertida a posição dos órgãos toracoabdominais.
- *Situs* ambíguos: outros dois subtipos de *situs* chamados de isomerismo podem ser encontrados, ambos com a característica de apresentarem átrios e apêndices com a mesma morfologia, isto é, dois átrios do tipo direito no isomerismo atrial direito e dois átrios do tipo esquerdo no isomerismo atrial esquerdo. O isomerismo dos órgãos toracoabdominais quase sempre se correlaciona com o isomerismo dos átrios. O isomerismo atrial esquerdo basicamente caracteriza-se por dois átrios de morfologia esquerda, dois pulmões bilobados, dois brônquios longos, poliesplenia e interrupção da parte hepática da veia cava inferior com continuação da drenagem pela veia ázigos. O isomerismo atrial direito basicamente caracteriza-se por: dois átrios de morfologia direita, dois pulmões trilobados, dois brônquios curtos, asplenia, veia cava inferior e aorta do mesmo hemilado em relação à linha média e coluna. Em ambos os tipos de *situs* ambíguos o fígado costuma ser simétrico e o estômago mesoposicionado. A Figura 32.15 mostra os tipos de *situs* em diagramas e a Figura 32.16 demonstra a forma de diagnóstico ecocardiográfico destes tipos de *situs* através da análise da posição dos vasos abdominais.

JUNÇÃO ATRIOVENTRICULAR

Descreve-se a junção atrioventricular determinando como o miocárdio atrial está conectado à massa

Ecocardiografia Fetal

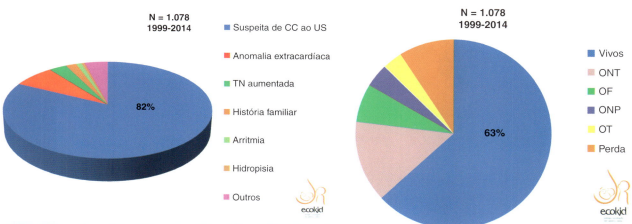

FIGURA 32.13. Indicações para encaminhamento desses 1.078 casos entre 1999 a 2014, mostrando que 82,2% dos casos foram diagnosticados após a indicação do ecocardiograma especializado por suspeita de cardiopatia ao ultrassom obstétrico de rotina. CC; US, ultrassom.

FIGURA 32.14. Evolução dos 830 casos de cardiopatias fetais encontrados, com 63% de sobreviventes. OF, óbito fetal; ONP, óbito neonatal precoce; ONT, óbito neonatal tardio; OT, óbito tardio.

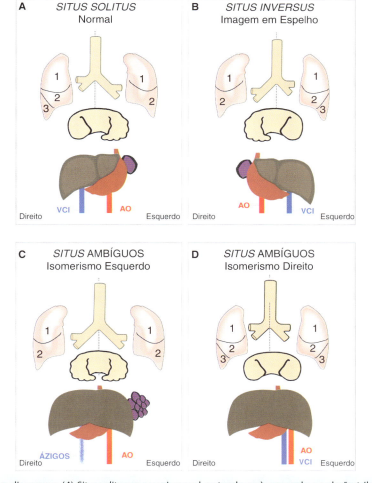

FIGURA 32.15. Tipos de *situs* em diagramas. (*A*) *Situs solitus* ou arranjo usual, notando-se à esquerda o pulmão trilobado, o brônquio curto, o átrio e apêndice direitos, o lobo maior do fígado e a veia cava inferior e à direita o pulmão bilobado, o brônquio longo, o átrio e apêndice esquerdos, o estômago, o baço e a aorta abdominal. (*B*) *Situs inversus* ou arranjo tipo "imagem em espelho", onde se nota toda a lateralidade invertida em relação ao *situs solitus*. (*C*) Isomerismo esquerdo ou síndrome da poliesplenia, predominando os órgãos de lateralidade esquerda em ambos os lados, o fígado costuma ser simétrico, o estômago mesoposicionado com presença de veias ázigos substituindo a drenagem da veia cava inferior que se encontra interrompida em sua porção hepática. (*D*) Isomerismo direito ou síndrome da asplenia, predominando os órgãos de lateralidade direita em ambos os lados, o fígado costuma ser simétrico, o estômago mesoposicionado com presença de veia cava inferior e aorta do mesmo hemilado em relação à linha média e coluna. AO, aorta; VCI, veia cava inferior.

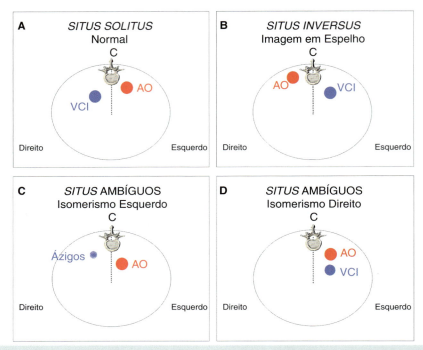

FIGURA 32.16. Este diagrama demonstra a forma de diagnóstico ultrassonográfico destes tipos de *situs* através da análise da posição dos vasos abdominais. (A) O *situs solitus* caracteriza-se por veia cava inferior à direita e anterior e aorta à esquerda. (B) O *situs inversus* é uma imagem em espelho do *situs solitus*, com veia cava inferior à esquerda e aorta à direita. (C) No isomerismo atrial esquerdo, costuma haver interrupção da parte hepática da veia cava inferior com veia ázigos posterior à aorta. (D) No isomerismo direito, costuma haver veia cava inferior e aorta do mesmo hemilado em relação à linha média e coluna. AO, aorta; C, coluna; E, estômago; VCI, veia cava inferior.

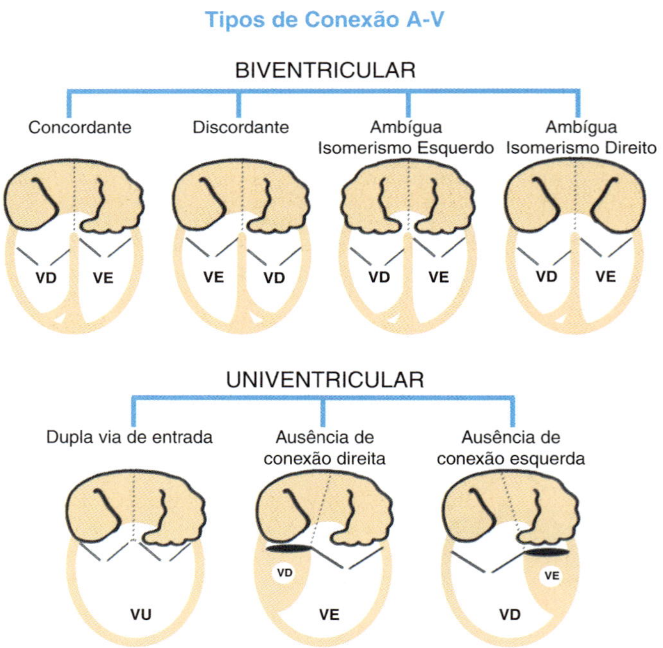

ventricular (tipo) e em seguida de que modo as valvas atrioventriculares participam dessa conexão (modo). Existem dois grupos de conexões atrioventriculares chamadas de biventriculares quando cada átrio está conectado a um ventrículo; e univentriculares quando os dois átrios se conectam com um único ventrículo ou quando uma das conexões direita ou esquerda está ausente. Os tipos de conexões atrioventriculares são demonstrados na Figura 32.17 e descritos a seguir:

BIVENTRICULAR

Concordante: átrio direito conectado ao ventrículo direito e átrio esquerdo conectado ao ventrículo esquerdo.

Discordante: átrio direito conectado ao ventrículo esquerdo e átrio esquerdo conectado ao ventrículo direito.

Ambígua: quando os apêndices são da mesma morfologia direito ou esquerdo, não podemos dizer que a conexão atrioventricular concorda nem discorda, sendo descritas como ambíguas (isomerismo direito ou isomerismo esquerdo).

UNIVENTRICULAR

Dupla via de entrada: dois átrios se conectam com um único ventrículo.

Ausência de conexão: quando uma das conexões está ausente, seja à direita por uma atresia tricúspide ou à esquerda por atresia mitral.

FIGURA 32.17. Tipos de conexão atrioventricular, com diagrama superior e a imagem ecocardiográfica correspondente inferior. Os átrios são definidos de acordo com a morfologia de seus apêndices e os ventrículos pela posição das valvas em relação à ponta e presença de banda moderadora. Notar que o ventrículo direito se caracteriza pela valva tricúspide mais próxima à ponta cardíaca e pela banda moderadora. AD, átrio direito; AE, átrio esquerdo; VD, ventrículo direito; VE, ventrículo esquerdo; VU, ventrículo único.

Na conexão univentricular, seja na dupla via de entrada ou na ausência de conexão, os átrios poderão estar conectados a:

- Um ventrículo de morfologia esquerda que é dominante (ventrículo direito rudimentar e incompleto, geralmente anterossuperior).
- Um ventrículo de morfologia direita que é dominante (ventrículo esquerdo rudimentar e incompleto, geralmente posteroinferior).
- Um ventrículo solitário de morfologia indeterminada.

Os modos de conexões atrioventriculares são demonstrados na Figura 32.18 e descritos a seguir:

Duas valvas normais: quando ambas as valvas mitral e tricúspide estão presentes.

Duas valvas, uma com straddle: quando uma das valvas (mitral ou tricúspide) apresenta inserção cordal em ambos os lados do septo interventricular.

Uma valva: quando uma das valvas é imperfurada, havendo uma só valva tricúspide ou uma só valva mitral.

Valva comum ou única: as valvas comuns ou únicas representam uma parada no desenvolvimento embriológico em um período em que não houve a diferenciação em mitral e tricúspide. Fazem parte do defeito do septo atrioventricular.

JUNÇÃO VENTRICULOARTERIAL

Descreve-se a junção ventriculoarterial determinando como o miocárdio ventricular está conectado às grandes artérias do coração. Os tipos de conexões ventriculoarterial são demonstrados na Figura 32.19 e descritos a seguir:

Concordante: ventrículo direito dá origem à artéria pulmonar e ventrículo esquerdo à aorta.

Discordante: ventrículo direito dá origem à aorta e ventrículo esquerdo à artéria pulmonar.

Dupla via de saída: ambas as artérias poderão emergir de um mesmo ventrículo, podendo haver:

a) Dupla via de saída de ventrículo direito (forma mais comum);
b) Dupla via de saída de ventrículo esquerdo e
c) Dupla via de saída de ventrículo único indeterminado.

Via de saída única: quando apenas um tronco arterial está conectado à massa arterial, podendo haver:

a) *Truncus arteriosus*, também chamado de tronco arterial comum que apresenta uma valva arterial comum ou valva truncal.
b) Atresia pulmonar, na qual ocorre uma via de saída única aórtica consequente à atresia pulmonar.
c) Atresia aórtica, na qual ocorre uma via de saída única pulmonar consequente à atresia aórtica.

Os modos de conexões ventriculoarterial são descritos a seguir:

Duas valvas: quando ambas as valvas pulmonar e aórtica estão presentes.

Uma valva: quando há uma só valva, podendo ser uma única valva truncal, uma única valva aórtica ou uma única valva pulmonar.

De modo geral, quase todos os tipos de *situs* poderão se associar aos variados tipos de conexão atrioventricular e ventriculoarterial.

POSIÇÃO DO CORAÇÃO

A posição do coração propriamente dita refere-se à posição do coração em relação ao hemitórax direito ou esquerdo. As alterações de *situs* e conexões até agora descritas poderão coexistir com um coração normalmente posicionado no hemitórax esquerdo, assim como um coração normal pode ser anormalmente posicionado no tórax, como o que acontece nas hérnias diafragmáticas ou *ectopia cordis*. As posições cardíacas possíveis são exemplificadas na Figura 32.20 e descritas a seguir:

- *Levocardia:* a maior parte da área cardíaca encontra-se no hemitórax esquerdo, independente da posição da ponta do coração.
- *Dextrocardia:* a maior parte da área cardíaca encontra-se no hemitórax direito, independente da ponta do coração.
- *Mesocardia:* a maior parte da área cardíaca encontra-se mesopocisionada em relação à linha mediana do tórax, independente da ponta do coração.

Após a descrição da posição do coração, descreve-se a posição da ponta ou ápex cardíaco, que pode ser:

- Ponta para a esquerda;
- Ponta para a direita;
- Ponta mesoposicionada.

ACONSELHAMENTO

Ecocardiografia fetal não é sinônimo de cardiologia fetal. A ecocardiografia fetal, embora seja o pilar de sustentação, a base da cardiologia fetal, é apenas o alicerce de uma complexa especialidade multidisciplinar que envolve várias outras áreas de atuação. Assim como "a criança não é um adulto pequeninho", o feto também

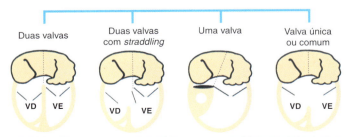

FIGURA 32.18. Modos de conexão atrioventricular, com diagrama superior e a imagem ecocardiográfica correspondente inferior. AD, átrio direito; AE, átrio esquerdo; VD, ventrículo direito; VE, ventrículo esquerdo.

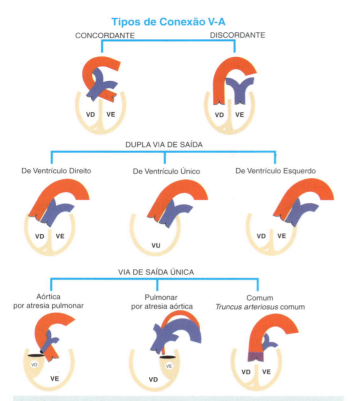

FIGURA 32.19. Tipos de conexão ventriculoarterial, com diagrama à esquerda e a imagem ecocardiográfica correspondente à direita. A aorta é representada em vermelho (AO) e a artéria pulmonar em azul (AP). T, *truncus arteriosus* ou tronco arterial comum; VD, ventrículo direito; VE, ventrículo esquerdo; VU, ventrículo único.

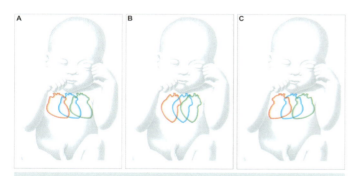

FIGURA 32.20. Posição do coração no tórax fetal, enfatizando que a posição cardíaca é independente da posição da ponta. (*A*) Dextrocardia, mesocardia e levocardia com ponta para a esquerda. (*B*) Dextrocardia, mesocardia e levocardia com ponta mesoposicionada. (*C*) Dextrocardia, mesocardia e levocardia com ponta para a direita.

não é uma criança pequenininha. Um cardiologista fetal obviamente deve ser um cardiologista pediátrico, porém um cardiologista pediátrico deve aprimorar-se para ser um cardiologista fetal, pois a especialidade exige o conhecimento de toda a dinâmica do bem-estar fetal e do comportamento das cardiopatias em vida fetal, que tendem a ser mais graves.

A prática clínica da cardiologia fetal envolve etapas fundamentais como a primeira ecocardiografia fetal, que tem como objetivo dar o diagnóstico preciso e detalhado da cardiopatia. A seguir, é necessário realizar uma primeira consulta de aconselhamento, para explicar em detalhes o resultado da ecocardiografia fetal, traçando o prognóstico da cardiopatia em termos de risco cirúrgico, sobrevida e qualidade de vida da criança. As consultas de aconselhamento subsequentes terão como objetivo planejar o parto em centro de referência capacitado em cardiologia pediátrica e cirurgia cardíaca neonatal. Um ecocardiograma após o nascimento deve fazer parte do planejamento para confirmar os achados, assim como a reserva de vaga na unidade de terapia intensiva (UTI) neonatal com equipe de cirurgia cardíaca ciente do caso. Sempre que possível, é de fundamental importância levar o casal para conhecer o centro obstétrico e a UTI onde o bebê ficará após o nascimento para amenizar o impacto emocional, utilizando o tempo para que os pais se acostumem com a situação.

Segundo Allan e Huggon, o aconselhamento que se segue ao diagnóstico da cardiopatia congênita tem como objetivos[3]:

- Fornecer diagnóstico preciso da cardiopatia;
- Fornecer um panorama claro e verdadeiro a respeito do prognóstico;
- Explicar as todas as opções terapêuticas existentes;
- Ajudar os pais a encontrarem a melhor opção terapêutica e logística adequada para o planejamento do parto e o tratamento do bebê.

Nesse mesmo estudo, há uma divisão dos tipos de cardiopatias em relação ao risco pós-natal (Tabela 32.2)[3].

TABELA 32.2. Graduação sugerida por Allan e Huggon para a quantificação de risco das cardiopatias congênitas diagnosticadas em vida fetal[3]

Baixo risco	Moderado risco	Alto risco
Pequena ou nenhuma repercussão durante a vida	Baixa mortalidade cirúrgica, mas com probabilidade de afetar a sobrevida a longo prazo	Alta mortalidade cirúrgica ou previsão de repetidas cirurgias na infância ou probabilidade alta de repercussão hemodinâmica na adolescência ou em vida adulta
CIV	Tetralogia de Fallot	*Truncus arteriosus*
	TGA	T4F com atresia pulmonar
	TCGA	Atresia pulmonar
	DSAV	Estenose aórtica grave
	Coarctação da aorta	DVSVD
	DVSVD (algumas formas)	TGA complexas
	DATVP isolada	TCGA complexas
	Ebstein sem cardiomegalia severa	Atresia tricúspide
		Ventrículo único
		SHCE, atresia mitral
		DSAV+DVSVD+IAD
		DSAV+bloqueio A-V+IAE
		Ebstein com cardiomegalia severa
		DATVP obstrutiva ou +IAD

Traduzida de Allan e Huggon, 2004. CIV, comunicação interventricular; DSAV, defeito do septo atrioventricular; DVSVD, dupla via de saída de ventrículo direito; DATVP, drenagem anômala total de veias pulmonares; IAE, isomerismo atrial esquerdo; IAD, isomerismo atrial direito; T4F, tetralogia de Fallot; TCGA, transposição anatomicamente corrigida das grandes artérias; TGA, transposição das grandes artérias; SHCE, síndrome de hipoplasia de coração esquerdo; AV, atrioventricular.

Conclusões

Como a cardiopatia é a anomalia congênita grave mais comum, responsável por 20% da mortalidade infantil por doença congênita, torna-se necessário que um adequado rastreamento em nível de ultrassonografia morfológica seja sempre realizado, uma vez que 90% dos casos de cardiopatia fetal ocorrem no grupo de baixo risco.

É assunto ainda em discussão a complementação do ultrassom morfológico pela ecocardiografia fetal para todas as gestantes de baixo risco. Os autores que defendem essa ideia argumentam que o nível de rastreamento de cardiopatias pelo ultrassom obstétrico em trabalhos multicêntricos recentemente publicados é muito ruim, ao redor de 25%, ou seja, não se percebe a anomalia cardíaca em 75% dos casos. Naturalmente, há muito ainda a ser feito em termos de programas efetivos de rastreamento para ultrassonografistas para que o nível de detecção melhore. Assim, acreditamos que campanhas de divulgação do rastreamento de cardiopatias por meio da inserção na rotina do ultrassom morfológico, não só da posição de quatro câmaras, mas também das vias de saída, com suas respectivas artérias (aorta e pulmonar), poderá, efetivamente, aumentar o número de diagnóstico de cardiopatias ainda em vida fetal e salvar muitas crianças.

Referências bibliográficas

1. Paladini D, Rustico M, Todros T et al. Conotruncal anomalies in prenatal life. Ultrasound in Obstetrics & Gynecology. 1996;8(4):241.
2. Donofrio MT, Moon-Grady AJ, Hornberger LK et al. Diagnosis and treatment of fetal cardiac disease a scientific statement from the American Heart Association. Circulation 2014;129(21):2183.
3. Allan LD, Huggon IC. Counselling following a diagnosis of congenital heart disease. Prenatal diagnosis 2004;24(13),1136.

Leitura recomendada

Abuhamad A, Chaoui R. A practical guide to fetal echocardiography: normal and abnormal hearts. Philadelphia: Lippincott Williams & Wilkins; 2016.

Allan LD, Sharland GK, Milburn A et al. Prospective diagnosis of 1006 consecutive cases of congenital heart disease in the fetus. J Am Coll Cardiol. 1994;23:1452.

Anderson RH, Becker AE, Freedom RM, et al. Sequential segmental analysis of congenital heart disease. Pediatr Cardiol. 1984;5:281.

Araujo LML, Silverman NH, Filly RA, et al. Prenatal diagnosis of left atrial isomerism by ultrasound J. Ultrasound Med. 1987;6:667.

Bader, Rima, Lisa K. Hornberger, and James C. Huhta. The perinatal cardiology handbook: mobile medicine series. Elsevier Health Sciences; 2012.

Baker EJ, Leung MP, Anderson RH, Fischer DR, Zuberbuhler JR. The cross-sectional anatomy of ventricular septal defects: a reappraisal. British Heart Journal. 1988;59(3):339.

Calder L, Van Praagh R, Van Praagh R, et al. Truncus arteriosus communis. Clinical, angiographic and pathologic findings in 100 patients. Am Heart J. 1976;92.

Collett RW & Edwards JE. Persistent truncus arteriosus: a classification according to anatomic types. Surg Clin North Am. 1949;29:1245.

de Araujo LM, Schmidt KG, Silverman NH, et al. Prenatal detection of truncus arteriosus by ultrasound. Pediatr Cardiol. 1987;8:261.

Edwards JE, Burchell HB. Congenital tricuspid atresia: a classification. Med Clin North Am. 1949;33:1117.

Freedom RM, Culham JAG, Moes CAF. Truncus arteriosus. In: Freedom RM, Culham JAG, Moes CAF (eds). Angiocardiography of congenital heart disease. New York: Macmillan Publishing Company; 1984. P. 437.

Freedom RM, Dyck JD. Congenitally corrected transposition of the great arteries. In: Emmanouilides GC, Riemenschneider TA, Allen HD, Gutgesell HP (eds). Moss and Adams. Heart Disease in infants, children and adolescents. 5.ed. Baltimore: Wilkins and Wilkins; 1995. p. 1225.

Freedom RM, Picchio F, Duncan WJ, et al. The atrioventricular junction in the univentricular heart: a two-dimensional echocardiographic analysis. Pediatr Cardiol. 1982;3:105.

Gresser CD, Shime J, Rakowski H et al. Fetal cardiac tumor: a prenatal echocardiographic marker for tuberous sclerosis. Am J Obstet Gynecol. 1897; 156:689.

Ho SY, Baker EJ, Rigby ML, et al. Comunicações interatriais e outras malformações atriais. In: Ho SY, Baker EJ, Rigby ML, Anderson RH (eds). Atlas colorido de cardiopatias congênitas. Rio de Janeiro: Revinter; 1998. p 55.

Lopes LM, Lopes MAB, Myiyadahira S, et al. Rastreamento ultra-sonográfico das cardiopatias congênitas no pré-natal. Rev Ginec & Obstet. 1999;10:29.

Lopes LM, Damiano AP, Zugaib, M. Programa educativo de treinamento em ecocardiografia fetal nível I: impacto na referência e análise de resultados. Rev Bras Ecocardiogr. 2003;16(3):61.

Lopes LM, Pinto AS, Benavides SEP, et al. Atrioventricular Valve Dysplasia in Patients with Down Syndrome without Congenital Heart Disease. Rev bras ecocardiogr imagem cardiovasc. 2011;24(3):31.

Norwood WI, Lang P, Hansen DD. Physiologic repair of aortic atresia-hypoplastic left heart syndrome: experience with a palliative surgery. New Engl J Med.1983;308:23.

Obler D, Juraszek AL, Smoot LB et al. Double outlet right ventricle: aetiologies and associations. Journal of Medical Genetics. 2008;45(8):481.

Orie JD, Anderson C, Ettedgui JA, et al. Echocardiographic-morphological correlations in tricuspid atresia. Am J Cardiol. 1995;26:750.

Rashkind WJ. Tricuspid atresia: a historical review. Pediatr Cardiol. 1982;2:85.

Rastelli GC, Kirklin. Anatomic observations on complete form of persistent commom atrioventricular canal with special reference to atrioventricular valves. Mayo Clin Proc. 1966;41:296.

Sharland GK, Chita SK, Allan LD. Tricuspid valve dysplasia or displacement in intrauterine life. Journal of the American College of Cardiology. 1991;17(4):944.

Shinebourne EA, MaCartney FJ, Anderson RH. Sequential chamber localization-logical approach to diagnosis in congenital heart disease. Br Heart J. 38:327, 1976.

Silverman NH, Araujo LML. An echocardiographic method for the diagnosis of cardiac situs and malpositions. Echocardiography. 1987;4(1):35.

Soto B, Becker A E, Moulaert AJ, Lie JT, Anderson RH. Classification of ventricular septal defects. British Heart Journal. 1980;43(3):332.

Tworetzky W, McElhinney DB, Margossian R, et al. Association between cardiac tumors and tuberous sclerosis in the fetus and neonate. The American Journal of Vardiology. 2003;92(4):487.

Tynan MJ, Becker AE, MaCartney FJ, et al. Nomenclature and classification of congenital heart disease. Br Heart. 1979;41:544.

Van Praag R, Van Praagh S, Vlad P, et al. Diagnosis of the anatomic types of single or common ventricle. Am J Cardiol. 1965;15:345.

Williams RG, Bierman FZ, Sanders SP. Conotruncal Abnormalities. In: Williams RG, Bierman FZ, Sanders SP, eds. Echocardiographic diagnosis of cardiac malformations. Boston/Toronto: Little, Brown and Company; 1986. p. 152.

Williams RG, Bierman FZ, Sanders SP. Ventricular septal defects. In: Williams RG, Bierman FZ, Sanders SP (eds). Echocardiographic diagnosis of cardiac malformations. Boston/Toronto: Little, Brown and Company; 1986, p. 51.

33 Arritmias Fetais: Diagnóstico e Conduta

Lilian M. Lopes

Introdução

As arritmias cardíacas fetais são diagnosticadas com precisão por meio da ecocardiografia fetal e, muitas vezes, tratadas por via transplacentária com digital ou antiarrítmicos. A literatura sobre o assunto é extensa[1-3].

A importância clínica desse diagnóstico, ao contrário das cardiopatias congênitas, é tratar fetos por vezes muito comprometidos e com potencial de vida normal após o nascimento. Os resultados são especialmente animadores com as taquicardias fetais, que respondem ao tratamento pré-natal com melhora significativa de prognóstico. Portanto, a definição exata do tipo de arritmia é fundamental para estabelecer o prognóstico e a terapêutica fetal apropriada, quando houver indicação.

O sistema de condução está funcionalmente maduro ao redor da 16ª semana de gestação e é composto pelos seguintes elementos:

- Nó sinusal.
- Vias preferenciais atriais (feixe internodal anterior, médio e posterior).
- Nó atrioventricular (A-V).
- Bifurcação dos ramos do feixe de Hiss em direito e esquerdo.
- Rede ou fibras de Purkinje.
- Miocárdio ventricular.

O nó sinusal encontra sua própria artéria para irrigação na 10ª semana e apresenta um pouco menos de colágeno, quando comparado ao nó sinusal da pessoa adulta. O nó A-V é formado na 10ª semana separadamente do feixe de Hiss, e a união de ambos é feita secundariamente.

Após o nascimento, o estímulo elétrico, ao se espalhar pela musculatura atrial, gera a onda "P" no eletrocardiograma e provoca a contração dessa musculatura. Do mesmo modo, o impulso elétrico, ao se espalhar pela musculatura ventricular, gera o complexo "QRS" no eletrocardiograma seguido pela contração ventricular. Em vida fetal, o estudo das arritmias é feito pela análise dos eventos mecânicos que sucedem os impulsos elétricos, uma vez que tecnicamente não é possível obter traçados eletrocardiográficos de boa qualidade técnica (a onda "P" em fetos não é captada). A experiência mundial tem mostrado boa correlação entre os fenômenos elétrico e mecânico, sendo raras as situações de dificuldade diagnóstica (Fig. 33.1). Obviamente, o detalhamento eletrofisiológico de muitas arritmias e taquiarritmias não é possível pela ecocardiografia fetal.

Entretanto, esse exame fornece as informações necessárias para o tratamento clínico e a condução segura do feto, especialmente se somarmos toda a propedêutica de vitalidade disponível nos bons serviços de medicina e cardiologia fetal.

A principal característica da fisiologia miocárdica, determinante dos mecanismos de arritmia, é a *automaticidade*, que deve ser entendida como uma

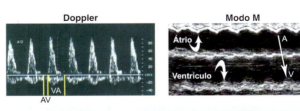

FIGURA 33.1. Representação esquemática da sequência de ativação em um coração normal. A, O impulso elétrico se inicia no nó sinusal, que é o marca-passo fisiológico do coração (1), e se difunde sob a forma de ondas, estimulando ambos os átrios. No nó atrioventricular (A-V, 2), o estímulo sofre um atraso de 1/10 segundo e desce pelo feixe de Hiss e seus ramos (3). As fibras de Purkinje transmitem o impulso para o miocárdio ventricular, gerando a contração mecânica que é documentada pela ecocardiografia fetal modo M. O ritmo cardíaco fetal também pode ser estudado pelo Doppler, por meio da análise dos intervalos entre as atividades atrial e ventricular A-V e V-A (atividade ventricular-atrial). AD, átrio direito; AE, átrio esquerdo; VCI, veia cava inferior; VD, ventrículo direito; VE, ventrículo esquerdo.

propriedade exclusiva das fibras miocárdicas especializadas que formam o sistema de condução, e não do miocárdio contrátil como um todo. Refere-se à origem rítmica espontânea dos impulsos que são conduzidos para todas as partes do coração.

O miocárdio contrátil, por sua vez, apresenta como característica o período refratário relativo e absoluto. O período refratário absoluto ocorre quando a fibra miocárdica, uma vez contraída, apresenta um intervalo de tempo finito durante o qual não pode ser estimulada novamente. Quando esse tempo termina, começa o período refratário relativo, quando volta a apresentar resposta ante um estímulo, porém não completa. É o período refratário absoluto que protege o coração das arritmias.

A frequência cardíaca fetal observada em gestações normais encontra-se na faixa de 90 batimentos por minuto (bpm) na sexta semana de gestação, aumentando para 180 bpm ao redor da nona semana. A frequência cai dessa faixa para níveis de 140 bpm ± 20 bpm em torno da 20ª semana,, e para 130 bpm ± 20 bpm próximo do termo.

A arritmia resulta, portanto, de automaticidade anormal, condução anormal ou da combinação de ambas.

As arritmias fetais são divididas em três grandes grupos:

- Ritmos irregulares, marcados basicamente por extrassístoles.
- Taquicardias.
- Bradicardias.

Ritmos irregulares

EXTRASSÍSTOLES ATRIAIS OU SUPRAVENTRICULARES

Ocorrem geralmente no terceiro trimestre e representam 3 a 5% das arritmias que ocorrem durante o trabalho de parto. Costumam ser benignas e se revertem espontaneamente antes ou logo após o parto (Fig. 33.2).

Toda extrassístole é sempre seguida de uma pausa, chamada de pausa pós-extrassistólica, que na extrassístole atrial é do tipo não compensatória (curta e com menos de dois ciclos cardíacos normais). A medida da pausa é necessária para se ter certeza de que se trata de extrassístole gerada em região supraventricular, pois a simples visualização direta da extrassístole em parede atrial ao modo M não afasta a possibilidade de se tratar de extrassístole ventricular com condução retrógrada para átrio.

As extrassístoles atriais podem, ainda, ser classificadas em relação à condução para musculatura ventricular em:

- Conduzida para ventrículo – Quando a extrassístole atinge o nó atrioventricular fora de seu período refratário e consegue passar para ventrículo. Ocorre, então, contração ventricular precoce, que se registra e ausculta por meio do Doppler da aorta, artéria pulmonar e artéria umbilical.

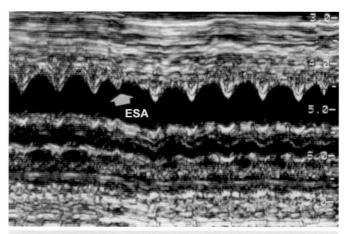

FIGURA 33.2. Extrassístole atrial em traçado de modo M. A *seta branca* indica a contração precoce da parede atrial, isto é, a extrassístole (ESA).

- Não conduzida – Quando a extrassístole atinge o nó atrioventricular dentro de seu período refratário e não consegue passar para ventrículo. O ventrículo nessa situação permanece em "silêncio", ocorrendo uma pausa longa, que se registra e ausculta por meio do Doppler da aorta, artéria pulmonar e artéria umbilical. Essas "paradas" costumam ser percebidas pela gestante e causar muita ansiedade, embora se trate de evento benigno.

Quanto à forma de apresentação e frequência, as extrassístoles atriais podem ser:

- Isoladas, raras, esporádicas.
- Frequentes, sem padrão definido.
- Frequentes com padrão definido – Bigeminismo (cada batimento normal é seguido de uma extrassístole), trigeminismo (a cada dois batimentos normais ocorre uma extrassístole), quadrigeminismo (a cada três batimentos normais ocorre uma extrassístole).
- Bigeminismo atrial não conduzido para ventrículo – A extrassístole não é conduzida para ventrículo, gerando bradicardia ventricular, em torno de 70 a 100 bpm, que pode ser confundida com bloqueio atrioventricular (BAV) total. O diagnóstico diferencial se faz pela medida da distância entre as ondas de contração atrial que, nesse caso, vem aos pares (o batimento normal próximo da extrassístole), e no bloqueio as distâncias entre as contrações são sempre iguais. Esse ritmo costuma alternar-se com: a) ritmo sinusal interrompido por extrassístoles frequentes; b) trigeminismo atrial não conduzido, que é o mesmo fenômeno, entretanto o ritmo que se "ausculta" no cordão é de bigeminismo ventricular (dois batimentos normais passam para o ventrículo e a extrassístole não passa, causando uma pausa na ausculta).
- Ritmo caótico – Alguns fetos apresentam extrassístoles muito frequentes, intercalando rapidamente formas bigeminadas, trigeminadas e em salvas (várias extrassístoles seguidas). Esses fetos apresentam maior risco de desenvolver taquicardia supraventricular e *flutter* e devem ser acompanhados por

ecocardiogramas seriados, alternados, com ausculta de foco pelo obstetra, que deve reencaminhar as gestantes para o cardiologista fetal, caso surpreenda algum período de frequência cardíaca acima de 200 bpm.

O diagnóstico ecocardiográfico no feto deve ser feito em etapas, a saber:

- Fazer a "ausculta" cardíaca pelo Doppler de cordão, para estabelecer o ritmo e o padrão de frequência das extrassístoles, isto é, se raras, esporádicas, frequentes bigeminadas, trigeminadas ou de padrão misto caótico. Medida da pausa extrassistólica, para estabelecer se a extrassístole é atrial (pausa não compensatória) ou ventricular (pausa compensatória).
- Definir se a extrassístole é conduzida ou não para ventrículo.
- Analisar a atividade mecânica do átrio por meio do posicionamento do cursor na parede atrial e ventricular concomitantemente. No caso da extrassístole atrial, poderemos observar a contração precoce (extrassístole) em parede atrial. Deve-se medir a pausa novamente.
- Afastar associação com cardiopatia congênita (rara).
- Observar situação hemodinâmica. Se houver sinais de insuficiência cardíaca, deve-se observar por tempo prolongado e complementar com cardiotocografia, pois a primeira hipótese é de que períodos de taquicardia paroxística estejam ocorrendo, uma vez que extrassístoles não causam descompensação hemodinâmica.

PROGNÓSTICO E CONDUTA OBSTÉTRICA

As extrassístoles atriais não são decorrentes de hipóxia e sua evolução é sabidamente benigna; elas desaparecem espontaneamente durante a primeira semana de vida. Não indicam terapêutica antiarrítmica fetal. Mesmo frequentes, bigeminadas, trigeminadas ou quadrigeminadas, não causam sofrimento fetal, porém atrapalham a condução do trabalho de parto por interferirem nas medidas de controle de frequência cardíaca do monitoração da vitalidade fetal intraparto.

Extrassístoles ventriculares

São bem mais raras que as extrassístoles atriais, mas igualmente benignas. A causa é desconhecida e não há indicação de terapêutica fetal.

A pausa pós-extrassistólica na extrassístole ventricular é do tipo *compensatória* (longa) por definição eletrofisiológica, caracterizando-se por apresentar mais de dois ciclos cardíacos normais. Raramente, apresentam condução retrógrada para átrio em fetos.

Quanto à forma de apresentação e frequência, as extrassístoles ventriculares podem ser:

- Isoladas, raras, esporádicas.
- Frequentes, mais comumente bigeminadas (cada batimento normal é seguido de uma extrassístole ventricular).

O diagnóstico ecocardiográfico no feto deve ser feito em etapas, a saber:

- "Ausculta" cardíaca pelo Doppler de cordão, para estabelecer o ritmo e o padrão de frequência das extrassístoles, isto é, se raras, esporádicas, frequentes bigeminadas, trigeminadas ou de padrão misto caótico. Medida da pausa extrassistólica para estabelecer se a extrassístole é atrial (pausa não compensatória) ou ventricular (pausa compensatória)
- Análise da atividade mecânica do átrio e ventrículo concomitantemente, verificando o posicionamento do cursor na parede atrial e ventricular. No caso da extrassístole ventricular, pode-se observar a contração precoce (extrassístole) em parede ventricular. Medir a pausa novamente.
- Afastar associação com cardiopatia congênita e insuficiência cardíaca (rara).

PROGNÓSTICO E CONDUTA OBSTÉTRICA

Não há evidências de potencial patológico das extrassístoles ventriculares em vida fetal; nesta fase, elas não têm o mesmo significado das ocorridas em adultos. Não apresentam risco de evolução para formas mais complexas de taquicardias, uma vez que a taquicardia ventricular é raríssima em fetos.

Taquicardias

TAQUICARDIA SINUSAL

Caracteriza-se por frequência cardíaca em torno de 180 bpm, às vezes intermitentes. Causas: hipóxia fetal, ansiedade materna, febre materna, ingestão materna de atropina, escopolamina ou isoxsuprina, infecção por citomegalovírus. Diagnóstico diferencial: taquicardia supraventricular.

TAQUICARDIA SUPRAVENTRICULAR

Apresenta frequência cardíaca acima de 200 bpm, com intervalos regulares entre os batimentos e condução atrioventricular 1:1 (Fig. 33.3). Em relação ao mecanismo eletrofisiológico, pode ocorrer por reentrada (recíproca) ou por foco ectópico (automática).

No feto, o mecanismo mais comum é o da reentrada, que mostra início e término abrupto. A reentrada se inicia com uma extrassístole que, após passar pelo nó atrioventricular, encontra uma via acessória fora de seu período refratário e em condições de conduzir o estímulo retrogradamente. Essa condição gera um movimento circular de estímulos elétricos repetitivos que reentram continuamente o átrio vindos do ventrículo, estabelecendo-se dessa maneira o curto-circuito de taquicardia. Esse movimento circular pode ocorrer: a) na musculatura atrial; b) no nó sinusal (mais raramente); c) no nó atrioventricular em virtude da dissociação do tecido de condução que o compõe, ou d) no feixe ou na via anômala fora do nó atrioventricular, que

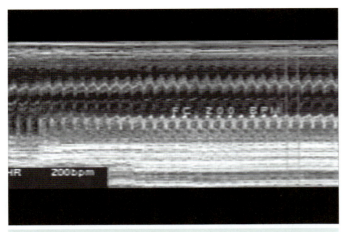

FIGURA 33.3. Taquicardia supraventricular fetal sustentada. Paredes atrial e ventricular em frequência de 200 batimentos por minuto.

conecta a musculatura atrial diretamente com a musculatura ventricular, sem nenhuma interposição do atraso fisiológico à condução, que é inerente ao tecido nodal atrioventricular normal, como ocorre na síndrome de Woff-Parkinson-White. Como o nó atrioventricular se caracteriza por apresentar condução lenta e a via anômala se caracteriza por apresentar condução rápida e período refratário longo, se a condução do estímulo gerado pela extrassístole for lenta o suficiente para permitir a recuperação da via anômala e o término de seu período refratário, ocorrerá condução retrógrada do ventrículo para o átrio através dessa via, estabelecendo-se, portanto, um circuito de reentrada caracterizado por movimento circular da atividade elétrica.

A taquicardia por foco ectópico (automática ou incessante) é gerada em um foco que assume a função de marca-passo do coração, porém com frequência muito mais elevada do que o normal. As taquicardias fetais automáticas geralmente apresentam início e término graduais.

Embora os mecanismos eletrofisiológicos sejam fatores de importância clínica e decisão terapêutica nas taquicardias após o nascimento, em fetos têm interesse apenas acadêmico. Independentemente do mecanismo, é protocolo aceito em todo o mundo que se inicie a terapêutica fetal com digoxina. Entretanto, as doses usadas dependem da forma de apresentação das taquicardias em relação ao tempo de duração, uma vez que, quanto mais prolongados os períodos de taquicardia, maior a possibilidade de hidropisia fetal. Isso porque a taquicardia provoca a perda da contração atrial efetiva em um miocárdio "duro" como o do feto, completamente dependente da contração atrial. A taquicardia causa diminuição do período de enchimento diastólico e rápida elevação da pressão venosa, com consequentes insuficiência cardíaca e hidropisia. Pode ser de dois tipos em relação ao tempo de duração:

- Não sustentada (intermitente), predominando o ritmo sinusal no período de observação. A taquicardia interrompe o ritmo sinusal, sendo frequente a presença de extrassístoles atriais.

- Sustentada (contínua), predomina a taquicardia e são ausentes os períodos de ritmo sinusal normal. Costuma ser causa de insuficiência cardíaca fetal, hidropisia e morte súbita. Estudos com Doppler demonstram diminuição do débito cardíaco durante o período de taquicardia, portanto, quanto mais prolongada no feto, tanto mais rapidamente leva à hidropisia e risco de óbito fetal.

Flutter atrial

Frequência atrial geralmente entre 300 e 500 bpm, facilmente observada ao ecocardiograma pela demonstração de ondulações finas na parede atrial (Fig. 33.4). A frequência ventricular varia entre 200 e 300 bpm, e é geralmente irregular, em razão do bloqueio atrioventricular variável, sempre presente. Ritmo cardíaco regular ocorre somente quando o BAV é fixo. O *flutter* atrial é mais raramente diagnosticado em fetos e, na série de Kleinman e Copel (1994)[1], apresenta mortalidade mais alta e controle mais difícil por meio de terapêutica antiarrítmica do que as taquicardias supraventriculares. Eletrofisiologicamente, resulta de um movimento de energia caótico dentro da própria musculatura atrial. A associação quase invariável de algum grau de BAV é uma evidência importante de que o mecanismo de reentrada pelo nó atrioventricular não está envolvido.

TERAPÊUTICA FETAL

As taquicardias devem ser encaradas como "emergência" em cardiologia fetal, pois sabe-se que, uma vez instalada a insuficiência cardíaca com hidropisia, o prognóstico é muito pobre. Consequentemente, o tratamento com antiarrítmicos deve ser introduzido rapidamente, seja transplacentário ou por meio de cordocentese. O esquema mais empregado é o que utiliza a monoterapia com digoxina, sendo uma segunda opção terapêutica o sotalol ou a amiodarona.

É obrigatória a realização de um eletrocardiograma de controle antes de iniciar o tratamento, para afastar

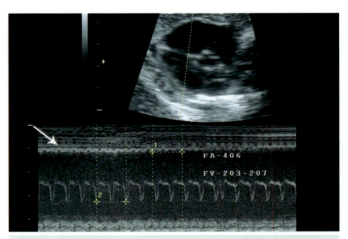

FIGURA 3.4. *Flutter* atrial. Nesta situação, as paredes atriais tremulam com frequência de 406 batimentos por minuto (*seta*). Paredes ventriculares com frequência de 203 a 207 batimentos por minuto.

possíveis causas que contraindiquem a terapia com doses altas de digoxina. A digoxinemia materna deve ser monitorada ao final do terceiro dia de tratamento, e a cada dois dias, se doses altas tiverem que ser administradas além dos três dias preconizados para a dose de ataque. A digoxinemia deve ser solicitada com urgência e o resultado deve ser liberado no mesmo dia, ou no máximo em um dia, pois o objetivo é orientar a conduta e adequação de dose. A dose terapêutica fetal é atingida quando a digoxinemia materna atinge 1,5 a 2,0 ng/mL. A possibilidade de intoxicação digitálica materna é real, e é obrigatório que nessa fase de tratamento a gestante esteja em ambiente hospitalar, para que seja realizada adequada monitoração cardiológica com eletrocardiograma e nível sérico de digoxina.

Dose de ataque: 1,0 a 1,5 mg (4 a 6 comprimidos) de digoxina por via oral para a gestante durante 3 dias ou até o controle da taquicardia (desde que a digoxinemia materna não ultrapasse 2,5 µg/mL ou não haja sintomas de intoxicação digitálica). Esquema utilizado pela autora: seis comprimidos de digoxina no primeiro dia (três comprimidos de 12/12h), cinco comprimidos no segundo dia (três comprimidos pela manhã e dois à noite) e quatro comprimidos no terceiro dia (2 comprimidos de 12/12h). Assim, é muito difícil que alguma forma de intoxicação digitálica ocorra e os níveis séricos de digoxina na gestante, na manhã do quarto dia, costumam estar ao redor de 2,0 ng/mL. É importante colher o sangue para medir a dosagem de digoxina sérica em jejum e em torno de 12 horas após a última dose.

Dose de manutenção: 0,50 a 0,75 mg (2 a 3 comprimidos) até o parto. Raramente é necessário usar como a dose da manutenção três comprimidos diários. Isso ocorreu em algumas gestantes com dificuldade de absorção da droga.

FALHA TERAPÊUTICA

Em caso de falha terapêutica, podemos tentar o sotalol, que é um β-bloqueador com propriedades antiarrítmicas adicionais e efeito inotrópico negativo discreto. A transferência placentária é rápida e quase completa, com os níveis fetais sendo quase idênticos ao do plasma materno. O sotalol é eficaz no tratamento das taquicardias supraventriculares refratárias à digoxina e tem sido proposto como terapia de primeira escolha para *flutter* atrial. Efeitos colaterais e risco de pró-arritmia são relatados.

Cuidados: A monitoração materna cuidadosa do intervalo QT no eletrocardiograma, e de níveis de eletrólitos, especialmente durante o início processo, é recomendada.

A dose recomendada inicial é de 80 ou 160 mg duas vezes por dia via oral. Tem sido proposto um esquema de doses crescentes, iniciando com 80 mg duas vezes por dia, aumentando 80 mg a cada três dias até atingir um máximo de 160 mg três vezes por dia (total diário máximo de 480 mg). Não há relatos de restrição do crescimento fetal relacionados com esse protocolo.

Outra opção terapêutica muito boa é o esquema de impregnação com amiodarona. Dose: 1.600 mg por 4 dias (quatro comprimidos a cada 12 horas), seguido de 1.200 mg por três dias (três comprimidos a cada 12 horas); dose de manutenção: 800 mg por seis semanas ou até o parto (dois comprimidos a cada 12 horas). Manter um comprimido de digoxina associado. Cuidados: observar aumento do intervalo QT da gestante. A monitoração com eletrocardiogramas diários na fase de ataque é obrigatória.

PROGNÓSTICO E CONDUTA OBSTÉTRICA

O prognóstico cardiológico costuma ser bom após a reversão da taquicardia/*flutter*. Com base em estudos que documentaram diminuição do nível de recidiva de taquicardia em neonatos tratados, é conduta manter a digoxina por 6 meses a 1 ano após o nascimento, embora não seja protocolo aceito universalmente.

Em relação a sequelas, muitas dúvidas existem em relação ao desenvolvimento neurológico dos fetos que ficaram expostos a longos períodos de taquicardia ou hidropisia fetal. Oudijk et al. descreveram sequelas neurológicas em fetos com taquicardia, como leucomalacia periventricular e hemorragia intracraniana[4].

A conduta pode ser obstétrica se a taquicardia tiver sido totalmente revertida para ritmo sinusal, caso contrário o parto cesáreo estará indicado.

TAQUICARDIA VENTRICULAR

Define-se como a ocorrência de três ou mais extrassístoles ventriculares consecutivas. Quando a taquicardia ventricular apresenta condução retrógrada para átrio, o aspecto ao ecocardiograma é o mesmo de uma taquicardia supraventricular e, portanto, é impossível o diagnóstico diferencial por esse método.

CONDUTA OBSTÉTRICA

Resolução da gestação para instituir tratamento imediato nos casos de maturidade pulmonar associados a sinais de insuficiência cardíaca.

Amiodarona ou mexiletine por via oral são opções teóricas que poderiam ser usadas para gestantes nos casos de imaturidade pulmonar com ou sem sinais de insuficiência cardíaca.

Bradicardias

BRADICARDIA SINUSAL/BRADICARDIA FISIOLÓGICA TRANSITÓRIA DO SEGUNDO TRIMESTRE

Frequência cardíaca igual ou inferior a 100 bpm. Causas: compressão de cordão umbilical ou cabeça fetal, hipotensão e convulsão materna; bloqueio anestésico paracervical, administração materna de propranolol ou reserpina. Diagnóstico diferencial: BAV.

Outro tipo muito comum de bradicardia é a chamada bradicardia fisiológica transitória, que ocorre geralmente no segundo trimestre da gestação. Consiste em períodos fugazes de desaceleração da frequência, que pode cair até 40 bpm. Duram em média de 15 a 20 segundos, às vezes até 1 minuto, fato que causa desconforto ao examinador. Entretanto, é importante ter em mente que toda bradicardia fugaz e que retorna ao ritmo normal espontaneamente deve ser benigna e a expressão de tônus vagal exacerbado é comum nesse período da gestação. É um fenômeno fisiológico e não compressão de cordão umbilical, como muitos acreditam.

BLOQUEIO ATRIOVENTRICULAR

O bloqueio atrioventricular total (BAVT) é uma arritmia rara, determinada pela alteração na condução do impulso elétrico cardíaco entre átrio e ventrículo, atrasando ou impossibilitando sua transmissão na forma total (Fig. 33.5). Relatado na literatura com incidência de 1:14.000 a 1:20.000 nascidos vivos, foi descrito em feto pela primeira vez em nosso país por Nacarato, em 1979, que relatou um caso em feto de 38 semanas de gestação, diagnosticado no Serviço de Ecocardiografia do Hospital Beneficência Portuguesa de São Paulo, que na época comprou um dos primeiros aparelhos de ecocardiografia disponíveis no mercado[5]. Em vida fetal, estima-se que essa incidência seja de aproximadamente o dobro da observada no período pós-natal (1:10.000 gestações), considerando-se que muitos casos são perdidos em consequência de abortamento espontâneo, óbito fetal e óbito neonatal precoce.

Esse bloqueio pode ocorrer e ser identificado nos diferentes locais do sistema de condução, como o nó sinusal, nó atrioventricular ou nas porções proximais do sistema His-Purkinje, e sua classificação é feita por meio da eletrocardiografia, podendo basear-se em vários critérios, como grau, sede, duração e causa. Levando em conta a relação temporal entre o estímulo atrial e a resposta ventricular, pode-se, então, dividir o BAV em três graus:

- Primeiro grau. Forma inicial ou incompleta de bloqueio, caracterizada por lentificação anormal da condução através da região bloqueada, mas na qual cada impulso atrial consegue ser transmitido ao ventrículo. Ao eletrocardiograma, observa-se aumento do tempo da condução do estímulo entre região atrial e ventricular, ou seja, intervalo P-R acima de 0,2 segundo, mantendo-se relação de 1:1 entre as frequências atrial e ventricular.
- Segundo grau. Forma incompleta de bloqueio, porém mais grave, na qual a lentificação da condução é tal que, em uma série de impulsos, pelo menos um estímulo é totalmente bloqueado. Muitas vezes, a condução atrioventricular (A-V) apresenta frequência regular, como no caso do BAV 2:1, em que, de cada dois impulsos atriais, um passa para os ventrículos, o que resulta em uma contração ventricular a cada duas atriais.
- Terceiro grau. Forma completa ou total, na qual a condução é acentuadamente lentificada, não havendo transmissão de nenhum impulso atrial para os ventrículos através do local de bloqueio. A

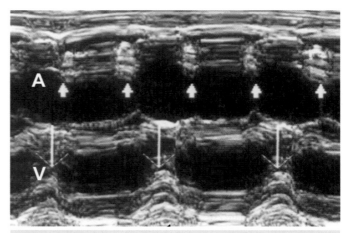

FIGURA 33.5. Bloqueio atrioventricular total. Note a contração atrial (A) acima (*setas pequenas*) e a contração ventricular (V) abaixo (*setas grandes*), com frequência ventricular de 46 batimentos por minuto.

interrupção completa da comunicação elétrica entre átrio e ventrículo leva os ventrículos a assumirem um ritmo determinado por marca-passo próprio, contraindo-se de forma independente do comando atrial e com frequência menor.

Em geral, os bloqueios de primeiro e segundo graus não causam desequilíbrio hemodinâmico no feto e são pouco sintomáticos em lactentes e crianças, enquanto o bloqueio de terceiro grau, ou forma total (BAVT), determina maior frequência de complicações pré e pós-natais e maior frequência de associação com anomalia estrutural cardíaca congênita, o que aumenta sensivelmente a morbimortalidade. Associações raras de bloqueio atrioventricular, isomerismo esquerdo, defeito de septo e *flutter* atrial já foram descritas.

O bloqueio A-V de primeiro grau, além de ser raramente observado em fetos, é de difícil comprovação devido à impossibilidade técnica de medir o intervalo P-R ao ecocardiograma que, no caso, encontra-se aumentado. O bloqueio A-V de segundo grau tem sido documentado com facilidade e algumas vezes representa um estágio evolutivo de colagenose materna que termina por provocar o bloqueio A-V de terceiro grau ou total.

Maior atenção tem sido dada ao bloqueio A-V total, pois é o mais frequente em vida fetal. Pode ocorrer isoladamente ou associado à cardiopatia. Quando isolado, a mãe geralmente é portadora de doença do tecido conectivo, clínica ou laboratorial, havendo presença de anticorpos anti-Ro, que atravessam a placenta e podem causar lesão do sistema de condução fetal. Lúpus neonatal causado por anticorpos maternos circulantes é evento de ocorrência rara, tendo sido documentado em um caso de nossa série. Quando associado à cardiopatia, o prognóstico é muito pobre, especialmente se houver hidropisia ou síndrome de isomerismo atrial esquerdo.

TERAPÊUTICA FETAL E CONDUTA OBSTÉTRICA

Relatos isolados sobre possíveis efeitos benéficos da dexametasona para o tratamento do bloqueio A-V total foram publicados[6], entretanto esses protocolos levantaram muitos questionamentos entre a comunidade de cardiologistas fetais, culminando com dois grandes estudos retrospectivos que mostraram não haver nenhum tipo de benefício no uso de corticoides nos casos de bloqueio A-V fetal[7,8]. Na experiência da autora, a comparação entre os resultados perinatais dos fetos com bloqueio A-V sem o uso de corticoide não apresentou diferença com significado estatístico quando comparada à experiência de Jaeggi et al. (2004)[6] que usaram corticoide como protocolo em todos os casos de bloqueio A-V fetal. Além do mais, a diretriz publicada recentemente sobre diagnóstico e tratamento das doenças cardíacas fetais[9], estabelece que a utilidade do uso de corticóide em fetos sem insuficiência cardíaca ainda não foi estabelecida mas "poderia ser considerada".

Nenhum esquema terapêutico eficaz tem sido utilizado para tratar o bloqueio A-V total de baixa frequência, responsável por insuficiência cardíaca e hidropisia. Poucos trabalhos relatam o uso de simpaticomiméticos para aumentar a frequência cardíaca em fetos hidrópicos e sem maturidade pulmonar. A utilização de marca-passo diretamente no feto e a estimulação transabdominal aplicada no abdome materno não têm sido bem-sucedidas, mas, como este é um campo fértil para muitas pesquisas, provavelmente esse panorama será modificado no futuro.

A proposta de interrupção imediata da gestação para implante de marca-passo é a mais aceita para os fetos viáveis, com BAV isolado, que começam a apresentar hidropisia. Adota-se geralmente como rotina o parto cesáreo eletivo após a maturidade (38 semanas de gestação), que está justificado em razão da impossibilidade de monitoração da vitalidade fetal durante o trabalho de parto devido à bradicardia fixa. Ao contrário, quando o bloqueio está associado a cardiopatia complexa e hidropisia grave, considera-se o risco materno em face do prognóstico fetal, e é recomendado o parto vaginal.

A resolução da gestação mais precoce, seguida de implante imediato de marca-passo definitivo, deve ser planejada com antecedência, se o feto apresentar evidências de comprometimento hemodinâmico grave e frequência cardíaca abaixo de 50 bpm. Nestas condições, o parto costuma ser planejado conjuntamente com a equipe de cardiologia pediátrica e marca-passo que imediatamente assume o caso.

Por todas as razões expostas, é prudente que essa decisão não seja unilateral, devendo resultar da discussão das equipes de obstetrícia, neonatologia, cardiologia fetal e pediátrica, de forma integrada e coerente, para que condutas precipitadas não determinem outros riscos de morte. Deve-se evitar cesarianas intempestivas indicadas pela dopplerfluxometria obstétrica em fetos hemodinamicamente estáveis, para evitar riscos adicionais de prematuridade.

Portanto, a conduta nos BAVs deve seguir as etapas:

- BAVT com anatomia cardíaca normal:
    - Solicitar dosagem materna de anticorpos anti-RO.
    - Frequência cardíaca fetal acima de 55 bpm – Acompanhar por ecocardiografia semanalmente, parto operatório com maturidade.
    - Frequência cardíaca fetal abaixo de 55 bpm (com ou sem hidropisia) – Se houver maturidade, resolver por parto operatório; se o feto for imaturo, tentar simpaticomiméticos visando elevar a frequência fetal (terbutalina, de 2,5 a 5 mg a cada 4 ou 6 horas).
- BAV com cardiopatia complexa e síndrome de isomerismo atrial:
    - Prognóstico reservado, mortalidade próxima de 100%. Conduta obstétrica no parto.

IMPACTO DA ECOCARDIOGRAFIA NO CAMPO DAS ARRITMIAS

Novas estratégicas terapêuticas estão sendo desenvolvidas com base nos achados da ecocardiografia fetal.

A ecocardiografia, sem dúvida, é superior ao eletrocardiograma intrauterino, cujas ondas "p" são muito pequenas para serem analisadas, e apenas o complexo QRS é visível. A única limitação existente baseia-se no fato de que estarmos analisando fenômenos mecânicos e não elétricos. Mesmo assim, essa técnica tem se mostrado precisa no diagnóstico das arritmias fetais.

O diagnóstico do tipo de arritmia é importante porque determina não só o tipo de tratamento, mas também a conduta obstétrica. À equipe multidisciplinar de medicina fetal importa o tipo de arritmia, a associação com cardiopatia, a associação com cardiopatia congênita ou outras malformações e a gravidade da arritmia, bem como seu comportamento diante da terapêutica antiarrítmica.

Devemos lembrar que ao estudarmos uma arritmia fetal é importante:

1. Distinguir de sofrimento fetal.
2. Afastar associação com cardiopatia congênita.
3. Pesquisar presença de insuficiência cardíaca (insuficiência tricúspide e/ou derrames ou ascite e/ou hidropisia).
4. Detectar as "emergências" e encaminhá-las para um centro de referência treinado em tratamento antiarrítmico fetal.
5. Lembrar da associação entre bloqueio A-V fetal e doença materna do tecido conectivo.

Concluímos que, mediante o diagnóstico preciso do tipo de arritmia fetal e a indicação correta da terapêutica antiarrítmica, muitos partos operatórios e retiradas de prematuros poderão ser evitados, com consequente melhora do prognóstico perinatal.

Comentários finais

Para finalizar, nossa experiência demonstra que a ecocardiografia fetal é um método preciso no diagnóstico das malformações, com grande impacto na conduta obstétrica, e beneficia atualmente um número significativo de pacientes.

Referências bibliográficas

1. Kleinman CS, Copel JA. Fetal cardiac arrhythmias: diagnosis and therapy. In: Creasy RK, Resnik R (eds). Maternal-fetal medicine: principles and practice. 3.ed. Philadelphia: WB Saunders; 1994.
2. Krapp M, Kohl T, Simpson JM, Sharland GK, Katalinic A, Gembruch U. Review of diagnosis, treatment, and outcome of fetal atrial flutter compared with supraventricular tachycardia. Heart. 2003;89:913.
3. Simpson JM, Sharland GK. Fetal tachycardias: management and outcome of 127 consecutive cases. Heart. 1998;79:576.
4. Oudijk MA, Gooskens RHJM, Stoutenbeek P, De Vries LS, Visser GHA, Meijboom EJ. Neurological outcome of children who were treated for fetal tachycardia complicated by hydrops. Ultrasound Obstet Gynecol. 2004;24:154.
5. Nacarato AFP, Melo OH, Neves IPP. Bloqueio átrio-ventricular total. Diagnóstico intra-útero pela ecocardiografia convencional. Arq Bras Cardiol. 1979;32(Supl 1):58.
6. Jaeggi ET, Fouron JC, Silverman ED, et al. Transplacental fetal treatment improves the outcome of prenatally diagnosed complete atrioventricular block without structural heart disease. Circulation. 2004;110(12):1542.
7. Lopes LM, Tavares GMP, Damiano AP, Lopes MAB, Aiello VD, Schultz R, et al. Perinatal outcome of fetal atrioventricular block: 116 cases from one single institution. Circulation. 2008;118:1268.
8. Eliasson H, Sonesson SE, Sharland G, et al. Isolated Atrioventricular Block in the Fetus A Retrospective, Multinational, Multicenter Study of 175 Patients. Circulation. 2011;124(18):1919.
9. Donofrio MT, Moon-Grady AJ, Hornberger LK, et al. Diagnosis and treatment of fetal cardiac disease: a scientific statement from the American Heart Association. Circulation 2014;129(21):2183.

Leitura recomendada

Araujo LML, Silverman NH, Filly RA, Golbus MS, Finkbeiner WE, Schmidt KG. Prenatal diagnosis of left atrial isomerism by ultrasound J. Ultrasound Med 1987;6:667.

Lopes LM, Cha SC, Scanavacca MI, Tuma-Calil VML, Zugaib, M. Fetal idiopathic ventricular tachycardia with nonimmune hydrops: Benign Course Ped Cardiol. 1996;17.

Lopes LM, Zugaib M. Arritmias fetais. In: Lopes LM, Zugaib M (eds). Atlas comentado de cardiologia fetal. São Paulo: RR Donnelley; 2003. p. 366.

Lopes LM, Zugaib M. Fetal Tachyacchythmia: management, and outcome. Cardiol in the Young. 2001;11(Suppl 1):37.

Sonesson SE, Fouron JC, Wesslen-Eriksson E, et al. Foetal supraventricular tachycardia treated with sotalol. Acta Paediatr. 1998;87:584.

Strasburger JF, Cuneo BF, Michon MM, et al. Amiodarone therapy for drug-refractory fetal tachycardia. Circulation. 2004;109.

34 Malformação Cardíaca e Cirurgia Fetal

Simone R. F. Fontes Pedra

C. Fábio A. Peralta

Carlos A. C. Pedra

Introdução

O diagnóstico pré-natal de cardiopatias congênitas tem trazido valiosas informações referentes a história natural e evolução intrauterina das cardiopatias congênitas. Enquanto algumas anomalias se desenvolvem bem no início da gestação e permanecem estáveis com o avançar do tempo, outras se manifestam de forma progressiva, tornando-se mais graves entre o segundo e o terceiro trimestre. É justamente neste segundo cenário que a terapêutica invasiva cardíaca fetal aparece de forma atrativa, tendo como principal objetivo mudar a história natural sombria de algumas anomalias evolutivas na vida fetal.

Os potenciais benefícios das intervenções cardíacas fetais foram salientados há vários anos atrás. A primeira valvoplastia fetal aórtica foi realizada em 1989 em Londres[1], e no ano 2000, Kohl et al. publicaram a experiência mundial com a valvoplastia aórtica fetal, que constava de 12 casos[2]. Desde então, o grupo do Boston Children's Hospital iniciou um programa de terapêutica cardíaca invasiva fetal com enorme progresso nesse campo, disseminando a aplicação da técnica para outros centros ao redor do mundo[3-5].

A principal justificativa do procedimento invasivo na vida fetal é melhorar a evolução e o prognóstico pós-natal, seja porque o feto se encontra em risco de não sobreviver ou porque a evolução pós-natal é desfavorável. É consenso na literatura que o tratamento precoce de cardiopatias congênitas aumenta as probabilidades de remodelamento miocárdico e vascular, com maiores chances de adaptar a oferta sanguínea ao miocárdio em desenvolvimento[6].

As principais cardiopatias que se beneficiam da intervenção intrauterina são a síndrome de hipoplasia do coração esquerdo (SHCE) com grave restrição ao fluxo através do septo interatrial, a estenose valvar aórtica crítica com sinais de potencial evolução para a hipoplasia ventricular esquerda e a atresia pulmonar com septo íntegro (APSI) ou estenose pulmonar crítica com mínimo fluxo pulmonar anterógrado, que cursam com hipodesenvolvimento do ventrículo direito. Neste capítulo discutiremos especificamente estes três grupos de doenças no que se refere a indicações, técnica e resultados das intervenções percutâneas fetais.

Indicações

ESTENOSE AÓRTICA CRÍTICA COM SINAIS DE EVOLUÇÃO PARA A SHCE

Estenose valvar aórtica caracterizada por uma valva espessa e com mobilidade muito reduzida associada a um escasso fluxo anterógrado que pode estar praticamente ausente. Os parâmetros funcionais indicativos de evolução para a hipoplasia do ventrículo esquerdo são: fluxo reverso no arco transverso, isto é, proveniente da aorta descendente; fluxo invertido no plano atrial (esquerdo-direito); enchimento ventricular esquerdo monofásico (traçado de Doppler pela valva mitral mostrando onda de enchimento única, denotando aumento da pressão diastólica final do ventrículo esquerdo) e disfunção do ventrículo esquerdo moderada ou grave pela análise subjetiva (Fig. 34.1)[3,7,8].

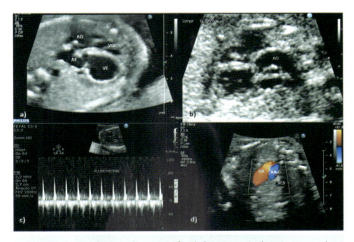

FIGURA 34.1. Ecocardiograma fetal de um caso de estenose aórtica crítica fetal com indicação de valvoplastia. (A) VE dilatado e com aumento da ecogenicidade devido à fibroelastose endocárdica difusa. (B) Medida do anel da valva aórtica cujos folhetos são visivelmente espessados. (C) Enchimento do VE monofásico. (D) Corte dos três vasos mostrando fluxo reverso no arco transverso. VE, ventrículo esquerdo, AE, átrio esquerdo; VD, ventrículo direito; AD, átrio direito, Ao, aorta; DA, ducto arterioso; AAo, arco aórtico; VCS, veia cava superior.

ESTENOSE AÓRTICA CRÍTICA COM INSUFICIÊNCIA MITRAL GRAVE E ÁTRIO ESQUERDO GIGANTE

Este é um subgrupo específico e muito grave de fetos com estenose valvar aórtica crítica que cursa com enorme dilatação do átrio esquerdo devido à insuficiência mitral maciça. Também se observam fluxo reverso no arco transverso e algum grau de disfunção ventricular esquerda. Frequentemente, os fetos apresentam hidropisia com risco iminente de óbito fetal, caso não seja feita a descompressão do átrio esquerdo pela abertura da valva aórtica, do septo interatrial ou de ambos (Fig. 34.2)[9].

ATRESIA PULMONAR COM SEPTO ÍNTEGRO OU ESTENOSE VALVAR PULMONAR CRÍTICA COM SINAIS DE EVOLUÇÃO PARA HIPOPLASIA DO CORAÇÃO DIREITO

Atresia pulmonar membranosa com folhetos pulmonares identificáveis com septo interventricular íntegro; ausência ou mínimo fluxo pulmonar anterógrado; inversão de fluxo no ducto arterioso, isto é, proveniente da aorta descendente para o tronco pulmonar; algum grau de hipoplasia do coração direito ou evidência de não crescimento da cavidade ventricular direita em um período de observação de 2 a 4 semanas (Fig. 34.3)[4,10,11].

SHCE COM SEPTO INTERATRIAL ÍNTEGRO OU COMUNICAÇÃO INTERATRIAL SIGNIFICATIVAMENTE RESTRITIVA

Caracterizada por ausência ou mínimo fluxo de alta velocidade através do septo interatrial; átrio esquerdo dilatado; veias pulmonares dilatadas e fluxo bidirecional na veia pulmonar com desaparecimento do padrão trifásico clássico e fluxo reverso muito proeminente (Fig. 34.4)[5].

Aspectos técnicos

O preparo da mãe consta de jejum pré-anestésico e profilaxia tocolítica. A nifidipina via oral e deve ser iniciada 4 a 8 horas antes do procedimento, sendo uma droga com poucos esfeitos colaterais e altamente efetiva para evitar contrações. A anestesia materna utilizada com mais frequência é o bloqueio regional, de preferência a raquianestesia. Alguns autores utilizam a anestesia geral, o que em nossa opinião tem a desvantagem de dificultar o posicionamento fetal.

A posição fetal adequada é imprescindível, sendo obtida por manobras manuais e com o auxílio do transdutor de ultrassom antes da anestesia fetal. Idealmente, o bebê deve ficar com o dorso posterior em apresentação pélvica, permitindo que a punção seja realizada mais próxima do fundo uterino[12].

A anestesia fetal pode ser realizada por via intramuscular ou intravenosa, neste caso, por meio da punção do cordão umbilical, sendo utilizada uma mistura de opioide, bloqueador muscular e atropina cujas doses são calculadas de acordo com o peso fetal[12-14].

O acesso ao coração é obtido introduzindo-se uma agulha fina tipo Chiba, com calibres variando de 17 a 19 G (*gauge*) e com 15 cm de comprimento[12-14].

O procedimento é monitorado pelo ultrassom, que pode ser operado pelo próprio cirurgião fetal ou pelo cardiologista fetal, a depender da escolha dos profissionais.

Uma vez atravessada a parede abdominal, a agulha atinge a cavidade amniótica e deve ser dirigida para o tórax fetal[12-15]. A estrutura-alvo (valvas aórtica ou pulmonar e septo interatrial) é alcançada por punção direta do

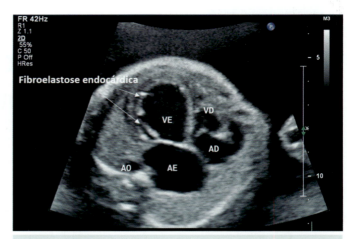

FIGURA 34.2. Ecocardiograma fetal de um caso de estenose aórtica crítica com átrio esquerdo gigante devido à insuficiência mitral maciça. VE, ventrículo esquerdo, AE, átrio esquerdo; VD, ventrículo direito; AD, átrio direito, Ao, aorta.

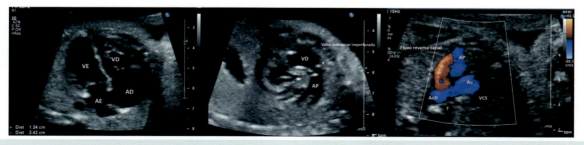

FIGURA 34.3. Ecocardiograma fetal de um caso de atresia pulmonar com septo íntegro e hipoplasia do VD com indicação de abertura da valva pulmonar intraútero. VE, ventrículo esquerdo, AE, átrio esquerdo; VD, ventrículo direito; AD, átrio direito, Ao, aorta; AP, artéria pulmonar; AoD, aorta descendente; VCS, veia cava superior.

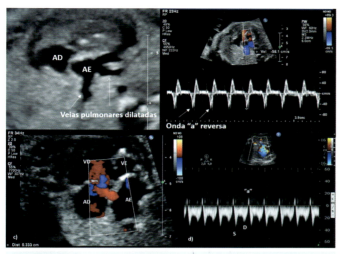
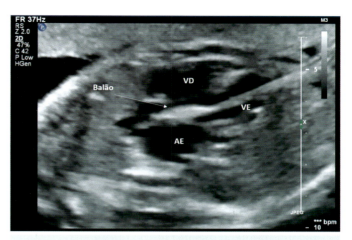

FIGURA 34.4. Ecocardiograma fetal de um caso de síndrome de hipoplasia do coração esquerdo (SHCE) com forame oval muito restritivo. (A) AE dilatado assim como as veias pulmonares. O septo interatrial encontra-se abaulado para o AD. (B) Traçado de Doppler da veia pulmonar mostrando fluxo bidirecional, com onda "a" reversa muito proeminente. (C) Após atriosseptostomia fetal com sucesso, mostrando o fluxo através do septo interatrial e redução das dimensões do AE e das veias pulmonares. (D) Normalização do padrão de Doppler da veia pulmonar que mostra agora um padrão trifásico, com "a" reversa de velocidade e duração bem menores em relação ao pré-procedimento. AE, átrio esquerdo; AD, átrio direito; VD, ventrículo direito; VE, ventrículo esquerdo.

FIGURA 34.5. Valvoplastia aórtica fetal: momento em que o balão é insuflado no plano da valva aórtica. AD, átrio direito; AE, átrio esquerdo; VE, ventrículo esquerdo.

coração fetal, geralmente através de um espaço intercostal. Em alguns casos, a via subcostal pode facilitar a punção do ápice do ventrículo esquerdo ou direito, entrando-se pelo abdome fetal. Após a extremidade distal da agulha atingir a estrutura cardíaca desejada, um cateter-balão de angioplastia coronária pré-montado e previamente marcado é avançado pela agulha até que o balão seja posicionado através da estrutura a ser dilatada (Fig. 34.5). O balão é insuflado sob pressões variáveis, considerando-se seu diâmetro e o anel valvar ou septo interatrial. Geralmente são realizadas três a quatro insuflações para que a abertura seja efetiva e duradoura até o término da gestação. Após total esvaziamento do balão, todo o conjunto (balão, cateter e agulha de punção) é retirado de uma só vez[12-16]. Neste momento, podem ocorrer bradicardia e hemopericárdio. Derrames volumosos devem ser rapidamente esvaziados por meio de nova punção. Geralmente, a retirada de 1 a 2 mL de sangue do espaço pericárdico é suficiente para a reversão do quadro. O grupo de Boston sugere a injeção intracardíaca profilática de adrenalina e bicarbonato de sódio para reduzir o risco de bradicardia[13]. Entretanto, se a cavidade ventricular é pequena, particularmente nos casos de valvoplastia pulmonar, a injeção de adrenalina pode fazer com que esta encolha ainda mais, dificultando o manuseio da agulha, guia e balão no seu interior[15]. Além disso, este volume infundido pode depreciar a imagem de ultrassom exatamente no momento crucial da intervenção, o que dificulta enxergar o balão.

VALVOPLASTIA AÓRTICA

A SHCE é uma das mais frequentes anomalias cardíacas diagnosticadas intraútero. É uma patologia grave, que necessita intervenção precoce no período neonatal, sendo caracterizada pela hipoplasia de graus variáveis das estruturas esquerdas levando a uma condição em que o coração esquerdo se torna insuficiente para manter a circulação sistêmica. Ecocardiogramas fetais seriados e repetidos até o final da gestação mostaram que um grupo de pacientes nascidos com essa anomalia apresentava, no segundo trimestre gestacional, estenose crítica da valva aórtica com VE dilatado ou de tamanho normal[17,18]. A causa da progressão para a hipoplasia do lado esquerdo parece estar relacionada a uma causa mecânica em que a obstrução ao fluxo aórtico leva a disfunção ventricular e baixo débito do ventrículo esquerdo (VE), comprometimento da complacência dessa câmara, redução do enchimento ventricular, retirando o estímulo de carga ou volume para desenvolvimento da valva mitral, do VE, da valva aórtica e da aorta ascendente[19]. Dependendo da gravidade da obstrução e da reação ventricular em face desse processo, o comprometimento das estruturas esquerdas é mais importante, tornando-as gravemente hipoplásicas. A fibroelastose endocárdica, caracterizada pelo aspecto esbranquiçado do miocárdio visto ao ultrassom, decorre do desbalanço entre a oferta e o consumo de oxigênio. Quanto mais fibrose se desenvolve, pior o potencial de crescimento do ventrículo esquerdo já que esta interfere diretamente na capacidade de enchimento dessa câmara.

A valvoplastia aórtica tem como objetivo mudar a história natural da dessa doença. A principal hipótese de apoio à iniciativa desse procedimento é que, aliviando-se a via de saída do VE, reduz-se o processo evolutivo do dano miocárdico que vinha se estabelecendo, facilitando o crescimento do VE e melhorando a função miocárdica dessa câmara[3,6,7,12-14]. Para tanto, ela deve ser realizada antes do hipodesenvolvimento significativo das estruturas esquerdas. Por isso, um dos principais elementos para o sucesso é a seleção dos candidatos.

Segundo McElhinney et al.[19] existem aspectos anatomofuncionais preditivos de sucesso técnico e evolução para circulação biventricular pós-natal baseados na experiência de 70 valvoplastias aórticas fetais realizadas pelo grupo de Boston. Entretanto, nossa experiência mostrou que, mesmo em alguns casos nos quais o VE já está hipoplásico no momento da intervenção, podem evoluir para a circulação biventricular após um processo de reabilitação estadiada dessa câmara que consiste em uma fisiologia univentricular inicial para dar mais tempo para o ventrículo esquerdo se recuperar[12].

Há evidências de que a transição de um VE normal para a SHCE no feto com estenose aórtica crítica quase sempre ocorre no segundo ou terceiro trimestre de gestação. Assim sendo, o procedimento está indicado entre 21 e 29 semanas gestacionais[8].

Recentemente, o mesmo grupo publicou os resultados das 100 primeiras valvoplastias aórticas fetais realizadas no período compreendido entre os anos 2000 e 2013, mostrando que, dos 88 nascidos vivos, 38 atingiram a circulação biventricular, sendo 31 ainda no período neonatal e 7 após uma correção univentricular paliativa convertida para biventricular após o processo de reabilitação do ventrículo esquerdo[21].

VALVOPLASTIA PULMONAR FETAL

A atresia pulmonar com septo íntegro é uma doença congênita rara que se associa à hipoplasia variável do VD, da valva tricúspide e da via de saída do VD. No espectro mais grave da doença, existe uma atresia fibromuscular do infundíbulo e da valva pulmonar, com hipoplasia importante da cavidade ventricular direita e da valva tricúspide, associadas a anomalias maiores da circulação coronária. Em contraste, no espectro mais favorável, a atresia da valva pulmonar é membranosa, com diâmetro do anel da valva tricúspide e volume do ventrículo direito (VD) próximos ao normal, e ausência de anormalidades das artérias coronárias.

Alguns casos de estenose pulmonar crítica, observados na vida fetal, podem evoluir para total interrupção do fluxo entre o VD e a artéria pulmonar, e consequente hipoplasia dessa câmara. Estes casos se comportam de forma semelhante à APSI com hipoplasia discreta a moderada do VD[4,10,11,21].

A intervenção fetal na APSI e na estenose pulmonar crítica tem o objetivo de promover o crescimento e o desenvolvimento funcional do VD bem como de aumentar as chances de circulação biventricular no período pós-natal. A identificação dos potenciais candidatos ao procedimento deve ser baseada nos riscos do feto evoluir para circulação univentricular sem a intervenção fetal e na possibilidade de alterar tal progressão[10]. A seleção dos candidatos deve considerar a ausência de crescimento do VD ao longo de 2 a 4 semanas de observação ou à vigência de hipoplasia ventricular direita iminente ou instalada, em ventrículos com via de saída bem desenvolvida e anel valvar tricúspide com escore Z > –3. Outro critério importante na decisão é a presença de sinais de insuficiência cardíaca fetal caracterizada pela onda "a" reversa no traçado de fluxo do ducto venoso, o que denota aumento da pressão no átrio direito e possível evolução para hidropisia fetal. Esta condição hemodinâmica é observada em fetos com insuficiência tricúspide importante e VD com complacência muito reduzida[6].

Do ponto de vista técnico, essa intervenção é mais difícil e desafiadora do que a valvoplastia aórtica. Devido às dimensões reduzidas do VD, hipertrofia dessa câmara, associadas às suas características anatômicas (via de saída localizada anteriormente e longe da via de entrada), o posicionamento da agulha abaixo da valva pulmonar requer grande habilidade e experiência do cirurgião fetal (Fig. 34.6)[4,11,12].

Em 2009, Tworetzky et al.[11] relataram a série de 10 fetos submetidos à valvoplastia pulmonar fetal em Boston. O crescimento das dimensões das estruturas direitas (anéis das valvas tricúspide e pulmonar, e comprimento do VD) dos fetos submetidos à valvoplastia pulmonar foi comparado às mesmas medidas de um grupo-controle composto por 15 fetos não tratados, sendo observado significativo crescimento dessas estruturas no grupo submetido à intervenção. Com isto, concluíram que a perfuração e dilatação da valva pulmonar intraútero é um procedimento tecnicamente viável e pode se associar à melhora do crescimento do VD em fetos com hipoplasia moderada[11].

No Brasil, Pedra et al. evidenciaram significativo aumento no comprimento do VD e dos anéis das valvas tricúspide e pulmonar nos casos bem-sucedidos[12]. Outro aspecto comumente observado após a abertura da valva pulmonar intraútero é a melhora da insuficiência tricúspide, o que reduz os riscos de evolução para insuficiência cardíaca fetal[11,12].

ATRIOSSEPTOSTOMIA FETAL

Embora a sobrevida do neonato portador de SHCE continue a melhorar na maioria dos serviços internacionais e, lentamente, em nosso meio, alguns aspectos anatomofuncionais são fatores de risco para má evolução clínica e óbito neonatal ou pós-operatório[5]. A presença de

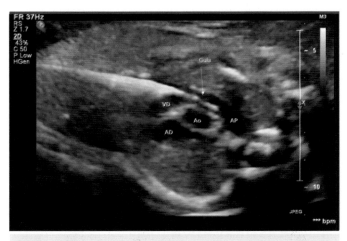

FIGURA 34.6. Valvoplastia pulmolnar fetal, momento em que o guia atravessa a valva pulmonar e ganha o tronco pulmonar. AD, átrio direito, Ao, aorta; AP, artéria pulmonar; VD, ventrículo direito.

septo interatrial intacto ou gravemente restritivo constitui um dos piores fatores de risco para mortalidade neonatal, sendo responsável por hipoxemia profunda após o nascimento e hipertensão pulmonar venocapilar desencadeada pela arterialização das veias pulmonares[22]. A incidência de comunicação interatrial (CIA) gravemente restritiva ou de septo interatrial intacto associada à SHCE é estimada em 6% dos casos, com algum grau de restrição acometendo, pelo menos, 22% dos seus portadores[5]. A descompressão atrial esquerda ainda na vida fetal parece ser essencial para prevenir a má apresentação clínica neonatal imediata e o remodelamento do leito vascular pulmonar[5]. O principal marcador ecocardiográfico de restrição significativa do forame oval na vida fetal é a presença de fluxo reverso de alta velocidade no traçado de Doppler na veia pulmonar, que apresenta um padrão bidirecional[22]. Este achado reflete o retorno sanguíneo para o pulmão durante a contração atrial, já que o átrio esquerdo não consegue se esvaziar para o ventrículo esquerdo ou para o átrio direito. Outros aspectos observados no ecocardiograma são a dilatação do átrio esquerdo e das veias pulmonares, o abaulamento do septo interatrial para o átrio direito e a ausência ou mínima passagem de fluxo através do septo interatrial[5,12].

O momento ideal para realizar a atriosseptostomia fetal ainda é uma questão a ser discutida[14]. Pensando em prevenir o dano definitivo da circulação pulmonar, o ideal é que a intervenção seja realizada imediatamente após o diagnóstico. Entretanto, do ponto de vista técnico, parece bastante difícil criar um orifício no septo interatrial que perdure por várias semanas e que seja efetivo para prevenir a hipoxemia neonatal grave. Parece que o periodo entre 28 e 33 semanas gestacionais seja o mais adequado, quando o feto já apresenta maiores dimensões, o que torna factível o emprego de balões maiores capazes de abrir orifícios mais amplos no septo interatrial[5,12,14]. Nesta intervenção, a agulha é introduzida na parede atrial direita, e, ao chegar no septo interatrial, é empurrada em direção ao átrio esquerdo, perpendicularmente a este. O operador simplesmente cria um novo orifício no septo, idealmente na sua porção mais central. Uma vez que a agulha se encontra no átrio esquerdo, seu mandril é retirado, e o balão é introduzido dentro da agulha sendo o guia posicionado em uma das veias pulmonares (Fig. 34.7). A agulha, então, é recuada para o átrio direito, descobrindo o balão, que deve ser visualizado cavalgando o septo interatrial. Estando na posição adequada, ele é insuflado até o seu maior diâmetro. A maioria dos grupos utiliza a agulha de Chiba 18 G. Esta tem a desvantagem de permitir a passagem de balões de no máximo 3 mm, que quando insuflados podem chegar a 3,5 mm de diâmetro. Nosso grupo utiliza rotineiramente a agulha de 17 G, permitindo a introdução de balões de até 4 mm, que podem se distender até 4,7 mm. Mesmo assim, os orifícios criados não ultrapassaram diâmetros de 3 mm. Segundo a experiência com 21 fetos submetidos à atriosseptostomia, publicada por Marshall et al., a abertura de orifícios medindo 3 mm ou mais é suficiente para evitar hipoxemia grave e imediata no período neonatal, conferindo melhor oxigenação e reduzindo as chances de intervenção imediata ao nascimento[23].

O emprego de *stents* no septo interatrial, para que o orifício criado se mantenha aberto até o nascimento, também vem sendo preconizado por alguns autores[24,25]. Este procedimento parece mais desafiador do que a atriosseptostomia, principalmente devido à dificuldade do ótimo posicionamento do *stent* no septo. Um dos principais problemas é visualizar o *stent* dentro da agulha metálica pela ultrassonografia. A taxa de malposicionamento e embolização de *stents* é alta segundo a literatura[24-26]. Nos casos de embolização, o dispositivo fica sepultado no átrio sem maiores complicações e o procedimento pode ser completado por atriosseptostomia[25]. Embora factível, a mortalidade neonatal ainda bastante elevada, denotando a gravidade desse tipo de apresentação da SHCE. Considerando a literatura publicada, a taxa de sucesso para atriosseptostomia e implante de *stents* no septo interatrial é de 94% e 68%, respectivamente e somente 50% da população tratada por uma dessas técnicas tem alta hospitalar da primeira internação[24-26].

Conclusões

Os últimos 15 anos foram marcados por grandes avanços na terapêutica cardíaca fetal. Com mais de 300 intervenções fetais realizadas ao redor do mundo e várias publicações relacionadas a aspectos técnicos, indicações, fatores preditivos de sucesso e evolução pós-natal, é possível acreditar que a terapêutica cardíaca fetal invasiva veio para ficar e já integra de forma definitiva o arsenal terapêutico das tão graves e temidas anomalias cardíacas congênitas.

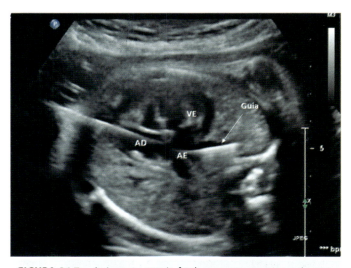

FIGURA 34.7. Atriosseptostomia fetal: momento em que guia atravessa o septo atrial e se ancora em uma das veias pulmonares para dar suporte para a insuflação o balão através do septo interatrial. AD, átrio direito; AE, átrio esquerdo; VE, ventrículo esquerdo.

Referências bibliográficas

1. Maxwell D, Allan L, Tynan MJ. Balloon dilatation of the aortic valve in the fetus: a report of two cases. Br Heart J. 1991;65(5):256-58.
2. Kohl T, Sharland G, Allan LD, Gembruch U, Chaoui R, Lopes LM, et al. World experience of percutaneous ultrasound-guided balloon valvuloplasty in human fetuses with severe aortic valve obstruction. Am J Cardiol. 2000;85(10):1230-33.
3. Tworetzky W, Marshal AC. Balloon vavuloplasty for congenital heart disease in the fetus. Clin Perinatol. 2003;30(3):541-50.
4. Tulzer G, Artz W, Franklin RC, Loughna PV, Mair R, Gardiner HM. Fetal pulmonary valvuloplasty for critical pulmonary stenosis or atresia with intact septum. Lancet. 2002;360(9345):1567-8.
5. Marshall AC, van der Velde ME, Tworetzky W, Gomez CA, Wilkins-Haug L, Benson CB, et al. Creation of an atrial septal defect in utero for fetuses with hypoplastic left heart syndrome and intact or highly restrictive atrial septum. Circulation. 2004;110(3):253-58.
6. Gardiner HM. Progression of fetal heart disease and rationale of fetal intracardiac interventions. Semin Fetal Neonatal Med. 2005;10(6):578-85.
7. Mäkikallio K, McElhinney DB, Levine JC, Marx GR, Colan SD, Marshall AC et al. Fetal aortic valve stenosis and the evolution of hypoplastic left heart syndrome: patient selection for fetal intervention. Circulation. 2006;113(11):1401-05.
8. Tworetzky W, Wilkins-Haug L, Jennings RW, van der Velde ME, Marshall AC, Marx GR et al. Balloon Dilation of severe aortic stenosis in the fetus: potential for prevention of hypoplastic left heart syndrome: candidate selection, technique, and results of successful intervention. Circulation. 2004;110(15):2125-31.
9. Vogel M, McElhinney DB, Wilkins-Haug LE, Marshall AC, Benson CB, Juraszek AL, et al. Aortic stenosis and severe mitral regurgitation in the resulting in GLA and hydrops: pathophysiology, outcomes, and preliminary experience with pre-natal cardiac intervention. J Am Coll Cardiol. 2011;57(3):348-55.
10. Gardiner HM, Belmar C, Tulzer G, Barlow A, Pasquini L, Carvalho JS et al. Morphologic and functional predictors of eventual circulation in the fetus with pulmonary atresia or critical pulmonary stenosis with intact septum. J Am Coll Cardiol. 2008;51(13):1299-308.
11. Tworetzky W, McElhinney DB, Marx GR, Benson CB, Brusseau R, Morash D, et al. In utero valvuloplasty for pulmonary atresia with hypoplastic right ventricule: techniques and outcomes. Pediatrics. 2009;124(3):e510-18.
12. Pedra SR, Peralta CF, Crema L, Jatene IB, da Costa RN, Pedra CA. Fetal interventions for congenital heart disease in Brazil. Pediatr Cardiol. 2014;35(3):399-405.
13. McElhinney DB, Tworetzky W, Lock JE. Current status of fetal cardiac intervention. Circulation. 2010;121(10):1256-63.
14. Schidlow DN, Tworetzky W, Wilkins-Haug LE. Percutaneous fetal cardiac interventions for structural heart disease. Am J Perinatol. 2014;31(7):629-36.
15. Marshall AC, Tworetzky W, Bergersen L, McElhinney DB, Benson CB, Jennings RW et al. Aortic valvuloplasty in the fetus: technical characteristics of successful balloon dilation. J Pediatr. 2005;147(4):535-39.
16. Pedra SF, Peralta CF, Pedra CAC. Future directions of fetal interventions in congenital heart disease. Int Cardiol Clin. 2013;2(1):1-10.
17. Danford DA, Cronican P. Hypoplastic left heart syndrome: progression of left ventricular dilation and dysfunction to left ventricular hypoplasia in utero. Am Heart J. 1992;123(6):1712-13.
18. Simpson JM, Sharland GK. Natural history and outcome of aortic stenosis diagnosed prenatally. Heart. 1997;77(3):205-10.
19. McElhinney DB, Marshall AC, Wilkins-Haug LE, Brown DW, Benson CB, Silva V Et al. Predictors of technical success and postnatal biventricular outcome after in utero aortic valvuloplasty for aortic stenosis with evolving hypoplastic left heart syndrome. Circulation. 2009;120(15):1482-90.
20. Freud L, McElhinney D, Marshall A, Marx GR, Friedman KG, del Nido PJ, et al. Fetal aortic valvuloplasty for evolving hypoplastic left heart syndrome: postnatal outcomes of the first 100 patients. Circulation. 2014;130(8):638-45.
21. Todros T, Paladini D, Chiappa E, Russo MG, Gaglioti P, Pacileo G, et al. Pulmonary stenosis and atresia with intact ventricular septum during prenatal life. Ultrasound Obstet Gynecol. 2003;21(3):228-33.
22. Taketazu M, Barrea C, Smallhorn JF, Wilson GJ, Hornberger LK. Intrauterine pulmonary venous flow and restrictive foramen ovale in fetal hypoplastic left heart syndrome. J Am Coll Cardiol. 2004;43(10):1902-7.
23. Marshall AC, Levine J, Morash D, Silva V, Lock JE, Benson CB et al. Results of in utero atrial septoplasty in fetuses with hypoplastic left heart syndrome. Prenat Diagn. 2008;28(11):1023-28.
24. Chaturvedi RR, Ryan G, Seed M, Van Arsdell G, Jaeggi. Fetal stenting of the atrial septum: technique and initial results in cardiac lesions with left atrial hypertension. Int J Cardiol. 2013;168(3):2029-36.
25. Kalish BT, Tworetzky W, Benson CB, Wilkins-Haug L, Mizrahi-Arnaud A, McElhinney DB, et al. Technical challenges of atrial septal stent placement in fetuses with hypoplastic left heart syndrome and intact atrial septum. Catheter Cardiovasc Interv. 2014;84(1):77-85.
26. Jaeggi E, Renaud C, Ryan G, Chaturvedi R. Intrauterine therapy for structural congenital heart disease: Contemporary results and Canadian experience. Trends Cardiovasc Med. 2016;26(7):639-46.

35 Aconselhamento Genético

Regina Amélia Lopes Pessoa de Aguiar

Marcos José Burle de Aguiar

Introdução

O nascimento de uma criança com um defeito congênito e/ou doença genética pode determinar uma profunda mudança na vida das mulheres e da família. A expectativa de que durante a gestação seja possível identificar a saúde genética e a ausência de malformações no feto é cada dia mais presente na sociedade. Essa expectativa é baseada na intensa propaganda realizada por órgãos científicos e imprensa leiga de novas tecnologias e conhecimento científico aplicados à genética. De certa forma, os casais têm a expectativa de que "o filho perfeito" será garantido com o acesso a essas tecnologias.

O conhecimento atual do genoma humano, a melhor compreensão das diversas vias de sinalização da embriogênese, a identificação de mutações patogênicas de diversos genes, o acesso ampliado à ultrassonografia durante a gestação, os avanços nos exames não invasivos de rastreamento de cromossomopatias e doenças gênicas fetais, a relativa segurança das técnicas invasivas de diagnóstico pré-natal, a acurácia da citogenética convencional e a introdução dos testes moleculares na prática clínica trazem para o obstetra e, em especial, para aquele especializado em medicina fetal, um grande desafio. É imprescindível que os serviços de medicina fetal contem com um médico especializado em genética médica em sua equipe. Mas é também essencial que o obstetra especializado em medicina fetal tenha conhecimentos sedimentados da genética aplicada à obstetrícia.

O aconselhamento genético é uma das ferramentas mais importantes da genética médica. Segundo a American Society of Human Genetics, o aconselhamento genético é um processo de comunicação que aborda os problemas humanos relacionados com o aparecimento ou com o risco de recorrência de uma determinada doença em uma família.

Neste capítulo, são apresentadas as principais características do aconselhamento genético aplicado à medicina fetal.

Defeitos congênitos

IMPORTÂNCIA DOS DEFEITOS CONGÊNITOS

Estima-se que aproximadamente 2 a 4% dos recém-nascidos vivos apresentam pelo menos uma anomalia congênita identificável ao nascimento. Ao fim do primeiro ano de vida, esse número dobra. Mas a real incidência dos defeitos congênitos é difícil de ser mensurada por uma série de fatores. Por exemplo, os conceitos de anomalias maiores e menores não é um consenso na literatura; a habilidade e capacitação dos profissionais que assistem os recém-nascidos nas diversas instituições que realizam parto apresentam significativa diferença e esta diferença impacta na identificação das anomalias; a disponibilidade de exames complementares não é uniforme e, com isso, o diagnóstico de certeza pode ser limitado; o tipo de população de mulheres atendidas no Serviço pode minimizar ou maximizar os defeitos congênitos induzidos por teratógenos; a inclusão ou não dos natimortos na estimativa influencia sobremaneira na taxa global de malformações.

Os defeitos congênitos impactam de maneira importante na mortalidade infantil e nas condições de vida dos sobreviventes. No Brasil, a mortalidade infantil, segundo dados disponibilizados no DATASUS para o ano de 2014 foi de 12,9 por 1.000 nascidos vivos e para o ano de 2015 (dados preliminares) foi de 12,4 por 1.000 nascidos vivos. Nesses mesmos anos, as malformações congênitas responderam por 21,8% e 22,1%, respectivamente, de todos os óbitos infantis. Esses dados demonstram apenas uma parte da realidade, já que é bastante conhecido o problema da subnotificação em nosso país. Dados provenientes das estatísticas dos Estados Unidos mostram que mais de 20% da mortalidade infantil naquele país é atribuída a anomalias congênitas presentes ao nascimento. Em alguns países, as malformações congênitas já são a principal causa de mortalidade infantil. Entre os sobreviventes, os defeitos congênitos são responsáveis por significativo comprometimento da qualidade de vida, incluindo deficiência intelectual, morbidade a longo prazo e diversas disfunções.

Na atualidade, os avanços em tratamento dos defeitos congênitos ainda são restritos e limitados, mas a prevenção, o diagnóstico pré-natal e o aconselhamento genético são possíveis e necessários.

ETIOLOGIA DOS DEFEITOS CONGÊNITOS

As anomalias ou defeitos congênitos podem ser determinadas por, basicamente, três causas conhecidas: ambientais (20 a 25%), doenças genéticas (10 a 15%) ou multifatoriais (20 a 25%). Portanto, 40 a 60% dos defeitos congênitos identificados nos nascidos vivos não têm uma causa determinada.

Fatores ambientais

Os principais fatores ambientais que determinam anomalias congênitas são:

- Doenças maternas: diabetes mellitus insulino-dependente, fenilcetonúria, distrofia miotônica, lúpus eritematoso sistêmico, tumores secretores de androgênios, hipotireoidismo, hiper e hipoparatireoidismo, miastenia *gravis*, obesidade, deficiência de iodo;
- Doenças infecciosas: sífilis, toxoplasmose, rubéola, citomegalovírus, herpes, varicela, parvovírus, Zika vírus, listeria;
- Agentes ionizantes: radiação terapêutica, iodo radioativo;
- Drogas e medicamentos: tabaco, álcool, cocaína, ácido valproico, ácido retinoico e seus derivados, bloqueadores do receptor da angiotensina, carbamazepina, ciclofosfamida, difenil-hidantoína, estreptomicina e canamicina, fenobarbital, fluconazol, inibidores da enzima conversora de angiotensina, lamotrigina, lítio, metimazol, metotrexato, misoprostol, mofetil micofenolato, paroxetina, penicilamina, talidomida, tetraciclina, varfarina e seus derivados;
- Metais: iodo, metilmercúrio e chumbo.

Doenças genéticas

As doenças genéticas são classificadas em gênicas e cromossômicas. As doenças monogênicas (mendelianas) são causadas por um alelo (forma alternativa de um gene) mutante ou um par de alelos mutantes em um mesmo *locus* gênico. Elas se subdividem em doenças autossômicas dominantes, autossômicas recessivas, dominantes ligadas ao cromossomo X e recessivas ligadas ao cromossomo X. As doenças poligênicas ou multifatoriais são doenças resultantes da interação entre vários genes (daí o nome poligênicas) e fatores ambientais. As doenças cromossômicas são causadas por alterações no número ou estrutura dos cromossomos e, assim, se dividem em anomalias cromossômicas numéricas e anomalias cromossômicas estruturais.

Doenças monogênicas

As doenças autossômicas dominantes são determinadas pela presença do alelo mutante em heterozigose, ou seja, em dose única. As principais características das doenças autossômicas dominantes são:

- Distribuição vertical de indivíduos afetados no heredograma, com várias gerações acometidas;
- Os indivíduos afetados, geralmente, têm um genitor com a doença;
- Ambos os sexos são afetados em proporções iguais;
- Homens e mulheres têm igual probabilidade de transmitir a doença a filhos de ambos os sexos;
- Se um dos pais é afetado, há risco de 50% para cada um dos filhos;
- Familiares normais não transmitem a doença aos filhos;
- Proporção significativa dos casos isolados se deve a mutações novas.

São exemplos de doenças autossômicas dominantes: acondroplasia, displasia tanatofórica e acondrogênese.

Nas doenças autossômicas recessivas os indivíduos afetados possuem dois alelos mutantes e nenhum normal. As principais características das doenças autossômicas recessivas são:

- Geralmente a distribuição da doença no heredograma é horizontal, ou salta gerações, quando são feitos heredogramas de várias gerações;
- A doença costuma ser vista em irmãos do afetado, mas não em seus pais ou outros parentes;
- Geralmente, ambos os sexos são afetados, em proporções iguais;
- Os pais dos afetados, geralmente são sadios. São heterozigotos obrigatórios e chamados "portadores";
- É mais frequente a consanguinidade entre os pais dos afetados, especialmente em doenças mais raras;
- O risco de recorrência para filho(a)s dos pais de afetados é de 25% em gravidezes futuras.

São exemplos de doenças autossômicas recessivas: hiperplasia congênita da suprarrenal, doença renal policística tipo infantil.

As características mais importantes das doenças recessivas ligadas ao X são:

- Afeta, principalmente, homens;
- Indivíduos afetados são conectados no heredograma através de mulheres não afetadas (heterozigotas portadoras);
- Pai e mãe de afetados são geralmente normais. A mãe é comumente portadora assintomática e pode ter irmãos afetados;
- Cinquenta por cento dos filhos de uma portadora serão afetados;
- Cinquenta por cento das filhas de uma portadora serão também portadoras;
- Não há transmissão da doença de pai para filho (o pai passa para o seu filho o cromossomo Y e não o X).
- Cem por cento das filhas de um afetado são portadoras;
- Proporção significativa dos casos se deve a mutações novas.

A síndrome de feminização testicular ou de insensibilidade ao androgênio é exemplo de doença recessiva ligada ao X.

Existem poucas doenças dominantes ligadas ao cromossomo X e suas principais características são:

- Afetam mais frequentemente mulheres do que homens;
- Em geral, as mulheres apresentam a doença na forma mais leve que os homens (a mulher tem dois cromossomos X, enquanto o homem tem apenas um). Além disso, por causa da inativação do cromossomo X a doença tem expressividade bastante variável em mulheres;
- Mulher afetada terá 50% de chance de ter um filho ou filha com a doença, independentemente de sexo;

- Todos os filhos de um homem afetado serão sadios, enquanto todas as suas filhas serão afetadas.

Doenças multifatoriais

Como já mencionado, as doenças multifatoriais resultam da interação entre fatores genéticos e determinantes ambientais. Acredita-se que os fatores genéticos envolvam vários genes, por essa razão alguns estudiosos denominam essas doenças de poligênicas e mesmo doenças de herança complexa. As doenças poligênicas ou multifatoriais não apresentam distribuição regular no heredograma, embora possuam padrão de agregação familiar.

Para o cálculo do risco de recorrência de doenças multifatoriais, geralmente são utilizadas tabelas de risco empírico. Esses riscos devem ser modificados, levando-se em conta o sexo do afetado, o número de afetados na família e a gravidade da doença no afetado. Pode também ser utilizada a chamada "aproximação de Edwards", segundo a qual o risco de recorrência de uma doença multifatorial em parentes de primeiro grau do afetado é, aproximadamente, igual à raiz quadrada da frequência daquela doença na população.

Os defeitos de fechamento do tubo neural são exemplos de doenças multifatoriais.

Doenças cromossômicas

As doenças cromossômicas numéricas, também denominadas aneuploidias, são determinadas por um número anômalo de cromossomos. Na maioria das vezes, existe um cromossomo extra (trissomia) ou ausente (monossomia). As trissomias ocorrem, em geral, por acidente genético e o mecanismo envolvido é a não disjunção de dois cromossomos homólogos durante a meiose, principalmente na meiose feminina. O risco de ocorrência aumenta com a elevação da idade materna. As trissomias do cromossomo 21 (síndrome de Down), do cromossomo 13 (síndrome de Patau), do cromossomo 18 (síndrome de Edwards) e a monossomia do cromossomo X (síndrome de Turner) são os exemplos mais comuns de cromossomopatias numéricas entre nascidos vivos. Outros exemplos de aneuploidias são as poliploidias nas quais o embrião/feto apresentam um conjunto extra de cromossomos como as triploidias (69 cromossomos) e as tetraploidias (92 cromossomos).

As anomalias cromossômicas estruturais ocorrem por rearranjos de segmentos dos cromossomos, sem alteração em seu número. Resultam da quebra e fusão de segmentos cromossômicos de forma diferente da habitual. As anomalias cromossômicas estruturais estáveis mais frequentes são as deleções, duplicações, translocações, inversões, isocromossomos, cromossomos em anéis, sítios frágeis.

No caso das translocações, quando o rearranjo ocorre sem perda de material cromossômico, a translocação é denominada balanceada. Quando ocorre perda (deleção ou monossomia parcial) e/ou ganho (duplicação, trissomia parcial) de material cromossômico, a translocação é não balanceada.

As anomalias cromossômicas estruturais balanceadas, geralmente, não têm efeito sobre o fenótipo e o indivíduo costuma ser normal, embora seja maior o risco de ter filhos com anomalias cromossômicas não balanceadas. As anomalias cromossômicas estruturais não balanceadas normalmente determinam anomalias congênitas e/ou deficiência intelectual. As anomalias cromossômicas estruturais podem acontecer por acidente genético (*de novo*), com baixo risco de recorrência, ou serem herdadas. Quando herdadas, o risco de recorrência pode ser alto, algumas vezes de até 100%, e depende do tipo de anomalia encontrada, do cromossomo envolvido e do genitor portador (pai ou mãe).

TIPOS DE DEFEITOS CONGÊNITOS

Embora não exista um consenso em relação aos tipos de anomalias congênitas existem alguns termos próprios que definem diferentes tipos de anormalidades estruturais. Embora os conceitos fisiopatológicos de malformações, deformações e rupturas sejam úteis para o reconhecimento, diagnóstico e tratamento de defeitos congênitos, às vezes, eles se sobrepõem.

Malformação

Considera-se malformação um defeito morfológico de um órgão, parte de um órgão ou região maior do corpo resultante de anormalidades intrínsecas em um ou mais programas genéticos que atuam no embrião em desenvolvimento. Nas malformações, a alteração ocorre na organogênese. As malformações podem ser causadas por influências genéticas ou ambientais ou uma combinação das duas. Embora o processo da organogênese da maioria dos órgãos ocorra nas primeiras oito semanas após a fertilização, esse período não se aplica a outras estruturas como, por exemplo, genitália e cérebro. Cardiopatias congênitas, sindactilias, mielomeningocele são alguns exemplos de malformações.

Ruptura

As rupturas são defeitos morfológicos de um órgão, parte de um órgão ou região maior do corpo resultantes de uma interferência externa no processo de desenvolvimento que originalmente foi normal, promovendo alterações de forma ou configuração, divisão ou fusão de partes não habitualmente divididas ou fundidas e perda de partes anteriormente presentes. Na maioria das vezes, as rupturas são causadas por fatores ambientais (infecções congênitas, bridas amnióticas), mas também podem ser induzidas por causas genéticas (insuficiência vascular geneticamente programada e trombofilias hereditárias).

Deformação

Deformação é um defeito na forma ou na posição de parte do corpo, causada por forças mecânicas intrínsecas ou extrínsecas ao feto. São mais comuns no segundo trimestre da gestação, em primigestas e em gestação múltiplas e apresentam potencial de reversão espontânea ou são mais facilmente corrigidas no período neonatal. São exemplos de deformação pé torto congênito, torcicolo congênito e artrogripose.

Displasia

A displasia é o resultado morfológico da organização anormal das células em um tecido, ou seja, representa um erro na histogênese. São exemplos as displasias esqueléticas, como acondroplasia e osteogênese imperfeita, a neurofibromatose e a esclerose tuberosa.

Aconselhamento genético

OBJETIVOS DO ACONSELHAMENTO GENÉTICO

O objetivo principal do aconselhamento genético é fornecer ao casal a compreensão mais completa possível das implicações da doença genética em questão, bem como a percepção clara de todas as opções possíveis para lidar com o problema. Além disso, durante o processo do aconselhamento, deve-se também ajudar e encorajar a mulher ou ao casal a tomar suas decisões reprodutivas, discutir opções, reduzir ansiedade e culpa, além de educar sobre a doença em questão.

CARACTERÍSTICAS ESSENCIAIS DO ACONSELHAMENTO GENÉTICO

O aconselhamento genético não pode ser diretivo, ou seja, não se pretende no aconselhamento genético dizer à mulher ou ao casal ou à família o que devem fazer, mas sim fornecer as informações da forma mais clara possível para a tomada de decisão do(s) consulente(s). É importante ressaltar que para que seja bem-sucedida essa fase da informação é essencial levar em consideração características da(o) consulente (idade, escolaridade, religião, crenças, entre outras), garantindo o respeito aos conceitos éticos do(s) mesmos. Por isso, é fundamental que, durante o aconselhamento, o profissional se limite aos fatos específicos da condição em análise, deve evitar juízo de valores e compreender que as decisões devem ser tomadas pelo(s) consulente(s).

ETAPAS DO ACONSELHAMENTO GENÉTICO

Identificação do problema

As etapas a serem cumpridas no aconselhamento serão dependentes da identificação do problema que determinou a necessidade/indicação do aconselhamento genético. Por exemplo, realizar o aconselhamento genético para uma mulher saudável de 38 anos que deseja saber seus riscos reprodutivos é totalmente diferente de realizar um aconselhamento genético para uma mulher saudável de 38 anos que realizou uma ultrassonografia de primeiro trimestre na qual foi detectada uma translucência nucal acima do percentil 95, ou que realizou pesquisa de aneuploidia fetal em sangue periférico e o resultado revelou alto risco para trissomia do cromossomo 21 bem como para a situação na qual foi detectada à ultrassonografia morfológica uma anomalia estrutural fetal maior ou menor.

Construção do heredograma

O instrumento mais importante da genética clínica continua a ser o heredograma. Este, quando bem-feito, pode tornar óbvio um mecanismo de herança, seja ele típico, como na herança mendeliana, seja nos padrões atípicos, como na herança mitocondrial, nos mosaicismos de células germinativas e nas doenças multifatoriais.

A determinação do padrão de herança é importante tanto para o diagnóstico do caso quanto para identificar outros indivíduos na família em risco da doença e que necessitem de avaliação e aconselhamento genético. Apesar dos exames citogenéticos e moleculares cada vez mais sofisticados, a obtenção da história familiar correta com a construção do heredograma permanece como a ferramenta fundamental para o planejamento e tratamento individualizados dos pacientes.

Uma consulta de aconselhamento genético pode, inicialmente, parecer extremamente simples em função do motivo do encaminhamento, por exemplo, idade materna avançada e na construção do heredograma ser identificada situação de risco para doenças genéticas específicas, por exemplo, síndrome do X frágil pela detecção na história familiar de vários casos de meninos com deficiência intelectual. Com isso, todo o processo do aconselhamento genético sofrerá mudanças e a abordagem do caso será totalmente diferente.

Elaboração das elaborações diagnósticas

Obviamente o fator que mais interfere na qualidade do aconselhamento genético é o grau de certeza do diagnóstico. A situação ideal de um diagnóstico preciso não é a regra na genética clínica, muito menos na medicina fetal.

Em algumas circunstâncias, na medicina fetal, o aconselhamento prescinde do diagnóstico preciso. Isso é, principalmente, aplicável ao aconselhamento prévio à realização de testes não invasivos de rastreamento de doenças genéticas ou a procedimentos invasivos com a intenção de obter material fetal para estudo cromossômico ou análise molecular. Mas, mesmo nesse contexto, é fundamental que o profissional seja capaz de informar corretamente as vantagens, limitações de cada teste e qual(is) a(s) opção(ões) em cada um dos possíveis resultados. Então mais uma vez, é essencial que o profissional seja capaz de comunicar de forma clara e correta os fatos permitindo que a mulher/casal tenha condições de fazer opções fundamentadas.

Planejamento da abordagem nas situações clínicas mais comuns para o aconselhamento genético em obstetrícia

De forma geral, as indicações mais comuns para o aconselhamento genético são:

- Idade materna avançada

Embora não exista uma idade que determine ausência de risco de doenças genéticas, a idade materna tem correlação com o risco de aneuploidias no feto, especialmente as trissomias. Considera-se que mulheres com 35 anos ou mais poderão se beneficiar com o aconselhamento genético e, nessa situação, o mesmo deve, idealmente, ser pré-concepcional. Se o aconselhamento for realizado com a gestação em curso, além das informações referentes aos riscos potenciais de aneuploidias fetais, deve-se apresentar à mulher/casal as diversas opções do rastreamento não invasivo (marcadores ultrassonográficos, rastreamento bioquímico, pesquisa de aneuploidia fetal em sangue periférico) bem como as técnicas invasivas de diagnóstico (biopsia de vilo corial e amniocentese).

- Perdas gestacionais de repetição

A história de duas ou mais perdas gestacionais, independentemente da idade gestacional na qual ocorreu a perda, alertam para a possibilidade de um dos membros do casal ser portador de anomalia cromossômica estrutural, com risco maior de novas perdas ou filhos com anomalias congênitas. Nesses casos, o ideal é também que o aconselhamento seja realizado no período pré-concepcional, pois nessa fase é mais provável a investigação completa das causas genéticas e não genéticas e, portanto, a tomada de decisões do casal é mais favorecida. Para a gestante com história de perda gestacional de repetição com grande possibilidade de doença genética como etiologia das perdas, o aconselhamento deve incluir a possibilidade de diagnóstico pré-natal.

- Filho anterior com anomalias congênitas

Também nessa condição, o ideal é o aconselhamento anterior a uma gestação e a avaliação para os casais cujo filho é vivo será diferente daqueles que tiveram perda fetal, neonatal ou pós-neonatal. Nos casos de filho vivo, a avaliação genética deve ser realizada na criança, pois a possibilidade de diagnóstico sindrômico é maior.

Casais que tiveram filhos natimortos ou falecidos no período neonatal com anomalias múltiplas, sem diagnóstico bem-estabelecido devem ser avaliados pelo geneticista, para tentar definir o diagnóstico etiológico e determinar o risco de recorrência. Na maioria das vezes, será solicitado estudo cromossômico do casal. Algumas vezes, a história familiar com a construção do heredograma, bem como resultados de necropsias, fotografias, radiografias e outros exames complementares poderão levar a uma possível causa etiológica.

Os defeitos de fechamento de tubo neural (anencefalia, meningomielocele, meningocele, encefalocele) isolados são relativamente comuns e merecem atenção especial. Geralmente, são multifatoriais, com risco de recorrência em torno de 4%. O fator de risco mais bem-conhecido é a deficiência de ácido fólico e o risco de recorrência pode ser reduzido para menos de 1%, com o seu uso periconcepcional. Entretanto, é necessário lembrar que os defeitos de fechamento do tubo neural podem fazer parte de diversas síndromes e, nestes casos, o risco de recorrência será o da síndrome.

As cardiopatias congênitas isoladas podem ser determinadas por diversos mecanismos, embora na maioria das vezes sejam de natureza multifatorial. O risco de recorrência dependerá do tipo de cardiopatia e da história familiar. É preciso lembrar que as cardiopatias também podem fazer parte de diversas síndromes e a presença de algumas delas alertam para síndromes específicas. Nestes casos, o risco de recorrência será o da síndrome.

No acompanhamento de gestação de casal com filho anterior com anomalia congênita, o planejamento do aconselhamento e as opções diagnósticas serão dependentes do tipo de anomalia apresentada e da idade gestacional da gestação em curso. Mas aqui também se aplica a necessidade de orientação sobre benefícios/limitações da ultrassonografia, das possibilidades de utilização de técnicas invasivas para estudo cromossômico fetal ou exames de biologia molecular.

- História familiar de doença gênica ou suspeita de doença gênica em familiar

Como já abordado anteriormente existem inúmeras doenças monogênicas e, obviamente, o tipo de aconselhamento será baseado nos dados disponíveis no heredograma e na possibilidade ou não de exames complementares confirmatórios. Atualmente, o uso de plataformas para identificação de portadores para doenças recessivas (autossômicas ou ligadas ao X) são ferramentas bastante úteis em algumas situações.

- Exposição à teratógenos

O aconselhamento nessa situação também dependerá do tipo de teratógeno, da fase de exposição e do tipo de anomalia induzida pelo teratógeno. Para os fatores ambientais que induzem malformações anatômicas maiores, a orientação sobre o benefício da ultrassonografia para investigação da lesão fetal é relativamente simples. Entretanto, é imprescindível que a mulher/casal compreenda(m) que a ultrassonografia não é um método capaz de detectar todas as anomalias anatômicas, mas constitui um método muito limitado para investigar anomalias funcionais.

- Aconselhamento pré e pós-testes de rastreamento

São crescentes as possibilidades de testes não invasivos realizados durante a gestação com o objetivo de identificação de risco para doenças genéticas ou defeitos congênitos. Na maioria das vezes, o aconselhamento pré-teste poderá ser plenamente realizado pelo obstetra. Entretanto, é fundamental que este tenha clareza das indicações dos mesmos, das limitações, incluindo falsos-positivos e falsos-negativos e tenha realizado de forma cuidadosa a análise do risco reprodutivo do casal. Os testes de triagem têm como objetivo identificar gravidezes com risco aumentado de resultar em nascimento de concepto com anomalias congênitas. São procedimentos não invasivos, com o objetivo de identificar, entre as gestações, um grupo cujo risco de anomalias fetais é mais alto do que o esperado na população. Depois de identificar que a gestante está nesse grupo de risco, ela deve ser submetida ao diagnóstico pré-natal. Todo teste de triagem, pela sua própria definição, apresenta resultados falsos-positivos e falsos-negativos. Teste de triagem alterado indica situação de risco, mas não firma diagnóstico. É necessário teste diagnóstico específico, posterior, que confirme ou afaste a doença suspeitada. Por outro lado, um teste de triagem normal não afasta a possibilidade de doença. Em nosso meio, os testes de triagem pré-natal mais utilizados são as medidas de translucência nucal e do osso nasal, a doppervelocimetria do ducto venoso, a pesquisa de aneupolidias fetais em sangue periférico materno e os testes bioquímicos. Esses testes se direcionam, fundamentalmente, à triagem de doenças cromossômicas numéricas, especialmente da trissomia do cromossomo 21. Mas já é disponível a pesquisa de algumas síndromes cromossômicas de microdeleção através da análise do DNA (ácido desoxirribonucleico) fetal livre no sangue periférico materno. Nos capítulos específicos, o leitor poderá consultar detalhes de cada um desses testes.

Tão importante quanto no pré-teste, o aconselhamento pós-teste é uma oportunidade essencial para identificar que a mulher/casal compreendeu o resultado e, principalmente, o significado do resultado.

- Achados ultrassonográficos anormais

A ultrassonografia é utilizada para estudar a anatomia fetal. Existem diversos estudos determinando a associação de algumas anomalias detectáveis à ultrassonografia e algumas síndromes específicas, principalmente a síndrome de Down. São os chamados "marcadores cromossômicos". A ultrassonografia também é capaz de identificar anomalias estruturais maiores, como hidrocefalia, hidranencefalia, defeitos de fechamento do tubo neural, holoprosencefalia, microcefalia, macrocefalia, cistos de plexo coroide, anomalia de Dandy-Walker, higromas císticos, diversos tipos de cardiopatias, hérnias diafragmáticas, onfalocele, gastrosquise, extrofias de bexiga e de cloaca, atresias do tubo digestivo, agenesia renal, hidronefrose, rins policísticos, cistos renais, obstruções uretrais com megabexiga, entre outras. Pode também estabelecer o diagnóstico de algumas displasias ósseas e alertar para a existência de outras.

Ao ser detectada uma anomalia fetal, está indicado cuidadoso estudo da anatomia fetal em busca de outras anomalias. Em quase todas as situações, mas especialmente nas malformações múltiplas, é indispensável o estudo cromossômico fetal, pois as doenças cromossômicas associam-se às mais diversas anomalias congênitas. A indicação de outros exames, como pesquisa de mutações gênicas específicas, teste de hibridização genômica comparativa baseada em *microarrays* (aCGH) podem ser realizados no material fetal, mas exigem laboratórios altamente especializados, bem como indicações precisas. Diante de feto com anomalias estruturais identificadas ao estudo ultrassonográfico e cariótipo normal, é preciso ter muita cautela e evitar tentativas precipitadas de diagnóstico sindrômico e prognóstico perinatal. Mesmo após o nascimento, com o exame físico completo e todos os demais exames disponíveis, os melhores centros de dismorfologia do mundo não conseguem estabelecer diagnóstico sindrômico em cerca de 40% dos pacientes. A abordagem a essa situação deve ser feita, preferencialmente, por equipe multidisciplinar que conte com a participação de ultrassonografista experiente em morfologia fetal, geneticista, obstetra, neonatologista e, algumas vezes, cirurgião pediátrico e psicólogo. Por outro lado, quando tudo indica que a anomalia é isolada, deve-se evitar tranquilizar os genitores prematuramente com afirmações do tipo "o feto é normal, exceto por este achado ultrassonográfico", pois muitas anomalias só podem ser identificadas após o nascimento.

Acompanhamento do caso

Uma questão importante do aconselhamento genético é a possibilidade de que, mesmo utilizando todos os testes diagnósticos existentes, um diagnóstico de certeza poderá não ser alcançado. O seguimento de todos os casos no pós-natal, mesmo naqueles em que um diagnóstico foi firmado ainda na gestação, faz parte do aconselhamento genético. E esse acompanhamento tem como principais objetivos confirmar o diagnóstico pré-natal ou ampliar a investigação para os casos sem diagnóstico para prover à mulher/casal a conclusão do aconselhamento com a estimativa de riscos reprodutivos para futuras gestações.

Nos casos em que ocorra o nascimento da criança com o defeito congênito ou a doença genética, inicia-se uma nova etapa para o geneticista e para a equipe que é a abordagem à família com criança com malformação e o planejamento do cuidado e seguimento da criança.

Exames complementares comuns da genética médica aplicáveis na medicina fetal

CITOGENÉTICA CONVENCIONAL

Através da citogenética convencional obtém-se o estudo cromossômico – cariótipo – do indivíduo. Quando estudados nas metáfases, para constituir o que se denomina cariótipo, os pares cromossômicos são numerados de 1 a 22 e o par sexual, XX ou XY, de acordo com o seu tamanho e forma. O cariótipo possibilita o estudo do número e da estrutura dos cromossomos. Cada cromossomo apresenta uma constrição, o centrômero, que o divide em duas regiões, denominadas braço longo e braço curto. Na notação do cariótipo, o braço longo é representado pela letra q e o braço curto pela letra p. Os braços longo e curto dos cromossomos, por sua vez, são subdivididos em regiões e sub-regiões denominadas bandas, que também são numeradas. Na notação do cariótipo, escreve-se o número de cromossomos encontrados, seguido pelos cromossomos sexuais. Os polimorfismos e/ou anomalias encontrados são descritos após os cromossomos sexuais. A seguir, são apresentados alguns exemplos da interpretação do cariótipo:

- 46, XX e 46, XY: cariótipos feminino e masculino normais, respectivamente;
- 47, XY, +21: existem 47 cromossomos, o sexo é masculino e o cromossomo extra é o 21, trissomia livre do cromossomo 21 (síndrome de Down);

- 46 XX/47, XX, +21: mosaicismo (presença de duas linhagens cromossômicas) entre células femininas normais e trissomia livre do cromossomo 21, sexo feminino;
- 46 XY/47, XXY: mosaicismo(presença de duas linhagens cromossômicas) entre células masculinas normais e células com 47 cromossomos e o cromossomo extra é o X (mosaicismo para síndrome de Klinefelter);
- 45, X: existem 45 cromossomos e só existe um cromossomo sexual, que é X (síndrome de Turner).
- 46, XX, del(3)(p25pter): 46 cromossomos, sexo feminino, deleção de parte de um cromossomo 3, o material ausente é o localizado da banda dois cinco até o término do braço curto;
- 46, XYinv(2)(p13p22): 46 cromossomos, sexo masculino, inversão envolvendo o cromossomo 2, a parte invertida vai da banda um três à banda dois dois do braço curto do cromossomo 2;
- 46, XXt(2;3)(p22-pter:q22-qter); 46 cromossomos, sexo feminino, translocação entre os cromossomos 2 e 3. A parte translocada do cromossomo 2 vai da banda dois dois do braço curto até a parte terminal daquele braço e a parte translocada do cromossomo 3 vai da banda dois dois do braço longo até a sua parte terminal.

São também informações que podem existir no laudo de um cariótipo:

- dup: abreviatura de duplicação, significando que houve duplicação de material cromossômico;
- i: abreviatura de isocromossomo, significando que o cromossomo representado entre parênteses é um isocromossomo, ou seja, um cromossomo com dois braços iguais (não tem um braço longo e um curto, mas ou dois braços longos ou dois braços curtos);
- r: abreviatura de *ring*, significando que o cromossomo escrito entre parênteses, tem a forma de anel (p.ex., r(X) significa cromossomo X em anel);
- add: abreviatura de *addition*, significando que há excesso de material no cromossomo e região indicados entre parênteses.

Líquido amniótico, vilosidades coriônicas, sangue fetal obtido por cordocentese, linfócitos e fibroblastos são células/tecidos nos quais pode-se obter a constituição cromossômica por meio da citogenética convencional. Uma limitação da citogenética convencional é a dependência da existência de células vivas no material obtido, o que é feito realizando uma cultura celular. Quando as células estão na fase da metáfase, a cultura é interrompida e os cromossomos são corados e algumas regiões ficam escuras e outras claras. Estas regiões são chamadas de "bandas" e são elas que permitem o estudo da estrutura dos cromossomos. Existem vários tipos de coloração, mas o bandeamento G é o mais utilizado.

CITOGENÉTICA MOLECULAR

A citogenética molecular pode ser realizada em células vivas ou mortas, utiliza a técnica da reação em cadeia da polimerase (PCR) ou FISH (*fluorescence in situ hidridization*) e avalia cromossomos específicos. Pode ser utilizada para diagnóstico rápido de alterações cromossômicas numéricas específicas em sangue de recém-nascido, sangue fetal obtido por cordocentese, vilosidade coriônica ou células do líquido amniótico.

Uma das grandes vantagens da citogenética molecular é não exigir a presença de células vivas e sua cultura, permitindo o resultado rápido de aneuploidias e de anomalias cromossômicas bem definidas no estudo das perdas gestacionais/fetais e na antecipação do resultado daquelas anomalias em material obtido para diagnóstico pré-natal. Quando a cultura for possível, o resultado deve ser confirmado pela citogenética convencional.

EXAMES MOLECULARES

Grande quantidade dos genes responsáveis pelas doenças gênicas já é conhecida. Apesar disso, o diagnóstico molecular nem sempre é disponível, pois muitos desses genes são grandes e o número de mutações possíveis de alterar sua função também é muito elevado, chegando, às vezes, a centenas. Além disso, muitas doenças apresentam heterogeneidade genética e mais de um gene pode estar envolvido em sua etiologia. Existem métodos diretos e indiretos de diagnóstico molecular. Os diretos estudam a própria estrutura do gene. O diagnóstico molecular direto pode utilizar PCR, *Southern blot* e outras técnicas mais recentes e sofisticadas. Para sua utilização, é necessário o conhecimento preciso da mutação procurada. Nas abordagens indiretas, são realizados estudos de ligação genética (*linkage*). Para que isso seja possível, é necessário que se conheça um *locus* polimórfico próximo do gene envolvido na etiologia da doença. O princípio do estudo de ligação é que dois *loci* que são muito próximos não sofrem recombinação na meiose. Desta maneira, um *locus* polimórfico "ligado" a um gene de doença pode funcionar como sinal que prediz a presença ou ausência do gene com a mutação no feto. Para isto, são analisados os DNAs do feto e dos genitores, que serão tipados pela PCR, para o *locus* polimórfico conhecido. Os estudos de ligação são indicados quando o gene é desconhecido, sendo impossível procurar mutações, ou quando possui significativo número de mutações e nenhuma delas é comum na população, sendo geralmente muito dispendiosa a procura sistemática das diversas mutações.

Existem várias outras técnicas de diagnóstico molecular, no entanto muitas delas não podem ser usadas de forma irrestrita no diagnóstico pré-natal. Sua utilização deve ser orientada pelo médico geneticista.

Citogenômica

Uma técnica recente que permite identificar pequenas deleções e duplicações de segmentos de DNA, que não podem ser vistas pelo microscópio, é a aCGH. Essa técnica, usada inicialmente em oncologia, vem sendo empregada para o diagnóstico de fetos e crianças com malformações e sem anomalias detectáveis no estudo cromossômico, mas com reduzidas deleções e inserções, resultantes de instabilidades genômica. Por meio desta tecnologia, é possível detectar milhares de alterações cromossômicas microscópicas e submicroscópicas que causam malformações, deficiência intelectual, autismo, cardiopatia, entre outras doenças genéticas, e todas as dissomias uniparentais associadas ao atraso de desenvolvimento. Apesar de ampliar de forma muito considerável a oportunidade de um diagnóstico etiológico e, com isso, auxiliar não apenas na condução do caso específico, mas também no aconselhamento reprodutivo, os resultados do aCGH exigem a participação do profissional experiente, preferencialmente, o geneticista para a correta interpretação dos dados.

Outra técnica de diagnóstico molecular de pequenas deleções e duplicações é a denominada MLPA (*multiplex ligation-dependent probe amplification*). Ela detecta alterações de falta (deleção) ou excesso (duplicação) de material cromossômico. É uma técnica patenteada e apenas um laboratório produz as sondas. Estas são dirigidas a microdeleções e microduplicações específicas e encontradas mais frequentemente. Elas só fornecem informações sobre essas regiões especificamente e sua indicação requer a orientação de um médico geneticista.

Exoma

Os éxons correspondem às sequências presentes nos genes que são responsáveis pela codificação das proteínas. A esse conjunto de éxons se denomina Exoma. O sequenciamento do exoma é uma metodologia capaz de analisar os 200.000 éxons dos mais de 20.000 genes humanos, dentre os quais 3.315 genes sabidamente associados a doenças genéticas listadas no Clinical Genomics Database (CGD).

O sequenciamento completo do exoma saiu da parte exclusiva de pesquisa científica para a prática clínica há cerca de três anos, sua interpretação não é tarefa simples, exigindo a participação de bioinformáticos e especialistas em genética. A elaboração de laudos é também complexa, e envolve inclusive questões éticas, pois no sequenciamento do exoma podem ser identificadas alterações que poderão ou não ter implicações clínicas, ou que poderão ocorrer apenas no futuro, na vida adulta madura do indivíduo.

O sequenciamento do exoma pode estar indicado em indivíduos nos quais se suspeita de doença de etiologia genética e no qual não foi possível o diagnóstico pelas metodologias habituais, ou em casos de malformações múltiplas ou apresentações clínicas atípicas sem um diagnóstico sindrômico claro e que podem corresponder a síndromes raras ou, até mesmo, ainda não descritas.

Diante de casais com parentes de primeiro grau (pais, irmãos, filhos) sob suspeita de ser portador de uma doença monogênica, este exame também pode estar indicado. No entanto, o sequenciamento do exoma, nessa situação, deve ser realizado no afetado (aquele que apresenta a doença) para identificar qual o gene alterado e qual a mutação envolvida, para, a partir de então, planejar, quando possível, o diagnóstico pré-natal ou pré-implantacional. Idealmente, a solicitação do exoma deve ser sempre precedida pela avaliação do afetado por um médico geneticista.

Bibliografia

Claustres M, Kožich V, Dequeker E, Fowler B, Hehir-Kwa JY, Miller K, Oosterwijk; European Society of Human Genetics. Recommendations for reporting results of diagnostic genetic testing (biochemical, cytogenetic and molecular genetic). Eur J Hum Genet. 2014;22(2):160-70.

Delikurt T, Williamson GR, Anastasiadou V, Skirton H. A systematic review of factors that act as barriers to patient referral to genetic services. Eur J Hum Genet. 2015;23(6):739-45.

Fonda Allen J, Stoll K, Bernhardt BA. Pre- and post-test genetic counseling for chromosomal and Mendelian disorders. Semin Perinatol. 2016;40(1):44-55.

Gardner RJM, Sutherland GR, Shaffer LG. Chromosome abnormalities and genetic counseling. 4.ed. Oxford University Press; 2012. 649p.

Jones KL, Jones MC, Del Campo M. Smith's recognizable patterns of human malformation. 6.ed. Elsevier; 2013. 1119p.

Mendes A, Paneque M, Sousa L, Clarke A, Sequeiros J. How communication of genetic information within the family is addressed in genetic counselling: a systematic review of research evidence. Eur J Hum Genet. 2016;24(3):315-25.

Milunsky A, Milunsky JM. Genetic Disorders and the Fetus. Diagnosis, Prevention and Treatment. 8.ed. Wiley Blackwell; 2016. 1210p.

Nussbaum RL, McInnes RR, Willard HF. Thompson & Thompson. Genetics in Medicine. 8.ed. Elsevier; 2016. 1240p;

Stevenson RE; Hall JG; Everman DB; Solomon BD. Human malformations and related anomalies. 3.ed. Oxford University Press; 2016. 1001p.

36 Procedimentos Invasivos em Medicina Fetal

Juliana Silva Esteves

Introdução

Em 1954, foi descrita a primeira observação fetal com fetoscópio rígido. Seis anos mais tarde, Liley introduziu a terapêutica fetal *intraútero*, por meio da transfusão sanguínea intra-abdominal, para o tratamento de hidropisia fetal grave.

Desde então, procedimentos diagnósticos e terapêuticos fetais vêm sendo realizados. Deve-se considerar, no entanto, que os procedimentos iniciais foram limitados na sua disponibilidade, aceitação, abrangência e segurança. Terapias como a transfusão fetal intraperitoneal eram bastante arriscadas e eram reservadas aos casos mais graves. O advento da ultrassonografia em tempo real trouxe a visualização cada vez mais clara do espaço intrauterino e ampliou as possibilidades para o diagnóstico e tratamento fetais.

O feto no interior do útero tornou-se definitivamente "um paciente" ao qual o diagnóstico e a terapia poderiam ser oferecidos antes mesmo do seu nascimento. A capacidade de avaliar detalhadamente o feto, o cordão, a placenta e a vascularização transmite aos operadores maior confiança na abordagem à cavidade amniótica, ao córion e à circulação fetal para o diagnóstico e tratamento. Somam-se a isso a constante expansão e a disponibilidade de testes moleculares de DNA (ácido desoxirribonucleico), que têm aumentado o número de diagnósticos que podem ser feitos no pré-natal.

Assim, dois grandes grupos de *procedimentos invasivos em medicina fetal* são possíveis: (a) aqueles cujo objetivo é diagnóstico e os que se (b) propõem ao tratamento fetal no período pré-natal. A grande maioria das desordens diagnosticáveis nesse período é mais bem conduzida com a terapia após o nascimento, mas diante de algumas doenças é possível antever as consequências devastadoras ao desenvolvimento do concepto. Além disso, fatores como a impossibilidade de correção ou os resultados frustrantes da terapia de outras doenças após o nascimento alavancaram o desenvolvimento da cirurgia fetal nos anos 1980.

Fundamentos básicos

A ultrassonografia é um componente essencial para o sucesso de qualquer procedimento invasivo. Os procedimentos de endoscopia fetal necessitam simultaneamente de duas visualizações em tempo real do concepto: a visão através da tela do ultrassom e a visão no monitor de videoendoscopia. Dentro do campo cirúrgico cada um exerce um importante papel. Através de ultrassonografia, pode-se monitorar o feto e guiar a intervenção operatória com informações que ajudarão escolher o melhor local de inserção do trocarte, identificando a posição da placenta, a posição da membrana entre gêmeos e a posição fetal. Além disso, a ultrassonografia funciona como instrumento de monitoração durante a cirurgia determinando a frequência cardíaca fetal, avaliação dopplervelocimétrica e o volume de líquido amniótico.

Em face do crescente avanço da cirurgia fetal, princípios éticos precisam alicerçar as intervenções e tais princípios devem obedecer a critérios básicos para a indicação da terapêutica fetal, são eles:

- Anomalida fetal: presença de uma patologia fetal importante que influencia no desenvolvimento de outro órgão, cuja intervenção pode auxiliar na interrupção do dano.
- Exclusão de anomalias associadas.
- Exclusão de aneuploidias.
- Conhecimento da história natural e do prognóstico estabelecido da doença, na expectativa de atingir algum benefício.
- Ausência de tratamento pós-natal efetivo e feto muito imaturo para o parto.
- Segurança materna: o risco materno deve ser mínimo e aceitável para a gestante e sua família.
- Intervenção realizada em centro multidisciplinar especializado.
- Obtenção do consentimento dos pais.

Procedimentos diagnósticos

AMNIOCENTESE

A amniocentese foi descrita pela primeira vez como técnica para o diagnóstico pré-natal na década de 1950 como um meio de determinação do sexo pela identificação de corpos de Barr em amniócitos não cultivados. Desde então, o desenvolvimento de técnicas de cultura de tecidos, de ultrassonografia e testes moleculares da genética tem expandido as indicações, tornando-os acessíveis mesmo em centros menos avançados, em virtude da melhora significativa na segurança e na confiabilidade desses procedimentos.

A amniocentese consiste na obtenção de líquido amniótico (LA) por punção transabdominal da cavidade amniótica. Indicada há um longo tempo para o estudo da maturidade fetal, seu emprego hoje se ampliou para o acompanhamento da gestação de alto risco, como mostra a Figura 36.1.

Técnica

Embora possa ser realizada a partir da 10ª semana de gestação (amniocentese precoce), os riscos existentes, relacionados a taxas de aborto e deformidades com o feto nessa fase, contraindicam seu emprego antes da 15ª semana.

Para a realização da amniocentese, não há necessidade de ambiente cirúrgico. A localização placentária e a estática fetal indicam o local da punção. Após os cuidados de assepsia abdominal na área da punção identificada pela ultrassonografia, é realizada a punção para anestesia local sem vasoconstritor, limitada à pele e ao tecido celular subcutâneo.

A amniocentese deve ser realizada sob orientação ultrassonográfica, utilizando-se transdutor abdominal convexo de 3,5 MHz. Deve-se utilizar agulha de raquianestesia com mandril, calibre 20 a 22 G e comprimento de 3½ a 6 polegadas (Fig. 36.2).

Atingida a cavidade amniótica, retira-se o mandril e adapta-se seringa de 20 mL.

São aspirados de 15 a 30 mL de líquido amniótico (média de 1 mL para cada semana de gravidez), amostra que será encaminhada para estudos genético, citológico, bioquímico e biofísico.

O tempo médio para obter o resultado do exame é 15 a 21 dias. Há possibilidade de obter, em 24 horas, o diagnóstico de presença de trissomias dos cromossomas 13, 18 e 21 por biologia molecular ou hibridização *in situ* com análise de fluorescência.

Na gestação múltipla, deve-se ter o cuidado de identificar o saco ovular que está sendo puncionado.

A tipagem sanguínea das pacientes deve ser conhecida, sendo as gestantes Rh-negativas e com Coombs indireto negativo (não sensibilizadas) medicadas com imunoglobulina anti-Rh para evitar possível aloimunização.

Após o procedimento e se não houver complicações, a mãe deve guardar repouso relativo, período em que poderá fazer uso de antiespasmódico oral, se necessário.

Segurança e complicações

Quando realizada por examinador experimentado, o risco de complicações da amniocentese é descrito classicamente como inferior a 0,5%. Todavia, estudos recentes, descrevem que o risco desse procedimento é muito baixo, desprezível quando comparado com a população que não realizou o teste. Tal risco estaria mais associado às alterações que o indicaram do que ao procedimento propriamente dito.

São listadas como possíveis complicações: ruptura prematura das membranas ovulares (RPMO), infecção ovular, lesões fetais, parto prematuro, descolamento prematuro de placenta, bridas amnióticas e isoimunização materna pelo fator Rh, esta última passível de prevenção como citado anteriormente.

BIÓPSIA DE VILO CORIAL

A biópsia de vilo corial (BVC) consiste na obtenção de material trofoblástico (*vilo corial*) por punção aspirativa da placenta. Da mesma forma que na amniocentese, a técnica da BVC foi desenvolvida pela primeira vez no final dos anos 1960, antes do advento da ultrassonografia em tempo real. Inicialmente, esses procedimentos eram realizados por via transcervical, porém na década

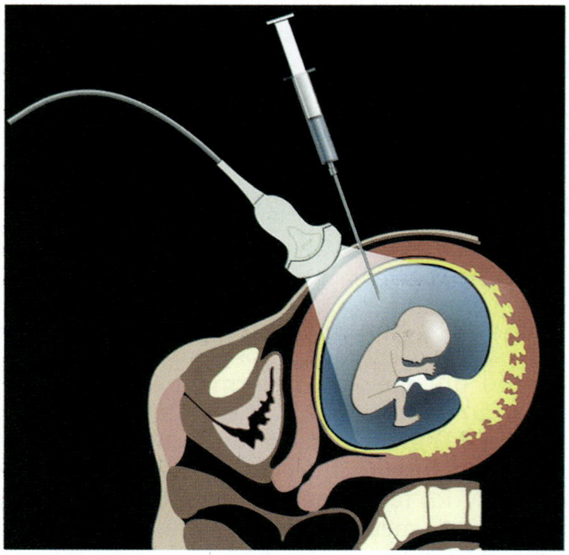

FIGURA 36.1. Amniocentese transamniótica sob guia ultrassonográfico (Cortesia de Centro Pré-Natal de Diagnóstico e Tratamento, desenvolvido por Artes Médicas.)

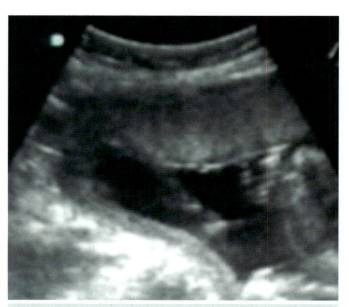

FIGURA 36.2. Amniocentese transamniótica sob orientação ultrassonográfica.

de 1980, com o desenvolvimento da ultrassonografia, foi desenvolvida a abordagem transabdominal. A principal vantagem da BVC é que o cariótipo fetal pode ser obtido muito mais cedo do que com a amniocentese (Fig. 36.3).

Embora a *BVC* possa ser indicada para o diagnóstico de doenças genéticas e erros inatos do metabolismo, seu emprego mais expressivo é no estudo de *doenças cromossomais,* passível de ser realizado por cultura e cariotipagem de células trofoblásticas.

Técnica

O procedimento é realizado entre 11 e 13 semanas e 6 dias, na mesma época da indicação da translucência nucal. Todavia, a melhor época para realização é após a 12ª semana de gestação. Há relatos de complicações quando realizada antes da 10ª semana de gestação.

Para a realização da BVC, não há necessidade de ambiente cirúrgico. A localização placentária indica o local da punção. Na presença de uma placenta com inserção posterior, aconselha-se à paciente que esvazie a bexiga, medida que anterioriza o útero e expõe a sua parede posterior.

Após os cuidados de assepsia abdominal na área da punção identificada pela ultrassonografia, é realizada a punção para anestesia local sem vasoconstritor, limitada à pele e ao tecido celular subcutâneo. A BVC deve ser feita sob orientação ultrassonográfica, utilizando-se transdutor abdominal convexo de 3,5 MHz. Deve ser utilizada agulha de raquianestesia com mandril, calibre 18 a 20 G e comprimento de 3½ a 6 polegadas.

Atingido o local placentário, retira-se o mandril e adapta-se seringa de 20 mL com um meio de cultura específico e, sob pressão negativa, movimenta-se a agulha no sentido longitudinal da placenta de modo a obter material de mais de uma região. Ainda sob pressão negativa, retira-se a agulha e a seringa e analisa-se o material obtido *(mínimo de 10 mg).*

O tempo médio para se obter o resultado do exame citogenético gira em torno de 1 a 7 dias.

Como regra para todos os procedimentos invasivos, as pacientes Rh-negativas e com Coombs indireto negativo devem ser medicadas com imunoglobulina anti-Rh para evitar possível aloimunização.

Assim como ocorre na amniocentese, após o procedimento e se não houver complicações, a mãe deve guardar repouso relativo, período em que poderá fazer uso de antiespasmódico oral, caso necessário.

Segurança e complicações

Se executada por examinador experiente, o risco médio de abortamento situa-se, classicamente, em torno de 1%. Porém, recente trabalho publicado pelo grupo Dinamarquês, avaliando cerca de 150 mil mulheres submetidas à BVC ou à amniocentese, demonstrou que em mãos treinadas, ambos os testes não aumentam o risco de abortamento e/ou óbito fetal, em comparação com mulheres também foram submetidas ao rastreamento de primeiro trimestre e que optaram por não realizar o procedimento invasivo.

Deve-se atentar para a possibilidade de contaminação do material por tecido materno (decídua). O achado de mosaicismo indica repetição do exame em material obtido por amniocentese, pois essa alteração citogenética pode estar limitada ao trofoblasto, não interessando ao feto.

São complicações descritas quando da realização da BVC: sangramento vaginal, RPMO, abortamento espontâneo, infecção ovular e isoimunização materna pelo fator Rh, esta última passível de prevenção pela administração de imunoglobulina anti-Rh em pacientes Rh-negativas e com Coombs indireto negativo depois de terminado o procedimento.

CORDOCENTESE

A cordocentese permite acesso direto à circulação fetal e foi descrita pela primeira vez em 1983 por Daffos et al., inicialmente usada na avaliação da toxoplasmose perinatal. A técnica foi rapidamente adotada e usada para outras condições, o que levou a uma mudança revolucionária na abordagem ao diagnóstico e tratamento da isoimunização. O desenvolvimento de testes de DNA direto para muitas condições genéticas e infecciosas (anemia falciforme, talassemia, hemofilia, citomegalovírus e toxoplasmose) fez com que a cordocentese se tornasse desnecessária, porque os resultados podem ser obtidos com a amniocentese ou a BVC. Ainda assim, o procedimento tem papel crítico na avaliação de algumas condições fetais, além de permitir o acesso fetal para uma potencial transfusão.

Técnica

Deve ser realizada a partir de 18 semanas de gestação, preferencialmente em ambiente cirúrgico.

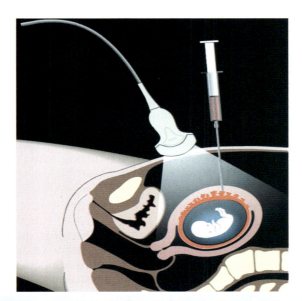

FIGURA 36.3. Biópsia de vilo corial (BVC) transabdominal. (Cortesia de Centro Pré-Natal de Diagnóstico e Tratamento, desenvolvido por Artes Médicas.)

A estática fetal e a inserção placentária do cordão umbilical indicam a melhor via de acesso. O local da punção deverá ser, de preferência, na inserção placentária do cordão umbilical, por acesso transamniótico ou transplacentário. A punção em alça livre deve ser conduta excepcional, por ser mais difícil e mostrar maior prevalência de complicações.

Após os cuidados de assepsia abdominal na área da punção identificada pela ultrassonografia, é realizada a punção para anestesia local sem vasoconstritor, limitada à pele e ao tecido celular subcutâneo.

A cordocentese deve ser feita sob orientação ultrassonográfica, utilizando-se transdutor abdominal convexo de 3,5 MHz. Deve ser utilizada agulha de raquianestesia com mandril, calibre 20 a 22 G e comprimento de 3½ a 6 polegadas.

Atingida a veia umbilical, retira-se o mandril e adapta-se seringa de 10 mL.

São aspirados de 1 a 3 mL de sangue fetal que servirão à propedêutica desejada, e injeta-se 1 mL de solução salina fisiológica acompanhando, por ultrassonografia, o seu turbilhonamento no cordão (*flush*), o que confirma a correta punção da veia umbilical.

Terminado o procedimento, a agulha é retirada e o sangramento residual do cordão e a frequência cardíaca fetal devem ser monitorados até a estabilização do quadro.

O tempo médio para obter o resultado dos exames é habitualmente inferior a 7 dias.

Como regra, pacientes Rh-negativas e com Coombs indireto negativo devem ser medicadas com imunoglobulina anti-Rh para evitar possível aloimunização.

Após o procedimento e se não houver complicações, a mãe deve guardar repouso relativo e abstinência sexual por 24 a 48 horas, período em que poderá fazer uso de antiespasmódico oral, se necessário.

Segurança e complicações

O risco de complicações da *cordocentese* varia de 2 a 5%, quando praticada por examinador experiente, podendo variar de acordo com a gravidade do caso.

São complicações atribuídas à cordocentese: RPMO e trabalho de parto prematuro, trombose do vaso umbilical, bradicardia fetal, sangramento no local de punção, infecção intracavitária e óbito fetal. Deve-se ressaltar que, quanto maior for o tempo gasto no procedimento e mais difícil for a sua execução, maior será a incidência de complicações. É preciso lembrar que parte dessas complicações decorre das situações clínicas que indicaram o procedimento, como ocorre por exemplo nos fetos cardiopatas, que suportam menos a cordocentese, e nas gestações com polidrâmnio, mais propensas à amniorrexe e ao parto prematuro após o procedimento.

Na maioria dos casos, a hemorragia no local da punção, complicação mais frequente, não têm significado clínico por ser de duração limitada. Cessa espontaneamente, em 93% dos casos, em no máximo um minuto. A bradicardia fetal, geralmente transitória, está associada à punção da artéria umbilical ou aos casos de conceptos gravemente enfermos.

Procedimentos terapêuticos fetais

ANESTESIA E TOCÓLISE

Sabe-se que as conexões tálamo-corticais necessárias para a percepção da dor não estão desenvolvidas até a 23ª a 30ª semanas de gestação. No entanto, na 18ª à 20ª semana, a dor já estimula a resposta neuroendócrina e hemodinâmica fetal, promovendo a liberação de catecolaminas e cortisol que agem elevando a resistência placentária e consequentemente promovendo a redução do fluxo sanguíneo para o feto. Clinicamente esses efeitos se manifestam pela presença de bradicardia e redistribuição de fluxo. Além disso, a resposta fetal ao estresse promove maior irritabilidade uterina com consequente risco de parto prematuro.

Dessa forma, o uso da anestesia tanto materna quanto fetal associada ao uso de tocolíticos tem como objetivo o relaxamento uterino e redução do estresse fetal com a manutenção do bom fluxo feto placentário e do risco de parto prematuro.

Os procedimentos diagnósticos em geral requerem apenas anestesia local materna. Entretanto, dependendo da complexidade do procedimento, tanto a mãe quanto o feto serão anestesiados. Na maioria dos procedimentos terapêuticos fetais, a técnica combinada é a mais aceita: anestesia epidural com bupivacaína hiperbárica (8 mg) injetada no espaço espinal entre L3 e L4 ou L4 e L5 complementada com anestesia local com Xylocaína® a 1%. Se houver necessidade de anestesia geral, a indução pode ser feita com tiopental (5 mg/kg), succinilcolina (2 mg/kg), fentanil (2 µg/kg) e o relaxamento muscular mantido com nitrato de vecurônio. A manutenção da anestesia é feita com 0,5 CAM (concentração alveolar mínima) de sevoflurano ou isoflurano em oxigênio.

A anestesia fetal é iniciada após identificação da placenta e definição da melhor posição fetal para o procedimento através do exame ultrassonográfico. Uma vez na posição desejada, o feto pode ser anestesiado com fentanila (10–20 µg/kg) em injeção intramuscular, associada a pancurônio (0,2 mg/kg) e atropina (20 µg/kg) injetada através de agulha 20 G ou 22 G sob guia ultrassonográfico, o que promoverá, além da anestesia, a imobilização do feto e a prevenção da bradicardia.

Para quaisquer das técnicas utilizadas, a mãe deve ser pré-hidratada com solução de Ringer (1.000 mL) e receber tocólise perioperatória realizada em nosso serviço com o bloqueador de receptor para ocitocina (Atosiban), antibiótico (cefazolina, 2 g intravenoso – IV, a cada 8 horas) e redutores da acidez gástrica.

TÉCNICA OPERATÓRIA

As intervenções fetais variam desde técnicas que requerem acesso mínimo, habitualmente para o diagnóstico, até técnicas operatórias abertas, que necessitam de laparotomia materna e histerotomia, estas últimas relacionadas à terapêutica fetal.

As punções fetais objetivam a drenagem de cavidades distendidas, enquanto as derivações se prestam aos casos em que se exigem punções repetidas. As punções são realizadas com agulha 20 G ou 22 G. As derivações necessitam de cateter do tipo duplo *pigtail*, inserido com o auxílio de *kit* de trocarte específico. Ambas são realizadas sob orientação ultrassonográfica com anestesia local (Fig. 36.4).

A transfusão intrauterina (TIU) é, invariavelmente, o tratamento de escolha da doença hemolítica perinatal (DHPN) grave em fetos com menos de 34 semanas de idade gestacional. É habitualmente realizada após a 18ª semana de gestação, pois antes desse período as transfusões fetais raramente são bem-sucedidas devido à visualização limitada e ao pequeno tamanho das estruturas anatômicas relevantes.

São três as vias de acesso pelas quais a TIU pode ser realizada: intravascular, peritoneal e intracardíaca. Embora a escolha de uma dessas técnicas seja baseada na experiência própria de cada Serviço, atualmente a abordagem intravascular é a mais empregada.

Na TIU, a monitoração ultrassonográfica contínua é obrigatória. Por ser um procedimento minimamente invasivo e manipular apenas o cordão umbilical, a tocólise e a sedação/anestesia materna são geralmente desnecessárias, limitando-se apenas à anestesia local. Embora raras, complicações como RPMO, trabalho de parto prematuro (TPP), corioamnionite e óbito fetal são relatadas em todas as técnicas.

O acesso fetal direto por histerotomia serviu como modelo inicial e foi se refinando, à medida que a experimentação animal evoluía. O desafio sempre presente da hemostasia quando da histerotomia levou ao desenvolvimento de grampeadores uterinos e à implementação de *clamps* uterinos. Grampos absorvíveis foram desenvolvidos para tentar minimizar os possíveis efeitos dos metálicos que poderiam predispor à infertilidade, embora alguns estudos de revisão tenham demonstrado que é baixo o impacto da cirurgia fetal na fertilidade materna futura. O grampeador também serviu como método de preservação da integridade corioamniótica das membranas fetais, quando comparado aos instrumentos de cirurgias clássicas. Evoluções no estudo da resposta fetal ao estresse por meio de oximetria de pulso e ecocardiografia fetal também contribuíram para o desenvolvimento da técnica cirúrgica, assim como a implementação de bomba de líquido amniótico para manter a temperatura adequada e evitar a desidratação. O local da incisão, no entanto, revelou-se um obstáculo praticamente intransponível. O fundo uterino é o local de escolha para acesso fetal na grande maioria das cirurgias abertas, quase sempre devido a posição fetal e inserção placentária. O resultado é o comprometimento da integridade uterina, quando comparada à incisão tradicional no segmento inferior e, como consequência, todos os partos futuros deverão ser de cesariana devido ao risco de rotura uterina.

As limitações impostas pela técnica aberta promoveram o desenvolvimento da endoscopia fetal. A técnica se fundamenta no princípio da preservação da homeostasia fetal por meio da preservação do ambiente uterino por não ser necessária uma grande incisão uterina e nem altas doses de tocolíticos. Quando comparada com a técnica aberta tem grande impacto na redução da morbidade materna (94,8% para 58,8%), da necessidade de unidade de terapia intensiva (26,4% para 1,4%), da necessidade de hemotransfusão (12,6% para 2,9%) e da necessidade de hospitalização (11,9 para 7,9%). No entanto, não apresenta diferença no resultado final em relação à RPMO, edema pulmonar, descolamento prematuro de placenta, parto prematuro e intervalo entre o procedimento e o parto.

A fetoscopia é realizada com anestesia local, utilizando-se trocarte com 3 a 5 mm de diâmetro, bomba de irrigação e instrumental fetoscópico variável, geralmente sob orientação ultrassonográfica (Fig. 36.5).

A cirurgia "dentro d'água" necessita de perfusão constante e troca do líquido amniótico quando se torna turvo. A amnioinfusão aumenta linearmente a pressão intrauterina (pressão basal de 8 a 10 cm de água). Minimizar a sobredistensão é vital para preservar o fluxo uteroplacentário e evitar a dissecção entre as membranas. Para isso, amnioinfusão de 100 a 200 mL/min de solução de Ringer na temperatura corporal é a técnica mais indicada. A insuflação do útero com gás deve ser evitada, pois resultará em interferência na imagem sonográfica e aumentará os riscos de acidose fetal, oligoidrâmnio e embolização aérea.

Outros procedimentos terapêuticos fetais podem ser realizados de forma pouco invasiva utilizando-se orientação ultrassonográfica (Fig. 36.6), a exemplo da coagulação do cordão umbilical com pinça bipolar ou do *laser* intesticial no feto acárdico na sequência TRAP.

CONDIÇÕES PASSÍVEIS DE TERAPÊUTICA CIRÚRGICA ANTENATAL

A Tabela 36.1 mostra as principais condições passíveis de cirurgia antenatal com as respectivas incidências.

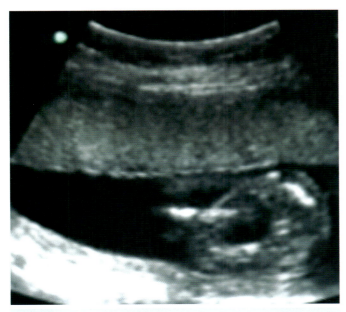

FIGURA 36.4. Derivação vesicoamniótica. Observa-se uma extremidade do *shunt* no interior da bexiga fetal e a outra na cavidade amniótica.

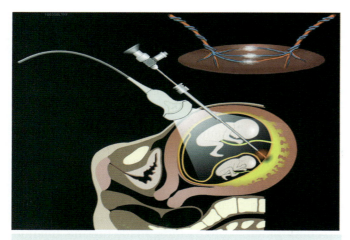

FIGURA 36.5. Terapia a *laser* para tratamento da síndrome de transfusão fetofetal. (Cortesia de Centro Pré-Natal de Diagnóstico e Tratamento, desenvolvido por Artes Médicas.)

TABELA 36.1. Principais condições passíveis de cirurgia antenatal

Condições passíveis de terapêutica cirúrgica antenatal	Incidência
Teratoma sacrococcígeo	1/35.000
Hérnia diafragmática congênita	1/2.200
Síndrome da banda amniótica	1/15.000
Mielomeningocele	1/2.000
Síndrome da transfusão fetofetal	0,9/1.000
Feto acárdico (*TRAP sequence* – sequência de perfusão arterial inversa gemelar)	1/35.000
Derrame pleural primário – Hidrotórax	1/15.000
Malformação adenomatosa cística congênita	1/25.000

Ética em cirurgia fetal

Com o avanço da medicina fetal em conjunto com a tecnologia, somado ainda ao desenvolvimento e aperfeiçoamento de técnicas cirúrgicas minimamente invasivas, patologias fetais são cada vez mais diagnosticadas de forma precoce. Nesse contexto tecnológico, a medicina perinatal e neonatal vem desafiando o limite e a condição da viabilidade levantando discussões éticas que englobam nos dias modernos a terapêutica intrauterina.

Questões controversas, como os tipos de cirurgia a serem permitidos, a entidade que decide sobre tal autorização, cirurgias que devem ficar restritas a centros especializados, nível de autoridade da mãe na decisão, quais mães se encontram aptas a decidir, quais mães precisam de maior proteção quanto à interferência de outros membros da família e o papel da equipe médica na orientação quanto à decisão, são apenas algumas delas.

À medida que a cirurgia fetal passa a ser considerada para condições não letais, os problemas éticos se ampliam. O conhecimento do feto e de suas percepções ao redor da intervenção realizada vem sendo cada vez mais descrito instigando a adequação de técnicas cirúrgicas e anestésicas para minimizar esse impacto. Como consequência, os benefícios ao feto são sempre avaliados diante dos riscos da técnica para ele próprio, não apenas em relação ao risco de parto prematuro mas também à resposta apresentada ao estresse.

Em paralelo a esse panorama, existe o levantamento dos benefícios e risco para a própria gestante que se estende para o convívio social. Dessa forma, a proteção das gestantes às pressões de outros familiares também tem sido bastante enfatizada. O desejo da mãe tem sido cada vez mais respeitado, principalmente após algumas publicações na área de neurociências terem revelado que a interdependência entre mãe e bebê é maior do que podemos estimar.

O papel da equipe médica tem sido de estimular o envolvimento da família na tomada de decisão e, para aquelas gestantes que solicitam, aumentar o suporte e a proteção. A grande vulnerabilidade das mães que precisarão decidir sobre uma terapêutica nova tem feito com que a influência da equipe de saúde no direcionamento da decisão seja cada vez menor.

Atualmente, deseja-se um maior envolvimento da sociedade nas decisões das questões éticas. A comunidade é importante para ajudar os pais na decisão sobre quais são os padrões de qualidade de vida aceitáveis para determinada doença. Uma pessoa portadora de limitação física será tanto mais bem-sucedida quanto maior for sua aceitação na sociedade. Além disso, a cirurgia fetal deve ser acessível a todas as classes; uma vez que a sociedade custeia esse procedimento, é de vital importância saber estabelecer as prioridades entre a cirurgia fetal e outras necessidades sociais.

Como brevemente discutido, sabe-se da resposta neuroendócrina e hemodinâmica fetal ao estresse e que essas respostas causam alterações a curto e longo prazo no sistema nervoso central podendo afetar, subsequentemente, sua compreensão da dor. Reduzir a resposta ao estresse em crianças e adultos é sabidamente

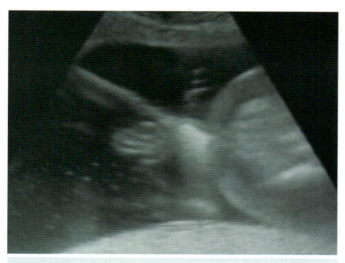

FIGURA 36.6. Coagulação do cordão umbilical com pinça bipolar sob guia ultrassonográfico para o tratamento da sequência TRAP (sequência de perfusão arterial inversa gemelar).

um benefício ao tratamento, e algumas evidências sugerem que essa verdade também é válida para o feto. Entretanto, a dose adequada para a supressão da dor e/ou estresse e o melhor método para fazê-lo vem sendo trabalhada. Prevenir e tratar a dor são direitos humanos básicos, independentemente da idade. As pesquisas para evolução na técnica cirúrgica precisam estar acompanhadas por outras que permitam maior compreensão da propriocepção fetal e da sua resposta ao estresse.

Bibliografia

Belfort MA, Whitehead WE, Ball R, et al. Fetoscopic amniotic band release in a case of chorioamniotic separation: an innovative new technique. AJP Rep. 2016;6(2):e222-5.

Brusseau R, Mizrahi-Arnaud A. Fetal anestesia and pain management of intrauterine therapy. Clin Perinatol. 2013;40:429-42.

Cass DL.Fetal surgery for congenital diaphragmatic hernia: the North American experience. Semin Perinatol. 2005;29:104-11.

Chaves Netto H, Sá RAM, Oliveira CA. Manual de condutas em obstetrícia. Atheneu; 2011.

Chervenak FA, McCullough LB, Birnbach DJ. Ethical issues in fetal surgery research. Best Pract Res Clin Anaesthesiol. 2004;18:221-30.

Cortes RA, Farmer DL. Recent advances in fetal surgery. Semin Perinatol. 2004;28:199-211.

Deprest J, Jani J, Gratacos E, Vandecruys H, Naulaers G, Delgado J, Greenough A, Nicolaides K; FETO Task Group. Fetal intervention for congenital diaphragmatic hernia: the European experience. Semin Perinatol 2005;29:94-103.

Golombeck K, Ball RH, Lee H, Farrell JA, Farmer DL, Jacobs VR, Rosen MA, Filly RA, Harrison MR. Maternal morbidity after maternal-fetal surgery Am J Obstet Gynecol. 2006;194:834-9.

Harrison MR, Adzick NS. The fetus as a patient. Surgical considerations. Ann Surg Apr1991; 213(4):279-91.

Harrison MR. Fetal surgery: trials, tribulations, and turf. J Pediatr Surg. 2003;38:275-82.

Hirose S, Farmer DL.Fetal surgery for sacrococcygeal teratoma. Clin Perinatol. 2003;30:493-506.

Hoagland MA, Chatterjee D. Anesthesia for fetal surgery. Pediatr Anesth. 2017;27(4): 346-57.

Howe EG. Ethical issues in fetal surgery. Semin Perinatol. 2003; 27:446-57.

Johnson MP, Gerdes M, Rintoul N, Pasquariello P, Melchionni J, Sutton LN, Adzick NS. Maternal fetal surgery for myelomeningocele: neurodevelopmental outcomes at 2 years of age. Am J Obstet Gynecol 2006;194:1145-50.

Moon-Grady AJ, Baschat A, Cass D< Choolane M, Copel JA, Crombleholme TM, Deprest J, Emery SP, Evans MI, Luks FI, Norton ME, Ryan G, Tsao K, Welch R, Harrison M. Fetal Treatment 2017: the evolution of fetal therapy centers – A joint opinion from the International Fetal Medicine and Surgical Society (IFMSS) and the North American Fetal Therapy Network (NAFTNet). Fetal Diagn Ther. 2017. doi: 10.1159/000475929.

Moaddab A, Nassr AA, Belfort A, Shamshirsaz AA. Ethical issues in fetal therapy. Best Parct Res Clin Obstet Gynecol. 2017; S1521-6934(17)30030-5. doi: 10.1016/j.bpobgyn.2017.02.005.

Robinson MB. Frontiers in fetal surgery anesthesia. Int Anesthesiol Clin 2006;44:1-15.

Ruano R, Yoshisaki CT, da Silva MM et al. A randomized controlled trial of fetal endoscopic tracheal occlusion versus portnatal management of severe isolated congenital diaphragmatic hérnia. Ultrasound Obs Gynecol. 2012;39(1):20-7.

Sala P, Prefumo F, Pastorino D, Buffi D, Gaggero CR, Foppiano M, De Basio P. Fetal Surgery: Na Overview. 2014; 69(4): 218-28.

Senat MV, Deprest J, Boulvain M, Paupe A, Winer N, Ville Y.Endoscopic laser surgery versus serial amnioreduction for severe twin-to-twin transfusion syndrome. N Engl J Med. 2004;351:136-44.

Wenstrom KD. Fetal surgery for congenital diaphragmatic hernia. N Engl J Med. 2003;349:1887-8.

White MC, Wolf AR. Pain and stress in the human fetus. Best Pract Res Clin Anaesthesiol. 2004;18:205-20.

Wulff CB, Gerds TA, Rode L, Ekelund CK, Petersen OB, Tabor A. Danish Fetal Medicine Study Group. Risk of fetal loss associated with invasive testing following combined first-trimester screening for Down syndrome: a national cohort of 147,987 singleton pregnancies. Ultrasound Obstet Gynecol. 2016 Jan;47(1):38-44. doi: 10.1002/uog.15820

Yamamoto M, Ville Y. Recent findings on laser treatment of twin-to-twin transfusion syndrome. Curr Opin Obstet Gynecol. 2006;18:87-92.

Yamamoto M, Ville Y. Twin-to-twin transfusion syndrome: management options and outcomes. Clin Obstet Gynecol. 2005;48:973-80.

37 Drogas na Gravidez

Maria Amélia de Rolim Rangel
Luthgard Gomes Medeiros

Introdução

As malformações fetais incidem em cerca de 2 a 3% de todas as gestações[1], sendo responsáveis por 20% da taxa de mortalidade infantil. Dos possíveis fatores envolvidos na gênese das alterações malformativas, 20% são de causa genética, 15% de causa cromossômica, 10% de causa ambiental e 65% são multifatoriais.

Aproximadamente 5% dos fatores ambientais determinantes de alterações fetais são representados pelas radiações, infecções pré-natais e alterações metabólicas maternas. A utilização inadvertida de medicamentos e substâncias químicas durante a gestação representa 5% do fator ambiental. Cerca de 20 a 30% dos agentes considerados teratogênicos são medicamentos de uso geral. Aproximadamente 7% do total de medicamentos contidos nos compêndios farmacêuticos são contraindicados durante a gravidez.

As drogas, quando administradas entre o 31º dia (contados a partir da data da última menstruação) até a 10ª semana gestacional (período teratogênico fetal), podem determinar malformações fetais. Essas anormalidades não se restringem a alterações anatomoestruturais do feto, mas podem também incluir alterações funcionais, restrição de crescimento fetal (RCF), atraso no desenvolvimento psicossomático e alterações comportamentais.

Pela complexidade da ação e as possíveis repercussões das drogas no organismo do binômio materno-fetal, em 2001 Yankowitz e Niebyl revisaram as cinco categorias de risco para o uso de medicamentos durante a gravidez propostas pela Food and Drug Administration (FDA) que estão expressas na Tabela 37.1[2].

Esse sistema de classificação dos fármacos, proposto pela FDA em 1979, com a finalidade de simplificar as informações sobre a relação risco/benefício, tem limitações importantes. Uma delas é que os fármacos das categorias D e X e alguns da categoria C podem causar riscos similares embora estejam classificados em grupos diferentes. Uma letra de grau mais avançado não implica em um risco maior e mesmo alguns fármacos pertencentes a uma mesma categoria podem repercutir de uma forma muito diferente. Além disso, apesar do entendimento de que os fármacos podem afetar de uma maneira diferente o desenvolvimento dos animais e dos seres humanos, as categorias de letras em geral se baseiam em dados obtidos de estudos em animais.

Observando as limitações do seu sistema de classificação, a FDA (2011) propôs um sistema novo para classificar os fármacos utilizados no ciclo gravídico-puerperal[3]. As categorias de letras A até X foram substituídas por: (1) um sumário dos potenciais riscos para o feto; (2) uma seção com considerações clínicas incluindo a exposição adicional; (3) uma seção sobre as decisões quanto à prescrição para gestantes e nutrizes e (4) uma descrição detalhada dos resultados obtidos em animais e seres humanos. A FDA ampliou as informações disponíveis na página www.fda.gov.

Anti-inflamatórios não esteroidais

Esse grupo de fármacos inclui o ácido acetilsalicílico (AAS) e os outros anti-inflamatórios não esteroidais tradicionais, incluindo o ibuprofeno e a indometacina, que determinam a inibição da síntese das prostaglandinas.

TABELA 37.1. Categorias de risco para o uso de drogas durante a gestação (FDA)

Categoria	Interpretação
A	Estudos controlados em gestantes não demonstraram um aumento no risco de anormalidades fetais em nenhum trimestre da gestação.
B	Estudos em animais revelaram não haver evidências de dano fetal, contudo não existe nenhum estudo adequado e bem controlado em mulheres gestantes; OU Estudos em animais demonstraram algum efeito adverso, mas estudos adequados e bem controlados em mulheres grávidas falharam em demonstrar riscos para o feto em algum trimestre gestacional.
C	Estudos em animais demonstraram algum efeito adverso e não há estudos adequados e bem controlados em mulheres grávidas; OU Não há estudos em animais e nem estudos adequados e bem controlados em mulheres grávidas.
D	Estudos adequados, bem controlados, ou estudos observacionais em mulheres grávidas, demonstraram algum risco para o feto. Contudo, os benefícios da terapia precisam ser confrontados com os potenciais riscos.
X	Estudos adequados, bem controlados, ou estudos observacionais em animais ou mulheres grávidas, demonstraram evidências de anormalidades fetais ou riscos. O uso desses produtos é contraindicado em gestantes.

Cerca de 20% das gestantes referem o uso desses medicamentos no primeiro trimestre gestacional. Segundo dados da literatura médica, essas medidas não parecem ser um fator de risco significativo para anormalidades congênitas[4]. O AAS não foi associado a um aumento de risco global de malformações congênitas[5]. O AAS em doses de até 100 mg/dia é seguro, não aumentando o risco de fechamento do canal arterial ou de outras alterações neonatais[6]. Isto também se aplica aos outros anti-inflamatórios não esteroidais, o AAS em doses elevadas não deve ser administrado às gestantes, sobretudo no terceiro trimestre gestacional. Quando utilizados no final da gravidez, os anti-inflamatórios não esteroidais podem determinar efeitos adversos no feto. A indometacina pode determinar estenose do canal arterial provocando hipertensão pulmonar, sobretudo quando administrada no terceiro trimestre gestacional (após a 30ª semana) por mais de 72 horas[7]. Felizmente esse efeito adverso é transitório, pois estudos realizados demonstraram a normalização da velocidade de fluxo sanguíneo do canal arterial em todos os fetos após a supressão da administração da indometacina. Além disso, esse medicamento pode determinar uma redução na produção urinária do feto resultando em uma diminuição volume de líquido amniótico. Esse efeito é provavelmente decorrente do aumento dos níveis das concentrações e da sensibilidade à vasopressina[8]. O acetaminofeno e a dipirona são seguros em doses terapêuticas e descontínuas. Altas doses de derivados pirazolônicos podem determinar RCF.

Analgésicos – opioides

Codeína, heroína, levorfanol, meperidina, metadona, morfina, propoxifeno e tramadol quando administrados próximos ao termo podem ocasionar depressão respiratória e síndrome de privação do recém-nascido. O ópio está contraindicado na gestação.

Anorexígenos

Os anorexígenos (anfetaminas, fenproporex, sibutramina, mazindol, quitozona, anfepramona) são contraindicados na gestação. Há relatos de RCF, parto pré-termo e aumento nas taxas de morbidade materna e perinatal.

Ansiolíticos e hipnóticos

BENZODIAZEPÍNICOS

Lorazepam e clordiazepóxido aumentam a incidência de defeitos faciais (lábio leporino, fenda palatina, assimetria facial), síndrome de privação e síndrome "*floppy*" (hipotonia, letargia e diminuição da sucção). Alprazolam e diazepam não parecem estar associados a defeitos faciais; o alprazolam está mais relacionado a maior incidência de abortamento, hidrocele e ascite. O flunitrazepam é contraindicado na gestação.

BARBITÚRICOS

Fenobarbital e tiopental podem determinar hemorragia e síndrome de privação do recém-nascido. Ainda não existem estudos controlados sobre o uso do bromazepam, buspirona, cloxazolam, midazolam, nitrazepam e triazolam durante a gestação.

Anticoagulantes

A heparina de baixo peso molecular (enoxaparina) ou a heparina não fracionada são consideradas os anticoagulantes de escolha na mulher grávida.

A varfarina e todos os demais derivados cumarínicos, (antagonistas da vitamina K) apresentam uma potente ação anticoagulante. Por ter um baixo peso molecular, a varfarina atravessa facilmente a placenta causando efeitos embriotóxicos e fetotóxicos. A exposição entre a 6ª e a 9ª semana pode determinar a embriopatia da varfarina, que se caracteriza por pontilhados nas vértebras e nas epífises femorais, além de hipoplasia nasal com depressão da ponte nasal. Também pode-se observar atresia de coanas, determinando desconforto respiratórios severo. Quando administrada após o primeiro trimestre gestacional pode causar hemorragias no feto, podendo determinar alterações no crescimento e deformidades secundárias à fibrose[9]. As anormalidades podem incluir agenesia de corpo caloso, agenesia do vermis cerebelar, microftalmia e atrofia do nervo óptico[10]. Os fetos afetados também estão propensos à cegueira, surdez e atraso do desenvolvimento. Está comprovada a síndrome fetal varfarínica, efeito adverso dos varfarínicos, que se caracteriza pela presença de hipoplasia nasal; dismorfismos oculares, cardíacos e esqueléticos; atrofia óptica, surdez e espasticidade.

Anticonvulsivantes – antiepilépticos

Nenhum anticonvulsivante é considerado realmente seguro. Apesar dessa constatação, aproximadamente 90% das gestantes usuárias de antiepilépticos têm recém-nascidos normais. A fenitoína poderá determinar lábio leporino, fenda palatina, cardiopatia, disrafismo espinal, redução de membros, polidactilia, hipospádia, coagulopatia e deficiência de folatos, o que caracteriza a síndrome fetal da hidantoína. O fenobarbital apresenta um potencial teratogênico semelhante ao da fenitoína. A carbamazepina poderá ocasionar anomalias craniofaciais, hipoplasia dos dedos e RCF. O ácido valproico acarreta um risco significativamente maior de malformações incluindo fendas orofaciais, malformações cardíacas e defeitos de fechamento do tubo neural[11]. A trimetadona poderá determinar dismorfoses maiores.

Antidiabéticos

A insulina ainda constitui a terapêutica de escolha durante a gestação. Dentre os hipoglicemiantes orais, a metformina surge como uma opção no controle do diabetes gestacional. Estudos ressaltam que a metformina não é teratogênica. As grávidas que fizeram uso da metformina estão mais expostas à hipoglicemia bem como os seus recém-nascidos. Estão contraindicadas na gestação a clorpropamida e a glipizida, ambas pertencentes à classe X de medicamentos.

Antidepressivos

Amitriptilina e imipramina estão relacionadas a malformações. A fluoxetina poderá ocasionar abortamentos, malformações menores, prematuridade, RCF, baixa estatura, dificuldade de adaptação no período neonatal e hipertensão pulmonar. Estudos recentes comprovaram a segurança do uso da fluoxetina, nortriptilina, paroxetina, sertralina, venlaxina, quando necessárias. O carbonato de lítio, poderá determinar malformações cardiovasculares (em 4–12% dos casos – atresia mitral, transposição dos grandes vasos, defeitos septais, anomalia de Ebstein, bradicardia e cardiomegalia), polidrâmnio, espinha bífida, meningocele, micrognatia, cirrose hepática, hipotonia, hipotireoidismo com bócio.

Anti-helmínticos

É consenso a sua utilização a partir do segundo trimestre gestacional. Albendazol, mebendazol, piperazina, tiabendazol, não são teratogênicos nem embriotóxicos. Ainda não há estudos controlados com levamizol, pirantel e praziquantel.

Antifúngicos

Anfotericina B, clotrimazol, miconazol e nistatina podem ser utilizados durante a gestação. Cetoconazol, metronidazol, secnidazol, tinidazol e violeta de genciana são recomendados a partir do segundo trimestre gestacional, pois são drogas consideradas potencialmente teratogênicas. O fluconazol é considerado teratogênico em animais de experimentação e em humanos, exibindo um padrão de anormalidades congênitas semelhante ao da síndrome de Antley-Budin autossômica recessiva. As anormalidades incluem fendas orais, fácies anormal, anormalidades cardíacas, cranianas, de ossos longos e das articulações. Tais anormalidades foram relatadas após tratamento prolongado com doses altas (doses de 400–800 mg/dia) no primeiro trimestre gestacional. Estudo realizado por Molgaard-Nielson (2013)[12], que analisou mais de 7.000 gestantes expostas ao fluconazol em doses baixas no primeiro trimestre gestacional, demonstrou um aumento de três vezes no risco de desenvolver tetralogia de Fallot. A FDA (2011) incluiu o fluconazol na categoria D, mas ressalta que uma única dose de 150 mg, usada para o tratamento da candidíase endovaginal, não parece ser teratogênica[13].

Anti-hipertensivos – inibidores da enzima conversora de angiotensina) e bloqueadores do receptor de angiotensina

Os inibidores da enzima conversora da angiotensina – ECA (captopril, enalapril, fosinopril, lisinopril) são considerados fetotóxicos e determinantes da fetopatia da ECA. O desenvolvimento renal normal depende do sistema renina-angiotensina fetal. Os inibidores da ECA determinam hipotensão e diminuição da perfusão renal do feto com isquemia e anúria subsequentes[14]. A diminuição da perfusão pode causar restrição de crescimento fetal e anormalidades no desenvolvimento craniano, além de hipoplasia pulmonar e contratura dos membros resultantes do oligoâmnio[15]. Os bloqueadores do receptor de angiotensina (BRA) têm ações semelhantes. Os bloqueadores dos receptores α e/ou β-adrenérgicos (atenolol, propranolol) em doses baixas de 10 a 20 mg/dia não determinam efeitos adversos; em doses elevadas podem determinar RCF. A hidralazina constitui-se no fármaco de escolha na terapêutica da crise hipertensiva. A metildopa, agonista α de ação central, é a droga de escolha da pré-eclâmpsia.

Anti-inflamatórios não hormonais

Todos os derivados dos salicilatos (AAS), do indol (indometacina), do ácido propiônico (ibuprofeno, naproxeno), do ácido fenilacético (diclofenaco sódico), do ácido antranílico (ácido mefenâmico), dos pirazolônicos (butazona, fenilbutazona), dos oxicans (meloxicam, piroxicam, tenoxicam), dos sulfamídicos (nimesulide) não são teratogênicos, mas sendo agentes inibidores da síntese de prostaglandinas podem ocasionar prolongamento da gestação (por inibição do trabalho de parto), disfunção renal do feto, oligoâmnio, fechamento precoce do ducto arterioso e hipertensão pulmonar primária, quando administrados no trimestre trimestre gestacional. Os derivados dos coxibes (celecoxib e rofecoxib) apresentam especificidade exclusiva sobre a cicloxigenase-2 sendo também contraindicados após a 32ª semana gestacional.

Anti-inflamatórios hormonais

A betametasona, cortisona, dexametasona, prednisona e prednisolona podem determinar hipoplasia e insuficiência da suprarrenal, quando administradas por tempo prolongado.

Antimicrobianos

Apesar da preocupação teórica quanto à potencial toxicidade fetal, os aminoglicosídeos (amicacina, estreptomicina, gentamicina, tobramicina, canamicina) não estão associados às anormalidades congênitas. A neomicina pode ser utilizada, porém é pouco absorvida. O cloranfenicol não é teratogênico, mas a American Academy of Pediatrics (Academia Americana de Pediatria) o contraindica, pois determina no recém-nascido prematuro a síndrome cinzenta, caracterizada pela ocorrência de distensão abdominal, anormalidades respiratórias, coloração cinzenta e colapso vascular. O uso das sulfonamidas (sulfadiazina, sulfametoxazol, sulfadiazol) deve ser evitado durante a gestação. No primeiro trimestre gestacional está associado a um risco três vezes maior de anencefalia e obstrução na via de saída do ventrículo direito; um risco oito vezes maior de atresia de coanas e duas vezes maior de hérnia diafragmática[16]. Menciona-se também uma preocupação adicional já que esses fármacos deslocam a bilirrubina de seus locais de ligação proteica, podendo agravar a hiperbilirrubinemia se forem administrados pouco antes do nascimento de pré-termos. A trimetoprima é usualmente combinada a sulfonamida, devendo ser evitada durante a gestação, pois apesar de não ser teratogênica é antagonista dos folatos. As tetraciclinas são contraindicadas na gestação, pois determinam malformações esqueléticas. As penicilinas (penicilina G, dicloxacilina, oxacilina, ampicilina e amoxicilina não são contraindicadas na gestação. As cefalosporinas (cefaclor, cefalexina, cefalozolina, cefoxitina, cefotriaxona) não apresentam qualquer restrição na gravidez. As quinolonas (ciprofloxacino, norfloxacino, levofloxacino) não apresentam riscos de malformações, podendo promover artropatia em animais de experimentação, sem que haja relato de casos em humanos, apesar de não haver estudos controlados. A nitrofurantoína está associada a algumas anormalidades congênitas quando a exposição fetal acontece no primeiro trimestre gestacional. É observado um aumento de quatro vezes no risco de desenvolver a síndrome do coração esquerdo hipoplásico e microftalmia/anoftalmia; aumento de duas vezes no risco de fendas orais e anomalias do septo atrial[16].

Antineoplásicos

A terapêutica do câncer durante a gestação inclui alguns quimioterápicos que são considerados potencialmente embriotóxicos e fetotóxicos. No que diz respeito aos atuais anticorpos policlonais utilizados como antineoplásicos, existem poucos dados relativos à sua segurança. A ciclofosfamida, agente alquilante, determina uma lesão química nos tecidos fetais em desenvolvimento resultando em morte celular e alterações que são transmitidas geneticamente através de células remanescentes. A incidência de morte fetal é alta e as alterações associadas à ciclofosfamida incluem malformações dos membros, fenda palatina e anomalias oculares[17]. Os fetos que sobrevivem podem apresentar anormalidades no crescimento e atrasos do desenvolvimento. A exposição ambiental dos profissionais de saúde está associada a aumento do risco de abortamento espontâneo.

O metotrexato, antagonista do ácido fólico, é um teratógeno potente utilizado como agente quimioterápico nas neoplasias, como imunossupressor para doenças autoimunes e psoríase e na terapêutica da gestação ectópica íntegra. Apresenta uma ação semelhante a aminopterina e pode causar várias anormalidades conhecidas como a síndrome fetal do metotrexato-aminopterina, que é caracterizada por craniossinostose com crânio em forma de "folha de trevo", ponte nasal larga, implantação baixa de orelhas, micrognatismo e malformações dos membros[18]. O período crítico para o desenvolvimento dessas alterações parece ser entre 8 e 10 semanas.

O tamoxifeno, modulador seletivo do receptor de estrogênio não esteroidal, é utilizado como terapêutica adjuvante do câncer de mama. Embora não esteja associado a malformações fetais, o tamoxifeno é fetotóxico e carcinogênico nos roedores determinando malformações parecidas às atribuídas a exposição ao dietilestilbestrol (DES). Dessa maneira, o tamoxifeno está na categoria D quando administrado durante a gestação. Os fetos expostos devem ser monitorados quanto a ocorrência de efeitos carcinogênicos por até 20 anos[19].

O trastuzumabe, anticorpo monoclonal recombinante, tem uma ação contra a proteína do receptor 2 do fator de crescimento epidérmico humano (HER 2). É utilizado no tratamento do câncer de mama com expressão aumentada da proteína HER 2. O trastuzumabe não foi associado a malformações fetais, mas existem casos descritos de oligoâmnio, anidrâmnio e insuficiência renal fetal. O uso desse fármaco pode também causar hipoplasia pulmonar fetal, anomalias esqueléticas e morte neonatal.

Antipsicóticos

Nenhum antipsicótico (haloperidol, clorpromazina, aripiprazol, olanzapina, quetiapina, risperidona) é considerado teratogênico. Os recém-nascidos expostos aos antipsicóticos apresentam movimentos musculares extrapiramidais anormais e sinais de abstinência que incluem agitação, tônus muscular anormalmente amentado ou reduzido, tremor sonolência, distúrbios alimentares e anormalidades respiratórias. Essas alterações são inespecíficas e transitórias

Antivirais

A ribavarina, análogo nucleosídico, é um dos fármacos recomendado no tratamento da hepatite C. A ribavarina é teratogênica em várias espécies de animais em doses significativamente menores às recomendadas para uso em humanos. Tais alterações malformativas incluem anormalidades do crânio, palato, olhos, esqueleto e trato gastrointestinal. A ribavarina tem uma vida longa e permanece nos compartimentos extravasculares após a interrupção do tratamento. Dessa forma, o laboratório fabricante recomenda que mulheres em uso de ribavarina utilizem dois métodos contraceptivos e que posterguem a concepção por seis meses após a interrupção do tratamento[20].

O efavirenz, inibidor nucleosídico da transcriptase reversa, é usado no tratamento da infecção pelo vírus da imunodeficiência humana (HIV). Anormalidades oculares e do sistema nervoso central (SNC) foram descritas em animais. Preocupantes são os diversos relatos de casos de anomalias do SNC depois da exposição humana[21]. A amantadina é embriotóxica e teratogênica, estando contraindicada na gestação. O aciclovir e o ganciclovir são embriotóxicos em animais. A zidovudina não apresenta efeito adverso. Fanciclovir e foscarnet são poucos empregados.

Antiácidos

Os sais de magnésio podem determinar diarreia materna e, quando administrados por tempo prolongado, podem se responsabilizar por hipercalcemia e hipermagnesemia no RN. Os sais de cálcio e alumínio podem ocasionar constipação materna.

Antiflatulento

A dimeticona é uma medicação segura na gestação.

Antieméticos

A administração da clorpromazina durante a gestação é controvertida. No termo pode ocasionar hipotensão no recém-nascido. Não há estudos controlados para os demais antieméticos, dentre os quais se inclui a metoclopramida.

Antiulcerosos

Cimetidina, ranitidina, famotidina, pantoprazol, rabeprazol podem ser utilizados na gestação. Para lanzoprazol e omeprazol não há estudos controlados. O misoprostol está formalmente contraindicado.

Antiarrítmicos

A amiodarona poderá ocasionar RCF em animais de experimentação. Deve-se avaliar risco/benefício e a função tireoidiana do recém-nascido, em razão da grande quantidade de iodo na sua fórmula. A lidocaína poderá ocasionar depressão do SNC. A digoxina não é teratogênica mas existe a possibilidade de toxicidade após a 20ª semana e óbito fetal, devendo-se avaliar risco/benefício. Procainamida, adenosina e quinidina em doses terapêuticas podem ser utilizadas.

Antiespamódicos

A hioscina pode ser utilizada, sem restrição.

Anti-histamínicos

A azatidina, loratidina e prometazina podem ser administradas na gestação. Feniramina e terfenadrina são teratogênicos, não devendo ser utilizadas.

Diuréticos

Os poupadores de potássio, tiazídicos e os diuréticos de alça estão contraindicados na gestação. No primeiro trimestre induzem malformações e, no termo, podem ocasionar hipoglicemia, hiponatremia, oligoâmnio e trombocitopenia.

Fitoterápicos

É difícil estimar os riscos associados aos diversos fitoterápicos porque esses compostos não são regulamentados pela FDA. A composição, quantidade e a pureza de cada ingrediente em geral são desconhecidos. A erva-de-são-cristóvão (*Cimifuga racemosa*) é um estimulante da musculatura lisa podendo causar contração uterina, além de conter um composto estrogênico. A acteia azul (*Caulophillum thalictroides*) estimula a musculatura lisa determinando contração uterina, além de conter compostos teratogênicos para várias espécies animais. A equinácea (*Echinacea augustifolia*) ativa a imunidade celular podendo determinar reações alérgicas, além de reduzir a eficácia dos imunossupressores, podendo até causar imunossupressão se for utilizada por longos períodos. A efedra, ma huang (*Ephedra sinica*) é um simpaticomimético com ações direta e indiretas, podendo causar taquicardia e hipertensão, além de arritmias, isquemia miocárdica, acidente vascular encefálico; esgotamento das reservas de catecolaminas endógenas. O óleo de prímula (*Primula poliantha*) contém ácidos linoleicos que são precursores das prostaglandinas, podendo causar complicações se for utilizada para induzir o trabalho de parto. O alho (*Allium sativum*) inibe a agregação plaquetária, aumenta a fibrinólise além de possuir uma atividade anti-hipertensiva, podendo aumentar o risco de sangramento. O gengibre (*Zingiber officinalis*) inibe a enzima ciclo-oxigenase aumentando o risco de sangramento. A nogueira-do-japão (*Ginkgo biloba*) tem uma ação anticoagulante aumentando o risco de sangramento, além de interferir nos inibidores da monoaminoxidase. O ginseng (*Panax ginseng*) determina uma redução da glicose sanguínea, além de inibir a agregação plaquetária, promovendo hipoglicemia, hipertensão e aumentando o risco de hemorragia. A kava-kava (*Piper methysticum* G.) promove sedação e efeito ansiolítico. A valeriana (*Valeriana officinalis*) determina sedação, hepatotoxicidade, síndrome de abstinência aguda semelhante à dos benzodiazepínicos. A ioimbina (*Pausinystalia johimbe*) promove sedação, hipertensão e arritmias[22,23].

Hormônios

Os andrógenos (danazol e testosterna) estão contraindicados. Podem induzir a malformações da genitália e abortamento. Os antiestrogênicos estão contraindicados, podendo ocasionar malformações óculo-aurículo-vertebrais e do trato genital inferior. O antitireoidiano (propiltiouracil) pode ser administrado durante a gestação. Os hormônios tireoidianos (levoxitina sódica, liotironina, liotiroxina) podem ser utilizados. Os estrogênios (DES, anticoncepcionais orais, estradiol, estrogênios conjugados, mestranol, etinilestradiol) estão contraindicados na gestação, pois comprometem o trato genital inferior, além de outras malformações. Os progestágenos – hidroxiprogesterona, medroxiprogesterona – são passíveis de ocasionar malformações. Levonorgestrel, noretrinona e norgestrel estão contraindicados durante a gestação.

Leflunomida

A leflunomida é um inibidor da síntese de pirimidinas, utilizada no tratamento da artrite reumatoide. Está contraindicada durante a gestação pois quando administrada em algumas espécies animais, em doses semelhantes ou menores àquelas utilizadas pelos seres humanos, estiveram associadas a várias anormalidades incluindo hidrocefalia, anormalidades oculares e esqueléticas, além de morte[24]. É importante uma programação para se engravidar pois o metabólito ativo da leflunomida é detectável no plasma por até dois anos depois da interrupção do tratamento.

Retinoides – isotretinoína, acitretina, bexaroteno

Esses derivados da vitamina A estão entre os teratógenos humanos mais potentes. Eles inibem a migração das células da crista neural durante a organogênese determinando um padrão de anormalidades cranianas e da crista neural conhecidas como embriopatia do ácido retinoico afetando o SNC, a face, o coração e o timo. As anormalidades específicas podem incluir ventriculomegalia, falha do desenvolvimento dos ossos faciais ou cranianos, microtia ou anotia, micrognatia, fenda palatina, malformações cardíacas conotruncais e hipoplasia ou aplasia do timo.

Nunca foi demonstrado que as formas naturais de vitamina A, presentes nas frutas e vegetais, pudessem determinar anormalidades congênitas. O retinol (vitamina A pré-formada) foi associada a anomalias do crânio e da crista neural quando mais de 10.000 UI foram ingeridas no primeiro trimestre gestacional[25]. A American Academy of Pediatriacs e o American College of Obstetrics and Gynecology (Colégio Americano de Obstetrícia e Ginecologia) recomenda que se deve evitar doses acima de 3.000 UI por dia.

Talidomida e lenalidomida

A talidomida é o teratógeno humano mais conhecido. Esse fármaco causa malformações em 20% dos fetos expostos entre 30 e 50 dias após a data da última menstruação. A malformação típica – focomelia – caracteriza-se pela agenesia de um ou mais ossos longos, resultando na ligação direta das mãos e pés ao tronco por meio de um pequeno osso rudimentar. Malformações cardíacas, anormalidades gastrintestinais e outras anomalias com redução dos membros também são comuns depois da exposição à talidomida. A lenalidomida é um análogo da talidomida, sendo aplicada para tratar alguns tipos de síndrome mielodisplásica e mieloma múltiplo.

Tranquilizantes

A fenotiazina e clorpromazina não são teratogênicas, devendo o seu uso ser evitado próximo ao termo. Butirofenonas, haloperidol, droperidol não apresentam efeitos adversos no feto.

Referências bibliográficas

1. Boyle et al (1994). In: Junior LK, Kulay MNC, Lapa A. Medicamentos na gravidez e lactação. Guia prático. 2.ed. São Paulo: Manole; 2009.
2. Yankowitz J, Niebyl JR. Drug therapy in pregnancy. 3.ed. Lippincot Williams Wilkins; 2001.
3. Food and Drug Administration: Pregnancy and lactation labeling. 2011. Disponível em: http://www.fda.gov/Drugs/DevelopmentApprovalProcess/DevelopmentResources/Labeling/ucm093307.htm Acesso em: 9 de Abril, 2013.
4. Hernandez RK, Werler MM, Romitti P, et al. Nonsteroidal antiinflammatory drug use among women and the risk of birth defects. Am J Obstet Gynecol. 206: 228.e1, 2012.
5. Kozer E, Nikfar S, Costei A et al. Aspirin consumption during the first trimester of pregnancy and congenital anomalies: a meta-analysis. Am J Obstet Gynecol. 2002;187:1623.
6. Grab D, Paulus WE, Erdmann M, et al. Effects of low-dose aspirin on uterine and fetal blood flow during pregnancy: results of a randomized, placebo-controlled, double-blind trial. Ultrasound Obstet Gynecol. 2000;15:19.
7. Vermillion ST, Scardo JA, Lashus AG, et al. The effect of indomethacin tocolysis on fetal ductus arteriosus constriction with advancing gestational age. Am J Obstet Gynecol. 1997;177:256.
8. Rananen J, Jouppila P. Fetal cardiac function and ductus arteriosus during indomethacin and sulindac therapy for threatened preterm labor: a randomizes study. Am J Obstet Gynecol. 1995;173:20.
9. Warkany J: Warfarin embryopathy. Teratology 14:205, 1976.
10. Hall JC, Pauli RM, Wilson R. Maternal and fetal sequelae of anticoagulation during pregnancy. Am J Med, 68:122,1980.
11. Food and Drug Administration. Information for healthcare professional risk of neural tube birth defects following prenatal exposure to valproate. 2009. Available at: www.fda.gov/Drugs/DrugsSafety/PostmarketDrugSafetyInformationPatientandProviders/Drug/DrugSafetyInformtionforHeathcareProfessionals/ucm192649.htm. Accessed April 9, 2013.
12. Molgaard-Nielsen D, Pasternak B, Hviid A. Use of oral fluconazole during pregnancy and the risk of birth defects. N Engl J Med. 2013;369(9):830.
13. Food and Drug Administration. Pregnancy and lactation labeling. 2011. Available at: http://www.fda.gov/Drugs/DevelopmentApprovalProcess/DevelopmentResources/Labeling/ucm093307.htm Accessed April 9, 2013.
14. Guron G, Friberg P. An intact renin-angiotensin system in prerequisite for normal renal development. J Hypertension. 2000;18:123.
15. Barr M, Cohen MM: ACE inhibitor fetopathy and hypocalvaria: the kidney-skull connection. Teratology. 1991;44:485.
16. Crider KS, Cleves MA, Reefhuis J, et al: Antibacterial medication use during pregnancy and risk of birth defects. National Birth Defects Prevention Study. Arch Pediatr Adolesc Med. 2009;163:978.

17. Enns GM, Roeder E, Chan RT, et al. Apparent cyclophosphamide (Cytoxan) embryopathy: a distinct phenotype? Am J Med Genet. 1999;86:237.
18. Del Campo M, Kosaki K, Bennett FC, et al. Developmental delay in fetal aminopterin/methotrexate syndrome. Teratology. 1999;60:10.
19. Briggs GG, Freeman RK, Yaffe SJ: Drugs in Pregnancy and Lactation. 9.ed. Philadelphia: Lippincott Williams & Wilkins; 2011.
20. Schering Corporation. PegIntron Medication Guide. 2012. Available at: htpp://www.fda.gov/downloads/Drugs/DrugSafety/UCM133677.pdf. Accessed April 10, 2013.
21. Bristol-Meyers Squibb. Efavirenz (Sustiva) prescribing information 2010. Available at: www.accessdata.fda.gov/drugsafda_docs/label/2010/020972s035,021360s023lbl.pdf. Accessed April 10, 2013.
22. Ang-Lee MK, Moss J, Yuan CS: Herbal medicines and perioperative care. JAMA. 2001;286:208.
23. Hall, 2012.
24. Sanofi-Aventis. Arava tablets: prescribing Information, 2012. Available at: htpp//products.sanofi.us/arava/arava.html. Accessed April 10, 2013.
25. Rothman KJ, Moore LL, Singer MR, et al. Teratogenicityof high vitamin A intake. N Engl J Med 333:1369, 1995.

Leitura recomendada

Manual de Orientações – Drogas na gravidez – FEBRASGO; 2007.

Morrow JI, Russel A, Guthrie E, et al. Malformation risk of antiepileptic drugs in pregnancy: a prospective study from the UK Epilepsy and Pregnancy Register. J. Neurol Neurosurg Psych. 2006;77:193.

38 Repercussões Psicológicas em Face do Diagnóstico de Alterações Fetais

Gláucia Rosana Guerra Benute

A preocupação com a saúde fetal e, consequentemente, o medo do nascimento de um filho não perfeito é universal. A angústia pela possibilidade desse acontecimento, muitas vezes, leva à sua negação. Antes mesmo do advento da ultrassonografia, a primeira pergunta de uma mulher imediatamente após o parto, mais especificamente ao escutar o choro do bebê ao nascimento, era sobre a normalidade, a saúde do novo rebento. O medo da anormalidade leva a mulher, ao saber-se grávida, a fazer uma associação natural com a vida, a fertilidade e o desenvolvimento. Morte, perda, fracasso e insucesso parecem, a princípio, não se relacionar com o período gravídico.

Assim, as normas culturais estabelecidas reconhecem a maternidade como algo sublime e inerente a todas as mulheres, que só propicia alegrias e prazeres. Sempre que algo se desvia da norma estabelecida, a responsabilidade é atribuída à mulher/casal, destacando-se a culpa por qualquer falha que tenha ocorrido. A crença popular representa bem essa condição por meio de ditos como "Cada um tem o *filho* que merece". Ao ter filhos bons e saudáveis, os pais estão sendo recompensados por seus acertos ao longo da vida, no entanto, ao ter um filho com uma anomalia ou qualquer outro padrão desviante da norma esperada, confrontam-se os pais com seus erros, seus medos, seus pecados, e lhes atribuem a culpa pelo ocorrido.

Assim, realizar exames para o diagnóstico fetal interrompe o curso do desenvolvimento saudável e instaura questionamentos acerca das possibilidades da anormalidade fetal. No entanto, quando o casal/gestante se propõe a realizar o diagnóstico pré-natal é sempre com o objetivo de obter a confirmação da saúde do feto ou, ainda, para eliminar os medos da existência de anomalias fetais, minimizando angústias. O confronto direto e consciente do risco da anormalidade é evitado, dado o sofrimento psíquico desencadeado.

O momento em que se confirma o diagnóstico da anomalia fetal desencadeia um caos temporário, com perda do raciocínio lógico precipitada pela vivência emocional intensa, independentemente da reação aparente da mulher/casal, que pode variar da tranquilidade absoluta ao desespero total. As reações de mulheres após o diagnóstico de malformações fetais têm sido descritas na literatura como intensa tristeza e sentimentos negativos tipicamente associados a ansiedade, raiva, solidão, desesperança, prostração, culpa, dor, sofrimento, desespero, inadequação, distúrbios do sono e de alimentação. Acrescentam-se também apreensão e sinais de depressão.

Nas situações de não planejamento e não desejo da gravidez, constata-se que a rejeição da gestação é significativa para reações emocionais de culpabilidade mais intensas. Essas reações mostram que há um grande potencial destrutivo interno, pois a mulher acredita que, por não ter desejado seu filho, conseguiu deformá-lo, estragá-lo.

Ao receberem o diagnóstico de anomalia fetal, as gestantes passam por períodos de dúvidas e questionamentos e buscam a opinião de diferentes profissionais com o desejo de reencontrar a normalidade fetal. No entanto, a cada confirmação da anormalidade, seja por diferentes profissionais, seja por exames realizados, o relacionamento familiar vai sofrendo alterações. O casal pode aproximar-se mais, na busca por enfrentar juntos essa nova situação, como retratado no relato de uma paciente: "Estamos cada vez mais próximos, pois entendemos que precisamos enfrentar juntos esta situação. Quando um chora, está triste, o outro é forte para amparar; essa troca parece que nos fortalece". Por outro lado, essa situação pode criar novo problema, além da anomalia fetal, uma ruptura no relacionamento criada pela dificuldade de comunicação estabelecida, representada pelo discurso de outra gestante: "Sinto-me *só, parece que ele não está li*gando. Não fala comigo, não mexe na barriga, está distante. Acho que pensa que a culpa é minha" e de outro lado, pelo do parceiro: "Quase não conversamos mais. Falar o quê? Do bebê? Não falo para ela não sofrer mais. Não encosto na barriga para não me apegar. Quando choro é escondido, não quero que ela sofra, e se me vir chorando vai sofrer mais. Fico na minha".

Em outras circunstâncias, a ruptura do relacionamento é concreta, objetiva, pois um dos parceiros não aceita o diagnóstico e rompe com o relacionamento: "Terminou, ele disse que não vai ter um *filho* com problemas".

As cobranças sociais também são situações difíceis de serem enfrentadas e estão relacionadas à incapacidade de gerar um filho normal, decorrente da visão cultural da maternidade, idealizada como essência do feminino, cobrada socialmente como necessária e esperada como um momento sublime e perfeito na vida de uma mulher. De acordo com a norma cultural vigente, toda mulher deve ser mãe; mais do que isso, deve gerar filhos saudáveis, perfeitos e, assim, provar suas qualidades como mulher, destacando seus atributos femininos.

Desse modo, o convívio social passa a ser muito difícil para as gestantes que recebem o diagnóstico de anomalia fetal, pois a mulher se sente incapaz, diminuída, inferiorizada. Não é incomum o discurso: "É tão difícil sair na rua e as pessoas falarem: que linda, 'tá' grávida, é menino ou menina?". Essa situação leva, muitas vezes, a mulher a optar pelo isolamento, fugindo do confronto entre o esperado e o real. Cada questionamento confronta a mulher com seus limites, suas frustrações, impotência e o seu fracasso em gerar. Tais experiências, quando intensas, podem favorecer o aparecimento da depressão.

Assim, a descoberta da anomalia fetal altera a relação do casal com a família, com a sociedade e com o próprio filho gerado. O filho esperado, idealizado, perfeito, dá lugar ao imperfeito, ao incompleto.

Após o diagnóstico de anormalidade, o avanço da gestação e a proximidade do parto podem ser vividos com intensas dúvidas e angústias, pois misturam-se sentimentos de desejo, rejeição e medo.

O nascimento de um bebê malformado põe em risco a saúde mental de toda a família, dada a necessidade de reestruturação e adaptação à nova realidade. O padrão de comportamento esperado após o nascimento do bebê malformado é de choque, negação, tristeza e cólera, equilíbrio e reorganização. O choque é considerado uma resposta inicial, caracterizada por sentimentos de desamparo, crises de choro, vontade de fugir e comportamentos irracionais; a negação tem o intuito inconsciente de evitar admitir e entrar em contato com o diagnóstico. Os sentimentos de tristeza e cólera aparecem com a aceitação do diagnóstico e dão lugar, lentamente, à restauração do equilíbrio. A reorganização acontece no momento em que os pais começam a vislumbrar as atitudes e as possibilidades de cuidados e de afeto, reorganizando as atividades diárias e inserindo o bebê no mundo de cada um deles.

Em algumas situações, o diagnóstico de anormalidade remete ao desejo de interromper a gravidez. Mas a realização ou não do aborto está relacionada com as práticas culturais dos grupos sociais, tão fortemente inseridas nos contextos políticos das nações, podendo-se observar grande variação nas atitudes e nas legislações de todos os países, que vão da proibição completa à liberação total.

Depois de aceitarem o diagnóstico de anormalidade fetal, o casal inicia um processo de busca de respostas para as dúvidas e as angústias que irão viver a partir desse momento. É nesse período que há possibilidade de reflexão sobre a manutenção ou interrupção da gestação, fundamentalmente nos países em que a legislação permite tal escolha. Nesse processo, sempre se encontram envolvidos os processos de revisão de valores morais e culturais de cada um.

Assim, é um fato que a concretização do diagnóstico de anomalia fetal desencadeia intenso sofrimento psíquico e irá necessariamente demandar reestruturação familiar, social e subjetiva. Há necessidade de reflexão atual sobre as consequências do diagnóstico pré-natal para fazer com que a sociedade cada vez mais se mobilize em novas discussões e revisões de antigos paradigmas.

O acompanhamento psicológico pode auxiliar na reestruturação necessária e está indicado a partir do conhecimento do diagnóstico de anomalia fetal.

Bibliografia

Benute GRG, Nomura RMY, Liao AW, et al. Feelings of women regarding end-of-life decision making after ultrasound diagnosis of a lethal fetal malformation. Midwifery 2011 Aug 4. [Epub ahead of print]

Benute GRG, Nonnenmacher D, Evangelista LFM, Lopes LM, De Lucia Mara CS, Zugaib M. Cardiopatia fetal e estratégias de enfrentamento. Revista Brasileira de Ginecologia e Obstetrícia. 2011;57:583-587.

Benute GRG, Nomura RM, Pereira PP, et al. Spontaneous and induced abortion, anxiety, depression and guilt. Rev Assoc Med Bras. 2009;55:322-327.

Benute GRG. Do diagnóstico de malformação fetal letal à interrupção da gravidez: psicodiagnóstico e intervenção. Tese de doutorado. São Paulo,: Faculdade de Medicina da USP; 2005.

Bijma HH, van der Heide A, Wildschut HI. Decision-making after ultrasound diagnosis of fetal abnormality. Reprod Health Matters. 2008;16:82-89.

Cook RJ, Erdman JN, Hevia M, Dickens BM. Prenatal management of anencephaly. Int J Gynaecol Obstet. 2008;102:304-308.

FIGO Committee for the Ethical Aspects of Human Reproduction and Women's Health, Ethical aspects concerning termination of pregnancy following prenatal diagnosis. Int J Gynaecol Obstet. 2008;102:97-98.

Fisher J. Termination of pregnancy for fetal abnormality, the perspective of a parent support organisation. Reprod Health Matters 2008;16:57-65.

Hynan MT, Mounts KO, Vanderbilt DL. Screening parents of high-risk infants for emotional distress: rationale and recommendations. J Perinatol. 2013; 33(10):748-53.

Kelley MC, Trinidad SB. Silent loss and the clinical encounter: parents' and physicians' experiences of stillbirth-a qualitative analysis. BMC Pregnancy Childbirth. 2012;12:137.

Korenromp MJ, Page-Christiaens GC, van den Bout J, et al. Psychological consequences of termination of pregnancy for fetal anomaly: similarities and differences between partners. Prenat Diagn. 2005;25:1226-1233.

Korenromp MJ, Page-Christiaens GC, van den Bout J, et al., A prospective study on parental coping 4 months after termination of pregnancy for fetal anomalies. Prenat Diagn. 2007;27:709-716.

Kowalcek I, Mühlhoff A, Bachmann S, Gembruch U. Depressive reactions and stress related to prenatal medicine procedures. Ultrasound Obstet Gynecol. 2002;19:18-23.

Lalor J, Begley CM, Galavan E. Recasting Hope: a process of adaptation following fetal anomaly diagnosis. Soc Sci Med. 2009;68:462-472.

Lalor JG, Devane D, Begley C.M. Unexpected diagnosis of fetal abnormality: women's encounters with caregivers. Birth 2007;34:80-88.

Leuthner SR, Bolger M, Frommelt M, Nelson R. The impact of abnormal fetal echocardiography on expectant parents' experience of pregnancy: a pilot study. J Psychosom Obstet Gynaecol. 2003;24:121-129.

McCoyd JL. Pregnancy interrupted: loss of a desired pregnancy after diagnosis of fetal anomaly. J Psychosom Obstet Gynaecol. 2007;28:37-48.

McCoyd JL. What do women want? Experiences and reflections of women after prenatal diagnosis and termination for anomaly. Health Care Women Int. 2009;30:507-535.

Mitchell LM. Women's experiences of unexpected ultrasound findings. J Midwifery Womens Health. 2004;49:228-234.

Senanayake H, de Silva D, Premaratne S, Kulatunge M. Psychological reactions and coping strategies of Sri Lankan women carrying fetuses with lethal congenital malformations. Ceylon Med J. 2006;51:14-17.

Statham H, Solomou W, Chitty L. Prenatal diagnosis of fetal abnormality: psychological effects on women in low-risk pregnancies. Bailliere's Best Pract Res Clin Obstet Gynaecol. 2000;14:731-747.

39 Invertendo a Pirâmide de Pré-natal, uma Visão Moderna da Assistência Materno-fetal

Kypros H Nicolaides

Jader de Jesus Cruz

Introdução

No século XIX, o cuidado pré-natal se restringia basicamente ao médico atender a grávida durante o trabalho de parto. No começo do século XX, a alta mortalidade materna e infantil estimulou um movimento em prol da criação de um sistema de acompanhamento das gestantes durante a gravidez. Em 1929, o Ministério da Saúde no Reino Unido oficializou a prática dos cuidados pré-natais na Inglaterra através de um Memorando (*Memorandum on Antenatal Clinics*) que estipulava as primeiras linhas para a realização do pré-natal. Este documento recomendava que a primeira visita da gestante ao médico deveria ser às 16 semanas. Após esta, novas visitas deveriam seguir-se às 24 e 28 semanas e, a partir de então, a cada duas semanas até às 36 semanas, e então semanalmente até o parto (Fig. 39.1). Esse modelo de cuidados pré-natais, foi criado com base em conceitos empíricos dos anos 1920 e, apesar de não explicar a razão dos intervalos e do conteúdo das consultas, permanece como um padrão de cuidados pré-natais que é seguido no mundo inteiro até hoje.

Nos últimos 30 anos, tornou-se evidente que, em uma visita entre 11 e 13 semanas, a obtenção e combinação de dados, como características e história materna, resultados de testes biofísicos e bioquímicos, podem definir um risco específico para cada gestante em algumas das principais complicações da gestação, principalmente: aneuploidias, malformações fetais, pré-eclâmpsia e parto prematuro. A estimativa precoce do risco individualizado de cada gestante para essas complicações pode melhorar a qualidade do cuidado pré-natal, saindo da tradicional série de visitas de rotina para um acompanhamento orientado, específico para cada gestante e sua eventual doença. Cada visita, nesse modelo, tem um objetivo bem definido.

Da 11 a 13 semanas, a grande maioria das mulheres seria classificada como de baixo risco para complicações gestacionais e uma pequena porção dessas mulheres seria selecionada como de alto risco (Fig. 39.2). No grupo de baixo risco, o número de visitas médicas poderia ser substancialmente reduzido. O exame entre 20 e 22 semanas reavaliaria principalmente a anatomia e o crescimento fetal, além de reavaliar o risco de complicações como aneuploidias, pré-eclâmpsia e parto prematuro. Outra visita no terceiro trimestre poderia avaliar o bem-estar materno e fetal e determinaria o melhor tempo e método para o nascimento. Visita

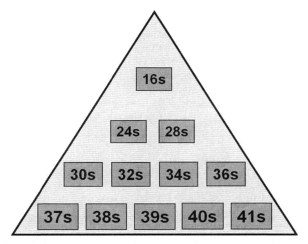

FIGURA 39.1. A pirâmide de pré-natal estabelecida em 1928, ainda utilizada nos dias de hoje. (s = semanas).

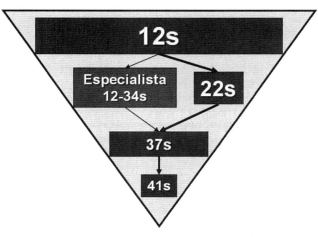

FIGURA 39.2. Modelo proposto para a pirâmide de cuidados pré-natais (s = semanas).

semelhante a esta poderia ser repetida às 40 semanas para as grávidas que ainda não tiveram o parto. O grupo de alto risco seria acompanhado em centros especializados, que contassem com profissionais bem orientados quanto a investigações adicionais e cuidados necessários.

Rastreamento precoce de aneuploidias fetais

As anomalias cromossômicas são universalmente uma das principais causas de óbito perinatal e limitações na infância. Assim sendo, não é surpresa que o alto risco para doenças cromossômicas seja o motivo que mais leva gestantes à realização de métodos invasivos de diagnóstico pré-natal como a biópsia de vilo corial e amniocentese.

Nos anos 1970, o principal método de rastreamento de aneuploidias era a idade materna. Nos anos 1980, isto era realizado por bioquímica do soro materno e exame de ecografia detalhado no segundo trimestre. Nos anos 1990, a ênfase foi direcionada ao primeiro trimestre ao se perceber que a maioria das principais alterações cromossômicas poderia ser detectada pela combinação da idade materna, espessura da translucência nucal no feto (TN), a medida no soro materno da fração beta livre da gonadotrofina coriônica humana (-hCG livre) e da proteína plasmática A específica da gestação (PAPP-A). O rastreamento por este teste, chamado de rastreio combinado pode identificar 90% dos fetos com trissomia do 21 para uma taxa de falso positivo de 5%.

Uma opção para o rastreamento combinado no primeiro trimestre para trissomia do 21 é realizar os testes bioquímicos e ecográficos em um mesmo período com o subsequente aconselhamento à gestante, em um modelo conhecido como OSCAR (do inglês, *One Stop Clinics for Assessment of Risk*). A idade gestacional ideal para o OSCAR é a 12ª semana, pois além da trissomia do 21, este modelo também se propõe a diagnosticar malformações estruturais. A habilidade para visualizar anatomia fetal é melhor às 12 semanas do que entre 10 e 11 e a avaliação bioquímica tem melhor *performance* às 12 do que às 13 semanas. Outra opção possível para a realização do teste combinado no primeiro trimestre é a sua divisão em duas visitas, uma para a avaliação bioquímica realizada entre 9 e 10 semanas e outra para a ecografia realizada às 12 a 13 semanas. Estudos estatísticos estimam que esta opção pode aumentar a taxa de detecção de 90 para 93 a 94% sem afetar a taxa de falsos-positivos.

MARCADORES ECOGRÁFICOS ADICIONAIS

Entre 11 e 13 semanas, o osso nasal, o índice de pulsatilidade do ducto venoso e a regurgitação tricúspide são marcadores ecográficos que podem ser utilizados para complementar o teste de rastreio. No rastreamento combinado do primeiro trimestre, cada marcador ultrassonográfico adicional pode ser avaliado em todas as pacientes, o que pode elevar a taxa de detecção para 93 e 96%, e reduzir a taxa de falsos-positivos para 2,5%. Uma *performance* semelhante no rastreamento pode ser obtida pela política contingente na qual, o primeiro estágio do rastreamento é composto pela avaliação de idade materna, TN fetal, β-hCG livre e PAPP-A.

PESQUISA DE DNA FETAL LIVRE NO SANGUE MATERNO

O plasma das gestantes contém DNA (ácido desoxirribonucleico) livre (fragmentos de DNA), incluindo uma pequena porção de origem fetal, provavelmente proveniente da placenta. O DNA fetal livre (do inglês, cfDNA – *cell free fetal DNA*) está presente na circulação materna a partir da quarta semana e, após a décima semana de gestação, representa mais de 4% de todo o DNA livre. É indetectável dentro de duas horas após o parto, portanto, o teste pré-natal pesquisando DNA fetal livre não é influenciado por resquício de DNA fetal de gestações anteriores. Atualmente é possível utilizar este cfDNA como um método de rastreio para as principais trissomias do feto (trissomias do 21, 18 e 13). O teste de rastreamento por este método tem uma taxa de detecção para trissomias do 21, 18 e 13 de 99,2%; 96,3% e 91,7% respectivamente. O mais interessante desta forma de rastreio é, na verdade, os baixos índices de falsos-positivos que são, para a trissomia do 21 de 0,09%, para trissomia do 18 e para trissomia do 13 de 0,13%.

É importante salientar dois conceitos no que diz respeito à utilização do cfDNA. O primeiro conceito é que o cfDNA é um teste de rastreamento e sendo assim não substitui a amniocentese ou a biópsia de vilo corial que são testes diagnósticos. O segundo conceito é o de que esse teste deve ser utilizado de forma integrada com o rastreio combinado, ou seja, o cfDNA não substitui a medida da TN ou qualquer outro marcador ultrassonográfico. Também não substitui a medida de metabólitos no sangue materno como o PAPP-A ou PlGF (fator de crescimento placentário).

Não é correto pensar que, uma vez que a *performance* do cfDNA para detecção das trissomias do 21, 18 e 13 é elevada, este teste substitua a necessidade do rastreio combinado no primeiro trimestre. Isso seria verdade se a avaliação do primeiro trimestre se limitasse à detecção de trissomias, porém, hoje sabemos, e vamos discutir neste capítulo, que a avaliação nesta fase da gravidez nos permite muito mais do que somente o rastreamento de aneuploidias.

Diagnóstico precoce das anormalidades fetais

Nos últimos 20 anos, a ecografia de 11 a 13 semanas evoluiu de um simples exame para medir o comprimento craniocaudal e a TN, para um exame em que se estuda também a anatomia fetal à procura de malformações maiores.

As malformações fetais maiores estão separadas em três grupos de acordo com a sua detecção entre 11 e 13 semanas. O primeiro grupo consiste nas malformações que são detectáveis e inclui: a anomalia de *body stalk*, anencefalia, holoprosencefalia alobar, a onfalocele, gastrosquise e megabexiga. O segundo grupo consiste em anormalidades não detectáveis entre 11 e 13 semanas porque se manifestam somente durante o segundo ou terceiro trimestre da gestação e incluem: microcefalia, agenesia do corpo caloso, holoprosencefalia semilobar e lobar, anomalias do cerebelo ou vermis cerebelar, malformação adenomatoide cística ou sequestro pulmonar e obstruções intestinais. O terceiro grupo consiste em malformações potencialmente detectáveis dependendo de fatores como: os objetivos definidos para exame ecográfico (um protocolo de avaliação) e consequentemente o tempo determinado para o exame; a capacidade e conhecimento do examinador e a qualidade do equipamento utilizado. Além disso, a presença de um marcador facilmente detectável para uma malformação é de grande impacto no seu diagnóstico. Um bom exemplo desse tipo de marcador no primeiro trimestre é a TN aumentada, que é encontrada em alguns fetos com displasias esqueléticas letais, hérnias diafragmáticas e defeitos cardíacos maiores.

DEFEITOS CARDÍACOS MAIORES

Defeitos do coração e grandes vasos são os problemas congênitos mais comuns. São responsáveis por cerca 20% de todos os natimortos e 30% de mortes neonatais com defeitos congênitos. Apesar da maioria dos defeitos cardíacos maiores serem passíveis de detecção intrauterina por especialistas de ecocardiografia fetal, as ecografias de rotina falham na identificação da boa parte dos fetos afetados. Consequentemente, é importante dispor de métodos melhores para a seleção do grupo de maior risco, para que estes pacientes sejam encaminhados aos especialistas.

Estudos mostram que a taxa de detecção de defeitos cardíacos maiores (como transposição de grandes artérias, tetralogia de Fallot) no primeiro trimestre pode chegar aos 70 a 90% quando o exame é realizado por um médico capacitado para essa avaliação. Esta taxa de detecção é semelhante no segundo trimestre. É importante salientar que, apesar da taxa de detecção ser potencialmente alta, a avaliação dos fetos no primeiro ou segundo trimestre não é realizada, em geral, por um médico dedicado à avaliação cardíaca. Também é importante realçar o fato de que existe um número limitado de médicos que se dedicam à avaliação do coração fetal, sejam eles cardiologistas ou obstetras. Sendo assim, é importante contar com mecanismos que possam rastrear e detectar o grupo de maior risco para defeitos cardíacos para possibilitar uma melhor administração do encaminhamento aos centros especializados nessa avaliação.

O método tradicional para rastreamento de malformações cardíacas baseia-se no histórico familiar de defeitos cardíacos, histórico materno de diabetes melito e exposição materna a teratógenos. Este método identifica somente cerca de 10% dos fetos afetados. Uma outra opção seria a utilização de marcadores ecográficos que estejam associados a anomalias cardíacas.

Sabe-se que a TN aumentada está relacionada também com defeitos cardíacos fetais. Quanto maior a medida, maior o risco. Da mesma forma, o ducto venoso e a regurgitação da tricúspide também se relacionam com anomalias do coração. A onda *a* invertida no ducto venoso e a presença de regurgitação pela válvula tricúspide aumentam o risco para esta alteração. Estudos mostram que o rastreio de cardiopatias maiores com base na TN acima do percentil 99, ou ducto venoso com onda *a* invertida, ou regurgitação pela válvula tricúspide e o corte de quatro câmaras do coração com características normais, pode detectar até 75% das cardiopatias maiores já no primeiro trimestre. Nesse método de rastreio seriam encaminhados a especialistas em ecocardiografia fetal somente cerca de 4% da população.

ESPINHA BÍFIDA ABERTA

Nos casos de espinha bífida aberta, existe a malformação de Arnold-Chiari associada que provavelmente deriva do extravasamento do líquido cerebrospinal para a cavidade amniótica levando à hipotensão no espaço subaracnoide provocando o deslocamento posterocaudal do cérebro e consequente hidrocefalia pela obstrução. No segundo trimestre de gravidez, as manifestações de Arnold-Chiari formam os sinais do limão e da banana.

Estudos mostram que na espinha bífida aberta, o deslocamento caudal do cérebro é visível entre 11 e 13 semanas no mesmo corte sagital médio para a avaliação da TN e do osso nasal. Neste plano, a parte do cérebro fetal entre o osso esfenoide anteriormente e o osso occipital posteriormente pode ser dividida em tronco cerebral, mais anterior e uma combinação do quarto ventrículo e cisterna magna na parte posterior (Fig. 39.3). Em

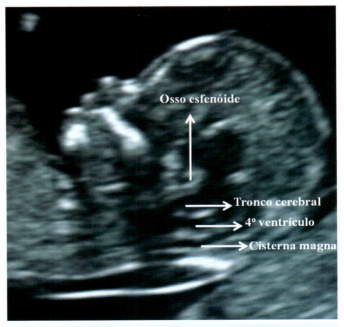

FIGURA 39.3. Corte sagital médio demonstrando o tronco cerebral, cisterna magna e quarto ventrículo em um feto normal às 12 semanas.

fetos com espinha bífida aberta, o diâmetro do tronco cerebral está aumentado e o diâmetro do complexo formado pelo quarto ventrículo-cisterna magna está diminuído (Fig. 39.4).

Rastreamento precoce de pré-eclâmpsia

Pré-eclâmpsia (PE) é uma das principais causas de morbimortalidade materna no mundo. Esta doença afeta cerca de 2 a 3% das gestações. Nas últimas décadas, esforços têm sido feitos para desenvolver métodos de rastreamento com a finalidade de tentar reduzir a prevalência dessa doença através de medicamentos e/ou tentar minimizar o impacto perinatal naquelas gestantes que desenvolvem PE. O método tradicional para rastreamento da pré-eclâmpsia baseia-se na identificação de fatores de risco por meio das características maternas e história obstétrica. Este método de rastreamento, apesar de extensamente utilizado, detecta somente 35% de todos os casos de PE e aproximadamente 40% dos casos de PE precoce, com um falso positivo de 10%.

Estudos recentes mostram que é possível a avaliação do risco individual de cada gestante desenvolver PE. Este método permite identificar o risco individual de desenvolver PE numa fase que determine a necessidade do nascimento antes das 37 semanas, por exemplo. Este rastreamento tem como base as características maternas, mas diferente do que se faz atualmente, cada variável é matematicamente combinada para gerar um risco que seria o risco basal. Este risco basal é então combinado com o resultado de vários testes bioquímicos e biofísicos que podem ser realizados em diferentes fases da gravidez produzindo assim o risco individual.

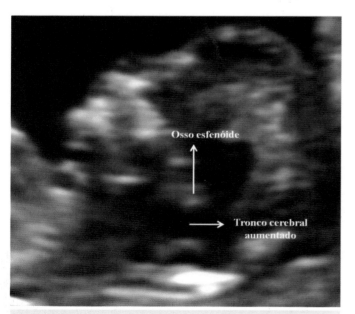

FIGURA 39.4. Corte sagital médio demonstrando o tronco cerebral aumentado em um feto com espinha bífida aberta às 12 semanas.

CARACTERÍSTICAS E HISTÓRIA MATERNAS

O risco de pré-eclâmpsia aumenta com o peso e diminui com a altura materna. É maior em mulheres de origem africana e sul-asiática do que em caucasianas. Também é maior em mulheres que engravidaram com o auxílio de drogas indutoras da ovulação e fertilização *in vitro*, naquelas com histórico familiar ou pessoal de pré-eclâmpsia e naquelas com hipertensão crônica ou diabetes melito preexistente.

MARCADORES BIOFÍSICOS E BIOQUÍMICOS

O índice de pulsatilidade (IP) da artéria uterina e a pressão arterial média compõe o teste biofísico. O aumento do IP da artéria uterina reflete o mecanismo de desenvolvimento da pré-eclâmpsia, que se pensa ser a invasão trofoblástica inadequada das artérias espirais maternas e sua conversão, de vasos estreitos com uma camada muscular, para largos canais, sem a camada muscular, que os torna independentes do controle vasomotor materno.

Os testes bioquímicos são aqueles que, a princípio, estão envolvidos no processo de placentação, ou na cascata de eventos que vai da placentação inadequada à isquemia e dano placentário que leva à liberação de fatores inflamatórios que causam ativação plaquetária e disfunção endotelial com consequente desenvolvimento dos sintomas da doença. Nestes se incluem o PAPP-A, o PlGF. Assim como acontece com características maternas, a diferença entre gestações afetadas e não afetadas, é mais evidente naquelas que desenvolvem pré-eclâmpsia precoce, do que naquelas que desenvolvem a intermediária ou tardia.

IMPLICAÇÕES DA INVESTIGAÇÃO PRECOCE DO RISCO ESPECÍFICO DA PACIENTE

Estudos recentes sugerem que o uso profilático de aspirina em baixa dose, iniciado antes das 16 semanas de gestação, pode reduzir a incidência de pré-eclâmpsia em até 80%.

A identificação precoce do grupo de maior risco para desenvolver essa doença poderia direcionar essas pacientes para monitoração mais intensa e também seria a base para estudos futuros que investiguem o papel das intervenções medicamentosas, como a aspirina, com início no primeiro trimestre com a finalidade de melhorar a formação placentária e reduzir a prevalência dessa doença.

Parto prematuro

O parto prematuro é a principal causa de morte perinatal, com a vasta maioria da morbidade e mortalidade relacionada a partos antes das 34 semanas. O parto antes das 34 semanas ocorre em cerca de 2% das gestações de feto único. Em dois terços dos casos ocorre devido ao trabalho de parto espontâneo ou ruptura prematura da membrana, o outro terço ocorre por indicação médica principalmente devido a pré-eclâmpsia.

Nos últimos 30 anos, a taxa de parto prematuro não diminuiu. Apesar das melhorias no cuidado neonatal ter elevado a sobrevivência dos recém-natos muito prematuros, um maior impacto na mortalidade e morbidade da doença só será alcançado com o desenvolvimento de técnicas mais eficientes de: 1) identificar as mulheres com alto risco de parto prematuro e 2) prevenir essa complicação.

O risco de parto prematuro espontâneo é maior em mulheres com história de aborto tardio ou parto prematuro, e é inversamente relacionado ao comprimento cervical medido por ecografia transvaginal entre 20 e 24 semanas de gestação. Em mulheres com cérvix curta, a administração de progesterona reduz o risco de parto prematuro espontâneo em cerca de 40%. No entanto, a progesterona não é tão efetiva em grávidas com largura cervical inferior a 12 mm como nas gestantes com largura entre 12 e 15 mm. Um tratamento alternativo para mulheres com cérvix curta é a cerclagem. Este procedimento reduz o risco de parto prematuro espontâneo em cerca de 40% das mulheres com história de parto prematuro ou perda fetal no segundo trimestre, mas não em mulheres sem história prévia.

Existem duas desvantagens em avaliar o comprimento cervical somente às 20 a 24 semanas. Primeiro, a falha inevitável em identificar incompetência cervical que leva ao aborto antes dessa idade gestacional. Segundo, a eficácia da administração profilática de progesterona ou da realização da cerclagem pode ser inversamente proporcional à idade gestacional na qual o tratamento é iniciado. Certamente em mulheres com história prévia de parto prematuro ou perda fetal no segundo trimestre, a cerclagem será realizada eletivamente no primeiro trimestre ou reservada àquelas mulheres em que as ecografias em série, começando no primeiro trimestre, demonstrem o encurtamento da cérvix.

CARACTERÍSTICAS E HISTÓRIA MATERNAS

O risco específico para cada paciente para trabalho de parto espontâneo antes das 34 semanas pode ser determinado entre 11 e 13 semanas por um algoritmo combinando características maternas e antecedentes obstétricos. O risco de parto prematuro aumenta com a idade materna e diminui com a altura, e é maior em mulheres de origem africana e sul-asiática do que em caucasianas. É maior em fumantes, e naquelas que engravidam após o uso de drogas indutoras de ovulação. O risco é fortemente influenciado pela história obstétrica: está inversamente relacionado com a idade gestacional em que ocorreu o nascimento em gestações anteriores, diminuindo de cerca de 7%, se a idade gestacional foi entre 16 e 24 semanas, para 3%, caso tenha ocorrido entre 31 e 33 semanas, e para 0,6% se todos os partos foram a termo. Além disso, o risco é afetado pelo número de trabalhos de partos espontâneos ocorridos entre 16 e 30 semanas, aumentando de cerca de 6% para 19% caso tenham ocorrido dois em vez de um parto prematuro durante essas idades gestacionais. A história de um parto a termo age como um fator protetor mesmo em mulheres que já tiveram partos prematuros anteriores. Em mulheres com 1 ou 2 partos anteriores que ocorreram entre 16 e 30 semanas, a história de um parto a termo reduziria seus riscos, de cerca de 6% para 1,5% e de cerca de 19% para 10%, respectivamente. A taxa de detecção estimada para partos prematuros espontâneos, utilizando as características maternas e histórico obstétrico, é 18% em mulheres nulíparas e 38% em mulheres que já tiveram ao menos um nascimento, com uma taxa de falsos-positivos de 10%.

MARCADORES BIOFÍSICOS E BIOQUÍMICOS

A função e a perfusão placentária não estão alteradas, entre 11 e 13 semanas, em gestações que resultam em trabalho de parto prematuro. Consequentemente, a *performance* do rastreamento baseado em características maternas e histórico obstétrico não é melhorada pelo IP da artéria uterina nem pelas concentrações no soro ou plasma de PAPP-A, β-hCG livre, PlGF, proteína placentária 13 (PP 13), desintegrina e metaloproteinase 12 (ADAM 12), inibina-A ou activina A.

Evidências recentes sugerem que entre 11 e 13 semanas o comprimento cervical em gestações que irão desenvolver trabalho de parto espontâneo antes das 34 semanas é mais curta do que naquelas cujo parto ocorre depois das 34 semanas, e o risco de parto prematuro é inversamente relacionado ao comprimento cervical. Em tal investigação é muito importante distinguir entre a verdadeira cérvix (caracterizada pela presença do canal endocervical, com envoltório de mucosa endocervical e cuja ecogenicidade geralmente é reduzida, quando comparada com os tecidos adjacentes) e o istmo (Fig. 39.5). É provável que a medida do comprimento cervical entre 11 e 13 semanas seja combinada com o algoritmo derivado das características maternas e histórico obstétrico para produzir um método eficaz de identificação do grupo de alto risco trabalho de parto prematuro.

IMPLICAÇÕES DA INVESTIGAÇÃO PRECOCE DO RISCO PARA TRABALHO DE PARTO PREMATURO

A identificação precoce do grupo de maior risco para desenvolver esta complicação poderia direcionar essas

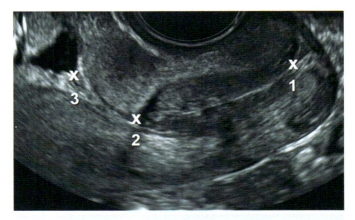

FIGURA 39.5. Imagem de ecografia transvaginal demonstrando a medida do comprimento da cérvix (1 – 2) e do istmo (2 – 3).

pacientes para centros especializados a fim de monitorar o comprimento cervical além de estimular estudos futuros que investiguem o potencial de biomarcadores e o papel de intervenções precoces à semelhança da progesterona e cerclagem cervical.

Resumo

- É possível identificar um grupo de maior risco para muitas das complicações da gravidez já entre 11 e 13 semanas.
- O rastreamento de anomalias cromossômicas baseado em idade materna, medida da TN, avaliação do osso nasal, fluxo de sangue no ducto venoso e na artéria hepática, regurgitação tricúspide e marcadores bioquímicos, como β-hCG e PAPP-A, tem taxa de detecção de 96% para falsos-positivos de 2,5%. A utilização de cfDNA permite taxas de detecção ainda mais elevadas.
- As malformações se dividem, no primeiro trimestre, em: detectáveis, não detectáveis e potencialmente detectáveis como é o caso das malformações cardíacas e espinha bífida no primeiro trimestre.
- A pré-eclâmpsia afeta de 2% a 3% das gestações e cálculos estatísticos combinando características maternas com testes biofísicos e bioquímicos entre 11 e 13 semanas podem identificar a maioria das gestações que subsequentemente desenvolvem pré-eclâmpsia precoce.
- O parto antes das 34 semanas ocorre em cerca de 2% das gestações de feto único. Em dois terços dos casos ocorre trabalho de parto espontâneo ou ruptura prematura da membrana, enquanto o outro terço ocorre por indicação médica principalmente devido à pré-eclâmpsia. O risco de parto prematuro aumenta com idade materna e diminui com a altura, e é maior em mulheres de origem africana e sul-asiática do que em caucasianas. É maior em fumantes, e naquelas que engravidam após uso de drogas indutoras de ovulação. O risco é fortemente influenciado pela história obstétrica. A história de um parto a termo age como um fator protetor mesmo em mulheres que já tiveram partos prematuros anteriores. A taxa de detecção estimada para partos prematuros espontâneos, utilizando as características maternas e histórico obstétrico é 18% em mulheres nulíparas e 38% em mulheres que já tiveram ao menos um nascimento, com uma taxa de falsos-positivos de 10%. Evidências recentes sugerem que entre 11 e 13 semanas o comprimento cervical em gestações que irão desenvolver trabalho de parto espontâneo antes das 34 semanas é mais curta do que naquelas cujo parto ocorre depois das 34 semanas, e o risco de parto prematuro é inversamente relacionado ao comprimento cervical. Em mulheres com cérvix curta, a administração de progesterona reduz o risco de parto prematuro espontâneo em cerca de 40%. A cerclagem reduz o risco de parto prematuro espontâneo em cerca de 40% das mulheres com história de parto prematuro ou perda fetal no segundo trimestre, mas não em mulheres sem história prévia.

Bibliografia

Akolekar R, Syngelaki A, Sarquis R, Wright D, Nicolaides KH. Prediction of preeclampsia from biophysical and biochemical markers at 11–13 weeks. Prenat Diagn. 2011;31:66-74.

Akolekar R, Cruz, JD, Foidart J, Munaut C, Nicolaides KH. Maternal plasma soluble fumes-like tyrosine kinase-1 and free vascular endothelial growth factor at 11 to 13 weeks of gestation in preeclampsia. Prenat Diagn. 2010;30:191-197.

Allan LD. Echocardiographic detection of congenital heart disease in the fetus: present and future. Br Heart J. 1995;74:103-106.

Atzei A, Gajewska K, Huggon IC, Allan L, Nicolaides KH. Relationship between nuchal translucency thickness and prevalence of major cardiac defects in fetuses with normal karyotype. Ultrasound Obstet Gynecol. 2005;26:154-157.

Ballantyne JW. A plea for a pro-maternity hospital. BMJ. 1901;2101:813-814.

Ballantyne JW. The maternity hospital, with its antenatal and neo-natal departments. BMJ. 1921;3137:221-224.

Berghella V, Odibo AO, To MS, Rust OA, Althuisius SM. Cerclage for short cervix on ultrasonography: meta-analysis of trials using individual patient-level data. Obstet Gynecol. 2005;106:181-189.

Beta J, Ventura W, Akolekar R, Syngelaki A, Nicolaides KH. Prediction of spontaneous preterm delivery from maternal factors and placental perfusion and function at 11–13 weeks. Prenat Diagn. 2011;31:75-83.

Bindra R, Heath V, Liao A, Spencer K, Nicolaides KH. One stop clinic for assessment of risk for trisomy 21 at 11–14 weeks: a prospective study of 15,030 pregnancies. Ultrasound Obstet Gynecol. 2002;20:219-225.

Borrell A, Casals E, Fortuny A, Farre MT, Gonce A, Sanchez A, Soler A, Cararach V, Vanrell JA. First-trimester screening for trisomy 21 combining biochemistry and ultra- sound at individually optimal gestational ages. An interventional study. Prenat Diagn. 2004;24:541-545.

Bricker L, Garcia J, Henderson J, Mugford M, Neilson J, Roberts T, Martin MA. Ultrasound screening in pregnancy: a systematic review of the clinical effectiveness, cost-effectiveness and women's views. Health Technol Assess. 2000;4:i-vi, 1-193.

Brizot ML, Snijders RJM, Bersinger NA, Kuhn P, Nicolaides KH. Maternal serum pregnancy associated placental protein A and fetal nuchal translucency thickness for the prediction of fetal trisomies in early pregnancy. Obstet Gynecol. 1994; 84: 918-922.

Bujold E, Roberge S, Lacasse Y, Bureau M, Audibert F, Marcoux S, Forest JC, Giguère Y. Prevention of preeclampsia and intrauterine growth restriction with aspirin started in early pregnancy. A meta-analysis. Obstet Gynecol. 2010;116:402-414.

Casey BM, Lucas MJ, Mcintire DD, Leveno KJ. Pregnancy outcomes in women with gestational diabetes compared with the general obstetric population. Obstet Gynecol. 1997; 90: 869-873.

Celik E, To M, Gajewska K, Smith GC, Nicolaides KH. Fetal Medicine Foundation Second Trimester Screening Group: Cervical length and obstetric history predict spontaneous preterm birth: development and validation of a model to provide individualized risk assessment. Ultrasound Obstet Gynecol. 2008; 31:549-554.

Centre for Maternal and Child Enquiries (CMACE). Perinatal mortality 2008: United Kingdom. London: CMACE; 2010.

Chaoui R, Benoit B, Mitkowska-Wozniak H, Heling KS, Nicolaides KH. Assessment of intracranial translucency (IT) in the detection of spina bifida at the 11- to 13-week scan. Ultrasound Obstet Gynecol. 2009;34:249-252.

Chelemen T, Syngelaki A, Maiz M, Allan L, Nicolaides KH. Contribution of ductus venosus Doppler in first trimester screening for major cardiac defects. Fetal Diagn Ther. 2011.

Cicero S, Curcio P, Papageorghiou A, Sonek J, Nicolaides KH. Absence of nasal bone in fetuses with trisomy 21 at 11–14 weeks of gestation: an observational study. Lancet. 2001;358:1665-1667.

Cicero S, Avgidou K, Rembouskos G, Kagan KO, Nicolaides KH. Nasal bone in first-trimester screening for trisomy 21. Am J Obstet Gynecol. 2006;195:109-114.

Crowther CA, Hiller JE, Moss JR, McPhee AJ, Jeffries WS, Robinson JS. Effect of treatment of gestational diabetes on pregnancy outcomes. Australian Carbohydrate Intolerance Study in Pregnant Women (ACHOIS) Trial Group. N Engl J Med. 2005;352:2477-2486.

Cruz J, Cruz G, Minekawa R, Maiz N, Nicolaides KH. Effect of temperature on free -human chorionic gonadotropin and pregnancy-associated plasma protein-A concentration. Ultrasound Obstet Gynecol. 2010;36:141-146.

Egbor M, Ansari T, Morris N, Green CJ, Sibbons PD. Morphometric placental villous and vascular abnormalities in early- and late-onset preeclampsia with and without fetal growth restriction. BJOG. 2006;113:580-589.

Faiola S, Tsoi E, Huggon IC, Allan LD, Nicolaides KH. Likelihood ratio for trisomy 21 in fetuses with tricuspid regurgitation at the 11 to 13 + 6-week scan. Ultrasound Obstet Gynecol. 2005;26:22-27.

Ferreira AFA, Rezende JC, Vaikousi E, Akolekar R, Nicolaides KH. Maternal serum visfatin at 11–13 weeks of gestation in gestational diabetes mellitus. Clin Chem. 2011.

Fonseca RB, Celik E, Parra M, Singh M, Nicolaides KH. Progesterone and the risk of preterm birth among women with a short cervix. N Engl J Med. 2007;357:462-469.

Greco E, Lange A, Ushakov F, Rodriguez Calvo J, Nicolaides KH. Prediction of spontaneous preterm delivery from endocervical length at 11–13 weeks. Prenatal Diagn. 2011;31:84-89.

Goldenberg RL, Culhane JF, Iams JD, Romero R. Epidemiology and causes of preterm birth. Lancet. 2008;371:75-84.

Heath VC, Southall TR, Souka AP, Elisseou A, Nicolaides KH. Cervical length at 23 weeks of gestation: prediction of spontaneous preterm delivery. Ultrasound Obstet Gynecol. 1998;12:312-317.

Horvath K, Koch K, Jeitler K, Matyas E, Bender R, Bastian R, Lange S, Siebenhofer A. Effects of treatment in women with gestational diabetes mellitus: systematic review and meta-analysis. BMJ 2010; 340:c1395.

Huggon IC, DeFigueiredo DB, Allan LD. Tricuspid regurgitation in the diagnosis of chromosomal anomalies in the fetus at 11–14 weeks of gestation. Heart 2003;89:1071-1073.

Irgens HU, Reisaeter L, Irgens LM, Lie RT. Long term mortality of mothers and fathers after preeclampsia: population based cohort study. BMJ. 2001;323:1213-1217.

Kagan KO, Wright D, Baker A, Sahota D, Nicolaides KH. Screening for trisomy 21 by maternal age, fetal nuchal translucency thickness, free beta-human chorionic gonadotropin and pregnancy-associated plasma protein-A. Ultrasound Obstet Gynecol. 2008;31: 618-624.

Kagan KO, Cicero S, Staboulidou I, Wright D, Nicolaides KH. Fetal nasal bone in screening for trisomies 21, 18 and 13 and Turner syndrome at 11–13 weeks of gestation. Ultra-sound Obstet Gynecol. 2009;33:259-264.

Kagan KO, Valencia C, Livanos P, Wright D, Nicolaides KH. Tricuspid regurgitation in screening for trisomies 21, 18 and 13 and Turner syndrome at 11 + 0–13 + 6 weeks of gestation. Ultrasound Obstet Gynecol. 2009;33:18-22.

Kagan K, To M, Tsoi E, Nicolaides KH. Pre-term birth: the value of sonographic measurement of cervical length. BJOG. 2006;113:52-56.

Lachmann R, Chaoui R, Moratalla J, Picciarelli G, Nicolaides KH. Posterior brain in fetuses with spina bifida at 11–13 weeks. Prenat Diagn. 2011; 31:103-106.

Maiz N, Valencia C, Kagan KO, Wright D, Nicolaides KH. Ductus venosus Doppler in screening for trisomies 21, 18 and 13 and Turner syndrome at 11–13 weeks of gestation. Ultrasound Obstet Gynecol. 2009; 33:512-517.

Maiz N, Plasencia W, Dagklis T, Faros E, Nicolaides K. Ductus venosus Doppler in fetuses with cardiac defects and increased nuchal translucency thickness. Ultrasound Obstet Gynecol. 2008;31:256-260.

Martinez JM, Comas M, Borrell A, Bennasar M, Gomez O, Puerto B, Gratacós E. Abnormal first-trimester ductus venosus blood flow: a marker of cardiac defects in foetuses with normal karyotype and nuchal translucency. Ultrasound Obstet Gynecol. 2010;35:267-272.

Matias A, Gomes C, Flack N, Montenegro N, Nicolaides KH. Screening for chromosomal abnormalities at 10–14 weeks: the role of ductus venosus blood flow. Ultrasound Obstet Gynecol 1998; 12: 380–384.

Metzger BE, Lowe LP, Dyer AR, Trimble ER, Chaovarindr U, Coustan DR, Hadden DR, McCance DR, Hod M, McIntyre HD, Oats JJ, Persson B, Rogers MS, Sacks DA, HAPO Study Cooperative Research Group. Hyperglycemia and adverse pregnancy outcomes. N Engl J Med. 2008;358:1991-2002.

Ministry of Health Report. 1929 Memorandum on antenatal clinics: their conduct and scope. London: His Majesty's Stationery Office; 1930.

Moldenhauer JS, Stanek J, Warshak C, Khoury J, Sibai B. The frequency and severity of placental findings in women with preeclampsia are gestational age dependent. Am J Obstet Gynecol. 2003;189:1173-1177.

Nanda S, Savvidou M, Syngelaki A, Akolekar R, Nicolaides KH. Prediction of gestational diabetes mellitus by maternal factors and biomarkers at 11–13 weeks. Prenat Diagn. 2011;31:135-141.

National Institute for Health and Clinical Excellence. Diabetes in pregnancy: management of diabetes and its complications from pre-conception to the postnatal period. Clinical guideline 63, 2008. www.nice.org.uk/CG063fullguideline.

Nicolaides KH, Azar G, Byrne D, Mansur C, Marks K. Fetal nuchal translucency: ultra- sound screening for chromosomal defects in first trimester of pregnancy. BMJ 1992; 304: 867-889.

Nicolaides KH, Spencer K, Avgidou K, Faiola S, Falcon O. Multicenter study of first-trimester screening for trisomy 21 in 75,821 pregnancies: results and estimation of the potential impact of individual risk-orientated two-stage first-trimester screening. Ultrasound Obstet Gynecol. 2005; 25:221-226.

Noble PL, Abraha HD, Snijders RJ, Sherwood R, Nicolaides KH. Screening for fetal trisomy 21 in the first trimester of pregnancy: maternal serum free beta-hCG and fetal nuchal translucency thickness. Ultrasound Obstet Gynecol. 1995;6:390-395.

O'Gorman N, Tampakoudis G, Wright A, Wright D, Nicolaides KH. Uterine artery pulsatility index at 12, 22, 32 and 36 weeks' gestation in screening for preeclampsia. Ultrasound in Obstetrics & Gynecology. 2015.

O'Gorman N, Nicolaides KH, Poon LCY. The use of ultrasound and other markers for early detection of preeclampsia. Women's Health. 2016a;12(2):199-207.

O'Gorman N, Wright D, Syngelaki A, Akolekar R, Wright A, Poon LC, Nicolaides KH. Competing risks model in screening for preeclampsia by maternal factors and biomarkers at 11-13 weeks gestation. American Journal of Obstetrics and Gynecology. 2016b;214(1).

Pereira S, Ganapathy R, Syngelaki A, Maiz M, Nicolaides KH. Contribution of fetal tricuspid regurgitation in first trimester screening for major cardiac defects. Obstet Gynecol. 2011, in press.

Plasencia W, Garcia R, Pereira S, Akolekar R, Nicolaides KH. Criteria for screening and diagnosis of gestational diabetes mellitus in the first-trimester of pregnancy. Fetal Diagn Ther. 2011.

Snijders RJ, Noble P, Sebire N, Souka A, Nicolaides KH. UK multicentre project on assessment of risk of trisomy 21 by maternal age and fetal nuchal-translucency thickness at 10–14 weeks of gestation. Fetal Medicine Foundation First Trimester Screening Group. Lancet. 1998;352:343-346.

Spencer K, Souter V, Tul N, Snijders R, Nicolaides KH. A screening program for trisomy 21 at 10–14 weeks using fetal nuchal translucency, maternal serum free human chorionic gonadotropin and pregnancy-associated plasma protein-A. Ultrasound Obstet Gynecol. 1999;13:231-237.

Spencer K, Spencer CE, Power M, Dawson C, Nicolaides KH. Screening for chromosomal abnormalities in the first trimester using ultrasound and maternal serum biochemistry in a one stop clinic: a review of three years prospective experience. Br J Obstet Gynaecol. 2003;110:281-286.

Spencer K, Spencer CE, Power M, Moakes A, Nicolaides KH. One stop clinic for assessment of risk for fetal anomalies; a report of the first year of prospective screening for chromosomal anomalies in the first trimester. BJOG. 2000;107:1271-1275.

Syngelaki A, Chelemen T, Dagklis T, Allan L, Nicolaides KH. Challenges in the diagnosis of fetal non-chromosomal abnormalities at 11–13 weeks. Prenat Diagn. 2011;31: 90-102.

To MS, Alfirevic Z, Heath VC, Cicero S, Cacho AM, Williamson PR, Nicolaides KH, Fetal Medicine Foundation Second Trimester Screening Group. Cervical cerclage for prevention of preterm delivery in women with short cervix: randomised controlled trial. Lancet. 2004; 363:1849-1853.

Van Leeuwen M, Opmeer B, Zweers E, van Ballegooie E, ter Brugge H, de Valk H, Visser G, Mol B. Estimating the risk of gestational diabetes mellitus: a clinical prediction model based on patient characteristics and medical history. BJOG. 2010;117:69-75.

Von Dadelszen P, Magee LA, Roberts JM. Sub classification of preeclampsia. Hypertens Pregnancy. 2003;22:143-148.

Wright D, Spencer K, Kagan KO, Torring N, Petersen OB, Christou A, Kallikas J, Nicolaides KH. First-trimester combined screening for trisomy 21 at 7–14 weeks' gestation. Ultrasound Obstet Gynecol. 2010;36:404-411.

Zvanca M, Gielchinsky Y, Abdeljawad F, Bilardo K, Nicolaides KH. Hepatic artery Doppler in trisomy 21 and euploid fetuses at 11– 13 weeks. Prenat Diagn. 2011;31:22-27.

Yu CK, Khouri O, Onwudiwe N, Spiliopoulos Y, Nicolaides KH, Fetal Medicine Foundation Second-Trimester Screening Group. Prediction of preeclampsia by uterine artery Doppler imaging: relationship to gestational age at delivery and small-for-gestational age. Ultrasound Obstet Gynecol. 2008;31:310-313.

40 Ressonância Magnética Fetal

Heron Werner Júnior

Taísa Davaus Gasparetto

Pedro Daltro

Introdução

A avaliação por imagem do feto tem se aprimorado muito ao longo dos anos[1-4]. A ultrassonografia (USG) é o método de escolha para o rastreio das malformações fetais. Contudo, ela não é mais o único método de imagem disponível para uma avaliação fetal. O estudo por ressonância magnética (RM) acrescentou, na última década, conhecimentos ao permitir a obtenção de imagens anatomicamente mais detalhadas, além de maior resolução de contraste das partes moles, sem sofrer interferências negativas de fatores desfavoráveis à USG, tais como obesidade materna, oligodrâmnio acentuada e alguns vícios de posicionamento fetal[5]. Pelo seu baixo custo, portabilidade, facilidade de acesso, existência de profissionais bem treinados, a USG continua a ser o principal método de avaliação fetal. Mas diante de diagnósticos mais complexos, a RM pode ter algumas indicações precisas[6].

O primeiro exame de RM em obstetrícia foi realizado por Smith em 1983[7]. Na década de 1990, seu uso cresceu progressivamente para o estudo do feto, sendo os primeiros estudos centrados principalmente na avaliação do sistema nervoso central[8,9].

Para a obtenção de imagens de alta qualidade, o aparelho ideal para o estudo do feto é o de alto campo (1,5 ou 3,0 Tesla) com gradientes potentes para sequências ultrarrápidas[10,11].

No passado, os artefatos causados pelos movimentos fetais eram uma das grandes limitações da RM. Hoje, a imagem é obtida através de sequências muito rápidas, bastando um breve período de apneia materna. Em alguns casos, a sedação materna se faz necessária para diminuir os artefatos de movimento[11].

Os exames são realizados com a paciente em decúbito dorsal ou lateral esquerdo, com a cabeça ou os pés entrando em primeiro lugar no magneto (Fig. 40.1). A idade gestacional ideal para o exame é a partir da 22ª semana. A presença do marido ou de um familiar deve ser encorajada para maior conforto da paciente. Atualmente, não existe um preparo prévio à realização do exame. O uso de sedativos maternos não se faz necessário na grande maioria dos exames. Entretanto, em alguns casos, como na presença de polidrâmnio, pode ser necessária a sedação materna utilizando benzodiazepínicos (5 a 10 mg) por via oral, cerca de 15 minutos antes da realização do exame, com o objetivo de reduzir uma possível ansiedade materna ou os movimentos fetais, que são os responsáveis pela degradação de uma boa imagem. Uma vez posicionada a paciente no magneto, a localização fetal é inicialmente realizada a partir de sequências multiplanares (planos axial, coronal e sagital). O tempo de realização para o estudo básico do feto é de cerca de 30 minutos[2,3,12].

Para obter imagens de boa qualidade em qualquer exame de RM, é essencial o uso de sequências rápidas, como HASTE (*half-fourier single shot turbo spin-echo*), FSSE (*fast single shot echo*) ou true-FISP (*free induction steady state precession*) que permitem aquisições em curto espaço de tempo evitando artefatos de movimento. A duração de cada sequência é de cerca de 20 segundos, sendo feitos cortes finos de 1 mm ou maiores, cerca de 4 mm a 6 mm, dependendo da área a ser estudada (Quadro 40.1)[2,3]. É possível também obter imagens pesadas em difusão do cérebro fetal por técnicas ecoplanares, mas os valores de normalidade referentes ao parênquima cerebral com o uso dessa técnica ainda não estão totalmente estabelecidos. A espectroscopia de prótons no cérebro fetal, apesar de ser possível e demonstrada nas últimas semanas da gestação pela RM, não é realizada de rotina. Um dos problemas na sua aplicação está no mapeamento metabólico do cérebro fetal nas diferentes idades gestacionais entre a 18ª e a 40ª semana.

A primeira questão a ser considerada no uso da RM é sua segurança para a gestante e o feto. Estudos realizados em animais não mostraram efeito teratogênico

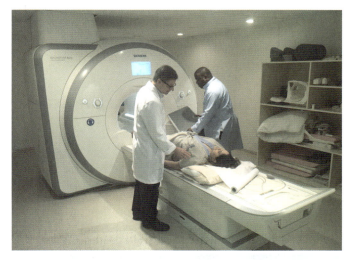

FIGURA 40.1. Posicionamento da gestante em decúbito dorsal com a cabeça entrando em primeiro lugar no magneto.

QUADRO 40.1. Protocolo para ressonância magnética fetal

Tempo de repetição/ Echo time (ms)	Número de fatias	Fator de distância (%)	Espessura da fatia (%)	Leitura FOV/fase (mm/%)	Número de médias	Concatenações
600/93	30	30	4,5	380/100	1	1
600/91	32	45	4,5	380/100	1	1
252/2,38	32	45	4,5	360/81,3	1	1
3,21/1,44	160 (1 *slab* [pedaço])	20	1,00	380/100	1	1
900/110	20	20	4,0	340/100	1	1
900/110	20	20	4,0	340/100	1	1

do método, mas aconselha-se que não seja realizado no primeiro trimestre da gestação, período crítico para a teratogênese e no qual ainda não há identificação de potenciais benefícios do uso precoce dessa técnica de imagem. A legislação brasileira não tem norma específica. Contudo, a posição geral é de que RM pode ser utilizada com bom-senso na gestação a partir do segundo trimestre, sem restrições quanto à indicação do exame. A injeção de meio de contraste (gadolínio intravenoso) deve ser evitada durante toda a gestação, uma vez que o meio de contraste é capaz de atravessar a barreira placentária, entrando na circulação fetal segundos após sua administração, além de não haver interesse no seu uso para a maior parte dos casos indicados[11,13]. As principais contraindicações ao exame de RM estão descritas no Quadro 40.2.

QUADRO 40.2. Contraindicações absolutas ao exame de ressonância magnética

Contraindicações absolutas	Não estão contraindicados
▪ Marca passo cardíaco ▪ Desfibriladores/cardioversores ▪ Implantes otológicos cocleares ▪ Prótese valvar mitral Starr-Edwards ▪ *Clamp poppen-blaylock* da artéria carótida ▪ Clipe de aneurisma cerebral ferromagnético	▪ Próteses ortopédicas ▪ Implantes dentários ▪ Projéteis de arma de fogo não próximos à estrutura vital ▪ Clipes de aneurisma cerebral não ferromagnético (titânio) ▪ *Stents* e filtros intravasculares após três meses de posicionamento

Fonte: Werner et al. (2003)[11].

Ressonância magnética na prática obstétrica

Além do estudo da morfologia fetal, a RM pode trazer informações adicionais à USG nos casos de malformações uterinas e também nas acretizações placentárias[8,11]. Nesses casos, não se visualiza a decídua basal, havendo maior aderência da placenta ao miométrio (Fig. 40.2).

A RM auxilia a USG no estudo da gestação ectópica. Sua maior contribuição está nas gestações abdominais avançadas, permitindo imagens com maior definição espacial do feto[11].

A pelvimetria também pode ser realizada, com excelente qualidade de imagem, quando toda a anatomia pélvica pode ser avaliada no final de 5 a 10 minutos de exame[11].

A RM pode ser útil para uma boa avaliação da anatomia materna, como no estudo da hidronefrose, causa mais comum de dilatação do sistema urinário durante a gestação e massas anexiais[8,11].

Ressonância magnética no feto

A RM oferece uma excelente imagem da anatomia fetal, principalmente quando realizada a partir da 22ª semana de gestação. Ela vem auxiliar a USG quando houver limitações à realização de um bom estudo da anatomia fetal, como sombra acústica da calota craniana no terceiro trimestre, dificultando uma boa avaliação da anatomia cerebral; posição muitas vezes inadequada do polo cefálico fetal; aumento da distância entre a sonda ecográfica e estruturas cerebrais na vigência de hidrocefalia importante; presença de sombra acústica oriunda da mandíbula e base do crânio fetal, dificultando um bom estudo ecográfico da região cervical; pequena diferença de ecogenicidade entre tecidos, como por exemplo, na diferenciação do esôfago e também nos

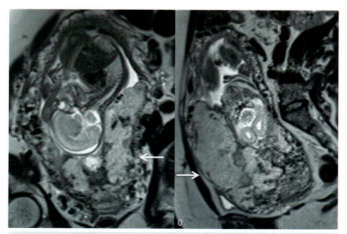

FIGURA 40.2. Ressonância magnética de gestante na 25ª semana demonstrando placenta prévia acreta (*seta*).

casos de obesidade materna, presença de polidrâmnio ou oligodrâmnio acentuado[14].

Uma das principais indicações da RM está no estudo das malformações do sistema nervoso central do feto[15-18]. No entanto, a RM vem ganhando importância na avaliação de massas inespecíficas toracoabdominais, tumores e malformações do aparelho urinário[19-21].

A RM é o método ideal na complementação da USG nos casos de lesões expansivas intracranianas, pois permite melhor caracterização da anatomia cerebral, da dilatação do sistema ventricular e das lesões expansivas[18,22]. As dilatações ventriculares são as principais indicações para a avaliação cerebral pela RM fetal. Seu espectro é amplo, englobando diversas etiologias, com prognóstico variando em função de tamanho (leve, moderada e acentuada) e da presença ou não de anomalias associadas. Todo esse aspecto da dilatação pode ser muito bem avaliado à USG. Porém, muitas anomalias associadas podem passar despercebidas, tais como anomalias da sulcação e lesões hemorrágicas. O exame será útil na confirmação de um diagnóstico de agenesia do corpo caloso através de USG e malformação de Arnold Chiari[5] (Figs. 40.3 e 40.4).

A detecção de esclerose tuberosa no pré-natal exemplifica o valor da RM. Essa patologia caracteriza-se pela presença de lesões hamartomatosas em muitos tecidos, especialmente cérebro, pele, coração e rins. Os rabdomiomas cardíacos constituem a principal anormalidade detectada pela USG. Entretanto, a confirmação do diagnóstico da esclerose tuberosa no feto é possível devido à visualização pela RM de hamartomas corticais e subependimários na parede dos ventrículos laterais[23].

O uso da RM tem sido útil na avaliação de cérebros de fetos com mães portadoras de infecções, tais como citomegalovírus, toxoplasmose e zika (Fig. 40.5). A RM tem melhores condições para avaliar um possível retardo na formação dos giros cerebrais, além de displasia cortical e polimicrogiria[16,17].

Apesar do maior número de indicações do uso da RM no feto estarem centradas nas malformações do sistema nervoso central, esta vem ampliando sua contribuição também nas patologias cervicais e toracoabdominais, tais como tumores (Fig. 40.6), massas toracoabdominais (Fig. 40.7) e patologias urinárias (Fig. 40.8)[13,19,24,25].

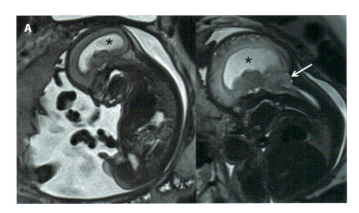

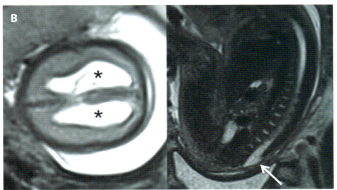

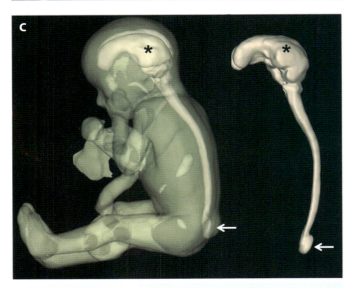

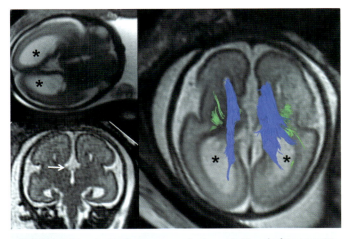

FIGURA 40.3. Avaliação por ressonância magnética de feto com 28 semanas e portador de agenesia do corpo caloso. Notar presença de dilatação dos cornos occipitais dos ventrículos laterais (colpocefalia) (*), paralelismo ventricular e cisto inter-hemisférico (*seta*). As bandas de Probst (agrupamentos axônicos que não se cruzam e correm paralelos a fissura inter-hemisférica) são bem identificadas em colorido.

FIGURA 40.4. Ressonância magnética de feto com 27 semanas, portador de Malformação de Arnold Chiari II. Notar dilatação ventricular (*) e herniação cerebelar para o forame magno (*seta*) (*A*). Dilatação ventricular (*) e fechamento incompleto do tubo neural a nível lombar (*seta*) (*B*). Reconstrução tridimensional (3D) por ressonância magnética demonstrando dilatação ventricular (*) e meningocele (*seta*) (*C*).

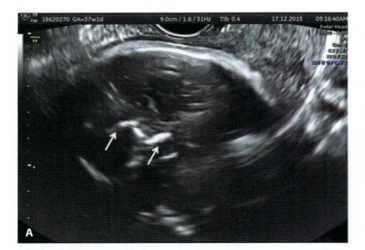

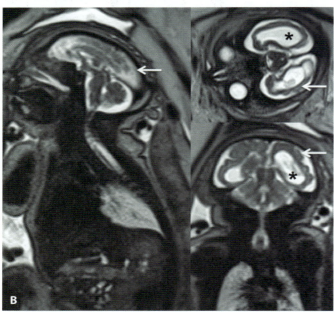

FIGURA 40.5. Feto de 37 semanas portador de zika. Ultrassonografia por via transvaginal demonstrando polo cefálico e calcificações no parênquima (setas) (A). Ressonância magnética (cortes sagital, axial e coronal) realizada no mesmo dia, demonstrando dilatação ventricular (*) e atraso na sulcação do encéfalo (setas) (B).

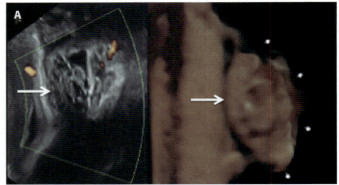

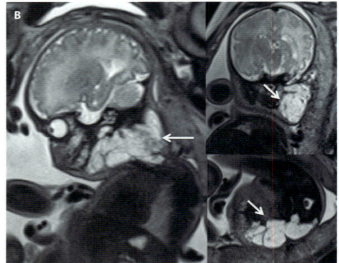

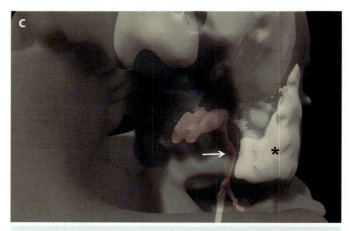

FIGURA 40.6. Feto de 34 semanas portador de linfangioma cervical. Ultrassonografias bidimensional (2D e tridimensional (3D) demonstrando o linfangioma (setas) (A). Ressonância magnética realizada no mesmo dia (planos sagital, coronal e axial) demonstranto o linfangioma (setas) (B). Reconstrução tridimensional (3D) por ressonância magnética demonstrando a relação do linfangioma (*) com as vias aéreas (seta) (C).

Os pulmões do feto são estruturas bem visualizadas à RM, facilitando o estudo da hipoplasia pulmonar, muitas vezes difícil de ser avaliada à USG[20,21,24]. As malformações pulmonares, como a malformação adenomatoide cística, sequestros intra e extralobares e cistos broncogênicos, podem ser mais bem caracterizadas pela RM fetal, possibilitando uma avaliação volumétrica do restante do parênquima pulmonar existente e da intensidade de sinal desse parênquima. Estudos de seguimento nesses pacientes durante a fase gestacional são importantes porque podem mostrar alterações das dimensões da lesão em relação ao parênquima normal.

As principais estruturas do coração fetal podem ser identificas pela RM por sequências específicas evitando os artefatos de movimento[26] (Fig. 40.9).

O fígado é facilmente visto à RM. A composição química do hepatócito varia com a idade gestacional, isto em função do aumento do glicogênio fetal próximo ao termo. Assim, a intensidade de sinal pode se alterar ao longo da gestação. As estruturas do aparelho digestivo

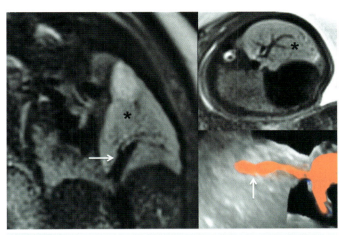

FIGURA 40.7. Feto de 30 semanas portador de sequestro pulmonar (*) avaliado por ressonância magnética na sequência pesada em T2. Notar suprimento vascular sistêmico visualizado pela ressonância e ultrassonografia com Doppler colorido (setas).

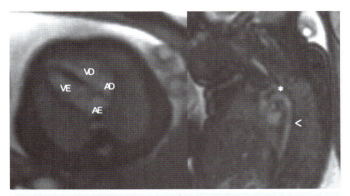

FIGURA 40.9. Avaliação do coração fetal por ressonância magnética (32 semanas). Axial T2 demonstrando as quatro câmaras, crossa aórtica (*) e aorta torácica descendente (seta).

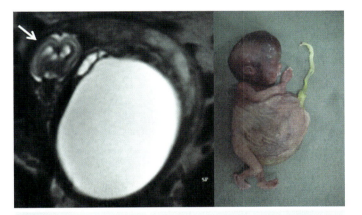

FIGURA 40.8. Imagem de ressonância magnética e anatomopatológico de feto de 25 semanas portador da síndrome de prune belly. Notar ausência de líquido amniótico (adrâmnio). O polo cefálico pode ser facilmente identificado (seta). A bexiga ocupa todo o abdome fetal (hipersinal em T2).

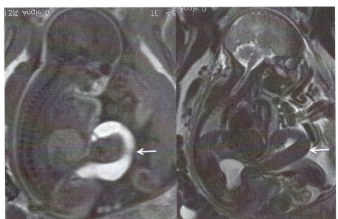

FIGURA 40.10. Feto de 34 semanas, portador de gastrosquise, avaliado por ressonância magnética. Notar o cólon livre no líquido amniótico em hipersinal na sequência pesada em T1 e em hipossinal no T2 (setas).

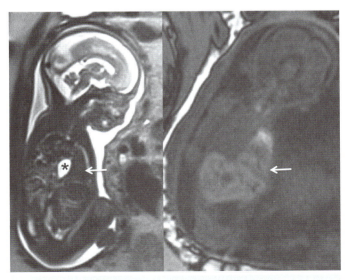

FIGURA 40.11. Feto de 24 semanas portador de hérnia diafragmática esquerda. Notar presença do estômago (*) no interior do tórax e posterior ao lobo hepático esquerdo que se encontra também herniado (setas). O fígado tem hipersinal na sequência T1 facilitando sua identificação (seta).

alto são bem visualizadas pela RM devido ao líquido amniótico deglutido. As alças intestinais são identificadas como estruturas serpiginosas de alto sinal nas imagens em T2 e baixo sinal nas imagens em T1. O cólon sigmoide e o reto têm sinais variáveis devido à presença ou não do mecônio[11,24] (Fig. 40.10).

Nos casos de hérnia diafragmática, a RM tem um papel importante na avaliação de uma possível hipoplasia pulmonar, além de caracterizar melhor o conteúdo herniário[21]. A RM demonstra claramente se existe ou não um fígado no interior do tórax (Fig. 40.11). Isto traz um impacto muito grande na avaliação do prognóstico fetal. O volvo gástrico intratorácico também pode ser facilmente visualizado quando existe uma posição da maior curvatura superior à pequena curvatura gástrica[21] (Fig. 40.12).

Os rins e a bexiga são facilmente identificados na RM, o que facilita o diagnóstico de agenesia renal bilateral em face de quadro de oligodrâmnio acentuada.

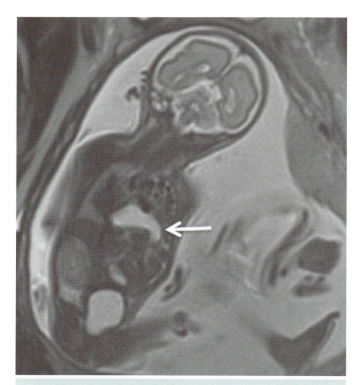

FIGURA 40.12. Volvo gástrico facilmente identificado no interior do tórax de feto hérnia diafragmática esquerda (seta). Notar maior curvatura superior a menor.

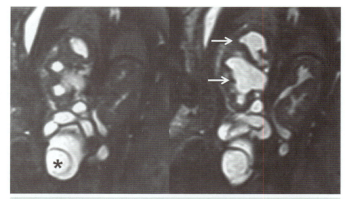

FIGURA 40.13. Duplicação renal bilateral (coronal T2) em feto de 35 semanas. Notar dilatação do sistema coletor (setas) e ureterocele (*).

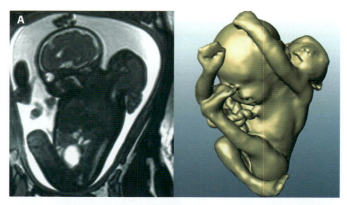

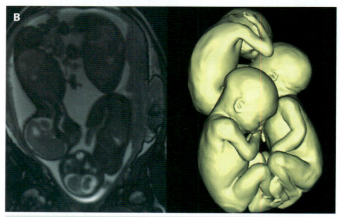

FIGURA 40.14. Avaliação por ressonância magnética de gemelaridade imperfeita (dicéfalo, 27 semanas) com reconstrução tridimensional (3D) (A) e gestação trigemelar de fetos normais (26 semanas) (B).

Além disso, pode também ser usada para complementar a USG nos casos de ectopia renal, hipoplasia renal, rins multicísticos displásicos bilaterais, válvula de uretra posterior, doença renal policística recessiva e duplicação do sistema coletor[11] (Fig. 40.13).

Na presença de uma gestação múltipla, em que exista malformação de um dos gemelares, a USG do gemelar malformado pode ser extremamente difícil quando em um termo mais avançado. Assim, a RM seria uma boa opção para melhor avaliação do feto malformado, permitindo melhor definição do prognóstico. Nos casos raros de gemelaridade imperfeita, a RM proporciona uma melhor identificação das estruturas toracoabdominais, permitindo melhor avaliação do prognóstico como na definição da viabilidade cirúrgica pós--natal[1,4,11] (Fig. 40.14).

Nos tumores fetais, a RM pode ajudar na definição da origem do tumor, assim como no grau de comprometimento e tamanho da lesão, possibilitando a avaliação da extensão da lesão em reconstruções multiplanares[2] (Fig. 40.6).

Com a utilização de sequências especiais, baseadas em imagens EPI (*echo planar imaging*), os ossos do esqueleto fetal podem ser mais bem avaliados pela RM fetal. Essa sequência é notadamente útil avaliação da coluna vertebral, como nos casos de espinha bífida e nas displasias esqueléticas.

A RM pode ser uma boa alternativa ao estudo de anomalias fetais, quando a autópsia não é autorizada pelos familiares[11].

Ao longo dos últimos 20 anos, a RM vem assumindo um lugar expressivo na exploração do feto. Ela não veio substituir a USG, mas tornou-se um método complementar, oferecendo imagens adicionais da estrutura fetal. Trata-se de um exame para avaliar a morfologia fetal podendo ser usada sem contraindicações na gravidez, lembrando que seu uso deve ser restrito aos casos em que o resultado ultrassonográfico seja duvidoso. Sua acuidade diagnóstica melhora com o avanço da idade gestacional, não sendo perturbada pela oligoidrâmnio acentuado, obesidade materna ou estática fetal.

Referências bibliográficas

1. Werner H, dos Santos JRL, Fontes R, Daltro P, Gasparetto E, Marchiori E, Campbell S. Additive manufacturing models of fetuses built from three-dimensional ultrasound, magnetic resonance imaging and computed tomography scan data. Ultrasound Obstet Gynecol. 2010;36 355-361.
2. Werner H, Dos Santos JRL, Fontes R, Daltro P, Gasparetto E, Marchiori E, Campbell S. Virtual bronchoscopy in the fetus. Ultrasound Obstet Gynecol. 2011;37:113-115.
3. Werner H, Dos Santos JRL, Fontes R, Belmonte S, Daltro P, Gasparetto E, Marchiori E, Campbell S. Virtual bronchoscopy for evaluating cervical tumors of the fetus. Ultrasound Obstet Gynecol. 2013;41:90-94.
4. Werner H, Lopes J, Tonni G, Araujo Júnior E. Plastic reconstruction of fetal anatomy using three-dimensional ultrasound and magnetic resonance imaging scan data in a giant cervical teratoma. Case report. Med Ultrason. 2015. 17(2):252-255.
5. Werner H, Rolo LC, Araujo Júnior E, Dos Santos JRL. Manufacturing Models of Fetal Malformations Built From 3-Dimensional Ultrasound, Magnetic Resonance Imaging, and Computed Tomography Scan Data. Ultrasound Quarterly. 2014:0:69-75.
6. Santos XM, Papanna R, Johnson A, et al. The use of combined ultrasound and magnetic resonance imaging in the detection of fetal anomalies. Prenat Diagn. 2010;30:402-407.
7. Smith FW, Adam AH, Phillips WD. NMR imaging in pregnancy. Lancet. 1983;1(8314-8315):61-62.
8. Gressens, P.; Luton, D. – Fetal MRI: obstetrical and neurological perspectives. Pediatr. Radiol. 2004;34:682-84.
9. Rossi AC, Prefumo F. Additional value of fetal magnetic resonance imaging in the prenatal diagnosis of central nervous system anomalies: a systematic review of the literaure. Ultrasound Obstet Gynecol. 2014;44:388-93.
10. Prayer D, Brugger PC, Kasprian G, Witzani L, Helmer H, Dietrich W, Eppel W, Langer M. MRI of fetal acquired brain lesions. Europ J Radiol. 2006;57:233-249.
11. Werner H, Brandão A, Daltro P. Ressonância Magnética em Obstetrícia e Ginecologia. Rio de Janeiro: Revinter; 2003.
12. Perrone A, Savelli S, Maggi C, et al. Magnetic resonance imaging versus ultrasonography in fetal pathology. Radiol Med. 2008; 113: 225-241.Prayer D, Brugger PC, Prayer L. Fetal MRI: techniques and protocols. Pediatr Radiol. 2004;34: 685-693.
13. American College of Radiology, Society for Pediatric Radiology. ACR-SPR Practice guideline for the safe and optimal performance of fetal magnetic resonance imaging (MRI), resolution 13. Reston: American College of Radiology. 2010:10.
14. Frates MC, Kumar AJ, Benson CB, Ward VL, Tempany CM. Fetal anomalies: comparison of MR imaging and US for diagnosis. Radiology. 2004;232:398-404.
15. Griffiths PD, Bradburn M, Campbell MJ, Cooper CL, Graham R, Jarvis D, Kilby MD, Mason G, Mooney C, Robson SC, Wailoo A. Use of MRI in the diagnosis of fetal brain abnormalities in utero: a multicentre, prospective cohort study. Lancet. 2017:389:538-46.
16. Malinger G, Werner H, Rodriguez Leonel JC, et al. Prenatal brain imaging in congenital toxoplasmosis. Prenat Diagn. 2011;31:881-6.
17. Mehrjardi MZ, Poretti A, Huisman TAGM, Werner H, Keshavarz E, Araújo Júnior E. Neuroimaging findings of congenital Zika virus infection: a pictorial essay. Jpn J Radiol. 2017 [Epub ahead of print].
18. Van Doorn M, Oude Rengerink K, Newsum EA, Reneman L, Majoie CB, Pajkrt E. Added value of fetal MRI in foetuses with suspected brain abnormalities on neurosonography: a systematic review and meta-analysis. J Matern Fetal Neonatal Med. 2015;23:1-13.
19. Daltro P, Werner H, Gasparetto TD. Congenital chest malformations: a multimodality approach with emphasis on fetal MR imaging. Radiographics. 2010;30:385-395.
20. Daltro P, Werner H. Fetal MRI of the Chest. In: Lucaya J, Strife JL (eds.). Pediatric chest imaging. Springer-Verlag Berlin Heidelberg; 2008. p. 397-416.
21. Jani J, Cannie M, Done E, Van Mieghem T, Van Schoubroeck D, Gucciardo L, Dymarkowski S, Deprest JA. Relationship between lung area at ultrasound examination and lung volume assessment with magnetic resonance imaging in isolated congenital diaphragmatic hernia. Ultrasound Obstet Gynecol. 2007;30:855-860.
22. Wang GB, Shan RQ, Ma YX, et al. Fetal central nervous system anomalies: comparison of magnetic resonance imaging and ultrasonography for diagnosis. Chin Med J (Engl). 2006;119(15):1272-1277.
23. Werner H, Mirlesse V, Jacquemard F, Daffos F, et al. Prenatal management of tuberous sclerosis. Use of magnetic resonance imaging and its implications for prognosis. Prenatal Diagnosis. 1994;14:1151-1155.
24. Weston MJ. Magnetic resonance imaging in fetal medicine: a pictorial review of current and developing indications. Postgrad Med J. 2010;86:42-51.
25. Wright C, Sibley CP, Baker PN. The role of fetal magnetic resonance imaging. Arch Dis Child Fetal Neonatal. 2010;95:137-141.
26. Saleem SN. Feasibility of MRI of the fetal heart with balanced steady-state free precession sequence along fetal body and cardiac planes. AJR Am J Roentgenol. 2008;191: 1208-1215.

41 Principais Complicações da Gestação Gemelar Monocoriônica

Miguel Macedo

Nuno Montenegro

Alexandra Matias

A gravidez múltipla constitui cerca de 1,5% de todas as gravidezes. Aproximadamente 30% dessas gravidezes são iatrogênicas: em uma população obstétrica hipotética de 10.000 nascidos vivos, a expectativa é de 140 gêmeos espontâneos *versus* 60 resultantes de técnicas de reprodução assistida (RA), dos quais 47 gêmeos seriam monozigóticos espontâneos e quatro iatrogênicos. Na realidade, a "epidemia" de gravidezes múltiplas vem aumentando em todo o mundo, em consequência do incremento da idade reprodutiva das mulheres, da democratização da indução da ovulação e das técnicas de reprodução assistida[1]. Em última instância, essas gravidezes iatrogênicas vieram contribuir também para aumentar a taxa de gravidezes monozigóticas (MZ) em 8,5%, e na população geral a taxa de monozigotia aumentou de 0,0047% para 0,0051%[2].

A razão para a preocupação crescente com esse tipo de gravidez é por estarem associadas a maior mortalidade e maior incidência de resultados perinatais adversos em relação às gravidezes únicas[3], ao dobro do risco de defeitos estruturais e ao maior risco de anomalias cromossômicas. Apesar de representarem 2,5% da população, contribuem para 12,6% da mortalidade perinatal. No caso particular da gravidez gemelar monocoriônica, a morbimortalidade perinatal é ainda mais significativa.

O fenômeno da monozigotia

Em cerca de 99% dos casos de gravidez espontânea, um único feto provém de um único zigoto. Em consequência de um *distúrbio reprodutivo*, que ocorre em cerca de 1% dos casos, mais de um óvulo é produzido e fecundado em cada ciclo, resultando em gravidez múltipla polizigótica. Em outros 0,5% de gravidezes espontâneas, como resultado de uma *anomalia reprodutiva*, um zigoto único destinado a formar um único embrião, divide-se para formar gêmeos monozigóticos (MZ).

A prevalência de gêmeos MZ é mais ou menos constante em todo o mundo, o que sugere que o processo de formação de gêmeos MZ seja uma propriedade intrínseca "anômala" dos zigotos humanos. Em concepções espontâneas, a taxa de gêmeos MZ representa cerca de um terço de todas as gravidezes gemelares, e cerca de dois terços dessas gravidezes MZ apresentam placentação monocoriônica. Nas gravidezes iatrogênicas, essa relação está alterada e as gravidezes MZ são mais prevalentes (1:15–20 em vez de 1:3). Em certos casos, nota-se tendência familiar à gravidez MZ.

As técnicas de RA, naturalmente associadas a ovulação múltipla e gêmeos polizigóticos, apresentam uma taxa de gêmeos cerca de 20 vezes maior que as gravidezes espontâneas, e uma taxa de dizigóticos muito maior que a de monozigóticos (10:1). No entanto, e de forma mais inesperada, também se verificou que a taxa de monozigotia subjacente à RA parece estar aumentada seis vezes[4], principalmente em associação com a transferência de blastocistos. Já a frequência de gravidezes MZ após a indução da ovulação (6,4%) foi 14 vezes superior à taxa de gêmeos espontâneos, e acima do dobro da taxa de gêmeos MZ após fertilização *in vitro* (FIV).

Ainda no âmbito das gravidezes iatrogênicas, a taxa de perda fetal precoce é ligeiramente superior após RA. Mas quando dessas gravidezes resultam gêmeos, essa perda fetal precoce diminui significativamente, por essa razão a gravidez múltipla nessas condições parece ser um marcador de vantagem reprodutiva[5,6], isto é, a taxa de perda fetal precoce na reprodução medicamente assistida (RMA) é 2 a 5 vezes superior nas gravidezes unifetais.

MODELO DE PLACENTAÇÃO E NÍVEIS DE PARTILHA NA GRAVIDEZ MONOZIGÓTICA

Os gêmeos *dizigóticos*, fraternos, biovulares, ou não idênticos, resultam da fertilização de dois óvulos por espermatozoides diferentes, por essa razão têm um patrimônio genético diferente. Possuem dois córions e dois sacos amnióticos, configurando uma gravidez dicoriônica diamniótica.

Os gêmeos *monozigóticos*, idênticos, ou uniovulares, resultam da divisão precoce de um ovo único (resultante da fertilização de um óvulo por um único espermatozoide), em duas massas celulares mais ou menos idênticas, por essa razão contêm o mesmo genótipo (exceção: monozigóticos heterocariotípicos). Esta clivagem ocorre entre a fertilização e a gastrulação, dependendo a placentação do momento em que ocorre a separação das massas celulares. As variações resultam de mutações pós-zigóticas e da divisão arbitrária do DNA (ácido desoxirribonucleico) mitocondrial.

Em um terço das gravidezes monozigóticas, a divisão ocorre nas primeiras 72 horas após a fertilização, resultando em gravidez *dicoriônica diamniótica* (Fig. 41.1). Assim, cada gêmeo recebe células estaminais trofoblásticas e somáticas nas suas massas celulares.

Cerca de dois terços das gravidezes monozigóticas correspondem a gêmeos com *placentação monocoriônica diamniótica*, resultante da divisão da massa embrionária entre o terceiro e o oitavo dia de gestação. Isto resulta no desenvolvimento de dois fetos com o mesmo genoma, com uma placenta única e dois sacos amnióticos. A partilha de uma placenta única por si só já é uma anomalia, resultando frequentemente em territórios vasculares desiguais para cada gêmeo e em localização excêntrica dos cordões umbilicais, bem como em maior incidência de inserção velamentosa.

Se a divisão ocorrer entre o nono e o 12º dia haverá uma só placenta e uma só cavidade amniótica, isto é, todas as estruturas placentárias serão partilhadas, resultando em *gravidez monocoriônica monoamniótica* (<1%). O máximo grau de partilha ocorre quando a divisão ocorre cerca do 13º dia, dando origem a *gêmeos siameses* (prevalência estimada em 1:100.000). A partir de então, o zigoto não dividido mantém o seu curso esperado de produzir um feto único.

Considerando o nível da partilha, verifica-se que esse nível é inversamente proporcional à incidência de gêmeos que resultam dessa partilha (a incidência de gêmeos monozigóticos é de cerca de 1:250, a incidência de gêmeos monocoriônicos é de dois terços das gravidezes monozigóticas (1:350–400 nascimentos), a de gêmeos monocoriônicos monoamnióticos é de 1:2.500 recém-nascidos, e a de gêmeos siameses é inferior a 1:40.000 recém-nascidos). Por outro lado, verifica-se que a mortalidade e a morbidade perinatais está directamente relacionada com o nível de partilha, isto é, quanto maior a partilha, maior o risco de desfecho adverso da gravidez. Enquanto os gêmeos monozigóticos com placentação dicoriônica e os gêmeos dizigóticos possuem riscos similares, o risco de desfecho desfavorável é maior nos gêmeos com placentação monocoriônica, principalmente se a circulação partilhada for desequilibrada, e mais ainda nas gravidezes monoamnióticas e nos gêmeos siameses.

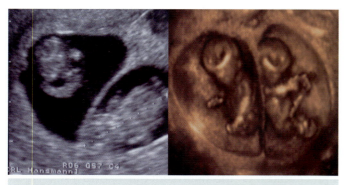

FIGURA 41.1. Placentação dicoriônica: imagem de ecografia bidimensional (2D) que evidencia o sinal lambda; a imagem em tridimensional (3D) evidenciando o mesmo sinal lambda.

No caso de gêmeos monozigóticos, provenientes de zigoto único, espera-se uma única linha celular. No entanto, pode ocorrer placentação dicoriônica, discordância de sexos ou coexistência de mais de uma linha celular diferente em cada um dos gêmeos (quimerismo). Isto se deve à fusão de dois zigotos inicialmente separados, e muito mais prevalente no caso de técnicas de reprodução medicamente assistidas. O quimerismo não deve ser confundido com mosaicismo em que linhas celulares distintas surgem de um mesmo zigoto.

Isto poderá ocorrer pela fusão de dois embriões durante os estágios iniciais da embriogênese (quimerismo tetragametogênico) ou pela formação de anastomoses vasculares intraplacentárias que permitem a transfusão de células estaminais entre os embriões. As consequências genéticas são o aparecimento conjunto de linhas 46, XX e 46, XY no mesmo organismo, aglutinação múltipla para os grupos ABO e marcadores discordantes para o antígeno rhesus.

O diagnóstico de zigotia não pode ser realizado sem a avaliação genética do DNA em cerca de 45% dos casos. Na prática clínica, a estimativa dos gêmeos MZ, baseada exclusivamente na corionicidade e sexo fetal, não vai considerar cerca de um terço dos gêmeos MZ iatrogênicos. Portanto, qualquer desses métodos subestima a incidência real de gêmeos MZ, já que não inclui os gêmeos dicoriônicos monozigóticos. Não é possível determinar a zigotia em cerca de 45% dos casos, uma vez que os gêmeos dizigóticos do mesmo sexo (1/2 dos gêmeos dizigóticos) e os gêmeos monozigóticos dicoriônicos (um terço de todos os monozigóticos) não poderão ser diferenciados, a não ser por testes moleculares.

Corionicidade: a definição do prognóstico perinatal

É a corionicidade, mais do que a zigotia, que determina vários aspectos da abordagem antenatal e do resultado perinatal na gravidez MZ. A zigotia refere-se ao tipo de concepção, enquanto a corionicidade reflete o tipo de placentação, dependendo do momento em que ocorre a divisão do ovo fertilizado.

O diagnóstico da corionicidade tornou-se possível com a implementação da ultrassonografia com determinação precoce do número de embriões/fetos e do tipo de arquitetura da placenta. No primeiro trimestre, é possível determinar a corionicidade com uma acurácia de 100%, enquanto no segundo trimestre uma falsa caracterização pode ocorrer em 10 a 12% dos casos. A definição de placenta monocoriônica é baseada na existência de uma placenta única, com septo muito fino, sem córion entre os dois âmnios (sinal T) entre 11 e 14 semanas de gestação (Fig. 41.2).

A gestações são definidas como dicoriônicas se existirem duas placentas separadas, dois fetos de sexos diferentes, ou o sinal do lambda ou *twin-peak sign* com presença de córion entre as duas camadas de âmnios entre 11 e 14 semanas (Fig. 41.1). Depois das 16 semanas, a ausência do sinal do lambda não exclui uma placenta dicoriônica já que há reabsorção "fisiológica" de parte do córion frondoso.

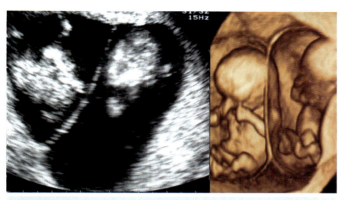

FIGURA 41.2. Placentação mocoriônica: imagem de ecografia bidimensional que evidencia o sinal T; a imagem em tridimensional (3D) evidenciando o mesmo sinal T.

Dependendo do momento em que é definida a corionicidade da gravidez, é possível estratificar o risco dessa gravidez, antecipando as *complicaçõe*s peculiares de cada tipo de placenta. As principais complicações peculiares às gestações monocoriônicas compreendem: (1) síndrome transfusor-transfundido (STT); (2) sequência anemia-policitemia (TAPS, do inglês, *twin anemia-polycytemia sequence*); (3) restrição de crescimento fetal seletivo (RCF seletiva), (4) sequência de perfusão arterial inversa gemelar (gêmeo acárdico; TRAPS *sequence*, do inglês, *twin reversed arterial perfusion*) e (5) gestações monoamnióticas.

SÍNDROME TRANSFUSOR TRANSFUNDIDO

Também conhecida como síndrome de transfusão feto-fetal (STFF), ocorre em 5 a 15% das gestações monocoriônicas devido aodesequilíbrio do fluxo sanguíneo através das anastomoses vasculares. A história natural da síndrome transfusor-transfundido (STT) não tratada é o óbito intrauterino em cerca de 80% dos casos, contribuindo para 15 a 17% da mortalidade perinatal dos gêmeos moconoriônicos, e 15 a 50% de risco de sequelas nos sobreviventes.

Quando a transfusão interfetal não é compensada ocorrem manifestações da STT, variando de leves a graves. Há mais de um século, Schatz sugeriu que a STT ocorre devido à discordância hemodinâmica secundária a transfusão interfetal não compensada. Um século depois, Bajoria et al. demonstraram que tal transfusão não compensada é mediada por uma ou mais anastomoses arteriovenosas (AV) unidirecionais na ausência de anastomoses superficiais bidirecionais compensadoras (artério-arteriais (AA) e venovenosas (VV)[7].

Este é um processo progressivo, em que um gêmeo (doador) bombeia sangue para o outro (receptor) através das anastomoses AV. O sangue é transfundido do doador, que apresenta restrição de crescimento, oligoâmnio (*stuck twin*) e desenvolve insuficiência cardíaca de alto débito, para o receptor que desenvolve insuficiência cardíaca congestiva e polidrâmnio.

O diagnóstico pode ser suspeitado já no primeiro trimestre (translucência nucal aumentada em um dos fetos) (Fig. 41.3). Todavia, o diagnóstico é realizado, na maioria das vezes, após a 17ª semana de gestação e tem como pilares a (1) *discordância no volume de líquido amniótico/tamanho da bexiga* (sequência oligoâmnio/polidrâmnio) (Fig. 41.4) e (2) a*lterações da dopplervelocimetria* na artéria umbilical (AU), ducto venoso (DV) e veia umbilical (VU) e no coração (fluxo transtricúspide) fetal e presença de sinais de *hidropisia fetal*. A STT pode também ser suspeitada por sintomas agudos desenvolvidos pelas gestantes decorrentes de polidrâmnio, como a distensão uterina, contrações ou dispneia.

Diagnóstico ultrassonográfico da STT

- Oligoâmnio no saco gestacional do doador "oligúrico" – maior bolsão vertical de líquido amniótico < 2 cm (Fig.41.4);
- Polidrâmnio no saco gestacional do receptor "poliúrico" – maior bolsão vertical de líquido amniótico > 8 cm antes de 20 semanas e > 10 cm após 20 semanas (Fig. 41.4).

Muitas vezes, o feto "doador" apresenta oligoâmnio grave e é chamado de *stuck twin* (Fig. 41.4) Já o feto "receptor" apresenta sinais de hipervolemia, podendo apresentar sinais de cardiomiopatia, como hipertrofia cardíaca, cardiomegalia, regurgitação atrioventricular, anormalidades no ducto venoso e diminuição da função sistólica.

A STT na maioria dos casos acontece de forma aguda, sendo portanto indicado o acompanhamento frequente com intervalo de 7 a 15 dias. A avaliação inicial inclui exame morfológico detalhado, dopplervelocimetria, medida do comprimento do colo uterino e ecocardiografia fetal.

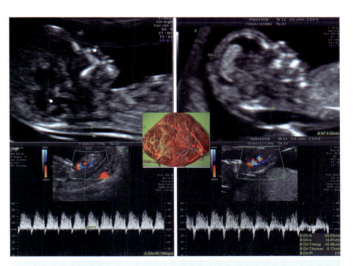

FIGURA 41.3. Feto de 12 semanas com translucência nucal (TN) discrepante (TN = 1,2 mm e 5,.02 mm) e fluxo anômalo no ducto venoso (DV) em ambos os fetos que veio a desenvolver síndrome de transfusão feto-fetal (STFF) às 16 semanas. Espécime anatomopatológico de uma placenta de fetos que desenvolveram STFF (cortesia: Prof. Enrico Lopriore.)

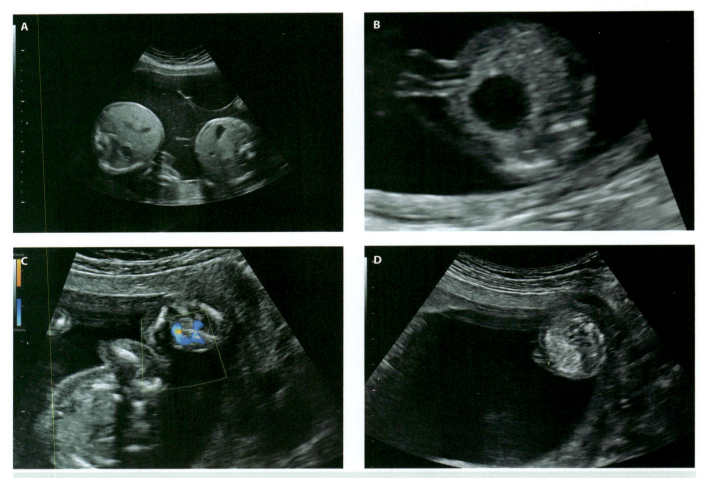

FIGURA 41.4. Discrepância de liquido amniótico (A), feto receptor "poliúrico" – bexiga visível (B), feto doador "oligoâmnio" – bexiga não visível (C) e *stuck twin* (D).

A classificação mais utilizada é a de Quintero (Tabela 41-1)[8].

TABELA 41.1.	Estágios de Quintero[8]
Estágio I	Bexigas visíveis nos dois fetos Doppler normal
Estágio II	Bexiga não visível no feto "doador" Doppler normal
Estágio III	Alterações no Doppler de um dos fetos: Artéria umbilical com fluxo diastólico final ausente ou reverso Onda a do ducto venoso com fluxo reverso Fluxo pulsátil na veia umbilical
Estágio IV	Hidropisia
Estágio V	Morte de um ou ambos os fetos

A conduta irá depender da idade gestacional, do grau de acometimento dos fetos e do comprimento do colo uterino. O tratamento adequado é fator determinante para o prognóstico da STT.

As opções de tratamento incluem tanto aquelas que são específicas da doença como as não específicas.

Coagulação a laser das anastomoses placentárias

É considerada um tratamento específico, uma vez que a coagulação dos vasos interromperá as anastomoses, tratando portanto a etiologia da STT. O objetivo é interromper o desequilíbrio entre as circulações placentárias, separando as placentas e tornando a gestação semelhante à dicoriônica.

Atualmente é realizada por meio de fetoscopia sob anestesia local ou epidural. O local de entrada no abdome materno é escolhido para se ter acesso à membrana divisória na placenta através do saco gestacional do receptor. São identificadas e coagulardas as anastomoses que estão cruzando a placenta.

No final do procedimento, é realizada a amniodrenagem para aliviar a pressão intrauterina e o maior bolsão de líquido amniótico deverá ficar em torno de 5 a 6 cm. A cerclagem uterina pode ser indicada nos casos em que o comprimento cervical é menor do que 15 mm.

A sobrevivência de pelo menos um dos fetos varia de 65 a 85% e a de ambos varia de 35 a 50% nos diversos estudos.

Entre as complicações do *laser*, o descolamento prematuro da placenta, a ruptura prematura das membranas e o abortamento são as mais frequentes.

Amniodrenagem

Foi, por muito tempo, considerada o tratamento de escolha para STT. O objetivo é aliviar a pressão intrauterina, retirando o excesso de líquido amniótico da cavidade em que há o polidrâmnio, prevenindo o abortamento e prolongando a gestação. Na maioria das vezes, tem que ser realizada mais de uma vez, uma vez que a etiologia da doença não está sendo tratada. Consiste portanto em tratamento não específico, paliativo, até que a gravidez alcance uma idade gestacional adequada para a interrupção. Intervalos de 1 a 2 semanas podem ser necessários para a repetição do procedimento. Tecnicamente, é considerado um procedimento simples, porém com alto risco de complicações, como ruptura prematura das membranas, descolamento da placenta e corioamnionite. A sobrevida varia de 40 a 80%.

Em gestações acima de 26 semanas, muitas vezes é considerada a primeira opção, uma vez que o *laser* se torna mais difícil com o avançar da idade gestacional. A amniodrenagem aliada ao uso de esteroides e ao planejamento do parto se torna a melhor alternativa nesses casos.

Septostomia

Tem o objetivo de aliviar a pressão intrauterina no saco amniótico com polidrâmnio, produzindo um pertuito entre a membrana divisória e permitindo a passagem do líquido amniótico de um saco gestacional para o outro. A sobrevida é comparável à da amniodrenagem, mas as complicações são maiores uma vez que se transforma uma gestação diamniótica em monoamniótica com todos os seus riscos, como o entrelaçamento de cordão.

Coagulação do cordão

Pode ser considerada uma terapia para STT quando o prognóstico de um dos gemelares está comprometido, com alto risco de morte. Tem o objetivo de interromper o fluxo sanguíneo no cordão, evitando o sangramento do gemelar sobrevivente naquele em que ocorreu o óbito. Várias técnicas têm sido sugeridas e a sobrevida tem sido melhor em cirurgias realizadas após 18 semanas (89%), quando comparadas com as realizadas antes de 18 semanas (69%).

SEQUÊNCIA ANEMIA-POLICITEMIA

É considerada uma forma crônica de transfusão feto-fetal, caracterizada por uma grande diferença de hemoglobina entre os fetos, sem a sequência oligoâmnio-polidrâmnio (*discordância no volume de líquido amniótico*) comum naquela entidade. Pode ocorrer de forma espontânea (3–5% das gestações monocoriônicas) ou após tratamento a *laser* (2–13% dos casos de STT) para "dicorionização da placenta". Nestes casos pós-laser, normalmente é o ex-receptor que fica anêmico, enquanto o ex-doador se torna policitêmico.

O mecanismo fisiopatológico tem como base a presença de poucas e minúsculas anastomoses arteriovenosas (AV) na placenta com menos de 1 mm, em um único sentido (Fig. 41.5, *A*). A transfusão lenta de sangue do doador para o receptor leva à gradual discordância dos níveis de hemoglobina fetal. A hematopoiese compensatória não é suficiente para prevenir a anemia grave no doador, apesar da contagem elevada de reticulócitos.

O diagnóstico baseia-se no estudo Doppler da artéria cerebral média – ACM-PSV (velocidade de pico sistólico) (Fig. 41.5. *B*) e, depois do nascimento, em anemia do doador e policitemia no receptor, reticulocitose no doador (como sinal de anemia crônica) e detecção de anastomoses (normalmente pequenas) na placenta (Tabela 41.2).

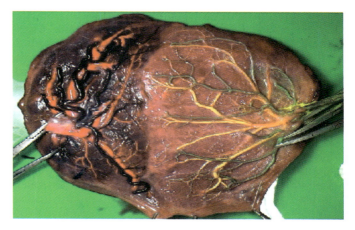
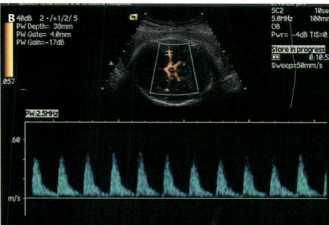

FIGURA 41.5. Espécime anatomopatológico de uma placenta com sequência de anemia-policitemia (TAPS), metade com policitemia (*vermelho-escuro*) e outra metade com palidez (*A*), imagem Doppler pulsado obtida na artéria cerebral média (ACM) evidenciando um aumento da velocidade de pico sistólico (PSV) em um caso de TAPS (*B*, Cortesia de Prof. Enrico Lopriore.)

TABELA 41.2. Critérios diagnósticos de sequência anemia-policitemia (TAPS)

PRÉ-NATAL	PÓS-NATAL
PSV-ACM >1,5 MoM no doador	▪ Diferença de Hb > 8,0 g/dL e pelo menos 1 dos critérios seguintes:
PSV-ACM <1,0 MoM no receptor	▪ Diferença na contagem dos reticulócitos > 1,7 *
	▪ Placenta apenas com anastomoses vasculares pequenas (< 1 mm)

* A diferença na contagem de reticulócitos é calculada dividindo a contagem de reticulócitos do doador pela contagem de reticulócitos do receptor. ACM, artéria cerebral média; MoM, múltiplos de mediana; PSV, velocidade de pico sistólico.

A sequência anemia-policitemia pode permanecer não detectada durante a gestação se a dopplervelocimetria não for realizada, nascendo, portanto crianças com grande diferença de hemoglobina, ou por outro lado, pode acarretar a morte de ambos os gêmeos. Desta forma, é preciso que a PSV-ACM seja realizada na avaliação sequencial das gestações monocoriônicas após a 26ª semana de gestação.

Algumas opções terapêuticas têm sido propostas desde a conduta expectante, indução do parto, transfusão fetal intrauterina (intravenosa ou intraperitoneal), feticídio seletivo (em locais onde é permitido) ou *laser* para coagulação das anastomoses. Em relação à transfusão intrauterina, a transfusão intraperitoneal parece ser superior nesses casos, pois permite a absorção lenta das células vermelhas na circulação fetal, prevenindo a rápida perda do sangue transfundido para a circulação do gêmeo receptor. O *laser* para a coagulação das anastomoses vasculares é tecnicamente mais difícil do que nos casos de STT, pois não existe o oligo/polidrâmnio que favorece a visualização das anastomoses que, por sua vez, são poucas e menores. Resolução espontânea também já foi relatada na literatura, embora seja pouco provável. Nos casos pós-*laser*, a prevenção pode ser alcançada reduzindo-se o número das anastomoses residuais. Em estudo realizado, a sobrevida foi de 75% nos casos em que a conduta foi expectante e de 100% nos casos em que foram realizados transfusão, *laser* ou uma combinação de suas terapias.

A morbidade neonatal é principalmente limitada a problemas hematológicos ao nascimento; o feto doador pode apresentar anemia grave necessitando hemotransfusão, enquanto o receptor pode ser severamente policitêmico, necessitando de exsanguineotransfusão parcial. Necrose de pele e trombocitopenia também podem ser encontradas no período neonatal, particularmente em receptores.

RESTRIÇÃO DE CRESCIMENTO FETAL SELETIVA (RCF SELETIVA)

Ocorre em 10 a 15% das gestações monocoriônicas e é definida quando o peso fetal estimado é menor que o percentil 10 em um dos fetos. A discordância de peso superior a 25% entre os gemelares geralmente acompanha a condição. Sua contribuição para a morbidade e mortalidade perinatais é importante e está associada a alto risco de lesão neurológica em ambos os fetos.

A principal causa do desenvolvimento de RCF seletiva em gestações monocoriônicas é a divisão desigual da placenta. A inserção do cordão umbilical, excêntrica ou velamentosa, acompanha mais de 45% dos casos e tem sido levantada a hipótese de que contribui para a condição. Além da assimetria placentária, a presença de anastomoses vasculares contribui para a evolução da RCF seletiva. Em geral, grandes discordâncias de placenta são associadas a maior quantidade de anastomoses que resultam em mais dependência do gêmeo menor na circulação do gemelar maior.

A classificação proposta atualmente leva em consideração o padrão dopplervelocimétrico na artéria umbilical:

▪ Tipo I – Fluxo diastólico positivo;
▪ Tipo II – Fluxo diastólico persistente ausente ou reverso;
▪ Tipo III – Fluxo diastólico intermitente ausente ou reverso.

Esse padrão tipo III é único em gestações monocoriônicas e reflete a existência de grande anastomose AA.

O tipo I com fluxo diastólico, presente na artéria umbilical, tem apresentado um bom resultado perinatal. Geralmente, no tipo I, o diagnóstico é feito em uma fase mais tardia da gestação, apresenta maior peso ao nascimento e menor discrepância de peso do que nos tipos II e III. Observa-se menor grau de discrepância das placentas e/ou uma área de anastomose suficiente para suportar o feto menor. O tipo II está associado a território placentário menor e/ou menor número de anastomoses. Em estudo realizado, o grau de discrepância entre as placentas foi maior do que o tipo I e a alteração do Doppler venoso ou do perfil biofísico fetal foi observado em 90% dos casos; pode ocorrer lesão cerebral em 14% dos casos no gemelar menor. A deterioração parece ter uma evolução previsível. O tipo III apresenta uma situação distinta com evolução menos previsível. Há também uma grande discrepância de peso. A alteração no Doppler venoso é menos frequente do que nos casos do tipo II, e a morte fetal inesperada do gemelar menor pode ocorrer em 15% dos casos com consequente morte do gemelar maior em 6% dos casos. A lesão cerebral no gemelar maior ocorre em 20% dos fetos. A evolução clínica atípica dessas gestações reflete a situação hemodinâmica instável devido à presença de grandes anastomoses AA.

O acompanhamento dependerá de cada caso, de acordo com a idade gestacional, discrepância de peso e avaliação dopplervelocimétrica. Em geral, a ultrassonografia é recomendada a cada 1 a 2 semanas.

Conduta expectante, oclusão do cordão umbilical e coagulação a *laser* têm sido as opções terapêuticas disponíveis. A coagulação a *laser* das anastomoses tem sido a terapêutica mais aceitável, tendo a proposta de dicorionizar a placenta.

SEQUÊNCIA DE PERFUSÃO ARTERIAL REVERSA EM GÊMEO (GÊMEO ACÁRDICO)

A sequência TRAP é uma anomalia exclusiva dos gêmeos monozigóticos com uma prevalência de 1 em 35 mil gravidezes. O gêmeo receptor assume um papel de parasita recebendo fluxo sanguíneo do gêmeo doador através de anastomoses arterioarteriais (Fig. 41.6). O gêmeo acárdico geralmente apresenta outras malformações e a aparência típica é de uma massa ou tumor (Fig. 41.7). É hemodinamicamente dependente do gêmeo normal (gêmeo bombeador ou bomba). O crescimento do gêmeo acárdico põe em risco a vida do gemelar normal devido ao risco de falência cardíaca e consequentemente morte. A mortalidade perinatal nesses casos varia de 35 a 55%.

O acompanhamento da gestação visa à identificação precoce das alterações cardíacas de sobrecarga no gêmeo bombeador.

Um estudo mostrou que em gestações acárdicas diagnosticadas no primeiro trimestre, 33% evoluíram para óbito espontâneo do gemelar bombeador entre o primeiro trimestre e 16 e 18 semanas; em 21% houve resolução espontânea do fluxo sanguíneo no gêmeo acárdico e, em 46% dos casos, houve persistência do fluxo sanguíneo.

A conduta em gemelar acárdico varia de acordo com o tamanho, velocidade do crescimento e fluxo sanguíneo do gêmeo acárdico e sinais de falência cardíaca no gêmeo bombeador. A conduta expectante pode ser adotada se o gêmeo acárdico for pequeno e o gêmeo bombeador não apresentar sinais de descompensação. Em casos de gêmeo acárdico grande ou com rápido crescimento ou fluxo sanguíneo abundante e sinais de insuficiência cardíaca do gêmeo bombeador, a interrupção do fluxo sanguíneo parece ser a conduta de escolha. Dentre as modalidades terapêuticas para interrupção do fluxo vascular encontramos a ligadura do cordão, coagulação bipolar, coagulação a *laser*, termocoagulação e ablação por radiofrequência. Alguns estudos sugerem que a ablação intrafetal parece ter um melhor resultado, quando comparada com a coagulação extrafetal. Os procedimentos geralmente são realizados entre 16 e 18 semanas, após a obliteração da cavidade celômica.

GESTAÇÕES MONOAMNIÓTICAS

Ocorrem quando a divisão acontece após o nono dia de fertilização. Existe apenas uma placenta e uma cavidade amniótica. Acontecem em cerca de 1% de todas as gestações gemelares e em 5% das gestações monocoriônicas. Há predominância do sexo feminino, ocorrendo em apenas 25 a 35% dos pares masculinos. Como estão no mesmo saco amniótico, o entrelaçamento de cordão é frequente e pode ser demonstrado desde o primeiro trimestre. Outro fator importante é que os cordões umbilicais geralmente estão próximos um do outro com numerosas anastomoses de grande calibre. O gêmeo acárdico não é incomum em gestação monoamniótica e a gemelaridade imperfeita só é demonstrada nesse tipo de gestação. Anomalias estruturais são encontradas em 20% dos casos e ocorrem geralmente em apenas um dos gêmeos. O óbito fetal inesperado também é uma complicação frequente. Evidências sugerem que 1 em 25 gestações monoamnióticas são complicadas com óbito intrauterino após 32 semanas. Entretanto, o risco de morte neonatal por prematuridade nessa mesma idade gestacional é de cerca de 1 em 100. Por esse motivo, a maioria dos centros que acompanham gestações monoamnióticas recomendam a antecipação do parto por volta de 32 semanas.

Considerações finais

Em temos clínicos, a determinação de corionicidade é mais relevante que a definição da zigotia, já que

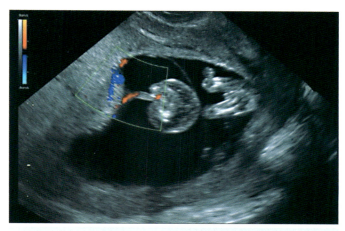

FIGURA 41.7. Imagem ultrassonográfica demonstrando feto acárdico com fluxo sanguíneo à dopplervelocimetria.

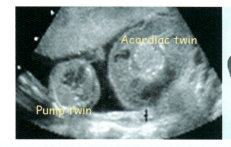
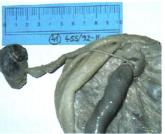

FIGURA 41.6. Imagem ultrassonográfica com perímetros abdominais discrepantes entre o feto acárdico, hidrópico, e o feto bombeador com restrição de crescimento (*à esquerda*). Espécime anatomopatológico em que o cordão umbilical do feto acárdico estrangulou o cordão umbilical do feto bomba (*à direita*).

a corionicidade, que depende do tipo de placentação, é aquela que condicionará o desfecho perinatal. A sua determinação é realizada por ecografia, de preferência entre 11 e 14 semanas, já que, depois dessa fase, a certeza do tipo de corionicidade não será mais totalmente segura. Consequentemente, o ecografista-obstetra poderá contribuir para a clarificação de aspectos tão relevantes como o rastreio/diagnóstico pré-natal, discordância de anomalias congênitas, complicações da gravidez múltipla, discordância de crescimento fetal e morbimortalidade perinatais.

Referências bibliográficas

1. Blickstein I, Jones C, Keith LG. Zygotic splitting rates following single embryo transfers in in-vitro fertilization: a population-based study. N Eng J Med. 2003;348: 2366-7.
2. Blickstein I. Monochorionicity in perspective. Ultrasound Obstet Gynecol. 2006;27:235-238.
3. Sebire NJ, Snijders RJM, Hughes K, Sepulveda W, Nicolaides KH. The hidden mortality of monochorionic twin pregnancies. Br J Obstet Gynecol. 1997;104:1203-7.
4. Blickstein I. Growth aberration in multiple pregnancy. Obstet Gynecol. 2005; 32: 39-54.
5. La Sala GB, Nicoli A, Villani MT, Gallinelli A, Nucera G, Blickstein I. Spontaneous embryonic loss rates in twin and singleton pregnancies after transfer of top- versus intermediate-quality embryos. Fertil Steril. 2005; 84:1602-5.
6. Matias A, La Sala G, Blickstein I. Early loss rates of the entire pregnancy are lower in singleton pregnancies following assisted reproduction. Fert Steril 2007; 88: 1452-4.
7. Bajoria R, Wigglesworth J, Fish NM. Angioarchitecture of monochorionic placentas in relation to twin-to-twin transfusion syndrome. Am J Obstet Gynecol. 1995;172:856-63.
8. Quintero RA, Morales WJ, Allen MH, et al. Staging of twin-twin transfusion syndrome. J Perinatol. 1999;19:550-55.

Leitura recomendada

Aston KI, Peterson CM, Carrell DT. Monozygotic twinning associated with assisted reproductive technologies: a review. Reproduction. 2008; 136:377-86.

Bennasar M, Eixarch E, Martinez JM, Gratacós E. Selective intrauterine growth restriction in monochorionic diamniotic twin pregnancies. Semin Fetal Neonatal Med. 2017: S1744 165X(17)30048-3.

Blickstein I, Keith LG. Neonatal mortality rates among growth-discordant twins, classified according to the birth weight of the smaller twin. Am J Obstet Gynecol. 2004; 190:170-4.

Buca D, Pagani G, Rizzo G, Familiari A, Flacco ME, Manzoli L, Liberati M, Fanfani F, Scambia G, D'Antonio F. Outcome in monochorionic twin pregnancies with selective IUGR according to the umbilical artery Doppler pattern of the smaller twin: a systematic review and meta-analysis. Ultrasound Obstet Gynecol. 2016. doi: 10.1002/uog.17362.

Chalouhi GE, Essaoui M, Stirnemann J, et al. Laser therapy for twin-to-twin transfusion syndrome (TTTS). Prenat Diagn. 2011;31:637-646.

Chalouhi GE, Stirnemann JJ, Salomon LJ, et al. Specific complications of monochorionic twin pregnancies: twin-twin transfusion syndrome and twin reversed arterial perfusion sequence. Semin Fetal Neonatal Med. 2010;15:349-356.

Costa-Castro T, Zhao DP, Lipa M, Haak MC, Oepkes D, Severo M, Montenegro N, Matias A, Lopriore E. Velamentous cord insertion in dichorionic and monochorionic twin pregnancies – does it make a difference? Placenta. 2016 Jun;42:87-92.

Derom C, Derom R. The East Flanders Prospective Twin Survey. In: Blickstein I, Keith LG (eds). Multiple pregnancy, 2.ed. London, UK: Taylor & Francis; 2005. p. 39-47.

Gratacós E, Lewi L, Muñoz B, et al. A classification system for selective intrauterine growth restriction in monochorionic pregnancies according to umbilical artery Doppler flow in the smaller twin. Ultrasound Obstet Gynecol. 2007;30:28-34.

Lewi L, Valencia C, Gonzalez E, Deprest J, Nicolaides K.The outcome of twin reversed arterial perfusion sequence diagnosed in the first trimester. Am J Obstet Gynecol. 2010; 203:213.e1-4.

Lewi L. Cord entanglement in monoamniotic twins: does it really matter? Ultrasound Obstet Gynecol. 2010;35:139-141.

Lopriore E, Nagel HT, Vandenbussche FP, Walther FJ. Longterm neurodevelopmental outcome in twin-to-twin transfusion syndrome. Am J Obstet Gynecol. 2003;189:1313-8.

Matias A, Ramalho C, Montenegro N. Search for hemodynamic compromise at 11-14 weeks in monochorionic twin pregnancy: is abnormal flow in the ductus venosus predictive of twin-twin transfusion syndrome? J Matern Fetal Neonatal Med. 2005;18(2):79-86.

Matias A, Montenegro N, Areias JC. Anticipating twin-twin transfusion syndrome in monochorionic twin pregnancy. Is there a role for nuchal translucency and ductus venosus blood flow evaluation at 11-14 weeks? Twin Res. 2000;3(2):65-70.

Matias A, Montenegro N, Loureiro T, Cunha M, Duarte S, Freitas D, Severo M. Screening for twin-twin transfusion syndrome at 11-14 weeks of pregnancy: the key role of ductus venosus blood flow assessment. Ultrasound Obstet Gynecol. 2010;35(2):142-8.

Matias A, Maiz N, Montenegro N, Nicolaides KH. Ductus venosus flow at 11-13 weeks in the prediction of birthweight discordance in monochorionic twins. J Perinatal Med. 2011a; 39; 467-70.

Matias A, Jeanty P, Toy E. Sonography in multiple gestation. In: Leischer, Toy, Lee, Manning and Romero (eds). Sonography in obstetrics and gynecology. 7.ed. McGraw Hill; 2011b. p. 337-374.

Pharoah P. Risk of cerebral palsy in multiple pregnancies. Clin Perinatol. 2006;33(2):301-13.

Rossi AC, D'Addario V. Umbilical cord occlusion for selective feticide in complicated monochorionic twins: a systematic review of literature. Am J Obstet Gynecol. 2009;200:123-9.

Sebire NJ, Snidjers RJM, Hughes K, Sepulveda W, Nicolaides KH. Screening for trisomy 21 in twin pregnancies by maternal age and fetal nuchal translucency thickness at 10-14 weeks of gestation. Br J Obstet Gynecol. 1996;103:999-1003.

Sepulveda W, Sebire N, Hughes K, Odibo A, Nicolaides KH. The lambda sign at 10-14 weeks of gestation as a predictor of chorionicity in twin pregnancies. Ultrasound Obstet Gynecol. 1996;7:421-3.

Slaghekke F, Kist WJ, Oepkes D, et al. Twin anemia-polycythemia sequence: diagnostic criteria, classification, perinatal management and outcome. Fetal Diagn Ther. 2010;27:181-90.

42 Aspectos Ultrassonográficos na Predição e Prevenção do Parto Pré-termo

Roberto Romero

Eduardo Borges da Fonseca

Lami Yeo

Sonia Hassan

Introdução

O nascimento prematuro é a principal causa de morbidade e de mortalidade neonatal, sendo responsável por 75 a 95% de todos os óbitos neonatais não associados a malformações congênitas. Dos sobreviventes, até 15% apresentam sequelas significativas, tais como alterações do desenvolvimento neuropsicomotor, doenças respiratórias crônicas, predisposição para doenças infecciosas, paralisia cerebral, retinopatia, perda auditiva e distúrbios oftalmológicos, além de complicações neonatais precoces, como membrana hialina, hemorragia intraventricular, infecção e enterocolite necrosante.

Dentre as estratégias preventivas do parto pré-termo espontâneo, duas ações são importantes: identificação de fatores de risco e utilização profilática de progesterona exógena.

Colo uterino curto: importante preditor de parto prematuro

A avaliação ultrassonográfica do colo uterino é o método mais objetivo e confiável para avaliação d comprimento cervical. Quanto mais curto o comprimento cervical na ultrassonografia de segundo trimestre, maior o risco de parto prematuro espontâneo. Colo curto tem sido definido como < 15 mm, < 20 mm ou < 25 mm. Pacientes com comprimento cervical de 15 mm ou menos têm risco de quase 50% de parto prematuro espontâneo com idade gestacional igual ou inferior a 32 semanas, quando a morbidade neonatal é significativamente elevada. Vinte e cinco milímetros equivalem ao percentil 10 do comprimento cervical. O ponto de corte de 20 mm emergiu como uma definição pragmática após um estudo clínico randomizado ter demonstrado o sucesso da progesterona vaginal na prevenção da prematuridade. Sabe-se que, em pacientes com gestações duplas, colo curto também é um fator de risco importante para parto prematuro e que essas gestantes necessitam de um colo uterino longo para impedir tal resultado (o risco de parto prematuro conferido por um comprimento cervical < 15 mm em gestações únicas é semelhante a < 25 mm em gestações duplas). Recentemente, a Fetal Medicine Foundation (FMF) desenvolveu métodos que possibilitam a estimativa do risco individual de parto prematuro com o comprimento cervical ultrassonográfico e outros fatores de risco maternos, tais como idade materna, etnia, índice de massa corporal, tabagismo e cirurgia cervical anterior. É importante ressaltar que o comprimento cervical à ultrassonografia de segundo trimestre é o mais poderoso preditor independente do nascimento prematuro e é muito mais informativo do que a história de nascimento pré-termo anterior.

A avaliação do comprimento cervical pela ultrassonografia no segundo trimestre é método acurado na determinação do risco e não apenas um simples método de rastreamento. Sua importância deriva da observação de que intervenções como a progesterona vaginal e a cerclagem cervical podem reduzir a taxa de nascimento prematuro e morbidade perinatal.

Síndrome do colo uterino curto

Em sua maioria, as mulheres, à medida que progridem no terceiro trimestre da gravidez para o início do trabalho de parto espontâneo, sofrem o amadurecimento cervical e, como parte deste processo, há encurtamento ultrassonográfico do colo uterino. Portanto, o encurtamento do colo do útero é parte final da via comum do parto, a qual inclui aumento da contratilidade miometrial, amadurecimento cervical e ativação da decídua e membrana.

O amadurecimento cervical precoce na gestação pré-termo pode ocorrer em combinação com a ativação de outros componentes da via final do parto ou pode ser assincrônica. Assim, o fenótipo da síndrome de parto pré-termo, ou seja, trabalho de parto prematuro com membranas íntegras, insuficiência cervical, ruptura prematura de membranas ovulares (RPMO), ou a combinação dessas apresentações, representam o recrutamento dos diferentes componentes da via uterina de parto.

Muitas vezes, ocorre colo curto quando há amadurecimento cervical prematuro. Todavia, nem todos os colos curtos são amadurecidos, o que pode explicar o fato de que algumas mulheres com colo curto apresentam evolução favorável independentemente de tratamento.

O colo curto é sindrômico e pode decorrer por várias causas, tais como: 1) perda de tecido conjuntivo depois de uma operação cervical, como conização ou cirurgia de alta frequência; 2) desordem congênita, como hipoplasia cervical após exposição materna ao dietilestilbestrol (DES); 3) infecção intrauterina, "insuficiência cervical"; 4) suspensão ou diminuição da ação da progesterona e/ou 5) alteração do colo uterino cuja manifestação clínica seja um estado de "insuficiência cervical". Cada uma dessas diferentes causas da síndrome pode decorrer de fatores genéticos e/ou ambientais. Além disso, mais de um desses mecanismos podem estar presentes em uma única paciente. A possibilidade de surgir novos mecanismos, e ainda não ter sido descoberta a doença responsável, deve também ser considerada.

Amadurecimento e remodelação do colo uterino

O colo do útero é, essencialmente, um órgão do tecido conjuntivo. Músculo liso ocorre em menos de 8% da parte distal do colo do útero. É improvável que a competência cervical, definida como a capacidade do colo do útero de reter o concepto durante a gestação, dependa de um mecanismo muscular esfincteriano tradicional. Experiências em que tiras de colo do útero humano foram incubadas com vasopressina (um hormônio que induz a contratilidade do músculo liso) indicam que a resposta contrátil do colo uterino é, substancialmente, menor do que a do tecido obtido do istmo e do fundo do útero. Está bem estabelecido que a função normal do colo do útero durante toda a gestação depende da matriz extracelular.

A remodelação do tecido conjuntivo do colo do útero durante o ciclo gravídico ocorre em quatro etapas: 1) amolecimento; 2) amadurecimento; 3 dilatação e 4) reparação. Essas fases são sobrepostas e não podem ser nitidamente separadas durante a gestação. O leitor interessado pode consultar revisões e trabalhos originais para uma discussão detalhada sobre os eventos bioquímicos e celulares subjacentes à remodelação do colo do útero durante a gravidez e o parto.

Word et al. propuseram que, no início da gravidez, a resistência à tração do colo do útero amolecido é mantida pelo aumento da síntese de colágeno e do desenvolvimento cervical[1]. Colágenos dos tipos I e III conferem resistência ao alongamento do colo uterino. Durante o amadurecimento cervical, o colo do útero torna-se fino e flexível, e as concentrações de colágeno diminuem. Essa diminuição deve-se ao aumento relativo de glicosaminoglicanos hidrofílicos e proteínas não colagenosas. Há aumento do conteúdo líquido, o que, por sua vez, dispersa as fibras de colágeno e aumenta sua solubilidade. Em uma fase mais avançada da gestação há diminuição do glicosaminoglicano, com aumento do ácido hialurônico. Este último enfraquece a ligação entre colágeno e fibronectina, contribuindo para a dispersão de colágeno.

O ácido hialurônico de baixo peso molecular pode ligar-se ao receptor CD44, ativar macrófagos e atrair células inflamatórias. Assim, o entendimento corrente é de que, uma vez solubilizado o colágeno, é iniciada a cascata inflamatória. Todavia, estudos em humanos são necessários para determinar a bioquímica desses processos. Fortes evidências sugerem que a suspensão de ação de progesterona pode levar ao amadurecimento cervical.

Progesterona: hormônio essencial na gravidez

A progesterona é um hormônio central para a manutenção da gravidez em mamíferos. De fato, acredita-se que a suspensão da ação da progesterona é a chave para a iniciação do parto na maioria dos mamíferos, incluindo primatas, embora esse mecanismo em seres humanos ainda não tenha sido elucidado.

"Progestogênio" é um termo genérico que descreve tanto a progesterona "natural" como os compostos sintéticos com ação similar à da progesterona. Sua administração para evitar o aborto e o parto prematuro espontâneo é estudada há várias décadas. O uso da progesterona no primeiro trimestre da gravidez como "suporte à fasea lútea" é uma prática bem estabelecida na clínica; e formulações de progesterona para essa indicação têm sido aprovadas pelas agências da Food and Drug Administratin (FDA) e regulamentadas na Europa e em outros países.

Progesterona e colo do útero

A evidência de apoio à importância da progesterona na prevenção do amadurecimento cervical inclui o seguinte: 1) administração de antagonistas dos receptores de progesterona para mulheres no segundo e terceiro trimestres de gestação induz o amadurecimento cervical; e 2) a administração de antagonistas dos receptores de progesterona, como a mifepristona (RU486) ou onapristone para cobaias grávidas, induz o amadurecimento cervical. É interessante notar que a capacidade de resposta cervical para antiprogesterona aumenta com o avançar da idade gestacional e que o efeito de antiprogestinas no colo do útero nem sempre é acompanhado por mudanças na atividade do miométrio. De fato, há provas que demonstram uma dissociação entre os efeitos da progesterona no miométrio e no colo do útero.

Uma observação frequente, tanto em animais quanto em seres humanos, é que os antagonistas dos receptores de progesterona induzem o amadurecimento cervical, mas não o trabalho de parto. Na verdade, o trabalho de parto em humanos não inicia, ou pode ser adiado por dias ou semanas, após o preparo cervical ser realizado. Esses achados sugerem que o principal local da ação da progesterona é o colo uterino. Essa compreensão é importante porque grande parte da ênfase colocada na progesterona em anos anteriores decorre de sua ação no miométrio.

O mecanismo preciso por meio do qual o bloqueio da ação da progesterona pode induzir alterações cervicais é complexo e não está totalmente elucidado. A diminuição na ação da progesterona provavelmente induz alterações cervicais por ativação da cascata inflamatória, envolvendo a produção de citocinas, como a interleucina 8, o óxido nítrico e as enzimas prostaglandina redutase e aquelas responsáveis pela degradação da matriz extracelular. É também possível que a remodelação e o amadurecimento do colo do útero sejam influenciados por NF-kB, um fator de transcrição que medeia o efeito de certas citocinas pró-inflamatórias, tais como interleucena (IL)-1 e fator de necrose tumoral α (TNF-α). Isso é importante porque o NF-kB pode opor-se à ação da progesterona. Portanto, NF-kB sugere uma associação entre inflamação, diminuição da ação local da progesterona e amadurecimento cervical.

Progesterona na prevenção do nascimento prematuro em mulheres com colo curto

Fonseca et al., trabalhando com o grupo de rastreamento de segundo trimestre da FMF, realizaram um estudo duplo-cego, randomizado, controlado por placebo, em mulheres com colo curto (≤ 15 mm pela ultrassonografia transvaginal), entre 20 e 25 semanas de gestação[2]. Elas foram alocadas para receber diariamente 200 mg de progesterona micronizada pela via vaginal (medicamento conhecido comercialmente como Utrogestan®) ou placebo de 24 a 34 semanas. A frequência de parto prematuro espontâneo antes de 34 semanas foi significativamente menor no grupo da progesterona do que no grupo placebo [19,2% (24/125) versus 34,4% (43/125), p = 0,007]. Uma análise secundária desse estudo indicou que, entre as mulheres sem história de parto antes de 34 semanas, a incidência de parto prematuro foi significativamente menor naquelas que receberam progesterona do que nas que receberam placebo [17,9% (20/112) versus 31,2% (34/109); risco relativo – RR: 0,57 intervalo de confiança – IC 95%: 0,35 a 0,93; p = 0,03)]. O estudo não foi idealizado para avaliar a morbidade neonatal e, por isso, essa redução não foi observada. No entanto, ele forneceu a primeira evidência convincente de que a progesterona vaginal poderia reduzir a taxa de nascimento prematuro em mulheres com colo curto no segundo trimestre de gestação.

Hassan et al. relataram os resultados do estudo PREGNANT trial em que mulheres com gestação única com, comprimento cervical entre 10 e 20 mm (entre 19 e 23 6/7 semanas de gestação) foram distribuídas aleatoriamente para receber progesterona vaginal ou placebo[3]. A progesterona foi administrada como um gel (90 mg, conhecido comercialmente como Prochieve® a 8% ou Crinone® a 8%). A progesterona vaginal ou o placebo foram administrados diariamente a partir de 20 a 23 6/7 semanas de gestação, até 36 6/7 semanas de gestação, ou caso houvesse ruptura prematura das membranas. O desfecho primário do estudo foi parto prematuro antes de 33 semanas de gestação. Das cerca de 32.000 mulheres rastreadas, 733 tinham comprimento cervical entre 10 e 20 mm, e 465 concordaram em participar do estudo. As pacientes alocadas no grupo da progesterona tiveram taxas significativamente menores de parto prematuro do que as atribuídas ao grupo do placebo (8,9% versus 16,1%; RR 0,55, IC 95% 0,33–0,92, p = 0,02 ajustado para local de estudo e estratos de risco). Houve também redução significativa na taxa de parto prematuro com menos de 35 e 28 semanas de gestação. Os recém-nascidos de mães atribuídas ao grupo da progesterona apresentaram redução significativa na taxa de síndrome de angústia respiratória de 61% (3% versus 7,6%; RR 0,39; 95% IC, 17–0,92; P = 0,03). Os eventos adversos foram comparáveis entre as pacientes que receberam progesterona vaginal e aquelas que receberam placebo. Não houve evidência de sinal de risco potencial (ou seja, morte fetal e/ou aborto) identificado pela FDA em um ensaio clínico randomizado para evitar o nascimento prematuro em mulheres que recebem 17-α-caproato de hidroxiprogesterona.

Catorze mulheres com comprimento cervical entre 10 e 20 mm precisaram ser tratadas com progesterona vaginal para evitar um caso de parto prematuro em < 33 semanas de gestação. Por outro lado, foi necessário tratar 22 pacientes para evitar um caso de síndrome de angústia respiratória neonatal.

Revisão sistemática e metanálise confirmam que progesterona vaginal reduz nascimentos prematuros e morbidade neonatal

Romero et al. apresentaram uma metanálise conduzida para determinar se o uso da progesterona vaginal em mulheres assintomáticas com colo curto (≤ 25 mm), identificado à ultrassonografia de segundo trimestre, reduziria a taxa de parto prematuro e melhoraria a morbidade e mortalidade neonatal[4]. Cinco ensaios de alta qualidade foram incluídos, com um total de 775 mulheres e 827 crianças (da revisão sistemática foram incluídas as pacientes com gestações únicas e gemelares). O tratamento com progesterona vaginal foi associado à redução significativa na taxa de:

- Nascimento pré-termo < 33 semanas (RR 0,58; 95% IC 0,42–0,80).
- Nascimento pré-termo < 35 semanas (RR 0,69; 95% IC 0,55–0,88).
- Nascimento pré-termo < 28 semanas (RR 0,50; 95% IC 0,30–0,81).
- Síndrome da membrana hialina (RR 0,48; 95% IC 0,30–0,76).
- Morbidade e mortalidade neonatal composta (RR 0,57; 95% IC 0,40–0,81) (ocorrência de qualquer um

dos seguintes eventos: membrana hialina, hemorragia ventricular, enterocolite necrosante, sepse neonatal comprovada ou morte neonatal).
- Peso ao nascimento < 1.500 g (RR 0,55; 95% IC 0,38–0,80).
- Admissão em unidade de terapia intensiva (UTI) neonatal (RR 0,75; 95% IC 0,59–0,94).
- Ventilação mecânica (RR 0,66; 95% IC 0,44–0,98).
- Não houve diferenças significativas entre progesterona vaginal e placebo na taxa de eventos adversos maternos ou anomalias congênitas.

Os cinco ensaios clínicos randomizados permitiram a realização de análises de subgrupos para uma série de questões relevantes (abordada mais adiante), como as seguintes: a progesterona vaginal evita parto prematuro em mulheres com colo curto e história de parto prematuro? Existe diferença entre 90 mg de progesterona vaginal e 200 mg? A progesterona vaginal é eficaz em mulheres com gestações duplas e colo curto?

A progesterona vaginal evita parto prematuro em mulheres com colo curto e história prévia de parto prematuro?

O caproato de 17-α-hidroxiprogesterona foi usado para evitar parto prematuro em mulheres com história prévia de parto prematuro com base nos resultados de um estudo em que a taxa de parto prematuro no grupo controle foi inesperadamente elevada.

Os resultados de dois ensaios clínicos randomizados em mulheres com história prévia de parto prematuro em que a progesterona vaginal foi utilizada apresentaram resultados contraditórios. Fonseca et al. relataram que a progesterona vaginal reduziu a taxa de parto prematuro, enquanto O'Brien et al. não confirmam essa observação[5,6]. Portanto, uma questão clinicamente relevante é saber se deve ser dado caproato de 17-α-hidroxiprogesterona ou progesterona vaginal às pacientes com colo curto e história de parto prematuro.

Os resultados da metanálise descrita na seção anterior sugerem que a progesterona vaginal diminuiu, significativamente, em 46% o risco de nascimento prematuro < 33 semanas de gestação nessa população (RR 0,54; 95% IC 0,30–0,98), ou seja, gestação única, com história de prematuro anterior e colo curto ao exame ultrassonográfico. Além disso, também diminuiu o risco de morbidade e mortalidade neonatais (RR 0,41, IC 95% 0,17–0,96). Em conclusão, a progesterona vaginal é eficaz na redução da taxa de nascimento prematuro em mulheres com colo curto que possuam ou não história de parto prematuro anterior.

Dose da progesterona vaginal para prevenção de parto prematuro

Várias doses e formulações de progesterona vaginal têm sido usadas em ensaios clínicos randomizados para evitar o nascimento prematuro, incluindo: 1) gel de progesterona (90 mg); 2) supositórios de progesterona (100 mg) e 3) progesterona micronizada (200 mg). As análises de subgrupos com base em metanálise compararam a eficácia de 90 e 100 mg por dia *versus* 200 mg por dia. Ambas as doses foram associadas a uma redução estatisticamente significativa na taxa de nascimento prematuro < 33 semanas de gestação e de morbidade e mortalidade neonatais. No entanto, não existe nenhuma diferença entre as preparações e pode ser necessário considerar outras preparações, incluindo o custo e a disponibilidade das formulações específicas.

O caproato de 17-α-hidroxiprogesterona é eficaz na redução da taxa de nascimento prematuro em mulheres com colo curto?

Recentemente, os resultados de um ensaio clínico randomizado em que o efeito da progestina sintética, caproato de 17-α-caproato de hidroxiprogesterona, foi testado em nulíparas com comprimento cervical < 30 mm. Foram rastreadas 15 mil mulheres e 10% tinham comprimento cervical < 30 mm. Pacientes com comprimento cervical < 30 mm foram alocadas aleatoriamente para receber caproato de 17-α-hidroxiprogesterona (200 mg intramuscular semanalmente) até 36 semanas de gestação ou placebo. O desfecho primário foi o nascimento prematuro antes de 37 semanas de gestação.

O comitê de controle de segurança encerrou o estudo após 657 mulheres terem sido randomizadas (n = 327, caproato de 17-α-hidroxiprogesterona e n = 330, grupo placebo). A análise preliminar sugere que a adição de mais gestantes improvavelmente demonstraria qualquer diferença significativa entre tratamento e placebo. A frequência de parto prematuro foi de 25,1%, em gestantes doentes tratadas com caproato de 17-α-hidroxiprogesterona, e de 24,2% nas pacientes que receberam placebo (p = 0,35). Do mesmo modo, não houve diferença no nascimento prematuro com menos de 35 semanas de gestação (13,5% *versus* 16,1% p = 0,35) ou parto prematuro com menos de 32 semanas de gestação (8,6% *versus* 9,7%, p = 0,61). Os autores relataram que, com a potência limitada do estudo, as análises de subgrupo não demonstram benefício em mulheres com comprimento cervical < 15 mm ou naquelas com colo entre 10 e 20 mm.

Assim, concluímos que não há evidência de que o caproato de 17-α-hidroxiprogesterona reduza a taxa de nascimento prematuro de acordo com os resultados do SCAN trial (este ensaio foi registrado no *site* ClinicalTrials.gov (http://clinicaltrials.gov) como "RCT de progesterona para prevenir o nascimento prematuro em nulíparas com colo curto – SCAN"). A caracterização da progesterona utilizada no estudo não é acurada, porque o agente ativo caproato de 17-α-caproato de hidroxiprogesterona, que é uma progestina sintética, é diferente do hormônio natural, a progesterona.

A progesterona vaginal evita o nascimento prematuro em gestações gemelares?

Norman et al. relataram um ensaio clínico randomizado em que as mulheres com gestações gemelares utilizaram progesterona vaginal ou placebo. Não houve diferença na taxa de nascimento prematuro[7]. Achados semelhantes foram relatadas por Rode et al.[8]. No entanto, há possibilidade de que um subgrupo de mulheres com gestações gemelares se beneficiem do tratamento (p. ex., mulheres com colo curto). Para dirimir tal dúvida, avaliamos um subgrupo de gestações gemelares com comprimento cervical < 25 mm por ocasião do exame ultrassonográfico de segundo trimestre. Houve redução de 30%, não significativa, na taxa de nascimento pré--termo < 33 semanas de gestação no grupo progesterona (30,4% versus 44,8%; RR 0,70, IC 95% 0,34–1,44). Contudo, a administração vaginal de progesterona foi associada a uma redução significativa na morbidade e mortalidade neonatal composta (23,9% versus 39,7%; RR 0,52; 95% IC 0,29–0,93). Esses dados sugerem que as mulheres com gestações gemelares e colo curto podem se beneficiar de progesterona vaginal. No entanto, um ensaio clínico randomizado é necessário para resolver essa questão e gerar evidências de nível I.

Vários ensaios clínicos randomizados demonstraram que o caproato de 17-α-hidroxiprogesterona não reduz a taxa de nascimento prematuro em mulheres com gestações gemelares tanto ou triplas.

Cerclagem versus progesterona vaginal

Vários ensaios clínicos randomizados demonstraram que a cerclagem cervical não reduz a taxa de nascimento prematuro em mulheres com colo curto sem história prévia de parto prematuro. Por outro lado, metanálises ou ensaios clínicos randomizados em mulheres com colo curto (25 mm ou menos) e história prévia de parto pré-termo indica que a cerclagem reduz a taxa de parto prematuro e a morbidade neonatal/mortalidade. Essa metanálise foi baseada em dados de pacientes individuais e incluiu cinco estudos randomizados. O parto prematuro antes de 35 semanas de gestação foi menos frequente em pacientes tratadas com cerclagem do que naquelas sem cerclagem (28,4% versus 41,3%; RR 0,7, IC 95% 0,55–0,89). Além disso, a cerclagem também reduziu a taxa de parto prematuro antes de 28, 32 e 34 semanas de gestação. A morbidade e mortalidade perinatal composta foram significativamente menores nas pacientes submetidas à cerclagem cervical do que naquelas que não foram submetidas (15,6% versus 24,8% cerclagem sem cerclagem; RR 0,64, IC 95% 0,45–0,91). Essa evidência sugere que a cerclagem cervical é uma opção de tratamento de pacientes com colo curto com idade gestacional < 24 semanas de gestação e história prévia de parto prematuro.

Progesterona versus cerclagem cervical em mulheres com história prévia de parto prematuro e colo curto (< 25 mm)

Ainda não foi realizada uma comparação direta da eficácia e segurança da progesterona vaginal versus cerclagem cervical. Recentemente, Conde-Agudelo et al. relataram os resultados de uma metanálise indireta que comparou a evolução das pacientes tratadas com progesterona vaginal versus cerclagem em estudos clínicos randomizados (trials)[9]. Quatro estudos avaliaram a progesterona vaginal versus placebo (148 pacientes) e cinco cerclagem versus não cerclagem (504 pacientes). Ambas as intervenções foram associadas a uma redução significativa na taxa de nascimento pré-termo < 32 semanas de gestação (RR 0,47, IC 95% 0,24–0,91 para a progesterona vaginal; e RR 0,64, IC 95% 0,45–0,91 para a cerclagem), quando comparadas com placebo/não cerclagem. A metanálise não mostrou qualquer diferença significativa entre progesterona vaginal e cerclagem na redução de parto pré-termo < 32 semanas de gestação (RR 0,71, IC 95% 0,34–1,49) e morbidade/ mortalidade neonatal (RR 0,67, IC 95% 0,29–1,57). Os resultados do estudo sugerem que a eficácia e a segurança da progesterona vaginal são semelhantes às da cerclagem cervical, e que qualquer uma das abordagens pode ser utilizada para tratar a paciente com colo curto e história prévia de parto prematuro.

Pessário cervical para prevenir o nascimento prematuro

Pessários têm sido utilizados há décadas para evitar o nascimento prematuro. No entanto, a maioria dos estudos têm sido retrospectivos ou de caso-controle. Recentemente, um ensaio clínico aberto randomizado e controlado demonstrou resultados encorajadores. Mulheres com comprimento cervical ≤ 25 mm foram aleatoriamente designadas para receberem pessário cervical ou seguirem, apenas, com conduta expectante (sem pessário cervical). Das 18.235 mulheres elegíveis, 726 tinham comprimento cervical ≤ 25 mm e 385 consentiram em participar do estudo. A taxa de parto prematuro antes de 34 semanas de gestação foi 79% menor em mulheres alocadas no grupo pessário em relação ao grupo expectante (7% versus 28%; odds ratio – OR 0,21, IC 95% 0,10–0,40; valor de p < 0,001). Da mesma forma, pacientes alocadas para pessário tiveram menor taxa de parto prematuro antes de 37 semanas de gestação (22% versus 59%; OR 0,19, IC 95% 0,12–0,30, p <0,0001). A taxa de parto prematuro em menos de 28 semanas de gestação também foi significativamente menor nas mulheres eleitas para o grupo pessário cervical (2% versus 8%; OR 0,23, IC 95% 0,06–0,74, valor de p = 0,0058). A frequência da síndrome da angústia respiratória foi menor nos recém-nascidos de mães alocadas no grupo pessário cervical (3% versus 12%; OR 0,20, IC 95% 0,06–0,55;

valor de p = 0,0003). A taxa de resultado adverso neonatal também foi significativamente menor em recém-nascidos de mães do grupo pessário cervical (3% versus 16%; OR 0,14, IC 95% 0,04–0,39, p = 0,0001). Esse foi o primeiro ensaio clínico randomizado para testar a eficácia do pessário para reduzir a taxa de nascimento prematuro em mulheres com colo curto. Mais estudos são necessários para replicar essas descobertas, mas as observações são dignas de nota e esta é uma área promissora de investigação, dado o apelo de uma intervenção que é relativamente simples e pouco dispendiosa. O pessário utilizado no ensaio foi composto de silicone (também chamado de pessário Arabin), e ele foi colocado por um obstetra, que utilizou a ultrassonografia transvaginal para verificar a posição correta.

Um estudo clínico randomizado em mulheres com gestação gemelar para avaliar o papel do pessário foi conduzido pela FMF, e não foi observada redução na taxa de parto prematuro. Todavia, a questão permanece, ou seja, essa estratégia poderia ser efetiva em um subgrupo de gestantes gemelares – aquelas com colo curto.

Do mesmo modo, é necessária consideração posterior para saber se a combinação de progesterona vaginal e pessário cervical poderia ser mais eficaz do que qualquer estratégia isolada, tanto em gestações duplas quanto em únicas, com colo curto.

Referências bibliográficas

1. Word RA, Li XH, Hnat M, Carrick K. Dynamics of cervical remodeling during pregnancy and parturition: mechanisms and current concepts. Semin Reprod Med. 2007;25:69-79.
2. Fonseca EB, Celik E, Parra M, Singh M, Nicolaides KH. Fetal Medicine Foundation Second Trimester Screening Group. Progesterone and the risk of preterm birth among women with a short cervix. N Engl J Med. 2007;357:462-9.
3. Hassan SS, Romero R, Vidyadhari D, et al. Vaginal progesterone reduces the rate of preterm birth in women with a sonographic short cervix: a multicenter, randomized, double-blind, placebo-controlled trial. Ultrasound Obstet Gynecol. 2011;38:18-31.
4. Romero R, Nicolaides K, Conde-Agudelo A et al. Vaginal progesterone in women with an asymptomatic sonographic short cervix in the midtrimester decreases preterm delivery and neonatal morbidity: a systematic review and metaanalysis of individual patient data. Am J Obstet Gynecol. 2012;206:124.e1-19.
5. Fonseca EB, Bittar RE, Carvalho MH, Zugaib M. Prophylactic administration of progesterone by vaginal suppository to reduce the incidence of spontaneous preterm birth in women at increased risk: a randomized placebo-controlled double-blind study. Am J Obstet Gynecol. 2003;188:419-24.
6. O'Brien JM, Adair CD, Lewis DF, et al. Progesterone vaginal gel for the reduction of recurrent preterm birth: primary results from a randomized, double-blind, placebo-control-led trial. Ultrasound Obstet Gynecol. 2007;30:687-96.
7. Norman JE, Mackenzie F, Owen P et al. Progesterone for the prevention of preterm birth in twin pregnancy (STOPPIT): a randomized, double-blind, placebo-controlled study and meta-analysis. Lancet. 2009;373:2034-40.
8. Rode L, Klein K, Nicolaides KH, Krampl-Bettelheim E, Tabor A; PREDICT Group. Prevention of preterm delivery in twin gestations (PREDICT): a multicenter, randomized, placebo-controlled trial on the effect of vaginal micronized progesterone. Ultrasound Obstet Gynecol. 2011;38:272-80.
9. Conde-Agudelo A, Romero R, Nicolaides K, et al. Vaginal progesterone versus cervical cerclage for the prevention of preterm birth in women with a sonographic short cervix in the midtrimester, singleton gestation, and previous preterm birth: a systematic review and indirect comparison meta-analysis. Am J Obstet Gynecol. 2012 [Submitted].

Leitura recomendada

Andersen HF, Nugent CE, Wanty SD, Hayashi RH. Prediction of risk for preterm delivery by ultrasonographic measurement of cervical length. Am J Obstet Gynecol. 1990;163:859-867.

Berghella V, Rafael TJ, Szychowski JM, Rust OA, Owen J. Cerclage for short cervix on ultrasonography in women with singleton gestations and previous preterm birth: a meta-analysis. Obstet Gynecol. 2011;117:663-71.

Celik E, To M, Gajewska K, Smith GC, Nicolaides KH; Fetal Medicine Foundation Second Trimester Screening Group. Cervical length and obstetric history predict spontaneous preterm birth: development and validation of a model to provide individualized risk assessment. Ultrasound Obstet Gynecol. 2008;31:549-54.

Conde-Agudelo A, Romero R, Hassan S, Yeo L. Transvaginal sonographic cervical length for the prediction of spontaneous preterm birth in twin pregnancies: a systematic review and meta-analysis. Am J Obstet Gynecol. 2010;203:128.e1.

Goya M, Pratcorona L, Merced C, et al. Cervical pessary in pregnant women with a short cervix (PECEP): an open-label randomised controlled trial. Lancet. 2012;379:1800-06.

Grobman W. Randomized controlled trial of progesterone treatment for preterm birth prevention in nulliparous women with cervical length less than 30 mm. Am J Obstet Gynecol. 2012;206:S367.

Hassan SS, Romero R, Berry SM et al. Patients with an ultrasonographic cervical length < or = 15 mm have nearly a 50% risk of early spontaneous preterm delivery. Am J Obstet Gynecol. 2000;182:1458-1467.

Hassan SS, Romero R, Gotsch F, Nikita L, Chaiworapongsa T. Cervical insufficiency. In: Winn HN, Chervenak FA, Romero R (eds). Clinical Maternal-Fetal Medicine Online. 2.ed. New York: Informa Healthcare; 2011.

Heath VC, Southall TR, Souka AP, Elisseou A, Nicolaides KH. Cervical length at 23 weeks of gestation: prediction of spontaneous preterm delivery. Ultrasound Obstet Gynecol. 1998;12:312-317.

Iams JD, Goldenberg RL, Meis PJ et al. The length of the cervix and the risk of spontaneous premature delivery. National Institute of Child Health and Human Development Maternal Fetal Medicine Unit Network. N Engl J Med. 1996;334:567-572.

Romero R, Espinoza J, Erez O, Hassan S. The role of cervical cerclage in obstetric practice: can the patient who could benefit from the procedure be identified? Am J Obstet Gynecol. 2006;194:1-9.

Romero R. Prevention of spontaneous preterm birth: the role of sonographic cervical length in identifying patients who may benefit from progesterone treatment. Ultrasound Obstet Gynecol 2007;30:675-86.

Souka AP, Heath V, Flint S, Sevastopoulou I, Nicolaides KH. Cervical length at 23 weeks in twins in predicting spontaneous preterm delivery. Obstet Gynecol. 1999;94:450-54.

To MS, Alfirevic Z, Heath VC et al. Fetal Medicine Foundation Second Trimester Screening Group. Cervical cerclage for prevention of preterm delivery in women with short cervix: randomised controlled trial. Lancet. 2004;363:1849-53.

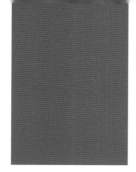

Índice

A

Abdome fetal, 43
    tumores do, 238
Abordagem integral à restrição de crescimento fetal, 187
Absorção, 176
Acelerações transitórias, 165
Acesso fetal direto por histerotomia, 295
Achados ultrassonográficos anormais, 288
Aciclovir, 303
Ácido
    acetilsalicílico, 299
    antranílico, 301
    fenilacético, 301
    fólico, 62, 287, 302
    mefenâmico, 301
    propiônico, 301
    valproico, 300
Acitretina, 304
Acondrogênese, 23, 143, 146, 284
Acondroplasia, 23, 143, 144, 148, 284
Aconselhamento
    após o diagnóstico da cardiopatia congênita, 266
    genético, 283, 286
        características essenciais do, 286
        etapas do, 286
        objetivos do, 286
    pré e pós-testes de rastreamento, 287
Acrania, 80
Acretismo placentário, 181
Acteia azul, 303
Adenosina, 303
Aedes, 65, 71
Agenesia
    do corpo caloso, 82, 300
    do septo pelúcido, 83
    do vermis cerebelar, 84, 300
    radial, 136
    renal
        bilateral, 126
        unilateral, 126
    sacral, 88
Agente alquilante, 302
Alças intestinais, 321
Álcool, 284

Alho, 303
Allium sativum, 303
Aloimunização RHD, 199, 200
Alprazolam, 300
Alterações cromossômicas
    diagnóstico de, 7
    no primeiro trimestre, características ultrassonográficas das principais, 17
Altura uterina, 159
Amadurecimento e remodelação do colo uterino, 334
Amantadina, 303
Amicacina, 301
Aminoglicosídeos, 301
Aminopterina, 302
Amiodarona, 303
Amioplasia, 139
Amitriptilina, 301
Amniocentese, 7, 29, 217, 291
Amniodrenagem, 329
Amnionicidade, 37
Amoxicilina, 302
Ampicilina, 302
Amplificação de milhares de SNP, 16
Amputações congênitas, 185
Analgesia fetal, 255
Analgésicos, 300
Análise
    da frequência cardíaca fetal (FCF), 190
    da regurgitação tricúspide, 4
    do DNA fetal livre, 37
    do ducto venoso, 4
    do fluxo tricúspide, 3
    segmentar sequencial do coração fetal, 261
Anastomoses
    artério-arteriais (AA), 210
    placentárias, 328
    venovenosas (VV), 210
Andrógenos, 303
Anemia
    de Blackfan-Diamond, 23, 136
    de Fanconi, 24, 136
    diseritropoiética, 24
    fetal, 197
        de causas específicas da gestação gemelar monocoriônica, 199
        de etiologia imune, 199

não imune, 197
Anencefalia, 79, 80, 311
Anestesia fetal, 294
Aneuploidias, 285
    cálculo de risco fetal para, 5
    diagnóstico pré-natal de, 29
    teste não invasivo de, 16
Aneurisma da veia de galeno, 85
Anfepramona, 300
Anfetaminas, 300
Anfotericina B, 301
Anoftalmia, 98
Anomalia(s)
    congênitas
        do trato urinário, 221
            fatores ambientais e, 284
    cromossômicas estruturais, 285
    da bexiga, 132
    da cloaca, 132
    da junção
        ureteropélvica (JUP), 222
        ureterovesical (JUV), 223
    das membranas ovulares, 184
    de body stalk, 22, 112, 311
    de implantação, 180
    de número, 126
    de posição e fusão, 127
    de postura e movimento, 139
    do cordão umbilical, 183
    do parênquima renal, 127
    do sistema coletor, 128
    do tamanho placentário, 180
    do úraco, 132
    escrotais, 133
    estruturais, 135
    focais de postura e movimento, 139
    genitais
        femininas, 133
        masculinas, 132
    hepáticas e do trato biliar, 121
    morfológicas da placenta, 179
    placentárias, 179
    uropatias obstrutivas, 221, 224
Anorexígenos, 300
Anormalidades
    da face, 91
    da fossa posterior, 84
    da linha média, 82
    da parede abdominal, 109
    das extremidades fetais, 135
    do líquido amniótico, 175
    do sistema
        esquelético, 141
        nervoso central, 79
    fetais diagnóstico precoce das, 310
    gastrintestinais e do trato biliar, 117
    geniturinárias, 125
    relacionadas à biometria, 86
    vasculares, 85
Ansiolíticos, 300
Antagonista do ácido fólico, 302
Antagonistas da vitamina K, 300
Anti-helmínticos, 301
Anti-hipertensivos, 301
Anti-histamínicos, 303
Anti-inflamatórios
    hormonais, 301
    não esteroidais, 299
    não hormonais, 301
Antiácidos, 303
Antiarrítmicos, 303
Antibióticos, 255
Anticoagulantes, 300
Anticoncepcionais orais, 304
Anticonvulsivantes, 300
Anticorpos policlonais, 302
Antidepressivos, 301
Antidiabéticos, 300
Antieméticos, 303
Antiepilépticos, 300
Antiespamódicos, 303
Antiestrogênicos, 303
Antiflatulento, 303
Antifúngicos, 301
Antimicrobianos, 301
Antineoplásicos, 302
Antipsicóticos, 302
Antitireoidiano, 303
Antiulcerosos, 303
Antivirais, 302
Ânus imperfurado, 120
Aorta, 261
Aripiprazol, 302
Arrinia, 99
Arritmias cardíacas fetais, 269
Artéria(s)
    carótida, 200
    cerebral média, 190
    pulmonar, 261
    subclávia direita aberrante, 49, 56
    umbilical, 19, 190
        única, 17, 183, 184
    uterinas, 19
Artrogripose, 139
Aspectos éticos da terapêutica fetal, 251
Assistência pré-natal, 252
Associação
    CHARGE, 23
    VACTERL, 26, 136, 145
Astrocitoma, 151
Atenolol, 301
Atraso no desenvolvimento neuropsiquicomotor, 23
Atresia
    anorretal, 120

aórtica, 265
biliar, 122
colônica, 120
congênita de vias aéreas altas, 103
de coanas, 300
de duodeno, 119
de esôfago, 117
de uretra, 131
jejunoileal, 119
pulmonar, 265
    com septo íntegro, 278, 280

Átrio
    direito, 261
    esquerdo, 261

Atriosseptostomia fetal, 280, 281

Atrofia
    do nervo óptico, 300
    espinhal muscular, 139
    muscular-espinhal tipo 1, 25

Atropina, 271, 278
Aumento de produção/pressão, 176
Ausculta cardíaca pelo Doppler de cordão, 271
Automaticidade, 269
Autonomia da paciente, 253

Avaliação
    da altura uterina, 159
    da idade gestacional, 159
    da vitalidade fetal, 163, 164
    do colo uterino pela via endovaginal, 44
    do crescimento fetal, 159
    do fluxo na válvula tricúspide, 4
    do trato urinário fetal, 221
        primeiro trimestre, 221
        segundo e terceiro trimestres, 222
    dopplerfluxométrica das artérias uterinas, 5
    fetal, 160
    pós-natal do concepto, 141
    ultrassonográfica do sistema nervoso central, 79

Avivírus, 71
Azatidina, 303
Azitromicina, 76

B

Barbitúricos, 300
Bem-estar fetal, 160
Benzodiazepínicos, 300
Betametasona, 301
Bexaroteno, 304
Bexiga, 18, 125, 321
    anomalias da, 132
    extrofia de, 112, 132
Bigeminismo, 270
Bioética, 252
Biometria
    anormalidades relacionadas à, 86
    ultrassonográfica, 159

Biópsia de vilo corial, 7, 29, 292
Biventriculares, 264
Bloqueadores do receptor de angiotensina (BRA), 301
Bloqueio atrioventricular (BAV)
    primeiro grau, 274
    segundo grau, 274
    terceiro grau, 274
    total (BAVT), 274
        com anatomia cardíaca normal, 275
Bócio fetal, 236
Body stalk, anomalia de, 22, 112, 311
Bradicardia
    fisiológica transitória do segundo trimestre, 273
    sinusal, 273
Bromazepam, 300
Buspirona, 300
Butazona, 301

C

Cabeça, tumores da, 151
Calcificações placentárias, 182
Cálculo de risco
    de pre-eclâmpsia, 5
    fetal para aneuploidias, 5
Canamicina, 301
Caproato de 17-α-hidroxiprogesterona, 336
Captopril, 301
Carbamazepina, 300
Carbonato de lítio, 301
Cardiologia fetal, 265
Cardiotocografia, 160, 164
    anteparto de repouso e estimulada, 167
    computadorizada, 168, 190
    convencional, 190
    intraparto, 168
Cariótipo, 288, 289
Catarata congênita, 98
Cateteres vesicoamnióticos, 226
Caulophillum thalictroides, 303
Cefaclor, 302
Cefalexina, 302
Cefalosporinas, 302
Cefalozolina, 302
Cefotriaxona, 302
Cefoxitina, 302
Ceftriaxona, 76
Cell free DNA, 29
Celocoxib, 301
Celulose biossintética, 247
Cerclagem
    cervical, 337
    versus progesterona vaginal, 337
Cetoconazol, 301
CfDNA, 16, 29, 37
    como rastreio universal, 30
CHAOS (Congenital high airway obstruction syndrome), 107

Checklists padronizados, 1
Chikungunya, 65
Ciclofosfamida, 302
Ciclopia, 51, 98
Cimetidina, 303
Cimifuga racemosa, 303
Ciprofloxacino, 302
Circulação amniótica, 175
Circulares, 184
Cirurgia fetal
    defeitos abertos do tubo neural, 243
    endoscópica, 246
    na mielomeningocele, 243
Cisto(s), 184
    amnióticos, 185
    aracnoides, 85
    biliares, 154
    da bolsa de Blake, 84
    de colédoco, 122, 154
    de duplicação, 155
        entérica, 121
    de ovário, 133, 154, 239
    de plexo coroide, 18, 85
    hepáticos, 154
    porencefálicos, 87
Cistoscopia fetal com ablação a laser, 226
Citogenética
    convencional, 288
    molecular, 289
Citogenômica, 289
Citomegalovirose, 67
Citomegalovírus (CMV), 67
Clinodactilia, 49
Cloaca, 125
    anomalias da, 132
    extrofia de, 112, 132
Cloranfenicol, 302
Clordiazepóxido, 300
Clorpromazina, 302, 303
Clorpropamida, 301
Clotrimazol, 301
Cloxazolam, 300
Coagulação com laser, 211
    das anastomoses
        artério-arteriais (AA) e venovenosas (VV), 210
        placentárias, 328
    do cordão, 329
        com pinça bipolar, 210
Codeína, 300
Código de Ética Médica (CEM), 251
Colo uterino curto, 333
    amadurecimento e remodelação do, 334
Coluna, 43, 145
Complexo acrania/anencefalia, 2
Comunicação
    de via de entrada, 262
    interatrial significativamente restritiva, 278

Condrodisplasia *punctata*, 144, 147
    rizomélica, 148
Conduta na gestação RH-negativa sensibilizada, 200
Conexão
    atrioventricular, 264
    ventrículoarterial, 266
Congenital High Airway Obstruction Syndrome (CHAOS), 107
Consentimento livre e esclarecido, 253
Coração fetal, 41, 320
    tumores do, 238
Cordão umbilical, anomalias do 183
Cordocentese, 293
Corioangioma(s), 182
    placentário, 198
Coriocarcinoma, 182
Corionicidade, 35, 326
Cortisona, 301
Costelas, 145
Crânio, 144
    em trevo, 144
Crescimento fetal, 159
Criptoftalmia, 138
Critérios para obtenção das imagens e medidas, 2

D

Dacrocistocele, 99
Danazol, 303
Decisão informada, 17
Defeito(s)
    abertos do tubo neural, 79, 243
    cardíacos, 22
        maiores, 311
    causados por banda amniótica, 94
    congênitos, 283
        etiologia dos, 283
        importância dos, 283
        tipos de, 285
    de fusão, 138
    de redução, 135
        intercalares, 138
        longitudinais, 136
            axiais, 136
            pós-axiais, 137
            pré-axiais, 136
        transversos, 135
    do septo atrioventricular, 262
Deficiência
    da cadeia longa da 3-hidroxiacilcoenzima-a
        desidrogenase, 24
    de folato, 243
    femoral focal proximal, 138
    fibular, 137
Deformação, 285
Dengue, 71
Deontologia médica, 251
Depressão respiratória, 300

Depressores do SNC, 164
Derivação
    toracoamniótica, 217
    vesicoamniótica, 226
Derivados
    cumarínicos, 300
    dos coxibes, 301
Derrame pleural, 215
Desaceleração(ões), 165
    precoce, 166
    prolongada, 166
    tardia, 166
    umbilical, 166
    variável, 166
Descolamento prematuro da placenta, 181
Determinação
    da corionicidade, 35
    da idade gestacional, 35
    do risco de pre-eclâmpsia, 5
Dexametasona, 301
Dextrocardia, 265
Diabetes gestacional, 178, 301
Diagnóstico precoce das anormalidades fetais, 310
Diazepam, 300
Diclofenaco sódico, 301
Dicloxacilina, 302
Digoxina, 303
Dimensões do tórax, 142
Dimeticona, 303
Dip O, 166
Dipirona, 300
Direitos do feto, 253
    versus direitos da gestante, 254
Disostose acrofacial de nager, 136
Disostose mandibulofacial, 95
Displasia(s), 286
    campomélica, 23, 143, 147
    cleidocraniana, 23
    de Grebe, 144, 148
    de Greenberg, 144
    diastrófica, 143, 147
    espôndilo-epifisária congênita, 147
    esqueléticas, 141
    mesenquimatosa placentária, 180
    multicística renal, 127
    septo-óptica, 83
    tanatofórica, 25, 143, 145, 284
Disrafismo espinhal, 80
Distrofia
    asfixiante de Jeune, 148
    miotônica, 25
    torácica asfixiante, 23
Diuréticos, 303
    de alça, 303
Divertículo de Meckel, 121
DNA fetal
    livre, 29
    no sangue materno, 29
Doença(s)
    autossômicas
        dominantes, 284
        recessivas, 284
    cardíaca congênita, 41
    cromossômicas, 285
        numéricas, 285
    de Graves, 237
    de Gunther, 24
    de Hirschprung, 120
    genéticas, 284
    hemolítica perinatal, 199
    maternas, 164, 184
    microcística, 104
    monogênicas, 284
    multifatoriais, 285
    recessivas ligadas ao X, 284
    renal policística
        autossômica dominante, 128
        autossômica recessiva, 128
        tipo infantil, 284
    trofoblástica gestacional, 182
Doppler
    de artéria
        cerebral média, 190
        umbilical, 190
    do ducto venoso (DV), 190
    ístmico aórtico (AOI), 190
    pulsátil e contínuo, 259
Dopplervelocimetria, 160, 169
    da ACM, 200
    da circulação fetal, 170
    do ducto venoso, 3
    em outros vasos, 19
    nas artérias umbilicais, artérias uterinas e diagnóstico de insuficiência placentária, 170
Drenagem, 176
Drogas na gravidez, 299
Ducto(s)
    mesonéfricos, 125
    venoso, 3, 4, 13, 171, 190
Duodeno em teia ou rede, 121
Duplicação renal, 322

E

Echinacea augustifolia, 303
Ecocardiografia fetal, 257, 261, 265
    especializada, 258
        indicações para a, 260
    no campo das arritmias, 275
Ecografia no segundo trimestre, 54
Ectopia renal, 127
    cruzada, 127
Ectrodactilia, 137
Edema nucal, 10

Efavirenz, 302
Efedra, 303
Elaborações diagnósticas, 286
Embriopatia da varfarina, 300
Enalapril, 301
Encefalocele, 79, 80
Enoxaparina, 300
Ephedra sinica, 303
Epignathus, 151
Equinácea, 303
Eritromicina, 76
Erva-de-são-cristóvão, 303
Esclerose tuberosa, 319
Escoliose, 88
Escopolamina, 271
Esôfago fetal, 117
Espectro das cardiopatias detectadas em vida
  fetal, 260
Espicas, 166
Espinha bífida, 80, 139
  aberta, 311
  oculta, 88
Espiralamento dos vasos do cordão, 183
Espiramicina, 61, 62,
Esquizencefalia, 87
Estenopia, 98
Estenose
  aórtica crítica
    com insuficiência mitral grave e átrio esquerdo
      gigante, 278
    com sinais de evolução para a SHCE, 277
  hipertófica do piloro, 118
  pulmonar crítica, 280
  valvar pulmonar crítica com sinais de evolução para
    hipoplasia do coração direito, 278
Estradiol, 304
Estreptomicina, 301
Estrogênios, 304
  conjugados, 304
Estruturas supranumerárias, 138
Estudo da resposta fetal à hipoxemia, 170
Estudo do DNA fetal livre, 16
Ética
  em cirurgia fetal, 296
  médica e a profissão, 252
Etinilestradiol, 304
Euriopia, 97
Exame
  cardíaco básico, 42
    estendido, 42
  da face, 92
  de fetos malformados, 44
  do coração fetal no primeiro trimestre, 3
  moleculares, 289
  morfológico, 1
    de primeiro trimestre, padronização do, 1
    de segundo trimestre

  objetivos do, 39
  padronização do, 39
  obstétrico de rotina, 1
EXIT (*ex utero intrapartum treatment*), 153, 236
Exoma, 290
Éxons, 290
Expectante, 217
Exposição à teratógenos, 287
Exposição ambiental, 302
Exsudato, 215
Extrassístoles
  atriais, 270
  supraventriculares, 270
  ventriculares, 271
Extremidades, 43
  fetais, anormalidades das, 135
Extrofia
  de bexiga, 112, 132
  de cloaca, 112, 132

F

Face, 91
  anormalidades da, 91
  fetal, 41
  tumores da, 236
Famotidina, 303
Fanciclovir, 303
Fator(es)
  ambientais e anomalias congênitas, 284
  de risco, 8
Febre amarela, 71
Fêmur, 43
  curto, 55
Fenda(s)
  isoladas no palato secundário, 94
  labiopalatinas, 95, 96
  orofaciais, 94, 95
  tipo V ou tipo corte, 94
Fenilbutazona, 301
Feniramina, 303
Fenitoína, 300
Fenobarbital, 300
Fenotipagem ultrassonográfica, 142
Fenproporex, 300
Fentanila, 294
Feto
  acárdico, 209
  bomba, 209
Fetoscopia, 295
  na sequência TRAP, 210
Fígado, 320
  tumores do, 154, 238
Filho anterior com anomalias congênitas, 287
FISH (*fluorescence in situ hidridization*), 289
Fitoterápicos, 303
Fluconazol, 301

Fluoxetina, 301
Flutter atrial, 272
Fluxo na válvula tricúspide, 4
Foco
    ecogênico cardíaco, 18
    hiperecogênico intracardíaco, 55
Focomelias, 138, 304
Foscarnet, 303
Fosinopril, 301
Fossa posterior. anormalidades da, 84
Frequência cardíaca fetal, 12, 270
FSSE (*fast single shot echo*), 317
Fumo, 284

G

Gangliosidose-GM1, 24
Gastrosquise, 110, 311
Gemelaridade monocoriônica monoamniótica, 209
Gêmeo(s)
    acárdico, 330
    dizigóticos, 325
    monozigóticos, 325
    siameses, 326
Gengibre, 303
Genitália, 43
    ambígua, 133
Genotipagem paterna, 200
Gentamicina, 301
Gestação(ões)
    acárdica, 208, 331
    com risco de anemia na doença hemolítica perinatal, 200
    de alto risco, 163
    de baixo risco, 163
    dicoriônica diamniótica, 326
    gemelar
        avaliação ultrassonográfica no primeiro trimestre, 35
        monocoriônica, 325
    monoamnióticas, 327, 331
        acompanhamento ultrassonográfico na, 205
        complicações exclusivas das, 37
        monoamniótica, 326
    múltipla, 322, 325
    resultantes de fertilização *in vitro*, 37, 325
    RH-negativa sensibilizada, 200
Ginkgo biloba, 303
Ginseng, 303
Glipizida, 301
Grau de encurtamento dos ossos longos, 141

H

Haloperidol, 302
Hamartoma mesenquimal, 154
HASTE (*half-fourier single shot turbo spin-echo*), 317
Hemangioendotelioma, 154

Hemangioma, 154
    placentário, 182
Hematoma(s), 184
    retroplacentário, 181
Hemivértebra, 88
Hemoglobinopatias hereditárias, 198
Hemorragia fetomaterna maciça, 198
Heparina
    de baixo peso molecula, 300
    não fracionada, 300
Hepatoblastoma, 154
Heredograma, 286
Hérnia(s)
    centrais, 229
    de Bochdalek, 229
    de Morgagni, 229
    diafragmática, 22, 321
        congênita, 229
            direita, 230
            esquerda, 230
    posterolaterais, 229
Herniação hepática intratorácica, 231
Heroína, 300
Hidralazina, 301
Hidranencefalia, 88
Hidrocefalia, 81
Hidrocele, 133
Hidrocolpo, 133
Hidronefrose, 56
Hidroxiprogesterona, 304
Higromas císticos, 10
Hioscina, 303
Hiperplacentose, 180
Hiperplasia
    adrenal, 23
    congênita da suprarrenal, 284
Hipertelorismo, 97, 136
Hipnóticos, 300
Hipocondrogênese, 143
Hipocondroplasia, 24, 144
Hipofosfatasia, 24, 143, 147
Hipoglicemia, 301
Hipoglicemiantes orais, 300
Hipomineralização do crânio, 144
Hipoplasia
    do vermis cerebelar, 84
    facial média, 100
    maxilar, 100
Hipoproteinemia fetal, 21
Hipospádias, 132
Hipotelorismo, 98
História
    familiar de doença gênica, 287
    obstétrica, 9 200
    prévia de gestações afetadas, 54
Holoprosencefalia, 18, 82, 136
    alobar, 311

Hormônios, 303
    do crescimento, 83, 217I
    tireoidianos, 304

I

Ibuprofeno, 301
Idade
    gestacional, 8, 35, 54, 159
        da apresentação, 142
        determinação da, 35
    materna, 8, 53, 54
        avançada, 287
Identificação de pequeno para idade gestacional, 187
Íleo meconial, 120
Imagens EPI (*echo planar imaging*), 322
Imipramina, 301
Implantação(ões)
    anomalias de, 180
    anômalas, 184
Índice
    cardiotocométrico, 167
    de pulsatilidade, 312
    pulmonar quantitativo, 231
Indol, 301
Indometacina, 301
Infecção, 71
    congênita, 59
    materna pelo parvovírus B19, 197
Inibidores da enzima conversora da angiotensina, 301
Iniencefalia, 81
Inserção velamentosa, 184
Insuficiência
    cardíaca, 209
    placentária
        de surgimento precoce na gestação, 188
        de surgimento tardio na gestação, 188
Insulina, 300
Interconsulta pré-natal, 141
Intercorrências da gestação, 164
Intestinos hiperecogênicos, 55
Intoxicação, 71
Invasão trofoblástica incompleta, 5
Ioimbina, 303
Isotretinoína, 304

J

Junção
    atrioventricular, 262
    ureteropélvica (JUP), 221
        anomalias da, 222
    ureterovesical (JUV), 221
        anomalias da, 223
    ventriculoarterial, 265

K

Kava-kava, 303

L

Lago venoso, 181
Lanzoprazol, 303
Leflunomida, 304
Lenalidomida, 304
Lesões
    cerebrais destrutivas, 87
    císticas
        intracranianas, 85
        no abdome fetal, 154
Levocardia, 265
Levofloxacino, 302
Levonorgestrel, 304
Levorfanol, 300
Levoxitina sódica, 304
Lidocaína, 303
Ligadura do cordão umbilical, 210
Linfangioma, 153, 235
    cervical, 153
Linfedema, 24
Linha
    de base, 164
    média anormalidades da, 82
Liotironina, 304
Liotiroxina, 304
Lipomas, 83
Líquido amniótico, 44, 142, 189
    anormalidades do, 175
Lisinopril, 301
Lobo acessório, 179
Loratidina, 303
Lorazepam, 300

M

Ma huang, 303
Má rotação intestinal, 121
Macrocefalia, 87
Macroglossia, 99
Malformação(ões), 285
    adenomatoide cística, 104, 105
    broncopulmonares, 103
    cardíacas, 22
        e cirurgia fetal, 277
    da boca e mandíbula, 99
    de Arnold-Chiari, 311
    de Dandy-Walker, 84
    de parede abdominal, 109
    do sistema nervoso central, 319
    hepáticas, 121
    torácicas não cardíacas, 103
Mão(s), 145
    torta, 139

Mapeamento do fluxo colorido, 259
Marcadores
    biofísicos, 9, 312, 313
    bioquímicos, 14, 312, 313
    ecográficos adicionais, 310
    ultrassonográficos do segundo trimestre, 54
Massa acárdica, 208
Mazindol, 300
Mebendazol, 301
Medicina fetal, procedimentos invasivos em, 291
Medida
    da altura uterina, 159
    do comprimento cabeça-nádegas, 3
Medroxiprogesterona, 304
Megabexiga, 18, 23, 311
Megacisterna magna, 84
Megalouretra, 131
Meloxicam, 301
Membranas
    intra-amnióticas, 184
    ovulares, anomalias das, 184
Membros, 43
Meperidina, 300
Mesocardia, 265
Mesonefro, 125
Mestranol, 304
Metadona, 300
Metanefro, 125
Metástase placentária, 183
Metiformina, 301
Metildopa, 301
Metoclopramida, 303
Métodos de avaliação
    da vitalidade fetal, 164
        aplicabilidade clínica dos, 171
    fetal, 160
Metotrexato, 302
Metronidazol, 301
Miconazol, 301
Microcefalia, 86
Microftalmia, 98, 300
Micrognatia, 99
Micromelia, 144
Microssomias hemifaciais, 100
Midazolam, 300
Mielomeningocele lombossacra, 156
Mielopoiese anormal transitória, 154
Mioblastoma, 152
Miocárdio contrátil, 270
Misoprostol, 303
MLPA (*multiplex ligation-dependent probe amplification*), 290
Modo(s)
    de conexões ventriculoarterial, 265
    M, 259
Mola
    hidatiforme, 182
    invasora, 182

Momento do parto, 191
Monozigotia, 325
Morfina, 300
Movimentos fetais, 160
Mucopolissacaridose tipo VII, 25

N

Naproxeno, 301
Nariz, 99
Nascimento prematuro, 333
Nefroblastoma, 155, 235
Nefroma mesoblástico, 155
Neomicina, 302
Neuroblastoma, 154, 155, 239
    de adrenal, 155
Neurofibromatose, 154, 238
Neurossífilis, 75
Nimesulide, 301
Nistatina, 301
Nitrazepam, 300
Nitrofurantoína, 302
Nó sinusal, 269
Nogueira-do-japão, 303
Noretrinona, 304
Norfloxacino, 302
Norgestrel, 304
Nortriptilina, 301
Nós de cordão umbilical, 184
Número, anomalias de, 126

O

Óbito fetal, 22
Obliteração da circulação com álcool absoluto, 210
Obstetra e bioética, 252
Obstrução, 176
    altas, 129
        do trato urinário, 222
    baixas, 130
        do trato urinário, 224
    congênita
        de vias aéreas, 107
        do trato urinário, 221
            classificação das, 222
    intestinais baixas, 119
    médias, 130
    uretral, 224
Oclusão do cordão por fotocoagulação, 210
Oclusão traqueal, 232
Olanzapina, 302
Óleo de prímula, 303
Oligoâmnio, 44, 113, 114, 205
Oligodrâmnio, 176
Omeprazol, 303
Onfalocele, 17, 22, 109, 311
Ópio, 300

Opioides, 300
Osso(s)
   longos, 144
      grau de encurtamento dos, 141
   nasal, 3, 12, 55
   vômer, 55
Osteocondrodisplasia(s), 141
   de Blomstrand, 23
Osteogênese imperfeita, 143, 146
   tipo II, 25
   tipos IIB, III e IV, 147
Oxacilina, 302
Oxicans, 301

P

Padronização, 1
   da ultrassonografia morfológica do segundo
      trimestre, 39
   do exame morfológico de primeiro trimestre, 1
   do exame morfológico de segundo trimestre, 39
Painéis genéticos, 141
Panax ginseng, 303
Pâncreas anular, 122
Pantoprazol, 303
Papiloma de plexo coroide, 235
Paracetamol, 77
Parede abdominal, anormalidades da, 109
Parênquima renal, anomalias do, 127
Paroxetina, 301
Parto
   pré-termo espontâneo, 333
   prematuro, 312
      espontâneo, 313
Parvovirose, 73
Parvovírus B19, 73
Pausinystalia johimbe, 303
Pé torto congênito, 139
Penicilina(s), 302
   G, 302
Pequeno para idade gestacional (PIG), 187, 188
Perdas gestacionais de repetição, 287
Perfil biofísico fetal, 160, 168, 191
Peritonite meconial, 121
Persistência da cloaca, 132
Pescoço fetal, 41
   tumores do, 151, 236
Peso ao nascer, 159
Pesquisa de DNA fetal livre, 7, 16, 310
Pessário cervical, 337
Pielectasia, 18
Piper methysticum, 303
Pirazolônicos, 301
Pirimidinas, 304
Piroxicam, 301
Placenta, 43
   acreta, 181
   bilobulada, 179
   bipartida, 179
   circum-marginada, 179
   circunvalada, 179
   difusa, 179
   dupla, 179
   em raquete, 184
   extracorial, 179
   increta, 181
   membranácea, 179
   percreta, 181
   prévia, 180
      centrototal, 180
      de inserção baixa, 180
      marginal, 180
      parcial, 180
      total, 180
   sucenturiada, 179
Placentação monocoriônica diamniótica, 326
Placentomegalia, 180
Plano(s)
   de corte, 257
   transcerebelar, 41
   transtalâmico, 40
   transventricular, 41
Pleurodese, 218
Polegar do caroneiro, 145
Polidactilia, 138, 139, 145
   pós-axial, 138
   pré-axial, 138
Polidrâmnio, 104, 142, 155, 177, 209
Polimorfismos de nucleotídeos únicos, 16
Poliploidia, 9
Polo cefálico, 40
Porencefalia, 87
Porfiria eritropoiética, 24
Posição
   de quatro câmaras, 257
   de saída
      de aorta ou eixo longo, 258
      de pulmonar ou eixo curto, 258
   do coração, 265
   dos três vasos com traqueia, 258
   e fusão anomalias de, 127
Postura e movimento, anomalias de, 139
Poupadores de potássio, 303
Pré-eclâmpsia, 5, 312
Pré-natal de baixo risco, 163
Pre-eclâmpsia
   cálculo de risco de, 5
   determinação do risco de, 5
Prednisolona, 301
Prednisona, 301
Prega nucal, 55
Primula poliantha, 303
Procainamida, 303
Procedimentos invasivos em medicina fetal, 291

Produção, 175
Progestágenos, 304
Progesterona, 334, 337
   e colo do útero, 334
   na prevenção do nascimento prematuro em mulheres com colo curto, 335
   vaginal, 336
Prognóstico perinatal, 326
Prometazina, 303
Pronefro, 125
Propiltiouracil, 303
Propoxifeno, 300
Propranolol, 273, 301
Pterígio múltiplo, 139
Pulmões do feto, 320

Q

Quadrigeminismo, 270
Quatro câmaras cardíacas, 42
Quetiapina, 302
Quimioterápicos, 302
Quinidina, 303
Quinolonas, 302
Quitozona, 300

R

Rabdomioma, 154
Rabeprazol, 303
Radioablação, 211
Radiofrequência, 211
Ranitidina, 303
Raquitismo resistente à vitamina d, 26
Rastreamento/rastreio
   básico das cardiopatias, 257
   combinado, 14
      com marcadores bioquímicos, 15
   contingente, 31
   das trissomias do 21, 18 e 13 por cfDNA, 30
   de alterações cromossômicas, 7
   de anomalias fetais, 37
   ecográfico das alterações cromossômicas no segundo trimestre, 53
   em gestações gemelares por cfdna, 30
   para anomalias dos cromossomos sexuais, 30
   precoce
      de aneuploidias fetais, 310
      de pré-eclâmpsia, 312
Reação em cadeia da polimerase (PCR), 289
Refluxo vesicoureteral (RVU), 222
Regurgitação tricúspide, 4, 14
Relação
   pulmão-cabeça fetal, 231
   pulmão-cabeça observada/ esperada, 231
Remissão, 71
Repercussões psicológicas, 307

Reserpina, 273
Ressonância magnética fetal, 317
   na prática obstétrica, 318
   no feto, 318
Restrição de crescimento
   fetal, 188, 191
      seletiva (RCF seletiva), 330, 327
   intrauterino, 17
Retinoblastoma, 151
Retinoides, 304
Retinol, 304
Retrognatia, 99
Revelação do diagnóstico, 254
Ribavarina, 302
Rim(ns), 125, 321
   em ferradura, 127
   multicísticos 322
   policísticos, 24
   tumores do, 155, 238
Risco
   a priori, 8
   basal, 8
   materno, 246
Risperidona, 302
Ritmos irregulares, 270
Rizomelia, 144
Rofecoxib, 301
Rogesterona vaginal, 335
Rubéola, 62
Ruptura, 285

S

SAFER, técnica fetoscópica, 247
Sais
   de alumínio, 303
   de cálcio, 303
   de magnésio, 303
Salicilatos, 301
Secção do cordão umbilical, 210
Secnidazol, 301
Sedativos, 317
Sensibilidade do teste, 8
Separação amniocorial, 185
Septostomia, 329
Sequência
   acrania-exencefalia-anencefalia, 79
   anemia-policitemia (TAPS), 199, 206, 327, 329, 330
   da acinesia fetal, 24, 139
   de perfusão arterial inversa gemelar, 207
      gêmeo acárdico, 327
   de perfusão arterial reversa em gêmeo (gêmeo acárdico), 330
   de síndrome da perfusão arterial inversa gemelar (TRAP), 209
Sequestro pulmonar, 106
Sertralina, 301

SHCE com septo interatrial íntegro, 278
Sibutramina, 300
Sífilis, 75
    latente, 75
    primária, 75
    secundária, 75
    terciária, 75
Sinal do lambda, 326
Sindactilia, 138
Síndrome, 100
    associadas a fendas orofaciais, 95
    cinzenta, 302
    da costela curta-polidactilia, 25, 143, 145, 147
    da displasia ectrodactilia-ectodérmica-fenda palatina, 24
    da regressão caudal, 88
    da trigonocefalia "C", 26
    de Aase-Smith II, 136
    de Antley-Budin, 301
    de Apert, 138
    de Beckwith-Wiedemann, 23, 154, 238
    de Brachmann-Cornelia de Lange, 23
    de Carpenter, 138
    de Cornelia De Lange, 136, 137
    de Di George, 24
    de Down, 7, 8, 141, 154, 285
        características ultrassonográficas, no segundo trimestre, 47
    de Duane, 136
    de Eagle-Barret, 112
    de Edwards, 285
        características ultrassonográficas, no segundo trimestre, 47
    de Ellis-Van Creveld, 143, 144, 145, 147
    de feminização testicular, 284
    de Fowler, 24
    de Fraser, 138
    de Freeman-Sheldon, 139
    de Fryn, 24
    de Gorlin, 154, 238
    de hipoplasia de coração esquerdo, 262
    de Holt-Oram, 136
    de insensibilidade ao androgênio, 284
    de Jarcho-Levin, 24
    de Jeune, 143, 145
    de Joubert, 24
    de Meckel-Gruber, 24
    de Nance-Sweeney, 25
    de Noonan, 25
    de Patau, 285
        características ultrassonográficas, no segundo trimestre, 51
    de Pena-Shokeir, 139
    de Perlman, 25
    de Pfeiffer, 138
    de Pierre Robin, 100
    de privação do recém-nascido, 300
    de Prune Belly, 112, 131
    de Roberts, 25
    de Robinow, 25
    de Smith-Lemli-Opitz, 25, 137, 138
    de Stickler, 25
    de transfusão feto-fetal, 37, 205
    de Treacher Collins, 25, 100
    de Turner, 9, 30, 285
        características ultrassonográficas, no segundo trimestre, 51
    de Woff-Parkinson-White, 272
    de Zellweger, 26
    do abdome em ameixa seca, 112
    do colo uterino curto, 333
    do coração esquerdo hipoplásico, 302
    do primeiro e segundo arcos branquiais, 100
    EEC, 137
    "em espelho" (ou de ballantyne), 156
    femoral facial, 138
    fêmur-fíbula-ulna, 137
    fetal
        da hidantoína, 300
        do metotrexato-aminopterina, 302
        varfarínica, 300
    genéticas, 23
    hidroletal, 24
    nefrítica, 25
    "oppy", 300
    oro-facial-digital tipo i, 138
    transfusor-transfundido, 205, 327
Sirenomelia, 88
Sistema(s)
    amniótico, 175
    circulatórios intrauterinos, 175
    coletor, anomalias do, 128
    esquelético, anormalidades do, 141
    linfático, 175
    liquórico, 175
    nervoso central, anormalidades do, 79
    sanguíneo, 175
Situs, 261
    ambíguos, 262
    inversus, 262
    solitus, 261
Sulfadiazina, 302
Sulfadiazol, 302
Sulfametoxazol, 302
Sulfamídicos, 301
Sulfonamidas, 302
Suspeita de doença gênica em familiar, 287

T

Talassemia
    α-talassemia, 25, 198
    homozigótica α1, 198
Talidomida, 304

Tamanho placentário anomalias do, 180
Tamoxifeno, 302
TAPS (*twin anemia policytemia sequence*), 206
Taquicardia
    fetal, 165
    por foco ectópico, 272
    sinusal, 271
    supraventricular, 271
    ventricular, 273
Taxa de detecção, 8
Tenoxicam, 301
Terapêutica
    cirúrgica antenatal, 295
    fetal, 255
        aspectos éticos da, 251
        intraútero, 291
Terapia
    fetal, 244
    por fetoscopia, 206
Teratoma
    cervical, 152, 235
    de nasofaringe, 151
    intracraniano, 235
    mediastinal, 235
    placentário, 183
    sacrococcígeo, 155, 156, 199, 235, 239
    torácico, 153
Terfenadrina, 303
Teste(s)
    bioquímicos, 312
    de DNA no sangue materno, 29
    de rastreamento, 7
    diagnósticos para cromossomopatia, 7
    não invasivo de aneuploidias, 16
    pré-natal não invasivo, 16
Testosterna, 303
Tetraciclinas, 302
Tetralogia de Fallot clássica, 262
Tiazídicos, 303
Tinidazol, 301
Tiopental, 300
Tipagem sanguínea, 200
Título de anticorpos, 200
Tobramicina, 301
Tocoginecologia, 251
Tocólise, 294
Toracocentese, 217
    esvaziadora, 217
Tórax, 41
    estreito, 142
    tumores do, 237
Toxoplasma gondii, 61
Toxoplasmose, 61
Tramadol, 300
Transfusão intrauterina, 201, 202, 295
Translucência
    intracraniana, 3
    nucal, 3, 7, 10
        aumentada, 21, 26
Transudato, 215
Trastuzumabe, 302
Trato
    biliar anormalidades do, 117
    urinário, 125
        anatomia ultrassonográfica normal do, 125
        anomalias congênitas do, 221
Treponema pallidum, 75
Três vasos e traqueia (3VT), 42
Triazolam, 300
Trigeminismo, 270
Trimetadona, 300
Trimetoprima, 302
Triploidias, 51
Trissomia do cromossomo,
    13, 51
    18, 47, 136
    21, 7, 47
Trombose intervilositária, 181
TRUE-FISP (*free induction steady state precession*), 317
Truncus arteriosus, 265
Tubo digestivo embrionário, 117
Tumor(es)
    abdominais, 154
    cardíacos, 154
    císticos, 154
    congênitos, 151
        do sistema nervoso central, 151
    da adrenal fetal, 239
    da cabeça, 151
    da face, 236
    de Wilms, 155
    do abdome fetal, 238
    do coração fetal, 238
    do pescoço, 151, 236
    do tórax fetal, 237
    fetais, 151, 199, 235, 322
    hepáticos, 154, 238
    intracranianos, 151s, 235
    não trofoblásticos, 182
    placentários, 182, 198
    renais, 155, 238
    torácicos, 153
    trofoblástico de leito placentário, 182
Twin-peak sign, 326

U

Ultrassonografia, 291
    morfológica, 1
        do segundo trimestre, 39
    pré-natal, 141
Univentricular, 264
Úraco, 132

Urgência em medicina fetal, 206
Urina fetal, 68, 126, 226

V

Vacina contra rubéola, 62
Valeriana, 303
Valeriana officinalis, 303
Valvas, 265
Valvoplastia
    aórtica, 279
    pulmonar fetal, 280
Válvula de uretra posterior, 130, 224
Varfarina, 300
Varfarínicos, 300
Variabilidade, 165
Vasa prévia, 184
Veia umbilical, 19
Venlaxina, 301
Ventrículo
    direito, 261
    esquerdo, 261
Ventriculomegalia, 56, 81
Vermis cerebelar, 84
Vesicocentese seriada, 226

Via
    de parto, 232, 236
    de saída
        do ventrículo direito, 42
        do ventrículo esquerdo, 42
        única, 265
Vilo corial, 292
Violeta de genciana, 301
Vírus chikungunya, 65
Vitalidade fetal, 163, 164
Vitamina A, 304
Volume
    de líquido amniótico, 160
    placentário, 19, 180
Volvo gástrico intratorácico, 321

W

Weight ratio (WR), 209

Z

Zidovudina, 303
Zigotia, 326
Zika, 77
Zingiber officinalis, 303

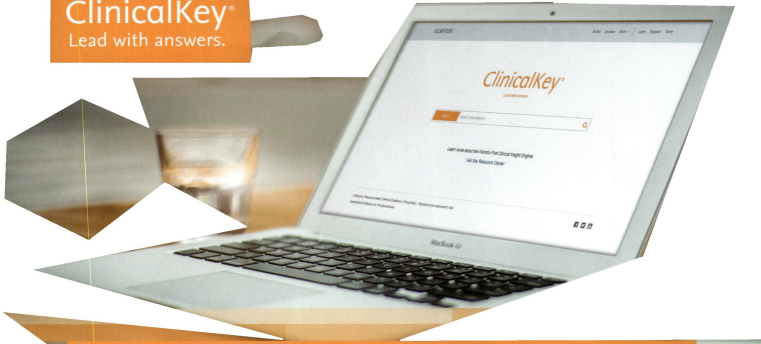

A maior biblioteca médica online para atualização profissional.

ClinicalKey é a única fonte de busca clínica que oferece a informação mais confiável, atualizada e abrangente, a qualquer hora, e em qualquer lugar.

A maior base de dados clínica

Mais de 1.000 e-books para download, 600 periódicos, 2.900 monografias sobre drogas, 17.000 vídeos de procedimentos, 2.000.000 de imagens e muito mais.

Buscas mais rápidas

Design que facilita a navegação e ferramentas que salvam o histórico de buscas, capturam e exportam imagens para uso em aulas e palestras.

A melhor tomada de decisão

Informações rápidas e precisas baseadas em evidências para o cuidado à beira do leito, Guidelines, MEDLINE indexado por completo, ensaios clínicos e muito mais.

Experimente. Acesse: www.elsevier.com.br/clinicalkey

Empowering Knowledge **ELSEVIER**